“十四五”职业教育国家规划教材

国家卫生健康委员会“十三五”规划教材

全国高等职业教育教材

供医学检验技术专业用

免疫学检验

第5版

主　编　林逢春　孙中文

副主编　刘琳琳　关静岩　旷兴林　宋春涵

编　者（以姓氏笔画为序）

于天龙（大庆市第四医院）　　　　宋兴丽（信阳职业技术学院）

王丽欣（海南医学院）　　　　　　宋春涵（金华职业技术学院）

文　程（大庆医学高等专科学校）　张业霞（菏泽医学专科学校）

方　芳（吉林医药学院）　　　　　陆小琴（雅安职业技术学院）

代荣琴（沧州医学高等专科学校）　林逢春（楚雄医药高等专科学校）

刘伟平（自贡市第一人民医院）　　胡　荣（永州职业技术学院）

刘琳琳（山东医学高等专科学校）　胡慧琼（湖北中医药高等专科学校）

关静岩（黑龙江护理高等专科学校）莫　非（上海健康医学院）

汤小军（广西卫生职业技术学院）　梅　蕾（黑龙江农垦职业学院）

宇芙蓉（安徽医学高等专科学校）　董　乐（北京卫生职业学院）

孙中文（苏州卫生职业技术学院）　曾燕坤（泉州医学高等专科学校）

李振江（河南医学高等专科学校）　谢　璟（宜春职业技术学院医学院）

旷兴林（重庆医药高等专科学校）　路则宝（楚雄医药高等专科学校）

何莉莉（甘肃卫生职业学院）　　　薛　莎（运城护理职业学院）

人民卫生出版社

图书在版编目（CIP）数据

免疫学检验/林逢春,孙中文主编. —5 版. —北京：人民卫生出版社,2020

ISBN 978-7-117-29273-3

Ⅰ.①免… Ⅱ.①林…②孙… Ⅲ.①免疫学-医学检验-高等职业教育-教材 Ⅳ.①R446.6

中国版本图书馆 CIP 数据核字（2019）第 251576 号

| 人卫智网 | www.ipmph.com | 医学教育、学术、考试、健康，购书智慧智能综合服务平台 |
| 人卫官网 | www.pmph.com | 人卫官方资讯发布平台 |

免疫学检验

第 5 版

主　　编：林逢春　孙中文
出版发行：人民卫生出版社（中继线 010-59780011）
地　　址：北京市朝阳区潘家园南里 19 号
邮　　编：100021
E - mail：pmph @ pmph.com
购书热线：010-59787592　010-59787584　010-65264830
印　　刷：北京汇林印务有限公司
经　　销：新华书店
开　　本：850×1168　1/16　印张：21　插页：8
字　　数：665 千字
版　　次：1998 年 6 月第 1 版　　2020 年 4 月第 5 版
　　　　　2024 年 10 月第 5 版第 10 次印刷（总第 49 次印刷）
标准书号：ISBN 978-7-117-29273-3
定　　价：62.00 元
打击盗版举报电话：010-59787491　E-mail：WQ @ pmph.com
质量问题联系电话：010-59787234　E-mail：zhiliang @ pmph.com

为了深入贯彻落实党的二十大精神,落实全国教育大会和《国家职业教育改革实施方案》新要求,更好地服务医学检验人才培养,人民卫生出版社在教育部、国家卫生健康委员会的领导和全国卫生职业教育教学指导委员会的支持下,成立了第二届全国高等职业教育医学检验技术专业教育教材建设评审委员会,启动了第五轮全国高等职业教育医学检验技术专业规划教材的修订工作。

全国高等职业教育医学检验技术专业规划教材自1997年第一轮出版以来,已历经多次修订,在使用中不断提升和完善,已经发展成为职业教育医学检验技术专业影响最大、使用最广、广为认可的经典教材。本次修订是在2015年出版的第四轮25种教材(含配套教材6种)基础上,经过认真细致的调研与论证,坚持传承与创新,全面贯彻专业教学标准,加强立体化建设,以求突出职业教育教材实用性,体现医学检验专业特色:

1. **坚持编写精品教材** 本轮修订得到了全国上百所学校、医院的响应和支持,300多位教学和临床专家参与了编写工作,保证了教材编写的权威性和代表性,坚持"三基、五性、三特定"编写原则,内容紧贴临床检验岗位实际、精益求精,力争打造职业教育精品教材。

2. **紧密对接教学标准** 修订工作紧密对接高等职业教育医学检验技术专业教学标准,明确培养需求,以岗位为导向,以就业为目标,以技能为核心,以服务为宗旨,注重整体优化,增加了《医学检验技术导论》,着力打造完善的医学检验教材体系。

3. **全面反映知识更新** 新版教材增加了医学检验技术专业新知识、新技术,强化检验操作技能的培养,体现医学检验发展和临床检验工作岗位需求,适应职业教育需求,推进教材的升级和创新。

4. **积极推进融合创新** 版式设计体现教材内容与线上数字教学内容融合对接,为学习理解、巩固知识提供了全新的途径与独特的体验,让学习方式多样化、学习内容形象化、学习过程人性化、学习体验真实化。

本轮规划教材共25种(含配套教材5种),均为国家卫生健康委员会"十三五"规划教材。

教材目录

序号	教材名称	版次	主编		配套教材
1	临床检验基础	第5版	张纪云	龚道元	√
2	微生物学检验	第5版	李剑平	吴正吉	√
3	免疫学检验	第5版	林逢春	孙中文	√
4	寄生虫学检验	第5版	汪晓静		
5	生物化学检验	第5版	刘观昌	侯振江	√
6	血液学检验	第5版	黄斌伦	杨晓斌	√
7	输血检验技术	第2版	张家忠	陶 玲	
8	临床检验仪器	第3版	吴佳学	彭裕红	
9	临床实验室管理	第2版	李 艳	廖 璞	
10	医学检验技术导论	第1版	李敏霞	胡 野	
11	正常人体结构与机能	第2版	苏莉芬	刘伏祥	
12	临床医学概论	第3版	薛宏伟	高健群	
13	病理学与检验技术	第2版	徐云生	张 忠	
14	分子生物学检验技术	第2版	王志刚		
15	无机化学	第2版	王美玲	赵桂欣	
16	分析化学	第2版	闫冬良	周建庆	
17	有机化学	第2版	曹晓群	张 威	
18	生物化学	第2版	范 明	徐 敏	
19	医学统计学	第2版	李新林		
20	医学检验技术英语	第2版	张 刚		

第二届全国高等职业教育医学检验技术专业教育教材建设评审委员会名单

主任委员

胡　野　张纪云　杨　晋

秘 书 长

金月玲　黄斌伦　窦天舒

委　　员(按姓氏笔画排序)

王海河　王翠玲　刘观昌　刘家秀　孙中文　李　晖
李好蓉　李剑平　李敏霞　杨　拓　杨大干　吴　茅
张家忠　陈　菁　陈芳梅　林逢春　郑文芝　赵红霞
胡雪琴　侯振江　夏金华　高　义　曹德明　龚道元

秘　　书

许贵强

数字内容编者名单

主　编　林逢春　孙中文

副主编　刘琳琳　关静岩　旷兴林　宋春涵　路则宝

编　者（以姓氏笔画为序）

于天龙（大庆市第四医院）

王丽欣（海南医学院）

文　程（大庆医学高等专科学校）

方　芳（吉林医药学院）

代荣琴（沧州医学高等专科学校）

刘伟平（自贡市第一人民医院）

刘琳琳（山东医学高等专科学校）

关静岩（黑龙江护理高等专科学校）

汤小军（广西卫生职业技术学院）

宇芙蓉（安徽医学高等专科学校）

孙中文（苏州卫生职业技术学院）

李振江（河南医学高等专科学校）

旷兴林（重庆医药高等专科学校）

何莉莉（甘肃卫生职业学院）

宋兴丽（信阳职业技术学院）

宋春涵（金华职业技术学院）

张业霞（菏泽医学专科学校）

陆小琴（雅安职业技术学院）

林逢春（楚雄医药高等专科学校）

胡　荣（永州职业技术学院）

胡慧琼（湖北中医药高等专科学校）

莫　非（上海健康医学院）

梅　蕾（黑龙江农垦职业学院）

董　乐（北京卫生职业学院）

曾燕坤（泉州医学高等专科学校）

谢　璟（宜春职业技术学院医学院）

路则宝（楚雄医药高等专科学校）

薛　莎（运城护理职业学院）

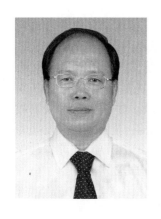

林逢春,教授、硕士研究生导师,楚雄医药高等专科学校检验系主任。从事医学教育工作三十多年,执教《微生物学检验》《免疫学检验》《寄生虫检验》等课程。云南省高等院校医学检验技能大师工作室负责人、云南省高等院校省级特色专业医学检验技术专业带头人、云南省高等院校省级教学团队医学检验技术教学团队负责人、云南省高等院校 5 项省级质量工程项目负责人。主编及参编规划教材 9 部,其中主编的《免疫学检验(第 4 版)》为教育部"十二五"职业教育国家规划教材。主持省州(市)级科研课题 11 项,获云南省高等学校教育教学成果二等奖 1 项、楚雄州人民政府科技成果一等奖 1 项、三等奖 5 项。

寄语:

免疫学检验是现代医学检验的重要组成部分,其应用范围涵盖医学、生物学等多个学科领域,蛋白芯片、免疫感应等技术的应用推动免疫学检验乃至医学检验发生了革命性的发展。希望同学们刻苦学习,做时代的弄潮儿,为祖国的医药事业、为中国梦谱写华美的青春乐章!

主编简介与寄语

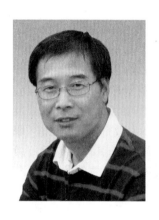

孙中文，免疫学博士、教授，先后担任苏州卫生职业技术学院教务处和科技产业处处长，江苏省高校"青蓝工程"中青年学术带头人，兼任全国卫生职业教育教学指导委员会医学检验技术专业分委会副主任委员、全国卫生职业教育检验研究会副秘书长等。从事医学教育工作二十多年，先后在美国、德国访学进修，执教《微生物与免疫学基础》《免疫学检验》等课程。主编及参编规划教材6部，主持及参与科研课题27项，发表学术论文40余篇，获国家授权发明专利3项，全国卫生职业教育教学指导委员会教学成果一等奖1项，江苏省教学成果一等奖1项、二等奖1项，苏州市科技进步三等奖2项等。

寄语：

医学检验是"健康中国"和现代医学体系不可或缺的重要组成部分，医学检验技术人才是按照循证医学要求、发展医学检验事业的重要力量。希望同学们坚守从医初心，修得医者必备的严谨、善良和耐心，以梦为马，不负韶华，为推动医学检验事业发展努力奋斗！

前 言

　　《免疫学检验》作为医学检验技术专业的一门重要的专业核心课程,在临床检验实践中的地位越来越重要,应用也越来越广泛。尤其对于高职院校,教材内容既要满足医学检验人才培养要求,又要与全国专业技术资格考试相呼应。

　　此次修订在主教材的内容和数字教学资源方面进行了升级和创新,尝试打造一本全新的立体式融合教材,为教学提供多样化的教学内容,满足不断变化的教学方式,提供给学生便捷有效的学习途径。为了认真落实党的二十大精神,本教材在继承上一版的基础上,保持鲜明的高等职业教育特色,以打牢三基(基础理论、基本知识、基本技能)、紧抓三特定(特定对象、特定要求、特定限制)和力求五性(思想性、科学性、先进性、启发性、适用性)为原则,同时突出培养动手能力、提高实践技能为核心的职业教育理念,以"必需、够用"为准绳,依据职业岗位能力要求和工作任务需要安排编写内容。

　　在教材编写会议上,与会专家结合高等职业院校特点,制定了本版教材编写的基本框架。为了保证教材的延续性,全书内容仍然分为三部分,第一篇为免疫学基础,第二篇为免疫检验技术,第三篇为临床免疫及检验。对教材结构和内容进行了调整和充实,如考虑到知识系统性,把原第九章超敏反应与第二十四章超敏反应性疾病免疫学检验内容合并归入第三篇。通过扫描书中二维码,可以快捷、方便地使用数字资源:自学要点 PPT 使章节重点、难点、常考点及知识脉络更加突出,便于自学;教材内容中设有一定数量知识拓展、案例讨论分析、图片、视频等,便于学生对知识的理解和掌握;每章的学习小结、复习题对知识点进行了归纳梳理,方便复习和自测学习效果;为了方便教学应用,附有本课程的参考教学大纲。本教材可供职业院校学生、教师及临床医务工作者学习参考使用。

　　本教材凝聚了众多知名院校检验专业骨干教师的智慧和汗水,也得到了临床专家的支持和帮助,在此对参与编写所有人员表示衷心的敬意和感谢。本版教材也凝聚着前四版编者的心血,在此向参与前四版教材编写的同仁表示衷心的感谢。由于免疫学理论和技术发展迅速,编者学术水平有限,教材编写时间紧、任务重,本教材难免存在不足和不当,敬请广大读者指正并提出宝贵修改意见,以便及时修改、补充和完善。

教学大纲(参考)

林逢春　孙中文

2023 年 10 月

目　　录

第一篇　免疫学基础

第二篇 免疫检验技术

第三篇　临床免疫及检验

第一篇　免疫学基础

第一章　免疫学检验概论

第一节　免疫学基本概念

1971年在美国华盛顿召开的第一次国际免疫学联合会上，提出免疫学（immunology）是研究机体免疫系统结构组成及其功能的一门独立学科。随着免疫学与细胞生物学、分子生物学和遗传学等其他学科交叉渗透，其已经发展成生命科学的前沿学科，也是现代医学重要的支撑学科。

一、免疫的概念

"免疫（immunity）"一词源于拉丁文"immunitas"，原意是免除赋税和差役。传统的免疫学起源于人类与传染性疾病的斗争，在研究早期多集中在抗体抗感染机制的研究。到了20世纪中期以后，人们逐渐突破了抗感染研究的局限，对各种抗原、微生物的作用进行深入研究，发展形成了基础免疫学、临床免疫学、免疫学检验等多个分支。现代免疫学将"免疫"定义为：机体免疫系统识别、清除抗原性异物以维持自身内环境稳定的一种生理功能。正常情况下，机体识别"非己"（抗原）对其产生免疫应答并清除之；机体对"自己"（自身组织成分）则产生不应答，即产生免疫耐受。在异常和病理情况下，机体识别"自己"和"非己"功能紊乱，即免疫功能紊乱，可致疾病发生。

机体的免疫可分为固有免疫（innate immunity）和适应性免疫（adaptive immunity）。固有免疫也称非特异性免疫（nonspecific immunity）或天然免疫（nature immunity），适应性免疫也称特异性免疫（specific immunity）或获得性免疫（acquired immunity）（详见第八章）。

二、免疫系统组成

人体存在一个执行免疫功能的完整解剖系统即免疫系统，与其他系统一样有着自身的运行机制，并与其他的系统相互配合、相互制约，共同维持着机体的生理平衡。免疫系统是执行免疫功能的物质基础，由免疫器官和组织、免疫细胞、免疫分子组成（详见第二章）。

三、免疫系统的功能

免疫系统具有重要的生物学功能,对机体的作用具有双面性:正常情况下,维持机体内环境稳定,具有保护作用;异常情况下,可能导致某些疾病的发生。具体概括为以下三个方面的生理功能(表1-1)。

表1-1　免疫系统的功能及其免疫效应

功能	生 理 效 应	病 理 效 应
免疫防御	识别、清除侵入的病原体及有害物质	超敏反应性疾病(过高) 免疫缺陷病,如 AIDS(过低)
免疫稳定	识别和清除自身衰老残损的组织、细胞,维持自身免疫耐受	自身免疫性疾病
免疫监视	杀伤、清除突变细胞或病毒感染的宿主细胞	肿瘤发生或病毒持续性感染

(一)免疫防御

免疫防御(immunological defence)是指防止外界病原体的入侵及清除已入侵的病原体和有害物质的能力。这是机体借以自净、不受外来物质干扰和保持物种纯洁的生理机制,这种功能亢进时易出现超敏反应性疾病,而低下时机体易出现免疫缺陷病。

(二)免疫稳定

免疫稳定(immunological homeostasis)是指机体识别和清除自身衰老残损的组织、细胞的能力。这是机体维持正常内环境稳定的重要机制,这种自身稳定功能异常时易导致自身免疫性疾病。

(三)免疫监视

免疫监视(immunological surveillance)是指机体杀伤和清除异常突变细胞及病毒感染细胞的能力。一旦功能异常,则易患肿瘤或病毒持续性感染。

免疫系统与神经系统、内分泌系统共同构成神经-内分泌-免疫网络调节系统,不仅调节机体的整体功能,也调节免疫系统本身的功能。

第二节　免疫学的发展简史

免疫学与其他学科一样,是随着社会的发展和科学的进步而逐渐发生、发展和成熟的。从中国古代接种"人痘"预防天花的正式记载至今,免疫学的发展可以划分为三个阶段。

一、经验免疫学阶段

免疫学起源于中国。经验免疫学阶段的免疫学发展经历了从经验到盲目实践的发展历程。人类对免疫的认识首先是从与传染病作斗争中开始的。据记载,早在唐开元年间(713—741 年),我国古代

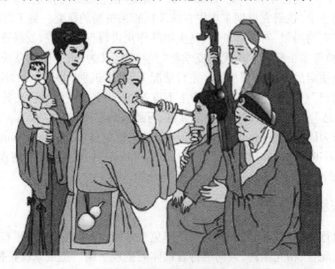

图1-1　中国古代医师接种人痘苗预防天花

医师在医治天花的长期临床医学实践中发现,康复后的天花患者、护理者及穿过沾染患者痘痂衣服的人不再患天花,于是就大胆创用了将天花痂皮粉吹入正常人鼻孔的方法来预防天花(图1-1),这是世界上最早的原始疫苗。人痘苗预防天花的方法至10世纪时已在民间广为流传,使当时流行的天花得到很好的遏制,这种方法逐渐传播到国外。这种经验性的人痘苗虽有一定免疫效果,却有人工感染的危险,但为日后牛痘苗的发现提供了宝贵的经验。

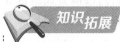 知识拓展

天 花

天花,世界上传染性最强的疾病之一,是由天花病毒引起的烈性传染病,曾经是威胁人类生存的主要杀手之一。在17世纪中叶的欧洲,患天花者死亡率高达30%。曾经不可一世的古罗马帝国相传就是因为天花的肆虐,无法加以遏制,以致国威日衰。若干世纪以来,天花的广泛流行使人们惊恐战栗,谈"花(天花)"色变。

18世纪后叶,英国医生Edward Jenner发现,挤牛奶女工因接触患有牛痘的牛后,可被传染患一种类似牛痘的轻型皮肤疱疹,但这些女工却不会得天花。他意识到,人工接种"牛痘"可能会预防天花,并在一名8岁的男孩身上进行了接种"牛痘"预防天花的试验。经过一系列试验后,牛痘苗接种法预防天花取得了成功。

在约15世纪,接种人痘苗预防天花的方法传到中东。土耳其医师把鼻孔吹入法改良为皮内接种法,免疫成功的效果更加显著。1721年英国驻土耳其大使夫人Mary Montagu把这种接种法传入英国,并且很快遍及欧洲。

1798年,Edward Jenner发表了"Vaccination"的论文,公开推行牛痘苗接种法预防天花(图1-2),开创了人工自动免疫的先河。这是世界上第一例成功的疫苗,为人类最终战胜天花做出了不朽的贡献。但由于当时微生物学尚未发展起来,因此这种孤立的成功并未得到理论上的升华。此后一个世纪内,免疫学一直停留在这种原始的经验状态。1979年10月26日世界卫生组织(WHO)在内罗毕庄严宣布,全世界已经消灭了天花病。这是一个具有划时代意义的人类医学历史的伟大事件,彰显了免疫学对于人类健康的巨大贡献,为人类预防和消灭传染病提供一个光辉典范。

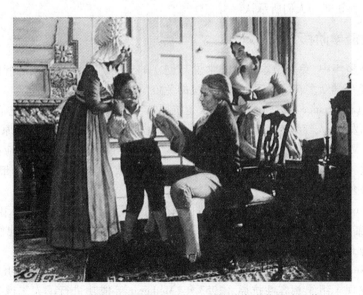

图1-2 英国医生Edward Jenner接种牛痘苗预防天花

二、科学免疫学阶段

19世纪后期微生物学发展推动了免疫学从盲目实践进入科学实验的发展时期,为免疫学的形成

奠定了坚实基础。当时免疫学有两大发展:首先是由德国医生 Robert Koch 解决了细菌分离培养的方法,从而发现了很多种重要传染病是由病原菌引起,深化了先前人类对"瘟疫"的认识;其次是由于各种病原菌的发现,使进行大量减毒疫苗的试验成为可能,病原菌的发现和疫苗的研制推动了免疫学的发展。

1880 年,法国微生物学家 Louis Pasteur 将通过特殊培养、毒力明显降低的炭疽杆菌制成人工减毒的活菌苗,接种牲畜可预防炭疽病的发生。其后,Pasteur 又将狂犬病病原体连续传代,制备成减毒狂犬疫苗。Pasteur 减毒疫苗的发明为试验免疫学建立了基础,同时也为疫苗的发展及传染病的预防开辟了广阔的前景,开创了人工主动免疫的方法。

1883 年,俄国学者 Elie Ilya Metchnikoff 发现了吞噬细胞可吞噬微生物,提出了细胞免疫(cellular immunity)学说。他认为,吞噬细胞的吞噬作用能增强机体的防御功能。他高瞻远瞩地推测,吞噬细胞是天然免疫中的重要部分,对获得性免疫建立有重要作用,并与众不同地提出,炎症并不是单纯的一种损伤作用,而是保护机体组织的一种机制。这一理论对生物学和医学的发展产生了深远而广泛的影响。Metchnikoff 的伟大发现开创了固有免疫学说,并为细胞免疫奠定了基础。

1890 年,Von Behring 和 Kitasato 将白喉外毒素免疫动物,制备得到白喉抗毒素血清,并应用其成功地救治了一名患白喉的儿童,开创免疫血清疗法即人工被动免疫的先河,促进了体液免疫的研究和发展。此后,将血清中多种能与相应的细胞、微生物及其代谢产物发生特异性结合反应的物质称为抗体(antibody,Ab),而将能诱导抗体产生的物质统称为抗原(antigen,Ag),建立了抗原抗体的概念,创立体液免疫(humoral immunity)学说。1899 年,比利时医生 Jules Bordet 在研究中发现,新鲜的可以溶解细菌的免疫血清中除了含有溶菌素即抗体外,还存在一种作用非特异性、能补充和加强抗体溶菌溶细胞能力的物质,称为补体(complement)。凝集反应、沉淀反应、补体结合试验等技术先后不断出现。在相当长的一段时期内,细胞免疫学说和体液免疫学说这两种学派曾论战不休,直到 20 世纪初,英国医师 A. Wright 发现了调理素,德国学者 Paul. Ehrlich 提出抗体产生的侧链学说,才将这两种学说有机统一起来。

1913 年,法国生理学家 Charles Richet 成功建立了血清疗法,其最为显著的贡献是揭示了异常的免疫应答可产生对机体不利的影响,如导致机体发生超敏反应性疾病。Charles Richet 在血清疗法和超敏反应研究中做出的重大贡献为超敏反应性疾病的研究奠定了理论基础。

1901 年,"免疫学"一词首先出现在 *Index Medicus* 中。1916 年,*Journal of Immunology* 创刊,标志着免疫学作为一门学科正式为人们所承认。

三、现代免疫学阶段

在过去的 100 多年中,免疫学家提出的学说与创立的理论对免疫学的发展产生了深远的影响。20 世纪中期以后免疫学众多新发现频频挑战传统的免疫学观念。

20 世纪初,K. Landsteiner 在试验中认识到决定抗原特异性的是很小的分子,它们结构的不同导致抗原性的不同。他发现,人红细胞表面表达的糖蛋白末端寡糖结构决定了它的抗原性,从而发现了人类 ABO 血型,后来又发现了 Rh 的特异性,解决了临床上输血导致的严重超敏反应问题,为人类医学做出了极大的贡献。Landsteiner 的工作开拓了免疫化学的领域,并使体液免疫的研究在 20 世纪上半叶占据了免疫学研究的主导地位。

1937 年,Tiselius 和 Kabat 利用电泳的方法将血清蛋白分为白蛋白以及 α_1、α_2、β 和 γ 球蛋白等不同组分,发现免疫血清中 γ 球蛋白水平显著升高并具有明显的抗体活性。据此,他们提出抗体就是 γ 球蛋白。事实上,γ 球蛋白组分中富含抗体,而 α 和 β 球蛋白中也有部分抗体。

1945 年,R. Owen 观察到异卵胎盘融合双生的小牛体内并存有两种血型不同的红细胞,互不排斥。1948 年,C. Snell 发现了组织相容性抗原。1953 年,Medawar 等成功进行了人工诱导免疫耐受试验。1956 年,Witebsky 等建立了自身免疫病动物模型。1956 年,B. Glick 发现了法氏囊的作用。

1957 年,澳大利亚学者 Frank Macfarlane Burnet 全面总结了当时免疫学的成就,提出克隆选择学说(clone selection theory)。该学说认为:体内存在识别各种抗原的免疫细胞克隆,每一克隆细胞表达同一种特异性的受体,淋巴细胞识别抗原的多样性是机体接触抗原以前就预先形成的,是生物在长期进化中获得的;抗原进入机体只是从免疫细胞库中选择出能识别这种抗原的相应淋巴细胞克隆,并使其活化、增殖出许多具有相同特异性的子代细胞,产生大量特异性抗体,清除入侵的抗原;机体自身的组织抗原成分在胚胎期就被相应的细胞克隆所识别,这些在胚胎期结合了自身成分的细胞克隆产生了特异性免疫耐受,赋予机体免疫系统区分"自己"和"非己"的能力;在胚胎期,任何进入机体的抗原都将被视为自身成分而产生免疫耐受,与抗原接触的免疫细胞可被破坏或抑制,称为禁忌细胞株(forbidden clone);部分免疫细胞可因突变而与自身抗原起反应。这一划时代的免疫学理论虽不十分完善,但解释了大部分免疫现象,为多数学者所接受并被后来的试验所证明。

Burnet 克隆选择学说中提出的一个细胞克隆产生一种特异性抗体的预见,在 1975 年被 Georges Kohler 和 Cesar Milstein 所创立的 B 淋巴细胞杂交瘤技术和产生的单克隆抗体所证实。Burnet 将以抗体为中心的免疫化学发展至以细胞应答为中心的细胞生物学阶段,全面推动了细胞的免疫应答、免疫耐受的形成及其机制的研究。随后,细胞免疫以一个崭新的面貌再度兴起,单克隆抗体技术的产生在生命科学和医学领域中引发了一场革命。

1959 年,英国生物化学家 Rodney Porter 和美国生物化学家 Gerald Edelman 各自对免疫球蛋白分子结构进行了研究,阐明了免疫球蛋白的单体是由一对轻链和一对重链借二硫键连接在一起,免疫球蛋白分子的氨基端组成了能与抗原结合的 Fab 或 F(ab)$'_2$ 片段,不能结合抗原但易发生结晶的羧基端片段称为 Fc 段。通过对免疫球蛋白分子重链和轻链氨基酸组成特点的研究,发现了可变区和恒定区,为以后抗体多样性形成机制的研究奠定了理论基础,推动体液免疫继续向纵深发展。

1961 年,J. Miller 发现了胸腺的功能。1966 年,H. Claman 等区分出 B 细胞与 T 细胞,并且发现了它们的免疫协同作用,以后又相继发现了 T 细胞中不同的亚群及其鉴定方法,以及免疫细胞间相互作用的机制和主要组织相容性复合体限制性。

1964 年世界卫生组织将具有抗体活性或化学结构与抗体相似的球蛋白统称为免疫球蛋白(Ig),并证明其具有不均一性,分为五类(IgG、IgA、IgM、IgD、IgE),统一了免疫球蛋白的分类和名称。

20 世纪 60~70 年代创立的放射标记免疫技术、酶标记免疫技术、荧光标记免疫技术、金(银)标记免疫技术和免疫印迹技术等促进了免疫检验技术在生物和医学领域的广泛应用。

20 世纪 80 年代以来,众多的细胞因子(cytokine)相继被发现,它们在免疫应答中具有介导和调节各类免疫细胞的作用,对它们的受体、基因及其生物活性的研究促进了分子免疫学的蓬勃发展。1984 年,Davis 及 Mak 实验室分别发现小鼠及人的 T 细胞抗原识别受体(TCR)的编码基因的重排,从而在基因水平揭示了 B 细胞及 T 细胞抗原识别受体(BCR、TCR)多样性产生的机制。近年来分子免疫学的研究从分子水平阐明了信号转导通路、信号类型、细胞因子对细胞增殖和分化的作用及效应机制,揭示出细胞毒性 T 细胞导致靶细胞发生细胞程序性死亡(programed cell death,PCD)的信号转导途径,证明了人类免疫应答基因位于第 6 号染色体,即主要组织相容性复合体中,揭示了免疫应答的产生与否受遗传控制。

到 2002 年,历时 10 载、耗资 20 亿美元的人类基因组计划最终完成,标志着对基因组的研究已成为现代免疫学发展的新动力。同时也诞生了新的免疫学科的分支——反向免疫学,即以基因序列推测功能基因,再以生物试验进行验证。现代免疫学以分子、细胞、器官及整体调节为基础,已成为生命科学的前沿学科之一,有力地推动了医学和生命科学的全面发展。

第三节　免疫学检验的应用与发展趋势

免疫学检验(laboratory immunology)是研究免疫学技术及其在医学检验领域的应用,获取机体免疫系统的相关信息,测定各种免疫物质,对机体免疫系统功能、疾病诊断、治疗做出恰当评估的一门学科。

免疫学检验可分为细胞免疫检验和体液免疫检验两大类,免疫活性细胞及其功能的检测属于前者,抗原、抗体、补体等的检测属于后者。随着免疫学和免疫学技术的发展,免疫学检验已成为医学检验中的一个重要部分,从最初的三大经典血清学试验到各种免疫标记技术,检测水平从毫克(mg)提高到皮克(pg),检测范围也已从病原微生物扩大到多种物质。总之,免疫学检验应用范围已遍及医学和其他生物学科检验的各个领域。

一、免疫学技术的发展

免疫检验技术的出现最早可追溯至19世纪末。1896年,G. Widal和A. Sicad发现,在一定浓度的伤寒杆菌溶液中加入伤寒患者的血清,可致伤寒杆菌发生特异的凝集现象,并利用其诊断伤寒病,此即著名的肥达试验(Widal test)。1897年,Kraus又发现,将细菌培养液与其相应的抗血清混合后可发生肉眼可见的沉淀反应。1906年,Wassermann将补体结合试验用于梅毒螺旋体感染的诊断,建立了著名的用于梅毒血清学诊断的华氏反应。

1941年,Coons等建立的荧光抗体技术(fluorescence antibody technique,FAT)开创了免疫标记技术应用的先河。1960年,Berson和Yalow创立了能全面的定量测定方法——放射免疫分析(radioimmnuoassay,RIA),高灵敏度放射免疫测定技术的出现解决了以前难以测定的微量生物活性物质如激素等的临床检测问题。1966年,法国巴斯德研究所的Avrameas和Uriel以及美国的Nakane和Pierce同时报道了酶免疫测定技术。

二、免疫学检验的应用

(一)传染病诊断方面

机体被病原生物感染后,在血清中常出现与病原体相对应的特异性抗体,通过免疫学检验技术检测这些抗体,可协助临床进行疾病诊断。反之,用含有特异性抗体的诊断血清检测相应的病原体及相关抗原,可为确定传染病的病原体提供依据。

(二)免疫学疾病诊断方面

在自身免疫病、免疫增殖病、免疫缺陷病及超敏反应等免疫性疾病中,体内经常表现出免疫细胞、免疫复合物、抗体及补体等方面的异常,采用免疫学检验技术检测异常物质,可为上述相关疾病的临床诊断提供依据。

(三)肿瘤诊断方面

应用免疫学检验技术检测肿瘤抗原、抗肿瘤抗体和其他肿瘤标志物,有助于肿瘤患者的诊断、免疫功能状态的评估、疗效观察以及复发的监控。

(四)组织器官移植方面

免疫学检验对于移植前移植物供者的选择、移植后受者免疫功能状态及移植物存活的监控都是至关重要的。例如,在肾移植前进行HLA配型。

(五)血型和血液病诊断方面

免疫学检验广泛应用于血型的鉴定、血液细胞的检测以及血液病的诊断。

(六)其他方面

伴随免疫学检验技术的飞速发展,免疫学检验可用于检测机体内微量的酶、激素、蛋白质、药物和毒品等。许多与免疫无关的物质亦可作为免疫原而制备其相应抗体并用于这些物质的测定,具有高度的特异性和敏感性,广泛应用于法医学、兽医学、药物检定、海关检疫及农林业生产等各个领域。

三、免疫学检验的发展趋势

经典的免疫学检验技术(如凝集反应、沉淀反应等)由于仅能定性或简单定量,灵敏度低,耗时费力,不能自动化,因此逐渐被高敏感度和高特异性的现代免疫学检验方法所取代。而这些又主要是源于抗原抗体特异性结合及各种不同标记物使用的结果。特别是随着分子生物学等技术的飞速发展,使得免疫学检验技术正朝着一个全新的方向发展。在抗原制备方面,由组织、细胞裂解物提取的抗原逐渐向基因工程抗原转变,并由单一病原体蛋白向多决定簇融合蛋白转变,表达的重组抗原不含或极少含非特异性或共同抗原成分,并可为某一目的蛋白设计表达特定的多肽抗原片段;在抗体制备方面,则由多克隆、单克隆抗体向基因工程抗体和双功能抗体转变,甚至采用基因重组的人源化和小型化的单链可变区(VH和VL)片段抗体。

医院检验设备也已经正在实现自动化、高通量、集成化和微型化(如床边检测设备、快捷诊断试

笔记

剂）。这一发展趋势将有助于实验操作的规范化和标准化,提高实验结果的准确性和重复性,并有助于实验室之间检测结果的互认。

本章小结

1. 免疫的基本概念

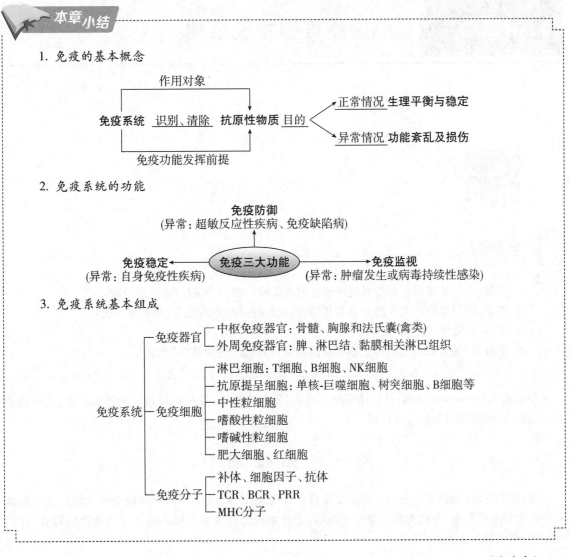

2. 免疫系统的功能

免疫防御
(异常:超敏反应性疾病、免疫缺陷病)

免疫稳定 ← 免疫三大功能 → 免疫监视
(异常:自身免疫性疾病)　(异常:肿瘤发生或病毒持续性感染)

3. 免疫系统基本组成

免疫系统
- 免疫器官
  - 中枢免疫器官:骨髓、胸腺和法氏囊(禽类)
  - 外周免疫器官:脾、淋巴结、黏膜相关淋巴组织
- 免疫细胞
  - 淋巴细胞:T细胞、B细胞、NK细胞
  - 抗原提呈细胞:单核-巨噬细胞、树突细胞、B细胞等
  - 中性粒细胞
  - 嗜酸性粒细胞
  - 嗜碱性粒细胞
  - 肥大细胞、红细胞
- 免疫分子
  - 补体、细胞因子、抗体
  - TCR、BCR、PRR
  - MHC分子

（林逢春）

扫一扫,测一测

思考题

1. 英国医生 Edward Jenner 创制牛痘疫苗预防天花有何重要意义?
2. 免疫学检验在医学检验领域的主要应用有哪些?

第二章　免疫器官和免疫细胞

02章 PPT

学习目标

1. 掌握：中枢免疫器官和外周免疫器官的组成及功能；T细胞的亚群及功能。
2. 熟悉：淋巴细胞的主要膜分子及其功能；抗原提呈细胞的概念、种类及功能。
3. 了解：免疫器官的结构。
4. 能解释"免疫系统是机体识别和清除抗原性异物的物质基础"的含义。

　　免疫系统(immune system)是机体识别自我、引发免疫应答、发挥免疫效应的物质基础，由免疫器官和组织、免疫细胞及免疫分子组成。

第一节　免疫器官

　　免疫器官按其功能不同分为中枢免疫器官和外周免疫器官(图2-1)。骨髓中的多能造血干细胞在中枢免疫器官发育、分化为成熟免疫细胞后，通过血液循环及淋巴循环输送至外周免疫器官，并在此定居、增殖和发生免疫应答。

一、中枢免疫器官

　　中枢免疫器官(central immune organ)是免疫细胞发生、分化、发育和成熟的场所。人和哺乳动物的中枢免疫器官包括骨髓和胸腺，禽类还有法氏囊。

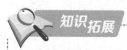

知识拓展

人类造血场所的变迁

　　造血器官生成各种血细胞的过程称为造血。在人类，造血首现于2~9周胚龄的卵黄囊。卵黄囊壁上的胚外中胚层细胞是一些未分化的、具有自我更新能力的细胞，这些细胞聚集成团，称为血岛，血岛是人类最初的造血中心。至胚胎2~3个月，卵黄囊血岛产生的造血干细胞随血流迁移到肝脏，继而入脾，故肝脏和脾脏成为胚胎第3~6个月主要造血器官。随后造血干细胞又迁移至骨髓，使骨髓成为胚胎末期直至出生后的造血场所。

笔记

（一）骨髓

　　骨髓(bone marrow)是各种血细胞和免疫细胞的发源地，故骨髓即是造血器官，也是免疫器官。骨

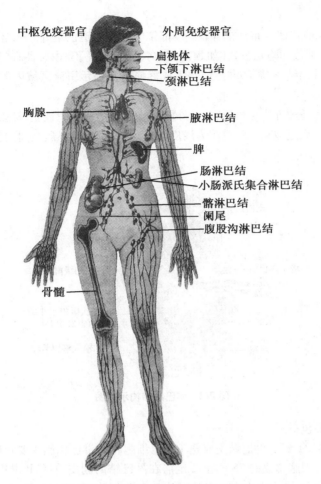

图 2-1 人体免疫器官和组织示意图

髓中的多能造血干细胞(pluripotent hematopoietic stem cell,PHSC)是具有高度自我更新能力和分化潜能的造血前体细胞,在骨髓微环境中 HSC 分化为髓样干细胞和淋巴样干细胞。髓样干细胞最终分化为红细胞、粒细胞、单核细胞和血小板等。淋巴样干细胞分化为祖 B 细胞和祖 T 细胞。祖 B 细胞在骨髓中继续发育成熟为 B 淋巴细胞;祖 T 细胞则经血液循环迁移至胸腺,在胸腺微环境诱导下进一步发育成熟为 T 淋巴细胞;部分淋巴样干细胞在骨髓中发育为成熟的自然杀伤细胞。

骨髓既是 B 淋巴细胞分化成熟的场所,也是再次体液免疫应答发生的场所。记忆性 B 淋巴细胞在外周免疫器官受抗原刺激而被活化后,经淋巴液和血液迁移至骨髓,在此分化为成熟浆细胞,持久地产生大量抗体(主要是 IgG)并释放至血液循环,是血清抗体的主要来源。故骨髓兼具中枢免疫器官和外周免疫器官的功能。

（二）胸腺

胸腺(thymus)位于胸骨柄后方的前纵隔上部,后附于心包及大血管前面,由不对称的左右两叶组成。人胸腺的大小和结构随年龄的不同而有明显差异。新生儿期胸腺重约 20g,至青春期可达 40g,之后随年龄增长而逐渐萎缩退化,至老年期其重仅 10g 左右且多被脂肪组织取代。

胸腺是 T 淋巴细胞分化、发育、成熟的场所。来自骨髓的祖 T 细胞(进入胸腺后被称为胸腺细胞)在独特的胸腺微环境作用下,先后经过阳性选择和阴性选择过程,约 90% 以上的胸腺细胞发生凋亡,而只有少部分胸腺细胞获得自身免疫耐受和 MHC 限制性抗原识别受体,发育成熟为初始 T 淋巴细胞。若胸腺发育不全或缺失,将导致 T 淋巴细胞缺乏和细胞免疫功能缺陷。

二、外周免疫器官和组织

外周免疫器官和组织是免疫细胞定居、增殖和接受抗原刺激产生特异性免疫应答的场所,主要包括淋巴结、脾脏和黏膜相关淋巴组织等。

图片:造血干细胞的分化

（一）淋巴结

淋巴结(lymph node)广泛分布于全身非黏膜部位的淋巴通道汇集处。人全身约有500~600个淋巴结,多位于身体浅表部位凹陷隐蔽处(如颈部、腋窝、腹股沟等)和内脏器官门附近。组织和器官的淋巴液均引流至局部淋巴结,故局部淋巴结肿大或疼痛通常提示引流区域内的器官或组织发生炎症或其他病变。

淋巴结是结构最完备的外周免疫器官,其外层为致密的结缔组织被膜,被膜下为实质。实质由皮质和髓质两部分组成。靠近被膜下的皮质为浅皮质区,浅皮质区与髓质之间的为副皮质区;髓质区由髓索和髓窦组成(图2-2)。

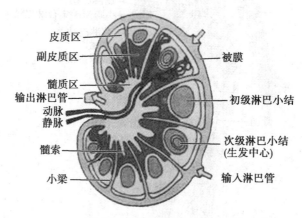

图2-2　淋巴结结构示意图

淋巴结的功能主要包括:

（1）免疫细胞定居的场所:淋巴结是成熟T淋巴细胞和B淋巴细胞主要定居部位。其中,T淋巴细胞约占淋巴结内淋巴细胞总数的75%,主要定居在淋巴结的副皮质区;B淋巴细胞约占25%,主要定居在淋巴结的浅皮质区;髓索内也有一定数量的B淋巴细胞、浆细胞和T淋巴细胞定居;髓窦内富含巨噬细胞,有较强的滤过作用。

（2）免疫应答发生的场所:T淋巴细胞和B淋巴细胞在淋巴结中接受抗原刺激后,增殖分化为效应T细胞和浆细胞,浆细胞分泌和产生抗体,由效应T细胞和抗体共同发挥免疫效应。

（3）过滤淋巴液:随淋巴液进入局部淋巴结的病原微生物可被在此定居的巨噬细胞捕获、吞噬和清除。

（4）参与淋巴细胞再循环:淋巴细胞再循环是指来自血液循环的淋巴细胞(主要是T细胞和B细胞)穿过毛细血管后微静脉进入淋巴结实质,再通过输出淋巴管汇入胸导管,最终经左锁骨下静脉返回血液循环的过程。淋巴细胞再循环将机体所有的免疫器官和组织联系成为一个有机整体,使淋巴细胞在外周免疫器官和组织的分布更趋合理,并增加了淋巴细胞与抗原和抗原提呈细胞接触的机会,有利于适应性免疫应答的产生。

（二）脾脏

脾脏(spleen)是人体最大的外周免疫器官。脾外层为结缔组织被膜,实质分红髓和白髓,白髓和红髓的交界处为边缘区。

脾脏的功能主要有:

（1）免疫细胞定居的场所:脾脏是成熟淋巴细胞定居的场所,其中B淋巴细胞约占脾淋巴细胞总数的60%,主要分布于白髓的脾小结和红髓的髓索内;T淋巴细胞约占40%,主要分布于白髓的中央动脉周围的弥散淋巴组织,此区还有少量的树突状细胞和巨噬细胞。边缘区内有T淋巴细胞、B淋巴细胞和巨噬细胞分布。

（2）免疫应答发生的场所:脾脏是机体对血源性抗原产生免疫应答的主要部位。血液中的病原体等经血液循环进入脾脏,可刺激T淋巴细胞、B淋巴细胞活化和增殖,产生效应T淋巴细胞和抗体,发挥免疫效应。

（3）过滤血液:脾内的巨噬细胞和树突状细胞均有较强的吞噬作用,可清除血液中的外来抗原以

图片:淋巴细胞再循环

笔记

及突变和衰老的自身细胞,使血液得到净化。

(4) 合成分泌某些重要生物活性物质:脾可以合成和分泌某些重要生物活性物质,如细胞因子和补体等。

(三)黏膜相关淋巴组织

黏膜相关淋巴组织(mucosal-associated lymphoid tissue,MALT)是指广泛分布于人体胃肠道、呼吸道、泌尿生殖道等黏膜固有层和上皮细胞下散在的无被膜淋巴组织,以及某些带有生发中心的器官化的淋巴组织如扁桃体、小肠的派氏集合淋巴结和阑尾等。

人体黏膜是病原微生物入侵机体的主要途径,故 MALT 是人体重要的防御屏障。此外,黏膜淋巴组织还含有大量产生 SIgA 的 B 淋巴细胞,它们在肠道、呼吸道及泌尿生殖道等黏膜局部发挥重要的抗感染作用。

第二节 免 疫 细 胞

免疫细胞是指所有参与免疫应答或与免疫应答有关的细胞及其前体细胞,主要包括造血干细胞、淋巴细胞、抗原提呈细胞及其他免疫细胞如嗜酸性粒细胞、嗜碱性粒细胞和肥大细胞等。

免疫应答的发生有赖于免疫细胞之间相互识别和作用,其物质基础是表达于免疫细胞表面的多种多样的功能分子,包括细胞表面的抗原、受体和黏附分子等。人白细胞分化抗原(human leukocyte differentiation antigen,HLDA)是免疫细胞重要的表面分子,是指造血干细胞在分化为不同谱系、各个不同谱系分化不同阶段以及成熟细胞活化过程中表达或消失的细胞表面分子。1975 年创立单克隆抗体技术后,世界卫生组织及国际免疫学会联合会(WHO/ IUIS)所属专门委员会将来自不同实验室的单克隆抗体所识别的同一种 HLDA 归属为同一个分化群(cluster of differentiation,CD),目前已命名的有363 个,常用分化群 CD 缀以发现的顺序号表示,如 CD2、CD3 等。

一、淋巴细胞

淋巴细胞(lymphocyte)是免疫应答中发挥主要作用的免疫细胞,占外周血白细胞总数的 20%～40%,成人体内约有 10^{12} 个淋巴细胞。淋巴细胞主要包括 T 淋巴细胞、B 淋巴细胞和 NK 细胞。其中,T 淋巴细胞和 B 淋巴细胞因能识别特异性抗原,在抗原诱导下可活化、增殖、分化,发生免疫应答,产生效应 T 细胞和抗体,故称为免疫活性细胞。

(一)T 淋巴细胞

T 淋巴细胞(T lymphocyte)来源于骨髓中的淋巴样干细胞,因在胸腺中发育成熟,故称胸腺依赖性淋巴细胞(thymus dependent lymphocyte),简称 T 细胞。T 细胞约占外周血淋巴细胞总数的 65%～80%,主要介导细胞免疫和参与免疫调节,在 TD-Ag 诱导的体液免疫中亦发挥重要的辅助作用。

1. T 细胞的表面分子及其作用 T 细胞在不同的发育阶段,细胞表面可表达多种膜表面分子,这些膜分子不但参与 T 细胞识别抗原、自身活化、增殖和分化以及效应功能的发挥,其中一些膜分子还是鉴别 T 细胞及其亚群的重要标志。

(1) T 细胞受体(T cell receptor,TCR):TCR 是 T 细胞特征性的表面标志,是 T 细胞特异性识别抗原并与之结合的结构。TCR 是由两条不同的肽链经二硫键连接而成的异二聚体,构成 TCR 的肽链有α、β、γ、δ 四种类型。根据所含肽链不同,TCR 分为 TCRαβ 和 TCRγδ 两种类型,体内大多数 T 细胞表达 TCRαβ,仅少数表达 TCRγδ。TCRαβ 识别的抗原是由 8～17 个氨基酸组成的肽,而 TCRγδ 识别的抗原主要是脂类和多糖等。

(2) CD3 分子:主要表达于成熟 T 细胞表面,是由 6 条肽链构成的复合体分子。CD3 分子以非共价键与 TCR 形成 TCR-CD3 复合体(图 2-3)。在抗原识别过程中,CD3 分子负责将 TCR 识别的抗原信息传入 T 细胞内,在其他分子的协助下,使 T 细胞活化。

(3) CD4 分子:表达 CD4 分子的 T 细胞称为 $CD4^+$T 细胞。CD4 分子是单链跨膜蛋白,与 MHC Ⅱ类分子互为受体,它们之间的识别结合,可增强 T 细胞与抗原提呈细胞之间的相互作用,辅助 TCR 识别抗原。CD4 分子还是人类免疫缺陷病毒(HIV)包膜糖蛋白 gp120 的受体,与 CD4 分子结合是 HIV

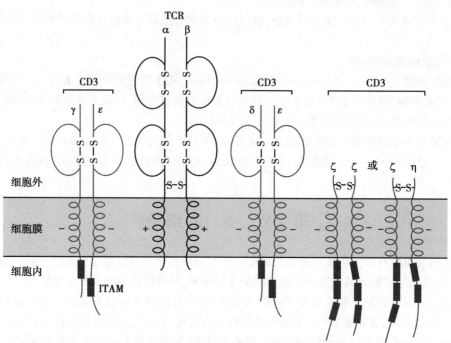

图 2-3　TCR-CD3 复合物结构模式图

侵入并感染 CD4⁺T 细胞的机制之一。

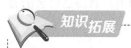

CD4 分子与 AIDS

　　CD4 分子包膜外区第一个结构域是人类免疫缺陷病毒（HIV）包膜糖蛋白 gp120 的识别部位，HIV 感染人体后，选择性地与 CD4⁺T 细胞表面的 CD4 分子结合并导致细胞破坏，使 CD4⁺ 细胞数量锐减和功能降低。CD4⁺T 细胞不但介导细胞免疫和参与免疫调节，在 TD-Ag 诱导的体液免疫中还发挥重要的辅助作用，故 HIV 感染者临床表现为全面的免疫功能低下，又称为获得性免疫缺陷综合征（AIDS）。

　　检测 AIDS 患者外周血 CD4⁺T 细胞绝对计数，对 AIDS 的辅助诊断、病情分析和疗效观察皆具有重要的参考价值。当 HIV 感染者 CD4⁺T 细胞降至 200 个 /μl 以下时，则为疾病恶化的先兆。

　　（4）CD8 分子：表达 CD8 分子的 T 细胞称为 CD8⁺T 细胞。CD8 分子是由 α 和 β 肽链组成的异二聚体，与 MHC Ⅰ 类分子互为受体。它们之间的识别结合，可增强 T 细胞与靶细胞之间的相互作用。

　　（5）协同刺激分子：与其相应的配体结合，可为 T 细胞完全活化提供共同刺激信号。T 细胞的完全活化需要两种活化信号的协同作用。第一信号由 TCR 识别抗原产生，经 CD3 分子将信号转至细胞内。第二信号（或称协同刺激信号）则由抗原提呈细胞（或靶细胞）表面的协同刺激分子与 T 细胞表面相应的协同刺激分子受体相互作用而产生（图 2-4、图 2-5）。在协同刺激信号的作用下，T 细胞完全活化，只有完全活化的 T 细胞才能进一步分泌细胞因子和表达细胞因子受体，在细胞因子的作用下分化和增殖为效应 T 细胞。T 细胞表面重要的协同刺激分子见表 2-1。

　　（6）丝裂原受体：T 细胞表面还表达可结合植物血凝素（phytohemagglutinin，PHA）、刀豆蛋白 A（concanavalin A，Con A）和美洲商陆丝裂原（pokeweed mitogen，PWM）等丝裂原的受体。丝裂原可直接诱导静息 T 细胞的活化、增殖和分化。在体外一定条件下，PHA 与 PHA 受体结合，可刺激 T 细胞转化为淋巴母细胞，通过淋巴母细胞转化试验，可检测细胞免疫功能状态。

　　（7）细胞因子受体：T 细胞活化后还表达多种细胞因子受体，与相应细胞因子结合可诱导 T 细胞的活化、增殖和分化。

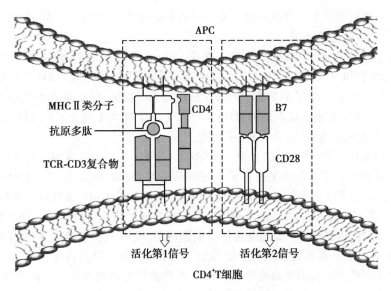

图 2-4 CD4⁺T 细胞与 APC 相互作用示意图

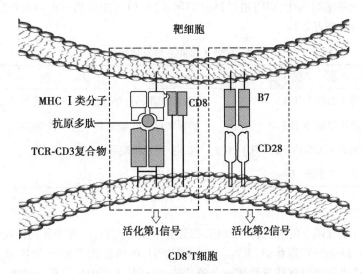

图 2-5 CD8⁺T 细胞与靶细胞相互作用示意图

表 2-1 T 细胞表面重要的协同刺激分子

协同刺激分子	相应配体	主 要 作 用
CD28	CD80/CD86 （B7 分子）	①诱导 T 细胞表达抗细胞凋亡蛋白,防止细胞凋亡 ②刺激 T 细胞合成 IL-2 等,促进 T 细胞增殖、分化
CD2	LAF-3	①介导 T 细胞与 APC 或靶细胞的黏附 ②刺激 T 细胞活化
CD40L	CD40	①促进 APC 活化、B7 分子的表达和细胞因子分泌 ②刺激 T 细胞活化
LFA-1	ICAM-1	介导 T 细胞与 APC 或靶细胞的黏附

（8）主要组织相容性抗原（MHC 分子）:所有 T 细胞表面均表达 MHC Ⅰ类分子,活化后的 T 细胞可表达 MHC Ⅱ类分子。

2. T 细胞亚群及其功能　根据不同的分类方法可将 T 细胞分为不同的亚群。

（1）根据所处活化阶段,将 T 细胞分为:①初始 T 细胞,从未接受过抗原刺激的成熟 T 细胞。②效应 T 细胞,表达高水平 IL-2 受体,发挥免疫效应的 T 细胞。③记忆性 T 细胞,是由效应 T 细胞分化或初始 T 细胞接受抗原刺激后直接分化而来。记忆 T 细胞存活期长,可达数年,接受相同抗原刺激时可迅速活化、分化为效应 T 细胞。

(2) 根据是否表达 CD4 或 CD8 分子,将 T 细胞分为:①CD4$^+$T 细胞,60%~65%T 细胞表达 CD4 分子。此外,巨噬细胞和树突状细胞亦可表达 CD4 分子,但表达水平较低。CD4$^+$T 细胞主要识别外源性抗原肽,受自身 MHC Ⅱ类分子的限制,活化后分化为 Th 细胞。②CD8$^+$T 细胞,CD8 分子表达于 30%~35%T 细胞,CD8$^+$T 细胞主要识别内源性抗原肽,受自身 MHC Ⅰ类分子的限制,活化后分化为 Tc 细胞(CTL),具有细胞毒作用,可特异性杀伤靶细胞。

(3) 根据免疫效应功能,将 T 细胞分为:①辅助性 T 细胞(Th):主要有 Th1 细胞和 Th2 细胞。Th1 细胞主要分泌 IL-2、IFN-γ、TNF-β 等细胞因子,具有增强吞噬细胞的功能,介导细胞免疫应答和迟发型超敏反应(T$_{DTH}$ 细胞)。Th2 细胞分泌的细胞因子(IL-4、IL-5、IL-6、IL-10 及 IL-13)可促进 B 细胞的增殖、分化和抗体生成,故其主要作用是诱导和促进 B 细胞介导的体液免疫应答。Th2 细胞在超敏反应及抗寄生虫感染中发挥重要作用。②细胞毒性 T 细胞(CTL 或 Tc):细胞毒性 T 细胞的主要功能是特异性杀伤靶细胞,尤其是病毒感染细胞和肿瘤细胞。其杀伤机制是通过分泌穿孔素、颗粒酶、颗粒溶解素及淋巴毒素等物质直接杀伤靶细胞和 Fas/FasL 途径诱导靶细胞凋亡。③调节性 T 细胞(Treg):表型为 CD4$^+$CD25$^+$Foxp3$^+$,Foxp3 是一种转录因子,是 Treg 的重要标志,参与 Treg 的活化和功能。Treg 可通过直接接触抑制靶细胞活化,也可通过释放 TGF-β、IL-10 等细胞因子抑制免疫应答。

T 细胞亚群及功能见表2-2。

表 2-2　T 细胞亚群及功能

亚　群		功　能
CD4$^+$T 细胞	辅助 T 细胞 1(Th1)	释放细胞因子,介导细胞免疫应答和迟发型超敏反应
	辅助 T 细胞 2(Th2)	诱导和促进 B 细胞介导的体液免疫应答
CD8$^+$T 细胞	细胞毒 T 细胞(Tc 或 CTL)	发挥特异性细胞毒作用
CD4$^+$T 细胞	调节性 T 细胞(Treg)	调节免疫应答

(二) B 淋巴细胞

B 淋巴细胞来源于骨髓中的淋巴样干细胞,在骨髓中发育成熟,故称为骨髓依赖性淋巴细胞(bone marrow-dependent lymphocyte),简称 B 细胞。在外周血中,B 细胞约占淋巴细胞总数的 10%~20%。B 细胞不仅能通过产生抗体发挥特异性体液免疫功能,它还是重要的抗原提呈细胞。

1. B 细胞的表面分子及其作用　B 细胞表面有众多的膜分子,它们在 B 细胞识别抗原,自身的活化、增殖以及抗体产生等过程中发挥着作用。

(1) B 细胞受体(B cell receptor,BCR)复合物:是 B 细胞表面重要的膜分子。人 BCR 复合物由识别、结合抗原的 mIg 和传递抗原刺激信号的 Igα/Igβ(CD79a/CD79b)异源二聚体以非共价键结合而成(图 2-6)。

mIg 是 B 细胞的特征性表面标志。mIg 以单体形式存在,能结合特异性抗原,但由于其胞质区很短,不能直接将抗原刺激信号传递到 B 细胞内,需要其他分子的辅助。在抗原刺激下,B 细胞最终分化为浆细胞,浆细胞不表达 mIg。Igα/Igβ 均是免疫球蛋白超家族的成员,具有较长的胞质区,可转导特异性抗原与 BCR 结合所产生的信号。

(2) B 细胞共受体(coreceptor):是由 B 细胞表面的 CD19、CD21 及 CD81 以非共价键相连而成的复合体,其功能是增强 B 细胞对抗原刺激的敏感性,加强 B 细胞活化信号的转导。在 CD19/CD21/CD81 复合体中,CD21 可结合 C3d,通过形成 CD21-C3d-Ag-BCR,为 B 细胞提供活化信号;CD19 具有传递活化信号的作用。此外,CD21 也是 EB 病毒受体,与 EB 病毒选择性感染 B 细胞有关。

(3) 协同刺激分子:B 细胞的完全活化也需要两种信号的协同作用。抗原与 B 细胞的 BCR 结合,所产生的信号由 CD79a/CD79b 转导至细胞内,此为 B 细胞活化的第一信号。第二信号主要由 Th 细胞和 B 细胞表面的协同刺激分子间的相互作用产生。重要的协同刺激分子及其配体有 CD40 和 CD40L、CD80/CD86(B7 分子)和 CD28 等。

笔记

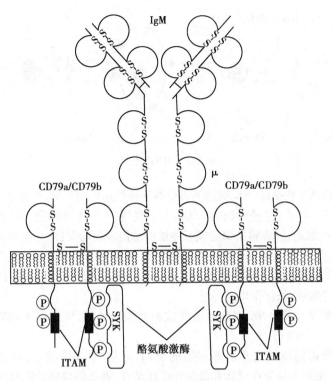

图 2-6 BCR 复合物结构模式图

（4）其他表面分子：B 细胞表面还表达 IgG Fc 受体 II、丝裂原受体、细胞因子受体及 MHC I 类分子和 MHC II 类分子等。

2. B 淋巴细胞亚群及其功能　根据是否表达 CD5 分子，可将 B 细胞分为 B_1 细胞（CD5+）和 B_2 细胞（CD5-）两个亚群（表 2-3）。B_2 细胞即通常所指的 B 细胞。

表 2-3　B_1 细胞和 B_2 细胞亚群的比较

项目	B_1 细胞	B_2 细胞
CD5 分子表达	+	-
定居部位	腹膜腔、胸膜腔和肠道黏膜固有层	外周免疫器官
更新方式	自我更新	骨髓产生
应答的 Ag 类型	TI-Ag（细菌脂多糖等）	TD-Ag（菌体蛋白质等）
分泌的 Ab 类型	IgM>IgG，亲和力低	IgG>IgM，亲和力高
特异性	无（有多反应性）	有
免疫记忆	无	有
免疫功能	参与固有免疫（免疫应答早期）	参与体液免疫、提呈抗原、免疫调节

（三）自然杀伤细胞

自然杀伤细胞（natural killer，NK）来源于骨髓中的淋巴样干细胞，在骨髓中发育成熟后，主要分布于外周血、脾脏和淋巴结中，占外周血淋巴细胞总数的 5%~10%。

1. NK 细胞的表面分子　在识别和杀伤靶细胞的过程中发挥重要作用。

（1）CD16 和 CD56 分子：目前将具有 CD3-、TCR-、mIg-、CD56+、CD16+ 表型的淋巴样细胞鉴定为人 NK 细胞。CD16 分子即 IgG Fc 受体，当靶细胞膜上的抗原与 IgG 特异性结合时，IgG 还可通过其 Fc 段与 NK 细胞上的 IgG Fc 受体（CD16）结合，激发 NK 细胞活性，增强其杀伤靶细胞的作用。这种以 IgG 抗体作为桥梁杀伤靶细胞的作用称为抗体依赖性细胞介导的细胞毒作用（antibody dependent cell-mediated cytotoxicity，ADCC）（图 2-7）。

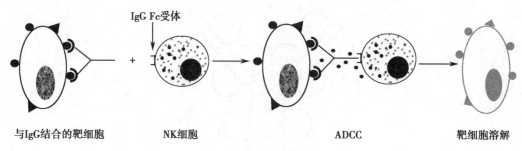

图 2-7 ADCC 作用

（2）NK 细胞识别靶细胞受体：NK 细胞不表达特异性抗原识别受体，而是通过表面的活化性受体和抑制性受体对"自己"与"非己"进行识别。①活化性受体：是一类可激发 NK 细胞杀伤作用的受体。其胞外区可与自身组织细胞、病毒感染细胞或某些肿瘤细胞表面的配体（正常表达的 MHC Ⅰ 类分子或异常表达的非 MHC Ⅰ 类分子）结合，产生杀伤活化信号，激发 NK 细胞的杀伤作用。②抑制性受体：是一类可抑制 NK 细胞杀伤作用的受体。其胞外区可与自身组织细胞表面 MHC Ⅰ 类分子结合，产生杀伤抑制信号，抑制 NK 细胞的杀伤作用。

2. NK 细胞的细胞毒作用　NK 细胞不需要抗原的预先致敏，可直接杀伤病毒感染细胞和肿瘤细胞。

（1）NK 细胞对病毒感染细胞和肿瘤细胞的识别、活化：生理情况下，自身组织细胞正常表达 MHC Ⅰ 类分子，与 NK 细胞上抑制性受体和活化性受体结合，因杀伤抑制受体的作用占主导地位，可抑制各种杀伤活化受体的作用，故 NK 细胞杀伤活性被抑制，对自身组织细胞无杀伤作用。病毒感染或细胞癌变时，病毒感染细胞或肿瘤细胞表面 MHC Ⅰ 类分子缺失或低表达，不能有效地与 NK 细胞上的杀伤抑制受体结合，因而不能产生杀伤抑制信号；同时，靶细胞异常表达的非 MHC Ⅰ 类分子与 NK 细胞表面的杀伤活化受体结合，产生杀伤活化信号，激发 NK 细胞的杀伤作用，导致病毒感染细胞或肿瘤细胞被杀伤。

（2）NK 细胞的杀伤机制：NK 细胞被激活后，通过释放穿孔素、颗粒酶及启动凋亡程序发挥杀伤效应。

二、抗原提呈细胞

图片：树突状细胞(电镜)

抗原提呈细胞（antigen-presenting cell，APC）是指能捕获、加工、处理抗原，并将抗原信息提呈给 T 细胞的一类免疫细胞。APC 在机体的免疫识别、免疫应答与免疫调节中发挥着重要作用。

（一）抗原提呈细胞的分类

1. 通过 MHC Ⅱ 类分子提呈外源性抗原的 APC　此类 APC 能摄取、加工处理外源性抗原，并以抗原肽-MHC Ⅱ 类分子复合物的形式将抗原肽提呈给 CD4$^+$T 细胞。又分为：①专职 APC，即通常所说的 APC，是指可组成性表达 MHC Ⅱ 类分子、协同刺激分子和黏附分子，具有直接摄取、加工和提呈抗原能力的细胞，包括树突状细胞、单核-巨噬细胞和 B 细胞；②兼职 APC，通常情况下不表达 MHC Ⅱ 类分子，亦无抗原提呈能力，但在炎症或 IFN-γ 等细胞因子作用下，也可表达 MHC Ⅱ 类分子并具有一定的抗原处理和提呈能力，兼职 APC 包括内皮细胞、成纤维细胞、上皮细胞及间皮细胞等。

2. 通过 MHC Ⅰ 类分子提呈内源性抗原的 APC　属于广义的 APC，通常是指被胞内寄生病原体感染而产生病原体抗原或细胞发生突变产生突变蛋白抗原的细胞，此类细胞能降解、加工此内源性抗原，并以抗原肽-MHC Ⅰ 类分子复合物的形式将抗原肽提呈给具有杀伤功能的 CD8$^+$T 细胞，导致抗原提呈细胞自身被识别和杀伤，故又将其称为靶细胞。

（二）专职 APC 及其功能

1. 树突状细胞（dendritic cell，DC）　因其成熟时表面有许多树枝状突起而得名，是 APC 中抗原提呈能力最强者。

（1）DC 的来源和分布：DC 来源于骨髓多能造血干细胞，分髓系 DC 和淋巴系 DC。DC 由骨髓进入外周血后，再分布到脑以外的全身组织，其数量很少。根据分布组织的不同，可将 DC 分为：①淋巴样组织中的 DC,主要包括滤泡状 DC(FDC)、并指状 DC(IDC)和胸腺 DC;②非淋巴样组织中的 DC,主要包括朗格汉斯细胞和间质性 DC;③体液中的 DC,包括血液 DC 和存在于输入淋巴管和淋巴液中的隐蔽细胞。

（2）DC 的功能:①识别、摄取和加工抗原,参与固有免疫:DC 表达多种免疫识别受体,识别入侵的病原微生物,通过吞噬和快速地释放大量细胞因子参与固有免疫应答,同时将抗原加工成抗原肽以便提呈给 T 细胞,故 DC 是连接适应性免疫应答和固有免疫应答的桥梁。②抗原提呈与免疫激活作用:这是 DC 最重要的功能。DC 最大的特点是能刺激初始化 T 细胞增殖,是适应性细胞免疫应答的始动者。DC 加工处理的抗原肽与 MHC Ⅱ类分子结合,形成抗原肽-MHC Ⅱ类分子复合物,表达于细胞表面,供 CD4$^+$T 细胞识别;DC 也可以形成抗原肽-MHC Ⅰ类分子复合物,供 CD8$^+$T 细胞识别。③免疫调节作用:DC 能够分泌多种细胞因子和趋化因子,通过细胞间直接接触或者可溶性因子间接作用的方式,调节其他免疫细胞的功能。④免疫耐受的维持与诱导:现已证实,非成熟 DC 参与外周免疫耐受的诱导。

2. 单核-巨噬细胞　包括血液中的单核细胞和组织中的巨噬细胞(macrophages,MΦ)。单核细胞和 MΦ 能表达多种受体如补体受体、Fc 受体、细胞因子受体、清道夫受体等,以及分泌多种酶类和生物活性产物。其功能有吞噬和清除病原微生物、提呈抗原及免疫调节等作用。

3. B 淋巴细胞　B 细胞能够通过其膜表面的抗原受体摄取蛋白抗原并将之加工处理成抗原肽,抗原肽与 MHC Ⅱ类分子结合形成复合物表达于 B 细胞表面,有效地提呈给 CD4$^+$T 细胞。故 B 细胞也是一类重要的专职 APC。

图片:APC对抗原的加工和提呈

本章小结

1. 免疫器官　包括中枢免疫器官和外周免疫器官,人的中枢免疫器官有骨髓和胸腺。淋巴干细胞在骨髓中发育成熟为 B 细胞和 NK 细胞,若迁移至胸腺则发育成 T 细胞。成熟的 T、B 细胞经血流进入外周免疫器官如淋巴结、脾脏等相应区域定居,并在此接受抗原刺激发生免疫应答。

2. 免疫细胞　主要包括淋巴细胞(T 细胞、B 细胞、NK 细胞)和 APC(树突状细胞、单核-巨噬细胞等)。进入机体的抗原性异物首先被 APC 摄取、加工和处理成抗原肽,通过 MHC 分子提呈给 T 细胞,T 细胞活化后产生 Tc 和 Th 两种效应细胞,发挥细胞免疫;B 细胞活化后分化为浆细胞并产生抗体,发挥体液免疫;NK 细胞通过释放穿孔素、颗粒酶和启动凋亡程序,杀伤病毒感染细胞和肿瘤细胞。

3. 表面分子　T 细胞重要的表面分子有 TCR-CD3 复合物、CD4、CD8、CD28 等;B 细胞重要的表面分子有 BCR 复合物、CD19、CD21、B7 分子和 MHC Ⅱ类分子;NK 细胞重要的表面分子有 CD16 和 CD56。

病例讨论

患者,男性,28 岁。自述同性恋史两年。近一年来患者经常无明显诱因间断发热,体温38.0℃左右,反复口腔溃疡、腹泻,常规抗感染治疗效果不佳。近日因持续高热、咳嗽、胸痛、气短就诊。查体:体温 39.5℃,口咽部白膜合并溃疡,颈部、腋窝和腹股沟处淋巴结肿大、质韧、无触痛,肺部可闻及啰音。实验室检查:CD4$^+$T 细胞绝对计数 57 个/μl(参考值 414~1 123 个/μl);血清抗-HIV 初筛和确诊试验阳性。胸片显示肺门周围间质性肺浸润。临床诊断:获得性免疫缺陷综合征(AIDS)。

病例分析

（关静岩）

笔记

扫一扫,测一测

思考题

1. 简述中枢免疫器官和外周免疫器官的组成和功能。
2. T细胞表面有哪些重要分子?其功能是什么?
3. T细胞有哪些亚群?各有何功能?

第三章	细胞因子

学习目标

1. 掌握:细胞因子的基本概念、特性和生物学功能。
2. 熟悉:细胞因子的种类及其常用检验技术;主要细胞因子的功能。
3. 了解:细胞因子常用检验技术的基本原理。
4. 能做到对细胞因子临床常用检验技术的方法、结果判断、方法评价及其临床应用有充分的了解。
5. 对测定结果能结合检测标本、测定方法及联合检测作出综合分析。

  细胞因子(cytokine,CK)是由细胞合成、分泌的具有多种生物学功能的一类小分子多肽或糖蛋白。细胞因子是体内重要的免疫分子,具有调节细胞生长、分化成熟、调节机体免疫应答、参与炎症反应,并与伤口愈合、造血干细胞再生和分化、肿瘤消长等方面密切相关。因此,检测机体细胞因子的水平不仅有助于疾病的诊断、预后判断和疗效观察,而且有助于机体免疫状态的评估。

细胞因子的研发历史

  细胞因子的研究渊源始于20世纪50年代的干扰素研究和60年代的集落刺激因子研究,由于基因工程技术的迅速发展,使细胞因子研究发生了突破性的进展。1986年美国国家食品药品管理局(FDA)批准重组 IFN-α 治疗人毛细胞白血病,这是世界上第一个获得临床应用的商品化细胞因子药物。迄今为止,已至少有30种以上的细胞因子用于临床治疗。例如,最早应用于临床的 IFN-α 在治疗白血病和病毒感染中收到显著疗效。在国际上已批准生产的细胞因子还包括红细胞生成素、IFN-γ、粒细胞集落刺激因子、粒细胞-巨噬细胞集落刺激因子、IFN-β、白细胞介素-11 等。现在基因重组的细胞因子作为一种全新的生物制剂,已在临床应用上取得了令人瞩目的成就。

第一节　细胞因子的特性

一、理化特性

至今发现的细胞因子有 100 多种,多为小分子(8~30kD)多肽或糖蛋白。多数细胞因子以单体形式存在,少数以双聚体的形式存在,个别以三聚体形式存在。

二、分泌特点

大多细胞因子以自分泌或旁分泌方式作用于产生细胞因子的自身分泌细胞或邻近细胞。而少数细胞因子在高剂量时以内分泌方式通过血液循环系统对远处细胞发挥作用(图3-1)。

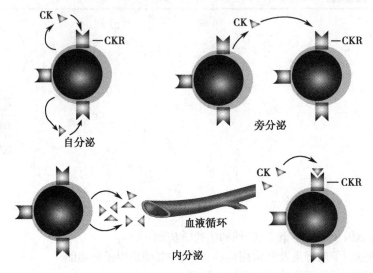

图 3-1　细胞因子的作用方式

三、产生特点

(一)多源性

体内产生细胞因子的细胞有多种,包括:①活化的免疫细胞,如 T、B 细胞、NK 细胞、单核-吞噬细胞、粒细胞和肥大细胞等;②非免疫细胞,如血管内皮细胞、成纤维细胞、上皮细胞及某些肿瘤细胞等。

(二)多向性

一种细胞可分泌多种细胞因子,几种不同类型的细胞也可产生一种或几种相同的细胞因子。

四、作用特点

(一)高效性

细胞因子通过结合细胞表面其受体发挥生物学效应。因与其受体结合的亲和力高,在 $10^{-15} \sim 10^{-9}$ mol/L 浓度范围内即可发挥效应。因此,极少量(pmol/L)的细胞因子就能产生显著的生物学作用。

(二)多效性

一种细胞因子可作用于多种不同的靶细胞,产生多种不同的生物学作用,这种性质称为多效性(图3-2)。

(三)重叠性

不同的细胞因子对同一靶细胞产生相同或相似的生物学效应,这种性质称为重叠性(图3-2)。

(四)拮抗性

一种细胞因子可以抑制另一种细胞因子的某种生物学作用,这种性质称为拮抗性(图3-2)。

(五)协同性

一种细胞因子可以增强另一种细胞因子的功能,这种性质称为协同性(图3-2)。

(六)两面性

通常在生理条件下,细胞因子发挥抗感染、抗肿瘤、促进造血和免疫调节等功能。但在一些异常条件下,它又参与炎症反应、诱导自身免疫病、免疫缺陷病和肿瘤等疾病的发生。

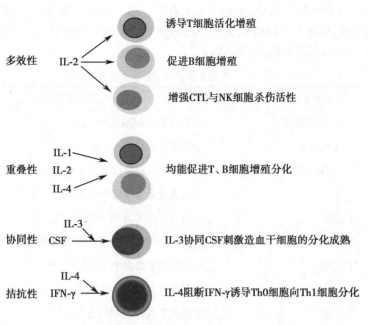

图 3-2 细胞因子的作用特点

（七）非特异性

细胞因子作用于靶细胞,无抗原特异性且不受 MHC 限制,但细胞因子须与其相应受体结合才能发挥明显的生物学作用。

（八）网络性

细胞因子的作用并不是孤立存在的,它们之间通过合成分泌的作用相互调节、受体表达的相互调控、生物学效应的相互影响,从而形成复杂而有序的细胞因子网络,达到机体稳态平衡,这种性质称为网络性。

第二节 细胞因子的分类

一、根据来源分类

由淋巴细胞产生的细胞因子称为淋巴因子(lymphokine);由单核-巨噬细胞产生的细胞因子称为单核因子(monokine);由非淋巴细胞、非单核-巨噬细胞产生的细胞因子,主要由血管内皮细胞、成纤维细胞、上皮细胞等产生。

二、根据结构和功能分类

目前多采用此分类方法,可分为白细胞介素、干扰素、肿瘤坏死因子、集落刺激因子、生长因子和趋化因子六大类。

（一）白细胞介素

最初发现白细胞介素(interleukin,IL)是由白细胞产生并在白细胞间发挥调节作用的细胞因子,后来发现其他细胞也产生 IL,也可作用于其他细胞,但这一名字仍被沿用至今。1979 年第二届淋巴因子国际会议上正式命名为白细胞介素以来,已发现有 30 多种(IL-1~IL-38)。几种主要 IL 见表 3-1。

（二）干扰素

干扰素(interferon,IFN)是最早被发现的细胞因子,因其具有干扰病毒的感染和复制的能力而得名。根据来源和理化性质,可将干扰素分为 Ⅰ 型干扰素和 Ⅱ 型干扰素。Ⅰ 型干扰素包括 IFN-α 和 IFN-β,分别由白细胞和成纤维细胞产生,主要有抗病毒、抗肿瘤、增强 NK 细胞活性和免疫调节作用。

Ⅱ型干扰素即IFN-γ,主要由活化的T细胞、NK细胞产生,是一种免疫调节分子,增强MHCⅠ类分子和MHCⅡ类分子的表达,促进T细胞和B细胞活化,增强NK细胞的杀伤活性,并可作为一种最强有力的巨噬细胞激活因子,充分激活单核-巨噬细胞。

表3-1 IL的主要种类、来源和主要功能

名称	主要产生细胞	主要功能
IL-1	单核-巨噬细胞	①刺激T、B细胞活化、增殖
	成纤维细胞	②介导炎症反应
	血管内皮细胞	③刺激下丘脑体温调节中枢,引起发热
		④增强造血干细胞增殖分化
IL-2	T细胞	①诱导活化T、B细胞增殖分化
	NK细胞	②促进Tc、NK细胞和巨噬细胞杀伤活性
IL-3	T细胞	①刺激多能造血干细胞增殖分化
		②促进肥大细胞增殖分化
IL-4	T细胞	①促进T、B细胞增殖分化
	肥大细胞	②诱导Ig类别转换,促进IgE产生
		③抑制Th1细胞,降低细胞免疫应答能力
IL-5	T细胞	①促进B细胞生长与分化,诱导IgA合成
		② 促进嗜酸性粒细胞增殖分化
IL-6	T细胞、巨噬细胞	与IL-1和TNF协同作用
IL-8	单核-巨噬细胞	①趋化中性粒细胞、嗜碱性粒细胞和T细胞
	血管内皮细胞	②活化中性粒细胞和嗜碱性粒细胞脱颗粒
IL-10	单核-巨噬细胞	①促进B细胞增殖分化,产生抗体
	T细胞	②抑制Th1细胞合成分泌IFN-γ等因子,下调细胞免疫
	B细胞	③抑制巨噬细胞、NK细胞活化
		④抑制单核-巨噬细胞的功能,降低提呈抗原的能力
IL-12	单核-巨噬细胞	①促进T、NK、LAK细胞增殖分化,增强杀伤能力
	NK细胞	②促进T细胞和NK细胞产生IFN-γ,调节免疫功能
	B细胞	③促进Th1细胞生成,增强细胞免疫功能
		④ 抑制Th2细胞生成,降低体液免疫功能
IL-13	T细胞	促进B细胞增殖分化,抑制单核-巨噬细胞产生炎症因子
IL-15	单核-巨噬细胞	抑制Th1细胞
IL-18	单核-巨噬细胞	诱导T细胞和NK细胞产生IFN-γ

(三)肿瘤坏死因子

肿瘤坏死因子(tumor necrosis factor,TNF)是在1975年发现的一种能使肿瘤发生出血、坏死的物质。根据其来源和结构分为TNF-α和TNF-β。TNF-α主要由活化的单核-巨噬细胞产生;TNF-β主要由激活的T细胞产生,又称淋巴毒素。TNF有抗肿瘤、抗病毒、免疫调节作用,也可引起发热和炎症反应,大剂量TNF-α可导致机体代谢紊乱,使患者出现厌食、消瘦、衰弱等恶病质的表现,因而TNF-α又称恶病质素。

(四)集落刺激因子

能够促进造血干细胞分别向红细胞、血小板、中性粒细胞和单核-巨噬细胞系等分化并诱导干细胞

笔记

在体外培养时形成细胞集落的细胞因子称为集落刺激因子(colony stimulating factor,CSF)。目前发现CSF有巨噬细胞集落刺激因子(M-CSF)、粒细胞集落刺激因子(G-CSF)、粒细胞-巨噬细胞集落刺激因子(GM-CSF)、干细胞因子(SCF)、红细胞生成素(EPO)及血小板生成素(TPO)等。几种主要CSF见表3-2。

表 3-2　集落刺激因子的来源及作用

名称	主要产生细胞	作　用
G-CSF	T细胞、单核细胞、成纤维细胞	刺激粒细胞前体细胞的分化成熟
M-CSF	单核-巨噬细胞、淋巴细胞、成纤维细胞、上皮细胞、内皮细胞	诱导单核细胞前体细胞增殖分化
GM-CSF	T细胞、单核细胞、内皮细胞、成纤维细胞	刺激骨髓各系前体细胞生长和分化;刺激骨髓前体细胞向粒细胞和单核细胞分化
SCF	骨髓基质细胞	刺激多能造血干细胞发育;刺激肥大细胞增殖
TPO	平滑肌细胞、内皮细胞	刺激骨髓巨核细胞分化成熟为血小板
EPO	肾小管周围间质细胞	刺激骨髓红细胞前体细胞分化为成熟红细胞

（五）生长因子

生长因子(growth factor,GF)是一类可介导不同细胞生长和分化的细胞因子。根据其功能和其作用的细胞不同,可分为转化生长因子(TGF)、表皮细胞生长因子(EGF)、血管内皮细胞生长因子(VEGF)、神经生长因子(NGF)、血小板衍生生长因子(PDGF)、肝细胞生长因子(HGF)和成纤维细胞生长因子(FGF)等。生长因子能不同程度地促进相应细胞增殖。

（六）趋化因子

趋化因子(chemokine)是一类结构相似、分子量约为 8~10kD、具有趋化功能的细胞因子。目前已知有40余种,主要趋化和激活单核细胞、中性粒细胞等到达炎症部位并将其激活。

第三节　细胞因子的主要生物学作用

一、免疫调节作用

免疫细胞之间的调节是错综复杂的,而细胞因子是传递这种调节信号必不可少的信息分子。例如,在T、B细胞之间,T细胞产生的IL-2、4、5、6、10、13,IFN-γ等细胞因子刺激B细胞活化、增殖和分化,而B细胞又产生IL-12调节Th和Tc细胞的活性。又如,IFN能诱导APC表达MHC分子,促进抗原的提呈;而IL-10则降低APC表达MHC分子及B7等协同刺激分子,起到抑制抗原的提呈作用。

二、抗感染和抗肿瘤作用

免疫细胞针对抗原(尤其颗粒性抗原)行使免疫效应功能时,细胞因子是其中重要的效应分子之一。如TNF可直接作用于肿瘤细胞,造成肿瘤细胞的凋亡;IFN可干扰各种病毒在细胞内的复制,从而防止病毒扩散。也可以通过激活其他效应细胞间接发挥作用,如IL-2、IL-12激活NK细胞和Tc细胞,发挥杀伤肿瘤细胞的作用。

三、刺激造血功能

从多能造血干细胞到成熟免疫细胞的分化发育过程中,几乎每一阶段都需要细胞因子参与,尤其是CSF对调控造血细胞的增殖和分化起到关键作用。如EPO能刺激骨髓红细胞前体并使之分化为成熟红细胞,G-CSF和M-CSF则分别促进中性粒细胞生成、单核-巨噬细胞的分化和活化。此外,IL-7是

T、B 细胞发育过程中的早期促分化因子,IL-15 促进 NK 细胞的分化等。目前多种刺激造血功能的细胞因子已成功地用于临床血液病的治疗。

四、参与炎症反应

有些细胞因子直接参与或促进炎症反应的发生,如 IL-1、IL-6、IL-8 及 IFN-α 等可促进中性粒细胞和单核-巨噬细胞等聚集、活化和炎症介质的释放,引起或加重炎症反应。此外,IL-1、IL-6 和 TNF-α 还可直接作用于下丘脑体温调节中枢引起体温升高。

第四节　细胞因子的医学意义

一、细胞因子与疾病的发生

(一)引发高细胞因子血症

在创伤、心力衰竭、急性呼吸窘迫综合征和脓毒血症等疾病发生后,患者体液中迅速产生大量如 IL-1、IL-6、IL-8、IL-12、IL-18、TNF-α、IFN-γ 等多种促炎细胞因子,引发全身炎症反应,故又称"细胞因子风暴"。

(二)与某些免疫相关性疾病的发生有关

1. 细胞因子表达过高　在炎症反应、自身免疫病、超敏反应性疾病的发生时,某些细胞因子表达异常增加,加重炎症反应。如在类风湿关节炎、强直性脊柱炎、银屑病患者体内存在高水平的 TNF-α,类风湿关节炎患者的滑膜液中可发现 TNF-α、IL-1、IL-6、IL-8 水平明显高于正常人,而这些细胞因子均可促进炎症过程,使病情加重。

2. 可溶性细胞因子受体水平升高　细胞膜上细胞因子受体可脱落下来成为可溶性细胞因子受体,存在于体液和血清中。在某些疾病发生时,可溶性细胞因子受体增多,这类分子可结合细胞因子,使其不再与细胞膜上细胞因子受体结合,从而封闭了细胞因子的功能。

3. 细胞因子及其受体的缺陷　某些细胞因子或其受体缺陷可引发免疫缺陷病,包括先天性缺陷和继发性缺陷。例如,先天性的性联重症联合免疫缺陷病患者,现已发现这种患者的 IL-2 受体 γ 链缺陷,由此导致 IL-2、IL-4、IL-7 的功能障碍,使免疫功能严重受损。而继发性缺陷易发生在感染或肿瘤等疾病后,如人类免疫缺陷病毒(HIV)感染人体后,选择性破坏 CD4$^+$ 细胞,从而导致该细胞产生各种细胞因子缺陷,表现出获得性免疫缺陷综合征的一系列症状。

(三)与某些肿瘤的形成有关

细胞因子或其受体异常表达与某些肿瘤的形成密切相关,如骨髓瘤、宫颈癌、浆细胞瘤和膀胱癌均异常产生大量 IL-6,并通过自分泌作用促其自身生长,形成肿瘤;某些肿瘤细胞可通过分泌大量的 TGF-β 和 IL-10 等细胞因子抑制巨噬细胞、NK 细胞和 CTL 细胞的杀肿瘤细胞活性,从而有助于肿瘤的形成。

二、细胞因子与疾病的诊断

细胞因子的高表达、低表达或缺陷均可与某些特定疾病相关,还可反映某些疾病的进程。例如,慢性肝炎的急性期和活动期 TNF 和 IL-6 水平显著升高,而恢复期和稳定期时这两种细胞因子又明显降低;哮喘患者外周血单个核细胞分泌 IL-5 的能力增强,而产生 IL-10 的能力降低;溃疡性结肠炎患者肠组织的培养上清液中 IL-15 活性升高。

三、细胞因子与疾病的治疗

采用现代生物技术研发的重组细胞因子、细胞因子抗体和细胞因子受体拮抗蛋白已获得了广泛的临床应用,是一种全新的生物制剂,成为治疗肿瘤、病毒性感染、造血功能障碍、创伤等疾病的新一代药物。表 3-3 列举的是美国国家食品和药品管理局(FDA)批准上市的细胞因子及其受体相关的生物制品。

表 3-3 美国 FDA 批准上市的细胞因子及其受体相关的生物制品

名　　称	治 疗 疾 病
重组 IFN-α	人毛细胞白血病、Kaposi 肉瘤、慢性髓性白血病、T 淋巴瘤皮肤转移瘤、滤泡性非霍奇金淋巴瘤、肾细胞癌、黑色素瘤、尖锐湿疣、丙型肝炎和乙型肝炎
重组 EPO	慢性肾功能衰竭所致重度贫血、抗 AIDS 药物所致严重贫血
重组 IFN-γ	慢性肉芽肿病
重组 G-CSF	肿瘤化疗后白细胞减少
重组 GM-CSF	肿瘤化疗后白细胞减少
重组 IFN-β	多发性硬化
IL-11	化疗所致血小板减少
TNF-α 嵌合抗体	溃疡性结肠炎、类风湿关节炎、克罗恩病
重组 IL-1 受体拮抗蛋白	类风湿关节炎
人 TNF-α 的单克隆抗体	节段性回肠炎、类风湿关节炎
抗 IL-2Rα 链人源化抗体	肾移植后急性排斥反应
TNF-受体-Ig 融合蛋白	类风湿关节炎
抗 EGFR 嵌合抗体	转移性结肠直肠癌、头颈部肿瘤
抗 VEGF 人源抗体	转移性结肠癌、年龄相关的黄斑变性

第五节　细胞因子相关检验技术

一、临床常用的检测方法

　　细胞因子作为体内十分重要的免疫分子,其检测方法主要有生物学测定法和免疫学测定法。常见的生物学测定法有基于 DNA 检测的分子生物学测定法和生物活性测定法。前者主要检测细胞因子的 mRNA 表达水平,常采用 RT-PCR 技术,该法灵敏度高、重复性较好,但操作繁琐,主要用于某些研究领域;后者常根据细胞因子的特定生物学活性而设计检测方法,包括促进细胞增殖和抑制细胞增殖测定法、细胞毒活性测定法、抗病毒活性测定法和趋化活性测定法,其结果以活性单位表示,方法灵敏度高,可达皮克水平,但特异性低、分析范围窄、耗时、易受干扰而且标本用量大。而免疫学测定法是目前临床上常用的检验技术,检测的是细胞因子的蛋白含量。

　　由于细胞因子在体内的含量甚微,经典的抗原-抗体反应检测不出,必须采用免疫标记技术,这些技术的基本原理在本教材后面相关章节介绍,这里只对细胞因子的相关检测内容作简要介绍。常用的免疫学测定法如下。

　　（一）酶联免疫吸附试验

　　酶联免疫吸附试验（enzyme-linked immunosorbent assay,ELISA）是应用最广泛的非均相酶免疫分析技术,可作定性或定量分析,原理同常规 ELISA,常采用双抗体夹心法测定。ELISA 法不仅可用于细胞因子检测,也可用于可溶性细胞因子受体的检测。

　　（二）酶联免疫斑点试验

　　酶联免疫斑点试验（enzyme-linked immunospot assay,ELISPOT）最初用于检测分泌特异性抗体的 B 细胞。该法经过不断改进,已被广泛用于检测分泌特定细胞因子的细胞,是目前研究细胞功能的重要方法。在包被有抗细胞因子抗体的固相载体上,加入待测细胞,在有或无刺激物存在的条件下培养,细胞分泌细胞因子并与固相抗体发生结合,洗涤后再加酶标抗体显色,可在分泌细胞因子的细胞相应位置上形成不溶性黑蓝色斑点,一个斑点代表一个分泌细胞因子的细胞,斑点颜色深浅与细胞分泌的细胞因子量相关。

（三）化学发光酶免疫分析

化学发光酶免疫分析（chemiluminescence enzyme immunoassay,CLEIA）的原理与 ELISA 相似,主要不同在于 CLEIA 是以发光剂作为酶作用的底物,是将高灵敏度的发光测定技术和高特异性的酶免疫分析技术相结合的新型免疫标记技术,临床上常用于体液中细胞因子或可溶性细胞因子受体的定量检测。常采用双抗体夹心法,其发光强度与体液中细胞因子或可溶型细胞因子受体呈正比。

（四）流式细胞术

流式细胞术（flow cytometry,FCM）是基于荧光抗体染色技术并借助流式细胞仪高分辨力所建立的技术。该法通过特异性荧光抗体染色,能简单、快速地对单个细胞水平的细胞因子进行检测,精确判断不同细胞亚群细胞因子的表达情况。主要用于细胞内细胞因子和细胞因子受体的检测。

将荧光标记的单克隆抗体作直接或间接染色,采用流式细胞仪分析荧光阳性细胞的荧光强度和百分率,分析其表达量。前者使用荧光标记的细胞因子的特异性抗体,后者则用荧光标记二抗。直接法较为常用,其敏感性虽不及间接法,但特异性强。间接法敏感性较高,但其特异性低。

（五）免疫学测定法的方法学评价

免疫学测定法几乎可用于所有细胞因子的检测,与生物学检测法相比,具有以下优缺点:

1. 优点

（1）特异性高,尤其单克隆抗体的应用。

（2）操作简便、快速,易于推广,无须依赖细胞株。

（3）影响因素较少且易控制、实验结果稳定,重复性好,方法易标准化。

2. 缺点

（1）检测的只是细胞因子的含量,与其生物活性不一定呈正相关。

（2）结果与所用的抗体来源及亲和力有关,导致实验室之间结果可比性差,难于进行质量控制及标准化。

（3）敏感性相对较低。

（4）标本中细胞因子的可溶性受体,会影响特异性抗体与细胞因子的结合。

二、细胞因子检测的临床应用

（一）临床应用原则

1. 标本的适当选择 血浆或血清、滑膜液、脑脊液、尿液等标本均已被用于细胞因子的检测,临床上应根据不同检测目的,选择适当的标本。如评估炎症局部细胞因子的水平,可选用局部分泌液;用于评估全身免疫或炎症状态,常选用血浆或血清;用于评估细胞分泌细胞因子的特性,则选用外周血单个核细胞或相应细胞。

2. 方法的联合应用 细胞因子检测方法很多,不同的方法是分别针对细胞因子的不同特性所设计的,各有利弊。敏感性高的生物活性测定法不能满足蛋白定量的需求,还具有特异性低、操作繁琐、易受干扰等缺点;而特异性高、能蛋白定量的免疫学测定法却不能反映其生物学活性等。检测方法不同,同一细胞因子检测结果可能相差较大,所以要全面了解细胞因子在疾病发生发展中的作用,根据检测需要,联合应用不同的检测方法,综合分析检测结果。

3. 项目的联合检测 由于细胞因子来源的复杂性、功能的交叉性和多样性,故检测单一细胞因子不能提供有效的疾病诊断、疗效及预后判断和机体免疫状态信息,提倡多种细胞因子的同时检测。例如,判断 Th1/Th2 细胞平衡状态时,至少应进行 IL-2、IL-4、IL-10 和 IFN-γ 等细胞因子的检测。

（二）特定疾病诊断的辅助指标

许多疾病过程中均可发生细胞因子及其受体的异常表达,同时还反映疾病的进程,所以一些细胞因子的检测对一些特定疾病的诊断有辅助价值。如活动期结核患者,外周血单个核细胞经分枝杆菌抗原刺激后,细胞内 IL-4 分泌均增加,而 IL-2、IFN-γ 水平则降低;相反结核性胸膜炎患者,胸腔积液中 IL-2、IFN-γ 水平明显高于外周血,而 IL-4 却明显降低。

（三）评估机体的免疫状态

机体免疫状态与疾病的发生、发展和预后密切相关,机体免疫应答的强弱,可通过细胞因子的表达水平来反映。过高或过低表达均是免疫调节异常的结果,也会导致一些疾病的发生。当疾病恢复或好转时,其免疫失调的状态也随之得以调整,细胞因子在内的各项免疫指标同时也将恢复正常。因此,细胞因子的水平检测有助于评估机体的免疫状态。

(四)判断治疗效果和指导用药

通过人为调整患者体内的细胞因子水平可达到治疗目的,人工重组细胞因子已在临床疾病的治疗方面发挥了重要作用。在治疗过程中,患者选用何种细胞因子及多大剂量,应根据患者相关细胞因子水平或免疫状态的检测结果。而对于细胞因子过度表达的患者,则应使用相应的细胞因子拮抗剂或抗体,以阻断其作用。因此,对接受细胞因子治疗的患者进行细胞因子水平的监测,对治疗效果并指导用药具有重要意义。

本章小结

1. 细胞因子是由免疫细胞和非免疫细胞合成与分泌的具有多种生物学功能的一类小分子多肽或糖蛋白。细胞因子通过结合细胞表面的相应受体发挥生物学作用,主要通过自分泌、旁分泌的方式发挥作用,具有高效性、多效性、重叠性、拮抗性、两面性、网络性等作用特点。

2. 细胞因子可分为白细胞介素、干扰素、肿瘤坏死因子、集落刺激因子、趋化细胞因子和生长因子等。具有参与免疫调节、介导炎症反应、抗感染和抗肿瘤作用、刺激造血等多种生物学功能。

3. 检测细胞因子可反映机体的免疫状态,也有利于某些疾病的诊断、治疗与预后监测。细胞因子检测方法很多,其中免疫学测定法是目前临床检测细胞因子的常用方法,它包括酶联免疫吸附试验、酶联免疫斑点试验、化学发光酶免疫测定、流式细胞术,检测的是细胞因子的蛋白含量,具有特异性高、操作简便快速、重复性好、结果稳定等特点。

4. 细胞因子的测定结果必须结合检测标本、检测方法及联合检测作出综合分析,主要用于:①特定疾病的辅助诊断;②评估机体的免疫状态;③判断治疗效果和指导用药。

病例讨论

患者,男性,26岁,未婚。自述龟头出现淡红色丘疹,呈菜花状,不痛不痒,患者4个月前有过一次不洁性交史,经过医生的仔细检查及询问,确定其患尖锐湿疣。在治疗过程中,患者积极配合医师,常规应用激光、冷冻、外用去疣药等疗法,还应用干扰素进行积极治疗。不久后前来检查时,告知其尖锐湿疣已治愈。随访至今未见尖锐湿疣反复。

(宋春涵)

病例分析

扫一扫,测一测

思考题

1. 简述细胞因子的概念及其主要生物学功能?
2. 细胞因子的作用方式及作用特点各是什么?
3. 简述临床检测细胞因子的免疫学测定方法及其优缺点?

笔记

第四章 抗原

1. 掌握:抗原的概念、基本特性及特异性、共同抗原及交叉反应、医学上重要的抗原物质。
2. 熟悉:决定抗原免疫原性的因素。
3. 了解:抗原的分类。
4. 学会分析、应用抗原免疫原性的临床意义。
5. 学会分析异嗜性抗原引发交叉反应的重要医学意义。

第一节 抗原的基本知识

视频:抗原的
概念及特性

一、抗原的概念

抗原(antigen,Ag)是指一类能刺激机体的免疫系统诱发免疫应答产生抗体或和效应 T 细胞,并且能够与之在体内外发生特异性结合的物质。

二、抗原的基本特性

抗原有两种基本特性即免疫原性和免疫反应性。

(一)免疫原性

免疫原性(immunogenicity)是指抗原分子能够刺激机体免疫系统发生免疫应答,产生抗体或和效应 T 细胞的特性(图 4-1)。

(二)免疫反应性

免疫反应性(antigenicity)又称抗原性,是指抗原分子能够与相应的免疫应答产物即抗体或和效应 T 细胞在体内外发生特异性结合的特性(图 4-1)。

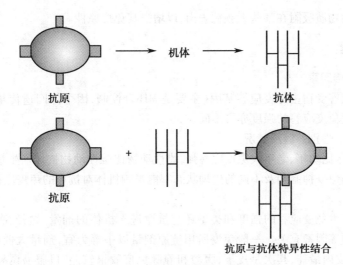

图 4-1 抗原的特性示意图

第二节 抗原免疫原性的影响因素

免疫原性是区别完全抗原与不完全抗原的关键,抗原具有免疫原性才能成为免疫应答的启动因子,所以免疫原性是抗原最重要的性能。以下为影响抗原免疫原性的因素。

一、异物性

异物即非己物质,异物性是指抗原与自身正常组织成分的差异程度,是构成抗原的首要条件。依据 Burnet 的克隆选择学说,凡在胚胎时期未与免疫活性细胞(T、B 淋巴细胞)充分接触过的物质都可被视为异物。机体免疫系统能识别"自己"与"非己",并只清除"非己"物质,所以异物性是构成抗原免疫原性的首要因素。一般而言,抗原与机体之间的亲缘关系越远,组织结构差异越大,其免疫原性越强,反之亦然。例如,马血清对人的免疫原性强于猴血清对人的免疫原性。根据来源不同,可把具有异物性的物质分为异种物质、同种异体物质、自身物质。

二、理化因素

（一）分子量大小

具有免疫原性的物质,分子量大多在 10kD 以上,而低于 4kD 的无机物一般不具备免疫原性。一般情况下,抗原的分子量越大,化学结构越稳定,含有抗原决定簇越多,免疫原性越强。这可能与高分子物质不易被分解,在体内停留的时间较长,所以与免疫细胞接触的机会多,更能有效地刺激免疫细胞,故而具有较强的免疫原性。

（二）化学组成与结构

抗原的化学组成和结构对其免疫原性也具有重要的作用。通常情况下蛋白质是良好的抗原,如糖蛋白、核蛋白、脂蛋白以及多糖、脂多糖均具有免疫原性,而核酸分子多无免疫原性;同时,抗原分子还必须有较复杂的分子结构,且结构越复杂,免疫原性越强。如卵白蛋白含有芳香族氨基酸,呈环状结构,故它具有很强的免疫原性;相反,构成明胶的氨基酸为直链结构,缺少环状结构,稳定性差,在体内易被酶类分解成小分子化合物,因而它的免疫原性就极弱。

（三）分子构象的易接近性

表位即抗原分子中具有免疫原性的化学基团,应易于被免疫细胞抗原识别受体所结合,在分子构象上应具有易接近性,才能刺激免疫细胞产生应答。如表位空间构型与其受体之间越吻合,免疫原性越强;表位存在于分子表面,则易与免疫细胞抗原受体结合,免疫原性强;反之,若表位存在于大分子内部,则不表现出免疫原性。

（四）物理状态

通常聚合状态的蛋白质较单体蛋白质免疫原性强,颗粒性抗原较可溶性抗原免疫原性强。因此,通常将免疫原性弱的物质吸附在某些大颗粒表面,以增强其免疫原性。

三、其他因素

（一）宿主的遗传因素

机体对抗原的应答受宿主免疫应答基因（主要是 MHC）控制,因个体间遗传基因不同,故同一抗原进入不同机体产生免疫应答的强度亦可不同。

（二）宿主年龄、性别、健康状况

一般来说,青壮年比幼年、老年人免疫应答强,雌性动物比雄性动物抗体产生量高。此外,患有某些感染性疾病或使用免疫抑制剂及不同的生理状态都能影响机体对抗原的免疫应答。

（三）免疫方式

抗原刺激机体产生免疫应答的强度和类型还与抗原进入机体的剂量、途径、次数、频率及免疫佐剂的应用和佐剂类型等因素有关。一般免疫所用抗原剂量以中等为宜,剂量太低或太高容易诱导免疫耐受;免疫途径以皮内最佳,其次是皮下,腹腔和静脉免疫效果较差,口服易诱导免疫耐受。此外,免疫次数不宜太多,每两次免疫之间的时间间隔亦要适当。不同类型的免疫佐剂可显著改变免疫应答的强度和类型,如弗氏佐剂主要诱导 IgG 类抗体产生,明矾佐剂则易诱导 IgE 类抗体产生。

第三节 抗原的特异性

抗原特异性是指抗原刺激机体产生免疫应答,并与应答产物发生反应所显示的专一性,即物质之间的针对性和相互吻合性。抗原的特异性既表现在免疫原性上,也表现在免疫反应性上。前者是指某一特定抗原只能激活机体相对应的淋巴细胞产生只针对该抗原的特异性抗体或和效应 T 细胞,后者是指某一特定抗原只能与相应的抗体或和效应 T 细胞发生特异性结合反应。抗原的特异性可以作为一个个体、一个器官、一个细胞甚至一个分子的特殊标志。因为抗原有特异性,所以机体针对某种抗原所产生的免疫应答也具有特异性,如接种乙肝疫苗只能预防乙型肝炎,而不能预防甲型肝炎。特异性是免疫应答最基本、最重要的特点,也是免疫学检测与防治的理论依据。决定抗原特异性的物质基础是存在于抗原分子上的抗原决定簇。

一、抗原决定簇

（一）概念

抗原决定簇（antigenic determinant）是存在于抗原分子表面决定抗原特异性的特殊化学基团,又称表位（epitope）,通常由 5~15 个氨基酸残基或 5~7 个多糖残基或核苷酸组成。抗原决定簇是抗原与抗体、TCR 及 BCR 特异性结合的基本结构单位,是免疫细胞识别的标志,也是免疫应答与免疫反应具有特异性的物质基础。

（二）抗原决定簇对抗原特异性的影响

抗原通过其决定簇与相应的抗体、淋巴细胞表面的抗原受体或效应 T 淋巴细胞特异性结合,所以抗原决定簇的数量、种类、性质、化学组成、位置、空间构象以及旋光异构等因素均可影响抗原特异性,也影响着该抗原的免疫原性。一个抗原分子上能与相应抗体分子结合的抗原决定簇的总数称为抗原结合价（antigenic valence）。天然抗原分子结构复杂,表面常有多个相同或不同的抗原决定簇,能与多个抗体分子特异性结合,称为多价抗原,在免疫反应中形成肉眼可见的反应;小分子的半抗原为单价抗原,仅能与抗体分子的一个结合部位结合,不能形成大的复合物,故不能形成肉眼可见的反应。

（三）类型

1. **顺序决定簇与构象决定簇** ①顺序决定簇（sequential determinant）:是由序列上相连续的氨基酸组成,又称线性表位,多位于抗原分子的内部,是 T 细胞识别的抗原决定簇;②构象决定簇（conformational determinant）:是由序列上不相连但在空间结构上相互连接的氨基酸、多糖或核苷酸组成,又称非线性表位,一般位于抗原分子表面,是 B 细胞识别或者抗体结合的抗原决定簇。

2. **T 细胞决定簇与 B 细胞决定簇** ①T 细胞决定簇:是与 T 细胞抗原识别受体结合的决定簇,多

为顺序表位;②B 细胞决定簇:是与 B 细胞抗原识别受体结合的决定簇,多为构象表位。

3. 功能性决定簇与隐蔽性决定簇　①功能性决定簇:位于抗原分子表面,能被 B 细胞直接识别或抗体结合的表位,可直接启动免疫应答;②隐蔽性决定簇:位于抗原分子内部,不能引起免疫应答。若体内隐蔽性抗原决定簇在某些理化因素或生物因素的作用下暴露在分子表面成为功能性决定簇,则有可能成为自身抗原,诱发自身免疫性疾病。

二、共同抗原与交叉反应

(一) 共同抗原

一般来说,不同的抗原物质因具有不同的抗原决定簇而刺激机体产生不同的抗体,并具有各自特异性。但天然抗原分子结构复杂,具有多种抗原决定簇,每种决定簇都能刺激机体产生一种特异性抗体,所以这些结构复杂的天然抗原能刺激机体产生多种特异性抗体。有时也存在某一抗原决定簇同时出现在不同的抗原物质上,这种存在于不同抗原之间含有相同或相似的抗原决定簇称为共同抗原(common antigen)。例如,伤寒沙门菌有菌体抗原 O9 和 O12,乙型副伤寒沙门菌有菌体抗原 O4 和 O12,两者均具有菌体抗原 O12 而互为共同抗原(图 4-2)。

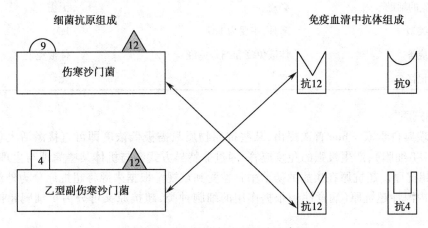

图 4-2　共同抗原与交叉反应示意图

(二) 交叉反应

由共同抗原刺激机体产生的抗体分子可以与具有相同或相似抗原决定簇的不同抗原结合,这种抗原-抗体反应称为交叉反应(cross reaction)。在血清学诊断中出现交叉反应时易造成判断上的混乱,常出现假阳性结果,给免疫学诊断带来困难。采用单价特异血清或单克隆抗体代替易出现交叉反应的多价血清,可以提高血清学试验的特异性与准确性(图 4-2)。

第四节　抗原的分类

一、根据抗原的特性分类

(一) 完全抗原

完全抗原(complete antigen)又称免疫原(immunogen),是指同时具有免疫原性和免疫反应性的物质。如大多数蛋白质、细菌、病毒、细菌外毒素、异种动物血清等。

(二) 半抗原

半抗原(hapten)又称不完全抗原(incomplete antigen),是指只有免疫反应性而无免疫原性的物质。半抗原与载体结合可增加分子量和体积而形成完全抗原。

二、根据抗原诱导机体免疫应答的性能分类

(一) 胸腺依赖性抗原

胸腺依赖性抗原(thymus dependent antigen,TD-Ag)在刺激 B 细胞产生抗体时必须依赖 T 细胞的

辅助,故又称T细胞依赖性抗原。此类抗原多为外源性抗原,大多数天然抗原如病原微生物、血细胞、异种血清、半抗原-载体复合物等属于TD-Ag。先天性胸腺缺陷和后天性T细胞功能缺陷的个体,TD-Ag诱导机体产生抗体的能力明显下降。其特点是:①抗原表位结构复杂,有多种不同表位;②具有T细胞表位与B细胞表位;③引起细胞免疫和体液免疫应答;④有免疫记忆性;⑤产生以IgG类为优势的多种类别抗体。

（二）胸腺非依赖性抗原

胸腺非依赖性抗原(thymus independent antigen,TI-Ag)在刺激B细胞产生抗体时不需要T细胞的辅助,故又称T细胞非依赖性抗原。此类抗原多为内源性抗原,如肿瘤抗原、病毒感染细胞合成的抗原、细菌脂多糖、聚合鞭毛素等。其特点是:①抗原表位结构简单,有相同表位;②具有B细胞表位;③引起体液免疫应答;④无免疫记忆性;⑤仅产生IgM类抗体。TD-Ag和TI-Ag的比较见表4-1。

表4-1 TD-Ag和TI-Ag的比较

	TD-Ag	TI-Ag
组成	B细胞表位和T细胞表位	重复B细胞表位
T细胞的辅助	必需	无需
抗体类型	多种,主要为IgG	IgM
免疫应答	体液免疫和细胞免疫	体液免疫
免疫记忆	有	无

（三）超抗原

1989年瑞典科学家White首次提出,某些抗原物质只需极低浓度即可直接激活大量免疫细胞(主要为CD4$^+$T细胞),产生极强的免疫应答,通过非特异方式参与机体某些病理与生理效应,故称此类抗原为超抗原。超抗原在疾病的防治中日益受到重视。根据来源将超抗原分为外源性超抗原(细菌性)与内源性超抗原(病毒性);根据作用的细胞种类,超抗原又可分为T细胞超抗原与B细胞超抗原。

超抗原有如下特点:①强大的激活T细胞的能力(可刺激T细胞总数的2%~20%);②无需APC处理(直接与APC表面MHCⅡ类分子的抗原结合沟槽外侧结合);③无MHC限制性(与MHCⅡ类分子的非多肽区外侧结合,不与肽结合沟槽结合);④无严格的抗原特异性(与TCR-Vβ片段结合,不与抗原特异的识别部位结合);⑤广泛的T细胞识别(可选择性结合活化具有同一Vβ簇的多克隆T细胞);⑥既可激活T细胞,又可致T细胞产生免疫耐受(图4-3)。超抗原和普通抗原的比较见表4-2。

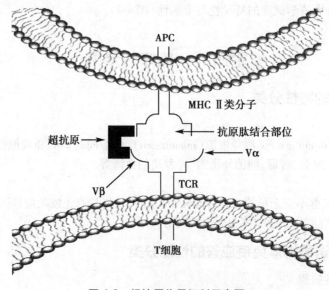

图4-3 超抗原作用机制示意图

表 4-2　超抗原和普通抗原的比较

	超抗原	普通抗原
化学性质	细菌外毒素、逆转录病毒蛋白	普通蛋白质、多糖等
TCR 结合部位	Vβ	Vβ、Dβ、Jβ、Vα、Jα
MHC 结合部位及其限制性	非多态区,无	多态区肽结合槽,有
反应细胞	CD4$^+$T 细胞	T、B 细胞
应答特点	直接激活 T 细胞	APC 处理后被 T 细胞识别
T 细胞反应频率	1/20 ~ 1/5	1/10^6 ~ 1/10^4

三、根据抗原与机体的亲缘关系分类

（一）异种抗原

异种抗原(xenoantigen)是指存在于不同生物种属间的抗原物质,如各种病原微生物及其代谢产物、异种动物血清等。抗原与宿主间的种属亲缘关系越远,组织结构差异越大,抗原的免疫原性越强;反之,亲缘关系越近,免疫原性越弱。

（二）同种异型抗原

同种异型抗原(alloantigen)是指存在于同一种属不同基因型个体之间的抗原。同一种属不同个体间因遗传性差异,其组织成分和化学结构也有不同。

（三）自身抗原

自身抗原(autoantigen)是指能诱导宿主发生自身免疫应答的自身组织细胞成分。在某些异常情况下,自身物质也可成为"非己"物质而具有免疫原性。

（四）异嗜性抗原

异嗜性抗原(heterophilic antigen)是指存在于人、动物、植物及微生物等不同种属间的共同抗原,又称 Forssman 抗原。

第五节　医学上重要的抗原物质

一、同种异型抗原

人类重要的同种异型抗原主要包括红细胞血型抗原和人类白细胞抗原。

（一）红细胞血型抗原

1. ABO 血型抗原　根据人类红细胞膜上所含 A、B 血型抗原的不同,可将人的血型分为 A 型、B型、AB 型和 O 型,且每个人血清中不含有与自己血型抗原相应的天然抗体。血型不合的个体之间相互输血可引起严重输血反应。

2. Rh 血型抗原　有些人的红细胞与恒河猴(macaque rhesus)的红细胞有共同抗原,故称此抗原为 Rh 抗原。红细胞表面有 Rh 抗原者为 Rh 阳性,缺乏 Rh 抗原者为 Rh 阴性。在中国,Rh 阴性血型只占 3‰ ~ 4‰。人体血清中不存在抗 Rh 抗原的天然抗体,只有在免疫情况下 Rh 抗体才能产生。体内已经产生抗 Rh 抗体的 Rh 阴性女性孕育 Rh 阳性胎儿时,可引起新生儿溶血症。

（二）人类白细胞抗原

人类白细胞抗原(human leukocyte antigen,HLA)因首先在人类白细胞表面发现而得名,是代表个体特异性的抗原,具有高度多态性,在无关个体间几乎不可能出现 HLA 表型完全相同的两个个体。故在 HLA 表型不同的个体间进行组织器官移植会引起强烈而迅速的排斥反应,故又称主要组织相容性抗原,是目前所知人体最复杂的抗原系统。

HLA——人的生物学"身份证"

人类白细胞抗原(HLA)是由HLA复合体编码、存在于有核细胞表面的抗原物质,是重要的免疫调控因子和独特的遗传标志。由于HLA复合体呈高度的多态性,故在无关个体间其表型完全相同的概率几乎等于零,且每个人所拥有的HLA等位基因型别一般终身不变。因此,HLA可成为不同个体用以显示自身个体特性的遗传标志,是一套独特的生物学"身份证"。此外,HLA复合体为单倍型遗传,亲代和子代间必然有一个单倍型相同,故HLA一方面可用于亲子关系鉴定、个体身份的鉴定等,另一方面也给同种异体移植配型带来很大困难,HLA配型不符将导致组织不相容而诱发移植排斥反应。

二、异种抗原

(一)病原生物

细菌、病毒和其他微生物以及寄生虫都是良好的抗原。这些病原生物在引起机体感染的同时,也可诱导机体产生特异性免疫应答和抗感染能力。因此,可利用病原生物制成疫苗来提高人群的免疫力,控制传染病的流行;或者通过测定血清中特异性抗体辅助诊断传染病。

(二)细菌外毒素与类毒素

外毒素(exotoxin)是某些细菌在代谢过程中合成和分泌的对机体具有毒害作用的物质。外毒素是蛋白质,毒性强,免疫原性也很强。外毒素经低浓度甲醛处理,失去毒性而保留免疫原性,即成类毒素(toxoid)。外毒素和类毒素都是很好的抗原,可刺激机体产生抗体,即抗毒素(antitoxin)。抗毒素可与相应的外毒素抗原结合,阻止进入机体的外毒素与易感细胞的结合,避免外毒素对机体的毒性损伤作用。因此,类毒素用于人工主动免疫,常用的类毒素有破伤风类毒素和白喉类毒素。

(三)动物免疫血清

一般用类毒素免疫动物(常用马)制备免疫血清或精制抗体,如破伤风抗毒素、白喉抗毒素即属此类。动物免疫血清对人具有二重性:一方面,含有特异性抗体(抗毒素),可以中和相应的外毒素,起到防治疾病的作用;另一方面,马血清对人而言是异种蛋白,可引起过敏反应,所以在临床使用抗毒素之前必须做皮肤过敏试验。

三、异嗜性抗原

目前已发现多种异嗜性抗原,如大肠杆菌O86与人B血型物质;肺炎球菌14型与人A血型物质;大肠杆菌O14型脂多糖与人结肠黏膜;溶血性链球菌抗原与肾小球基底膜及心肌组织;立克次体与变形杆菌等。

由于异嗜性抗原是不同生物种系间的共同抗原,它们之间可发生交叉反应,故有重要的医学意义:①通过交叉反应引起免疫病理损伤和疾病。例如,乙型溶血性链球菌的细胞壁多糖抗原、蛋白抗原与人体的心肌、心瓣膜及肾小球基底膜之间存在着异嗜性抗原。当链球菌感染人体后,可刺激机体产生相应抗体,在一定条件下,这类抗体可以与心肌、肾小球基底膜结合,通过免疫反应造成机体组织损伤,从而引起风湿病、肾小球肾炎等。②借助异嗜性抗原的检测辅助诊断某些临床疾病。例如,引起斑疹伤寒的立克次体和变形杆菌一些菌株之间有共同抗原,外斐反应(Weil-Felix test)就是以变形杆菌OX19和OX2株为抗原,代替立克次体抗原检测患者血清中的立克次体抗体,辅助诊断立克次体病。

四、自身抗原

正常情况下,免疫系统对自身物质不作为抗原来对待,但当机体受到某些外界因素影响或免疫系统本身发生异常导致识别错误,均可使免疫系统将自身物质当作抗原性异物,诱发自身免疫应答。

（一）修饰的自身抗原

机体由于感染、外伤、药物、电离辐射等作用,使正常组织细胞发生构象改变,形成新的抗原决定簇或暴露出内部抗原决定簇,成为"异己"物质,显示出免疫原性刺激自身免疫系统发生免疫应答。如有些患者服用甲基多巴后,使自身红细胞抗原发生改变,引起自身免疫性溶血性贫血。

（二）隐蔽的自身抗原

隐蔽的自身抗是指在正常情况下由于解剖位置的特殊性、与免疫系统是相对隔绝的某些自身正常组织成分,如脑组织、晶状体蛋白、眼葡萄膜色素蛋白、精子、甲状腺球蛋白等,故又称隐蔽抗原。在胚胎期,隐蔽抗原没有与免疫系统接触,不能建立先天性自身免疫耐受,一旦由于外伤、手术或感染等原因使这些隐蔽抗原进入血流与免疫系统接触,即会被机体视为异物,引起自身免疫应答。如甲状腺球蛋白抗原释放,引起变态反应性甲状腺炎(桥本甲状腺炎);晶状体蛋白和眼葡萄膜色素蛋白可引起晶状体过敏性眼内炎和交感性眼炎;精子抗原可引起男性不育等。

患者,男性,32岁。因左眼穿通性外伤而进行眼科手术治疗,5周后右侧眼睛出现分泌物增多、眼痛、畏光,经常无故流眼泪,视力模糊并急剧下降。

问题与思考:

1. 本病的病因是什么?

2. 为什么一侧眼睛受伤会影响到另一侧正常的眼睛?

（三）自身正常物质

由于免疫系统本身发生异常,免疫系统会将自身物质当作"异物"来识别,诱发免疫应答,甚至可引起自身免疫病。

五、肿瘤抗原

肿瘤抗原(tumor antigen)是指细胞癌变过程中出现的新抗原或过度表达的抗原物质的总称。在肿瘤的发生、发展及诱导机体抗肿瘤免疫效应中,肿瘤抗原发挥重要作用。检测肿瘤抗原对肿瘤的早期普查、早期诊断、恶性肿瘤的鉴别诊断、病情监测、疗效评价和复发预测等都具有重要的临床意义。根据肿瘤抗原特异性分为肿瘤特异性抗原和肿瘤相关抗原两大类。

（一）肿瘤特异性抗原

肿瘤特异性抗原(tumor specific antigen,TSA)是指只存在于某种肿瘤细胞表面而在同种正常组织、细胞表面或其他肿瘤细胞上均不存在的新抗原。大多为基因突变的产物,可存在于不同个体和不同组织的同一类型肿瘤细胞表面。目前应用单克隆抗体已在人黑色素瘤、结肠癌等肿瘤细胞表面检测出此类特异性抗原的存在。

（二）肿瘤相关抗原

肿瘤相关抗原(tumor associated antigen,TAA)是指非肿瘤细胞所特有,正常细胞上也可存在的抗原,但在正常细胞上只有微量表达,而在细胞癌变时其含量明显增加,此类抗原只表现出量的变化而无严格的肿瘤特异性。

1. **胚胎抗原** 是在胚胎发育阶段由胚胎组织产生的正常成分,在胚胎后期减少,出生后逐渐消失或仅存留极微量,当细胞癌变时此类抗原可重新合成。如原发性肝癌患者血清中存在高滴度的甲胎蛋白(AFP),结肠癌患者血清中癌胚抗原(CEA)含量升高。

2. **分化抗原** 是机体组织细胞在分化、发育过程中表达或消失的正常分子。恶性肿瘤细胞通常停留在细胞发育的某个幼稚阶段,其形态和功能类似于未分化的胚胎细胞,故肿瘤细胞可表达其他正常组织的分化抗原,如各类白细胞分化抗原可作为白血病的诊断标准。

3. **过度表达的癌基因产物** 组织细胞发生癌变后,多种信号转导分子的表达量远高于正常细胞。这些信号分子可以是正常蛋白,也可以是突变蛋白。其过度表达还具有抗凋亡作用,可使肿瘤细胞长期存活。

六、其他抗原

其他一些与医学有关的抗原,如植物花粉,青霉素、磺胺类药物,鱼、虾、蟹、蛋、乳制品等食物,化妆品、化工原料等半抗原和完全抗原,有时可引起超敏反应。

本章小结

抗原是免疫应答的启动因子,具有免疫原性和免疫反应性两种基本性能。通过免疫原性刺激机体免疫系统诱导免疫应答,通过免疫反应性与应答产生的抗体或与效应 T 细胞发生特异性结合反应。其中,免疫原性是区别完全抗原与半抗原的主要特性,只有完全抗原才具有免疫原性。而决定抗原是否具有免疫原性主要有两大方面的影响因素,一方面抗原本身必须具有"异物性"且具有一定大小的分子量和复杂的化学结构,另一方面是机体对抗原刺激的反应性和抗原的免疫方式。

抗原的最大特点是特异性,表现在免疫原性与免疫反应性两方面,这是免疫应答的根本特点,也是免疫学诊断和防治的基本依据。决定抗原特异性的物质基础是抗原决定簇,它是与 TCR/BCR 及抗体特异性结合的基本结构单位。共同抗原可以引起交叉反应。

医学上重要的抗原物质包括同种异型抗原、异种抗原、自身抗原、异嗜性抗原及肿瘤抗原等,检测这些抗原可用于各种疾病的诊断、疗效评价及发病机制的研究。

(何莉莉)

扫一扫,测一测

思考题

1. 简述抗原的基本特性。
2. 试述共同抗原引发交叉反应的医学意义。

笔记

第五章	抗体

05章 PPT

 学习目标

1. 掌握：抗体的概念、特性和功能，单克隆抗体的概念，杂交瘤技术的基本原理，鉴定单克隆抗体性质的常用方法。
2. 熟悉：抗体的基本结构、功能区；抗体的酶解片段；抗体的生物学作用。
3. 了解：抗体分子的抗原表位；单克隆抗体技术在医学上的应用；基因工程抗体的种类。
4. 能理解各类抗体在人体免疫中所起的作用。

抗体(antibody，Ab)是介导体液免疫应答的重要分子，是抗原刺激机体的 B 细胞增殖分化为浆细胞，由浆细胞分泌的一种能与相应抗原特异性结合的球蛋白。抗体主要存在于血液、组织液及外分泌液中。20 世纪 30 年代在免疫血清电泳中发现抗体出现在 γ 球蛋白区，所以抗体曾被称为 γ 球蛋白或者丙种球蛋白。

1968 年和 1972 年世界卫生组织及国际免疫学会联合会所属专门委员会先后决定，将具有抗体活性或化学结构与抗体相似的球蛋白统称为免疫球蛋白(immunoglobulin，Ig)。因此，抗体是免疫球蛋白，而免疫球蛋白不一定是抗体。

免疫球蛋白可分为两型：①分泌型 Ig(secreted Ig，sIg)，存在于血液、组织液及外分泌液中，具有抗体的功能；②膜型 Ig(membrane Ig，mIg)，构成 B 细胞膜上的抗原受体(BCR)。一般来说，免疫球蛋白即指抗体。

 知识拓展

免疫球蛋白超家族

免疫球蛋白超家族(Ig-superfamily，Ig-SF)是指分子结构中含有免疫球蛋白(Ig)样结构域的所有分子，至少包含一个 70~110 个氨基酸组成的 Ig 结构域，折叠成反平行的 β 片层结构。它们主要以膜蛋白形式存在于细胞表面，有识别及传递信号的功能。Ig-SF 成员众多(已达近百种)，主要包括 T 细胞、B 细胞的抗原受体、信号传导分子、MHC(主要组织相容性复合体)类分子、Ig 受体、某些细胞因子受体、神经系统功能相关分子和部分白细胞分化抗原(CD)等。Ig-SF 功能各异，主要参与细胞间相互识别和相互作用、信号转导、细胞黏附等。此外，Ig-SF 基因缺陷及突变可导致免疫功能紊乱，引发免疫相关疾病。

第一节 抗体的结构

一、抗体的基本结构

抗体分子的基本结构是一个呈"Y"形的四肽链结构（又称单体），包括两条相同的重链（heavy chain，H 链）和两条相同的轻链（light chain，L 链），各肽链间有数量不等的链间二硫键（图 5-1）。

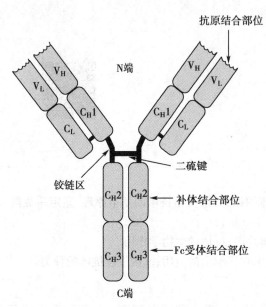

图 5-1 抗体分子基本结构示意图

（一）重链

每条重链的分子量约为 50~75kD，含有 450~550 个氨基酸，两条重链间以二硫键连接。根据重链恒定区内氨基酸组成及排列顺序的不同，可将重链分为 α、γ、μ、δ、ε 五类。不同类的重链可与轻链组合成完整的 Ig 分子，其对应的 Ig 分子分别为 IgA、IgG、IgM、IgD 和 IgE。不同类的抗体具有不同的特征，如链内和链间二硫键的数量和位置、结构域的数量及铰链区的长度等均不完全相同。即使是同一类的抗体中，根据其重链的抗原性和二硫键数量、位置的不同，又可分为不同亚类，如 IgG 可分为 IgG_1~IgG_4 四个亚类，IgA 可分为 IgA_1、IgA_2 两个亚类，IgM、IgE 和 IgD 尚未发现亚类。

（二）轻链

每条轻链的分子量约为 25kD，约由 214 个氨基酸残基构成。轻链可分为 κ 链（kappa）与 λ 链（lambda），所以抗体也分为两型，即 κ 型和 λ 型。一个天然的抗体分子上的两条轻链总是同型的，但同一个体内也可存在分别带有 κ 链或 λ 链的抗体分子。正常人血清中 κ:λ 约为 2:1，而在小鼠则为 20:1。如果 κ:λ 的比例异常，可提示免疫系统病变。

二、抗体的功能区

通过分析不同抗体分子重链和轻链的氨基酸序列，发现重链和轻链靠近 N 端的约 110 个氨基酸序列变化很大，其他部位氨基酸序列则相对恒定。因此，靠近多肽链 N 端，氨基酸的种类、排列顺序与构型变化大的结构域称为可变区（variable region，V 区），包括 L 链的 1/2 与 H 链的 1/4 或 1/5 区域；靠近多肽链 C 端，氨基酸的种类、排列顺序及构型相对恒定的结构域称为恒定区（constant region，C 区），包括 L 链的 1/2 与 H 链的 3/4 或 4/5 区域内。

（一）可变区

H 链和 L 链的 V 区分别称为 V_H 和 V_L。V 区的功能是特异性识别并结合抗原。由于 V 区氨基酸的种类和排列顺序千变万化，所以人体可形成与不同抗原结合的各种特异性抗体。每个单体抗体（如 IgG、IgD、IgE）有两个抗原结合部位，可结合两个抗原决定簇，故抗体单体是二价分子。

V_H 和 V_L 内各有 3 个区域氨基酸组成和排列顺序高度可变，称为超变区（hyper-variable region，HVR）或者互补决定区（complementarity-determining region，CDR）。CDR 是抗体与抗原决定簇互补结合的区域，分别用 CDR1、CDR2、CDR3 表示（图 5-2）。超变区也是抗体分子独特型决定簇（idiotypic determinants）主要存在的部位。V 区中 CDR 之外区域的氨基酸组成和排列顺序相对变化不大，称为骨架区（framework region，FR），此区域不与抗原决定簇结合，主要维持 CDR 的空间构型。

（二）恒定区

H 链和 L 链的 C 区分别称为 C_H 和 C_L。同一种属动物的同型或同类抗体此区域氨基酸的组成和排列比较恒定，免疫原性相同。不同类抗体的长度不同，IgA、IgG、IgD 有 C_H1、C_H2 和 C_H3 三个结构域，而 IgE 和 IgM 有 C_H1、C_H2、C_H3 和 C_H4 四个结构域。

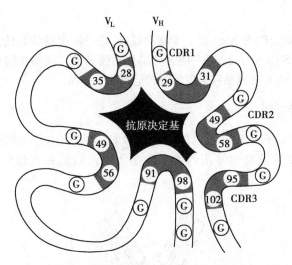

图 5-2 抗体超变区与抗原结合示意图

（三）各区的功能

抗体分子的两条重链与两条轻链均可通过链内二硫键折叠,形成数个球形结构域,称为功能区(domain),轻链有 V_L 和 C_L 两个功能区,IgG、IgA 和 IgD 的重链有四个功能区,分别是 V_H 和 C_H1、C_H2、C_H3,IgM 和 IgE 的重链有五个功能区,分别是 V_H 和 C_H1、C_H2、C_H3 和 C_H4。每个功能区具有独特的功能。

1. V_H 和 V_L 抗原结合的部位。

2. C_H1 和 C_L 具有同种异型的遗传标志。

3. C_H2(IgG) 或 C_H3(IgM) 补体结合位点,参与活化补体的经典途径。

4. C_H3(IgG) 或 C_H4(IgE) 与不同细胞表面 Ig 的 Fc 受体结合,发挥不同的作用。

（四）铰链区

位于 C_H1 与 C_H2 之间,含大量脯氨酸和半胱氨酸,富有弹性及伸展性,称为铰链区(hinge region)。此区张合自如,有利于抗体分子与不同距离的抗原决定簇结合,也易被蛋白酶水解。IgM 和 IgE 缺乏铰链区。

三、抗体的其他结构

除了上述基本结构,某些抗体还有一些其他结构,如连接链和分泌片。

（一）连接链

连接链(joining chain,J 链)由 124 个氨基酸组成的酸性糖蛋白,分子量约 15kD,由浆细胞合成。主要作用是将单体抗体分子连接成二聚体、五聚体或多聚体。分泌型 IgA(SIgA)由 J 链将 2 个单体连接而成,IgM 由一条 J 链将 5 个单体连接而成,IgG、IgE、IgD 常为单体,无 J 链(图 5-3)。

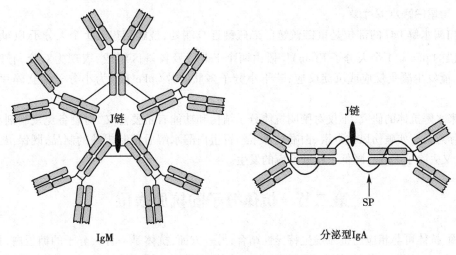

图 5-3 抗体的 J 链和分泌片示意图

（二）分泌片

分泌片（secretory piece,SP）是 SIgA 的一个辅助成分,是一种含糖的肽链,分子量约为 75kD,由黏膜上皮细胞合成,结合到 SIgA 分子上,并一同被分泌到黏膜表面。分泌片的作用是保护 SIgA 免受蛋白水解酶的降解,并介导 SIgA 通过黏膜上皮细胞转运到黏膜表面。

四、抗体的水解片段

在一定条件下,为了研究免疫球蛋白的结构和功能,常把抗体分子肽链的某些部分用蛋白酶水解为不同的片段,免疫学研究中常用的蛋白酶是木瓜蛋白酶和胃蛋白酶,现以 IgG 为例说明（图 5-4）。

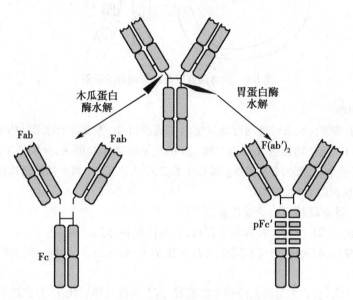

图 5-4 抗体的水解片段示意图

（一）木瓜蛋白酶水解片段

木瓜蛋白酶水解 IgG 的部位是重链铰链区二硫键近 N 端侧,可将抗体裂解为 2 个完全相同的 Fab 段和 1 个 Fc 段。2 个抗原结合片段（fragment of antigen binding,Fab 段）相当于抗体分子的两个臂,由一条完整的轻链和部分重链（V_H 和 C_H1）组成。一个完整的 Fab 片段表现为单价,可与抗原结合但不发生凝集反应或沉淀反应;1 个可结晶片段（fragment crystallizable,Fc 段）相当于 IgG 两条重链的 C_H2、C_H3 功能区,不能结合抗原,但具有其他生物学活性,是抗体与效应分子或细胞表面的 Fc 受体结合部位。

（二）胃蛋白酶水解片段

胃蛋白酶水解 IgG 的部位是重链铰链区二硫键近 C 端处,裂解后得到 1 个大分子 $F(ab)'_2$ 段和一些小片段的 pFc'。1 个大分子 $F(ab)'_2$ 段由两个 Fab 段及铰链区组成,表现为双价,有两个抗原结合部位,能发生凝集反应或沉淀反应;若干小分子多肽碎片（pFc'段）为小分子多肽碎片,无生物学活性。

用酶来水解抗体的研究,不仅对阐明抗体分子结构和功能有重要意义,对制备免疫制剂和医疗实践也有实际意义。如破伤风抗毒素、白喉抗毒素经胃蛋白酶水解后精制提纯的制品,既保留了结合抗原的特性,又去除了 Fc 段,降低了超敏反应的发生。

第二节 抗体分子的抗原表位

一方面,抗体可与相应的抗原发生特异性结合;另一方面,抗体是一种大分子的糖蛋白,具有免疫原性,可作为一种抗原,刺激机体产生特异性免疫应答,其结构和功能的基础在于抗体分子中具有表位(抗原决定簇)。这些表位呈现三种不同的血清类型,即同种型(isotype)、同种异型(allotype)、独特型(idiotype),分别位于 Ig 的 C 区和 V 区(图 5-5 和表 5-1)。

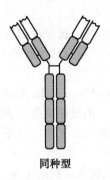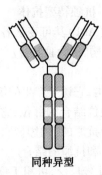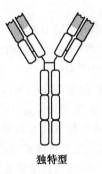

同种型　　　　　　　　同种异型　　　　　　　　独特型

图 5-5　抗体分子的抗原表位示意图

表 5-1　抗体的抗原表位

血清型	类型	部位	血清型	分布
同种型	类	C_H	IgA、IgG、IgM、IgD、IgE	同种内所有个体
	亚类	C_H	$IgG_1 \sim IgG_4$、$IgA_1 \sim IgA_2$	
	型	C_L	κ、λ	
	亚型	C_L	$O_Z(+)$、$O_Z(-)$、Kern(+)、Kern(-)	
同种异型		$C_H(\gamma_1 \sim \gamma_4)$	G1m(4)、G2m(1)、G3m(13)	同种内不同个体
		$C_H(\alpha_2)$	A2m(1)、A2m(2)	
		$C_L(\kappa)$	Km1 ~ Km2	
独特型		V_H/V_L	极多	单克隆产生的 Ig

一、同种型

存在于同种抗体中的抗原表位即为同种型,是指同一种属内所有个体间的抗体共有的抗原特异性标志。其抗原表位主要存在于抗体的 C 区(C_H 和 C_L)。

同种型抗原特异性因种属而异,如人抗体同种型与动物抗体同种型不同。根据 C_H 的不同,抗体可以有类和亚类的划分;根据 C_L 的不同,抗体可以有型和亚型的划分。如 Ig 分为 IgG、IgA、IgM、IgD 和 IgE 五类。其中 IgG、IgA 又分为若干亚类($IgG_1 \sim IgG_4$、$IgA_1 \sim IgA_2$)。根据 C_L 的结构和抗原特异性,Ig 分为 κ 和 λ 两型,如 IgG 有 κ 型和 λ 型。

二、同种异型

这种存在同一种属不同个体间抗体的抗原表位称为同种异型,是指同一种属内不同个体间的抗体分子具有不同的抗原特异性,表现在抗体的 C 区(C_H 和 C_L)的一个或者数个氨基酸的不同。这些差异是由于编码 Ig 的结构基因发生点突变所致,并被稳定地遗传下来。因此,抗体同种异型可作为一种遗传标志(genetic markers)应用于法医学与人类学。

三、独特型

每个抗体分子所特有的、存在于可变区的抗原特异性标志,其表位被称为独特位(idiotope),一般位于每个抗体的 V 区,抗体分子每一 Fab 段约有 5~6 个独特位,它是个体特异性的氨基酸结构。独特型抗原表位可刺激异种、同种异体乃至同一个体产生相应的抗体,即抗独特型抗体(anti-idiotype antibody)。

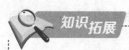

抗独特型抗体

同一个体内不同 B 细胞产生的抗体（Ab1）其可变区各自具备独特的抗原决定簇结构。每个抗体的 V 区存在 5~6 个特异的氨基酸结构，称为独特位。这些独特位可以作为抗原表位，诱导抗独特型抗体的产生。

如果独特位是 Ab1 骨架区附近的结构，它诱导产生的抗体称为 Ab2α。Ab2α 不会影响 Ab1 与抗原的结合；如果独特位是 Ab1 与抗原表位结合的部位，它诱导产生的抗体又称为 Ab2β，可模拟抗原并竞争性抑制 Ab1 与抗原的结合，为抗原的"内影像"；如果独特位是 Ab1 与抗原表位结合的部位，它诱导产生的抗体能部分抑制 Ab1 和抗原的结合。

抗独特型抗体在医学研究中的应用比较广泛，可用于疫苗研发、抗体药物的免疫原性分析等。在药物研发中，抗独特型抗体可用于检测血液中特异性抗体药物的含量（游离型、结合型和总量），在抗体药物的药代动力学和药效学分析中起着重要作用。

第三节　抗体的生物学作用

抗体是体液免疫应答的最重要的分子，具有多种生物学作用。它的功能与其分子结构密切相关，由其分子中的 V 区和 C 区的功能决定：V 区可与相应抗原特异性结合，C 区可介导与抗原结合后的一系列生物学效应，包括激活补体、结合 Fc 受体而发挥调理作用、NK 细胞发挥的细胞毒作用和超敏反应等（图 5-6）。

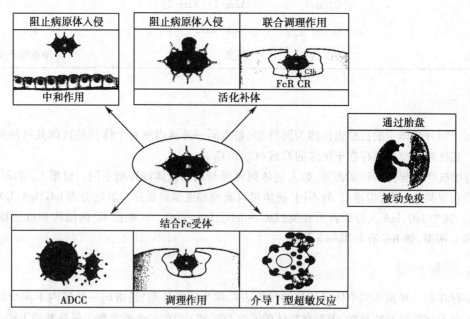

图 5-6　抗体分子的主要生物学作用示意图

一、特异性结合抗原

识别并特异性地结合抗原是抗体分子的最主要功能。这一功能是由抗体的 V 区完成，抗原抗体的结合具有高度特异性。

在体内，如抗体分子特异性结合抗原（如细菌、病毒、寄生虫、某些药物或侵入机体的其他异物）后，可介导多种生物学效应。如结合病原微生物及其代谢产物，直接发挥中和毒素、阻断病原体入侵等防御功能。但抗体本身并不直接清除病原微生物，抗原抗体结合后引起抗体的 Fc 段变构，从而产生其他的生物学效应；在体外，抗体与抗原结合则可发生各种抗原-抗体反应现象，如凝集、沉淀等，可用于抗原或抗体的检测和免疫功能的判断。

抗体有单体、二聚体和五聚体，因此结合抗原表位的数目不同。抗体能结合抗原表位的个数称为结合价，单体抗体如 IgG、IgD、IgE 可结合 2 个抗原表位，为双价；二聚体 SIgA 可结合 4 个抗原表位，为 4 价；五聚体 IgM 理论上应为 10 价，但实际上由于立体构象的空间位阻，一般只有 5 价。

二、通过经典途径激活补体

抗体（IgG_1、IgG_2、IgG_3、IgM）可通过经典途径激活补体系统。当抗体与相应抗原结合后，构型发生改变，IgG 的 C_H2 和 IgM 的 C_H3 暴露出补体 C1q 的结合点，C1q 与之结合，启动经典途径激活补体系统，产生多种效应。其中 IgM、IgG_1、IgG_3 激活补体的能力较强，IgG_2 激活补体的能力较弱。

三、结合细胞表面的 Fc 受体

不同细胞表面有不同抗体的 Fc 受体，当抗体与相应抗原结合后，构型发生改变，其 Fc 段可与具有相应受体的细胞结合，发挥不同的生物学效应。

（一）介导 I 型超敏反应

变应原首次进入机体刺激产生抗体 IgE，IgE 可与肥大细胞、嗜碱性粒细胞表面的 IgE Fc 受体（FcεR）结合，使细胞致敏。当相同的变应原再次进入机体，与固定在肥大细胞、嗜碱性粒细胞表面的 IgE 结合，促使细胞合成和释放生物活性介质，如组胺、白三烯、前列腺素、血小板活化因子等，引起 I 型超敏反应。

（二）免疫调理作用

抗体如 IgG 的 Fab 段与细菌等颗粒性抗原结合后，其 Fc 段结合于中性粒细胞和巨噬细胞表面的 Fc 受体，通过 IgG 的"桥联"作用，促进吞噬细胞对细菌的吞噬作用。

（三）抗体依赖的细胞介导的细胞毒作用

抗体如 IgG 的 Fab 段与靶细胞（肿瘤细胞、病毒感染的细胞）表面的抗原表位特异结合，其 Fc 段与杀伤细胞（NK 细胞等）表面的 IgG Fc 受体结合，从而杀伤靶细胞，称为抗体依赖的细胞介导的细胞毒作用（antibody dependent cell-mediated cytotoxicity，ADCC），其中 NK 细胞是介导 ADCC 作用的主要细胞。

四、结合细菌蛋白

人 IgG 的 Fc 段可以非特异性结合葡萄球菌 A 蛋白（SPA），IgG（除了 IgG_3）的 Fab 段仍能特异性结合抗原，可用于协同凝集试验，可检测多种细菌抗原或抗原-抗体复合物。

五、穿过胎盘和黏膜

在人类，IgG 是唯一可通过胎盘从母体转移给胎儿的 Ig。IgG 能选择性地与胎盘母体一侧的滋养层细胞结合，转移到滋养层细胞的吞饮泡内，并主动外排到胎儿血循环中。IgG 的这种功能与 IgG 的 Fc 片段结构有关，如切除 Fc 段后，剩余的 Fab 并不能通过胎盘。IgG 通过胎盘的作用是一种重要的自然被动免疫，对于新生儿抗感染有重要作用。而分泌型 IgA（SIgA）被转运到呼吸道和消化道黏膜表面，是机体黏膜局部免疫的重要因素。

六、抗体与超敏反应

超敏反应有 I、II、III、IV 四个类型，其中 I、II、III 型超敏反应都与抗体有关。IgE 介导 I 型超敏反应，IgG、IgM 介导 II 型超敏反应，IgG、IgM、少量 IgA 介导 III 型超敏反应。

第四节　抗体的特性和功能

五类抗体的主要理化性质及生物学特性不同（表 5-2）。

表 5-2 五类抗体的主要理化性质及生物学特性比较

特性	IgG	IgA	IgM	IgD	IgE
重链类型	γ	α	μ	δ	ε
分子量(kD)	150	160	950	184	160
主要存在形式	单体	单体、二聚体	五聚体	单体	单体
占血清总 Ig(%)	75~80	10~15	5~10	0.3	0.02
开始合成时间	生后 3 个月	4~6 个月	胚胎晚期	较晚	较晚
合成部位	脾、淋巴结浆细胞	黏膜相关淋巴样组织	脾、淋巴结浆细胞	扁桃体、脾浆细胞	黏膜固有层浆细胞
半衰期(天)	23	6	5	3	2.5
通过胎盘	+	-	-	-	-
经典途径活化补体	+	-	+	-	-
旁路途径活化补体	+	+	-	+	-
天然血型抗体	-	-	+	-	-
调理作用	+	-	-	-	-
结合 SPA	+	-	-	-	-
介导 ADCC	+	-	-	-	-
结合肥大细胞和嗜碱性粒细胞	-	-	-	-	+
其他免疫作用	抗菌、抗病毒、抗毒素、自身抗体	黏膜免疫作用	早期防御作用，SmIgM，类风湿因子	B 细胞成熟的标志	抗寄生虫感染，Ⅰ型超敏反应

一、IgG

IgG 出生后 3 个月开始合成,3~5 岁接近成人水平,主要是由脾和淋巴结中的浆细胞合成与分泌,具有下列特性:①单体形式存在;②是血清中含量最高的 Ig,占血清 Ig 总量的 75%~80%;③人 IgG 有四个亚类:IgG$_1$、IgG$_2$、IgG$_3$、IgG$_4$;④IgG 半衰期最长,约 20~23 天。

IgG 的功能有:①是抗感染的主要抗体,抗毒素、抗病毒和大多数抗菌抗体均为 IgG,为抗感染的"主力部队";②发挥着重要的免疫学效应,如调理作用、ADCC 作用、激活补体等;③是唯一能通过胎盘的 Ig,对新生儿抗感染起主要作用;④IgG 是重要的自身抗体成分,如某些抗核抗体、抗甲状腺抗体,参与自身免疫性疾病;⑤参与 Ⅱ、Ⅲ型超敏反应。

此外,人 IgG 可通过 Fc 段与葡萄球菌 A 蛋白(SPA)结合,借此可纯化抗体,用于免疫学检验。IgG 出现晚,消失也晚,常用于感染后期或者恢复期的判断。

二、IgM

IgM 主要由脾中的浆细胞合成,一般不能通过血管壁,主要存在于血液中,占血清 Ig 总量的 5%~10%,具有下列特性:①五聚体,分子量最大,又称为巨球蛋白(macroglobulin);②IgM 是个体发育中最早合成和分泌的 Ig,胚胎后期合成;③IgM 的半衰期短(约 5 天)。

IgM 的功能有:①母体的 IgM 不能通过胎盘,若脐带血中 IgM 升高,提示胎儿宫内感染(如风疹病毒或巨细胞病毒感染);②机体受抗原刺激后最早产生的抗体,为机体特异性抗感染的"先头部队";③传染病的早期诊断;④五聚体 IgM 有 10 个 Fab 段和 5 个 Fc 段,具有很强的结合抗原和激活补体的能力;⑤天然的血型抗体、类风湿因子均为 IgM;⑥参与 Ⅱ、Ⅲ型超敏反应;⑦膜表面 IgM 是组成 B 细胞受体(B cell receptor,BCR)的主要成分。

三、IgA

IgA 分为血清型和分泌型两种。①血清型 IgA:单体形式存在,占血清 Ig 总量的 10%~15%,在血清中并不显示重要的免疫学功能;②分泌型 IgA(SIgA):二聚体形式存在,SIgA 合成和分泌的部位在肠道、呼吸道、乳腺、唾液腺、泪腺。因此,SIgA 主要存在于胃肠道分泌液、支气管分泌液、初乳、唾液和泪液中,是外分泌液中的主要抗体,参与黏膜局部免疫,通过与相应细菌、病毒等结合,阻止病原体黏附到细胞表面,从而在局部黏膜抗感染中发挥重要作用,是机体抗感染的“边防部队”。

婴儿可从母乳中获得 SIgA,是重要的自然被动免疫,对婴儿抵抗呼吸道和消化道病原微生物感染具有重要作用,所以临床上提倡用母乳喂养婴儿。如新生儿易患呼吸道、胃肠道感染,可能与 SIgA 合成不足有关。

四、IgD

正常人血清中的 IgD 浓度低(30μg/ml),仅占血清 Ig 总量的 0.3%。IgD 的铰链区较长,易被蛋白酶水解,故半衰期很短(仅 3 天)。IgD 分为两型:①血清型 IgD,其功能尚不清楚;②膜结合型 IgD:存在于 B 细胞表面,是 B 细胞分化发育成熟的标志。未成熟 B 细胞仅表达 mIgM,成熟 B 细胞可同时表达 mIgM 和 mIgD,这种 B 细胞称为初始 B 细胞(naive B cell),活化的 B 细胞或记忆 B 细胞 mIgD 逐渐消失。

五、IgE

IgE 分子量为 160kD,是血清中合成最晚、半衰期最短的 Ig,正常人血清中含量最少,血清浓度极低,约为 3×10^{-4} mg/ml,主要由鼻咽部、支气管、胃肠道等黏膜部位的浆细胞产生。IgE 的重要特征为亲细胞抗体,其 C_H2 和 C_H3 功能区可与肥大细胞、嗜碱性粒细胞上的 Fc 受体结合引起 I 型超敏反应。另外,在寄生虫感染的患者血清中特异性 IgE 含量也会显著增高。

第五节 单克隆抗体

抗体是机体在抗原刺激下所产生的特异性免疫应答的产物,在疾病的诊断、预防和治疗中发挥重要作用,故人类对抗体需求非常大,需要利用各种方法制备、获得抗体。

天然抗原分子中常含有多种特异性抗原表位,以该抗原刺激机体,免疫系统的多个 B 细胞克隆被激活,产生的抗体是针对多种不同抗原表位的抗体的总和,称为多克隆抗体(polyclonal antibody,PcAb)。获得多克隆抗体的途径有免疫接种人群的血清、恢复期患者的血清、动物免疫血清,含有抗体的血清称为抗血清或免疫血清,多克隆抗体也称为第一代抗体。此抗体的优点是来源广泛,制备容易;其缺点是特异性差,易出现交叉反应,不易大量制备,从而导致应用受限。

1975 年 Kohler 和 Milstein 建立体外细胞融合技术,把经抗原免疫的小鼠脾细胞与小鼠的骨髓瘤细胞融合,获得 B 细胞杂交瘤细胞株。将这种融合成功的杂交瘤细胞株体外扩增或接种于小鼠腹腔内,则可从上清液或腹水中获得仅识别某一特定抗原表位的抗体,即单克隆抗体(monoclonal antibody,McAb),此抗体也称为第二代抗体。本节重点介绍单克隆抗体的制备原理和临床应用。

McAb 是由单一杂交瘤细胞产生的针对单一抗原表位的具有高度特异性的抗体。McAb 来源于同一 B 细胞系,基因型完全相同,所以分子结构、理化性质、生物学特性等均完全相同。McAb 优点是结构均一、特异性强、纯度高、交叉反应少、有利于实验标准化、成本低、可大量生产供应。这些优点使它一问世就受到高度重视,广泛应用于生物学和医学研究领域。

一、单克隆抗体技术的基本原理

理论上,免疫的 B 淋巴细胞能分泌产生抗体,然而 B 细胞无法在体外无限繁殖;骨髓瘤细胞(一种浆细胞的瘤细胞)可大量无限繁殖,但不能产生特异性抗体。因此,借助细胞融合技术,将骨髓瘤细胞与经抗原免疫的小鼠脾细胞融合,产生杂交瘤细胞。此杂交瘤细胞既保留了骨髓瘤细胞体外培养无限增殖的特性,又继承了 B 细胞可合成和分泌特异性抗体的能力。将这种杂交瘤细胞进行培养增殖,可制备针对一种抗原表位的特异性单克隆抗体。

图片:单克隆抗体的制备

二、单克隆抗体制备的基本方法

单克隆抗体的制备过程为:抗原提纯→免疫小鼠及脾细胞的收集→骨髓瘤细胞制备→骨髓瘤细胞与脾细胞的融合→选择杂交瘤细胞及抗体检测→杂交瘤的克隆化与冻存→单克隆抗体制备→纯化与鉴定等步骤。

三、单克隆抗体的性质鉴定

单克隆抗体纯化后需要对单克隆抗体的性质进行分析鉴定,包括单克隆抗体的含量、纯度、特异性、亲和力等,主要有以下方面:

（一）抗体特异性鉴定

用特异性抗原和相关抗原来鉴定单克隆抗体的特异性。可以采用 ELISA 法、免疫荧光法、间接血凝试验和免疫印迹技术等鉴定方法检测,同时还需做免疫阻断试验等。

（二）抗体效价测定

单克隆抗体的效价以腹水或者培养液的稀释度来表示,稀释度越高,则抗体的效价也越高。单克隆抗体效价测定方法可采用凝集反应、ELISA 或放射免疫测定,不同的测定方法效价不同。培养上清液的效价远不如腹水的效价。采用凝集反应,腹水效价可达 5 万以上,而采用 ELISA 检查,腹水效价可达 100 万以上。

（三）Ig 的类型和亚类的测定

采用酶标记或者荧光素标记的第二抗体进行鉴定,通常在筛选时已基本确定抗体的 Ig 的类型。例如,用酶标兔抗小鼠 IgG,检测出来的抗体一般是 IgG 类。Ig 亚类的鉴定则需要标准抗血清(抗鼠亚类 IgG_1、IgG_{2a}、IgG_{2b}、IgG_3、IgM、IgA),采用 ELISA 夹心法或免疫扩散法测定单抗的 Ig 类型和亚型。

（四）表位类型的测定

一种抗原分子表面常含有几个不同的表位,一种杂交瘤细胞克隆产生的单克隆抗体针对一种表位。将两种单克隆抗体与目标抗原进行双抗体夹心法测定,阳性说明这两种抗体为针对不同抗原表位的单克隆抗体。

（五）亲和力测定

只有当抗原与抗体结合部位结构完全吻合时,抗体的亲和力最大。这种结合力以抗原-抗体反应平衡时抗原与抗体浓度的乘积与抗原-抗体复合物浓度之比表示。如亲和力太低,会严重影响测定的敏感性。

（六）杂交瘤细胞的染色体分析

对杂交瘤细胞进行染色体分析可以确定其是否是真正的杂交瘤细胞。一般来说,杂交瘤细胞染色体数目较多且较集中,其分泌单克隆抗体的能力越高,杂交瘤细胞的染色体数目应接近两种亲本细胞染色体数目的总和。正常小鼠脾细胞的染色体数目为 40,小鼠骨髓瘤细胞 SP2/0 为 62~68,NS-1 细胞为 54~64。同时,骨髓瘤细胞的染色体结构上反映两种亲本细胞的特点,除多数为端着丝点染色体外,还出现少数标志染色体。检查杂交瘤细胞染色体的方法最常用的是秋水仙素法。

四、单克隆抗体技术在医学上的应用

单克隆抗体优点:①高度特异性,只针对一个抗原表位,很少发生交叉反应;②高度均一性,单一杂交瘤细胞株产生,理化性状高度均一。缺点:①对环境敏感,单克隆抗体易受环境 pH、温度和盐浓度的影响;②弱凝集反应和不呈现沉淀反应,这是因为单克隆抗体仅针对单一抗原表位,所以限制了其适用范围。目前单克隆抗体已广泛用于生物学、医学的多个领域。

（一）作为检验医学诊断试剂,用于疾病诊断

1. 各类病原体的诊断　作为免疫学诊断试剂,McAb 广泛用于酶联免疫吸附试验、免疫荧光技术、放射免疫分析、免疫组化技术等,已有大量商品化诊断试剂盒生产。如通过酶联免疫吸附试验对乙肝病

毒、丙肝病毒、疱疹病毒等微生物、寄生虫感染进行诊断。McAb 所具有的灵敏度高、特异性好的特点,使其在鉴别菌种的型及亚型、病毒变异株以及寄生虫不同生活周期的抗原性等方面更具独特优势。

2. 肿瘤的诊断和分型 肿瘤特异性抗原和肿瘤相关抗原的检测用于肿瘤的诊断、分型及定位。尽管目前尚未制备出肿瘤特异性抗原的单克隆抗体,但对肿瘤相关抗原(如甲胎蛋白、癌胚抗原、肿瘤碱性蛋白)的单克隆抗体早已用于临床检验。已批准使用的诊断试剂有用于结肠癌的 votomab 和 arcilumonab,用于卵巢癌的 igorvomab,用于黑色素瘤的 tecnemab K-1 等。

此外,利用单克隆抗体进行肿瘤分型,对制定治疗方案和判断预后也有帮助。用抗肿瘤单克隆抗体检查病理标本,可协助确定转移肿瘤的原发部位;以放射性核素标记单克隆抗体,主要用于体内诊断,结合 X 线断层扫描技术,可对肿瘤的大小及其转移灶作出定位诊断。

3. 机体微量成分的测定 应用单克隆抗体,可对机体的多种微量成分进行测定,如绒毛膜促性腺激素、黄体激素、碱性磷酸酶、茶碱、地高辛等。这对受检者健康状态判断、疾病检出、指导诊断和临床治疗均具有实际意义。

4. 淋巴细胞表面标志的检测 由于淋巴细胞某些分化抗原仅存在于某一特定类型的细胞表面,所以可用特异性单克隆抗体检测不同阶段出现的分化抗原,将淋巴细胞分为不同亚群。另外,应用单克隆抗体对 HLA 进行位点检查与配型,为成功进行器官移植奠定了基础。

(二)用于疾病治疗

目前利用单克隆抗体对疾病进行治疗已取得了很大的成果。

1. 用于肿瘤的靶向治疗和放射免疫显像技术 主要是将 McAb 同化疗药物或者放疗物质偶联,利用 McAb 特异性结合病原体或肿瘤抗原,将药物或者放疗物质运送至肿瘤组织,发挥靶向作用,直接杀伤肿瘤细胞。第一个获准用于癌症治疗的嵌合型 IgG_1 单克隆抗体是美罗华(利妥昔单抗注射液),其作用标靶为 CD20(即在前 B 淋巴细胞和成熟 B 淋巴细胞上的跨膜蛋白),本品能有效治疗复发的低度滤泡型非霍奇金淋巴瘤。另外,将放射性标记物与单克隆抗体连接,注入患者体内,可进行放射免疫显像,协助肿瘤的诊断。

2. 抑制自身免疫反应,用于自身免疫性疾病的治疗 用抗细胞因子单克隆抗体,通过清除激活的细胞,阻滞其功能,或将升高的促炎症细胞因子水平降至正常而抑制过度的免疫病理学反应。如 TNF 阻滞剂用于治疗类风湿关节炎和节段性回肠炎取得了较好的效果;阿达木单抗(adalimumab)是第三代 TNF-α 拮抗剂,是最新研制的用于治疗类风湿关节炎的单克隆抗体。

3. 作为免疫抑制剂,用于移植排斥反应 用抗细胞表面分子单抗,可抑制同种免疫反应,主要用于移植排斥反应的防治。如莫罗单抗-CD3(muromonab-CD3)是 FDA 批准用于肾移植患者防止异体排斥反应的鼠源型 McAb。此外,对同种骨髓移植的供体骨髓,在体外经抗 T 细胞单克隆抗体加补体处理,能减轻或消除移植物抗宿主排斥反应的发生。

4. 用于抗血小板治疗 阿昔单抗(abciximab)是第一个通过临床评价的生物药品制剂,中文别名抗血小板凝聚单克隆抗体。临床证实,本品可选择性阻断血小板糖蛋白 IIb/IIIa,以阻断纤维蛋白原等大分子与受体位点结合,从而抑制血小板聚集,防止形成血栓,显著降低血管成形术高危患者缺血性并发症的发生率。

(三)抗原的分类与纯化

单克隆抗体只与抗原分子上单一表位结合,只要得到针对某一成分的单克隆抗体,利用它作为配体,固定在层析柱上做成亲和层析柱,即可从复杂的混合物中分离、纯化这一特定抗原成分。如用单克隆抗体亲和层析柱,从粗制的干扰素中提取人白细胞干扰素,纯度可提高 5 000 倍。

第六节 基因工程抗体

由于单克隆抗体由小鼠杂交瘤细胞产生,为异源蛋白,在应用于人时容易产生人抗小鼠抗体,导致临床疗效减弱。随着分子生物学和免疫学的飞速发展,应用基因工程手段对抗体结构进行改造,获得基因工程抗体(genetic engineering antibody,GeAb)。基因工程抗体以其独特的优点正逐渐取代动物源性单克隆抗体。

基因工程抗体又称重组抗体、第三代抗体,是指利用重组 DNA 及蛋白质工程技术,对编码抗体的基因按不同需要进行加工改造和重新装配,经转染适当的受体细胞所表达的抗体分子。该抗体保留了天然抗体的特异性和主要生物学活性,减少或去除了无关结构,降低了鼠源抗体对人体的不良反应,具有更广泛的应用前景。

一、人源化抗体

人源化抗体(humanized antibody)又称重构型抗体(reshaped antibody),是指利用基因克隆及 DNA 重组技术改造鼠源性单克隆抗体,使其大部分氨基酸序列被人源序列所取代。此类抗体经改造后更接近于人的免疫球蛋白,既保留了亲本鼠单克隆抗体的亲和力和特异性,又降低了鼠单克隆抗体的异源性,可在一定程度上降低异源蛋白在人体内诱发抗鼠抗体产生的问题。

(一)人-鼠嵌合抗体

人-鼠嵌合抗体是指通过基因工程技术将鼠源性抗体的可变区与人抗体的恒定区融合而成的抗体。这种抗体 C 区是人源性,V 区是鼠源性,故称为人-鼠嵌合抗体。此抗体既保持了原来鼠单抗的特异性、亲和力,又减少了其对人体的免疫原性。这种抗体含 75%~80% 人源成分,20% 鼠源成分,在人体内的半衰期明显延长。此类基因工程抗体研究最多,技术较成熟。目前已批准在临床用于治疗非霍奇金淋巴瘤的利妥昔单抗就属于此类。

利妥昔单抗的药理作用

利妥昔单抗(Rituximab)商品名为美罗华,是第一个由美国 FAD 批准用于治疗非霍奇金淋巴瘤(NHL)的单克隆抗体。利妥昔单抗是基因工程人-鼠嵌合型单克隆抗体,是由鼠 Fab 和人 Fc 构成,分子质量约 145kD。CD20 抗原位于前 B 和成熟 B 淋巴细胞的表面,而造血干细胞、原 B 细胞、正常浆细胞或其他正常组织不表达 CD20。95% 以上的 B 细胞性非霍奇金淋巴瘤瘤细胞表达 CD20。

利妥昔单抗可特异地与 B 淋巴细胞表面的 CD20 抗原结合,并引发一系列作用,启动介导 B 细胞溶解的免疫反应,导致 B 淋巴细胞的死亡。B 细胞溶解的可能机制包括:补体依赖的细胞毒作用或者抗体依赖细胞的细胞毒作用。体外实验显示,利妥昔单抗可以使耐药的人 B 淋巴瘤细胞株对某些化疗药物细胞毒作用的敏感性增强。

(二)CDR 移植抗体

虽然嵌合抗体的免疫原性明显低于鼠单克隆抗体,但由于 V 区是鼠源性,还是可以诱发人抗鼠免疫反应。为了进一步降低抗体的免疫原性,在嵌合抗体的基础上又构建了新的人源化抗体,即用基因工程技术将鼠克隆抗体 V 区的 CDR 序列移植至人源抗体的 CDR 区,替代人源抗体 CDR,即为 CDR 移植抗体。使构成抗原结合部位的轻重链各 3 个 CDR 区为鼠源,其余均为人源。该类抗体因涉及 CDR 的移植,又称 CDR 植入抗体、改形抗体。该抗体为第二代人源化抗体,对人的免疫原性大大降低,但与抗原的亲和力也有所下降,所以设计 CDR 植入抗体的关键在于选择合适的人抗体重链和轻链作为鼠 CDR 的移植框架。

二、完全人源化抗体

完全人源化抗体(fully human antibody)是最理想的抗体分子,不含任何鼠源成分。此种抗体不仅完全避免了 HAMA 的产生,而且特异性、亲和力不受影响,不良反应小,已成为治疗性抗体药物发展的必然趋势。目前通过人杂交瘤技术、EBV 转化 B 淋巴细胞技术、噬菌体显示技术、转基因小鼠抗体制备技术和单个 B 细胞抗体制备技术等,制备全人源性单抗已成为可能。

三、小分子抗体

小分子抗体是指利用重组技术制备的分子量小、具有抗原结合功能的抗体分子片段。该抗体优势在于:①该抗体分子量小,穿透力强,易穿透血管和组织到靶细胞部位,有利于疾病的治疗;②不含 Fc 段,不会与带有 Fc 段受体的细胞结合,有利于作为靶向药物的载体;③可在大肠杆菌等原核细胞表达,利用发酵生产抗体,生产成本降低;④半衰期短,有利于中和毒素和从血液中被清除。

小分子抗体包括抗原结合片段(Fab 段)、可变区片段(Fv)、单链抗体、单区抗体等。其中,单链抗体(single-chain variable fragment,ScFv)是一种重要的基因工程抗体,方法是从杂交瘤细胞、致敏 B 细胞或非致敏 B 细胞中提取 mRNA 或者细胞总 RNA,RT-PCR 分别扩增抗体重链和轻链的编码基因,通过一段寡核苷酸分子连接,在细胞中表达产生的抗体。该抗体只有一条氨基酸链,所以称为单链抗体。其分子小、仅为完整 IgG 的 1/6,免疫原性低,穿透力强,无 Fc 段,能较好地保持亲和性并易于进行基因改造,是抗体与抗原结合的最小单位。单链抗体的问世解决了 Fv 抗体的稳定性问题,单一链的结构大大增加了 Fv 片段的稳定性。

四、特殊基因工程抗体

(一)双特异性抗体

双特异性抗体(bispecific antibody,BsAb)是指同时能与两种不同特异性抗原发生结合的抗体。BsAb 的一个臂上的抗原结合部位与靶细胞表面的抗原结合,另一个臂上的抗原结合部位可结合特定的药物或效应细胞,从而直接将药物或者效应细胞导向靶细胞抗原,发挥导向及载体效应,使所连接物质准确无误地聚集于靶组织,具有特异性高、用量少、不良反应小的优点。双特异性抗体是基因工程抗体的一种,现已成为抗体工程领域的热点,在肿瘤的免疫治疗中具有广阔的应用前景。

双特异性抗体可通过化学交联法、细胞融合法以及基因工程技术获得。

(二)催化抗体

催化抗体亦称抗体酶,是一类具有催化能力的免疫球蛋白,即通过一系列化学与生物技术方法制备出的具有催化活性的抗体。它既具有相应的抗体的免疫活性,又可以像酶那样催化多种化学反应,包括酰胺水解、酰基转移、光诱导反应、氧化还原分应等。

催化抗体优点:具有典型的酶反应特性;与底物结合的专一性,抗体酶催化反应的专一性可以达到甚至超过天然酶的专一性;具有高效催化性,一般抗体酶催化反应速度比非催化反应快 104~108 倍,有的反应速度已接近于天然酶促反应速度等。

将抗体转变为酶,主要通过诱导法、引入法、拷贝法三种途径。抗体酶不仅能与抗原结合,还能使其发生化学转变。这些抗体明显的作用是选择性结合并降解病毒、肿瘤细胞及其他靶细胞表面表达的蛋白质及碳水化合物抗原,还参与药物、化学制剂、新物质的合成。

(三)抗体融合蛋白

抗体融合蛋白是指利用基因工程方法重组表达抗体的分子片段与其他活性蛋白融合的产物。抗体融合蛋白既具有单链抗体结合抗原的能力,也具有融合蛋白的生物学活性。例如,将可变区片段(Fv 段)与某些毒素、酶、细胞因子基因拼连,通过这些抗体的引导,可将其生物活性物质导向靶细胞特定部位,称为"生物导弹"。

本章小结

1. 抗体与免疫球蛋白　抗体(Ab)是机体受抗原刺激后 B 细胞增殖分化为浆细胞,由浆细胞产生的一种能与相应抗原特异性结合的免疫球蛋白。免疫球蛋白(Ig)是具有抗体活性或者化学结构与抗体相似的球蛋白。抗体是免疫球蛋白,而免疫球蛋白不一定是抗体。

2. 抗体基本结构　抗体分子的基本结构是由四肽链组成的,包括两条轻链和两条重链,链与链之间由二硫键连接,呈 Y 形。根据 H 链不同,Ab 可分为 5 类:IgA、IgG、IgM、IgD 和 IgE。

3. 抗体的功能区及功能　①V_H 和 V_L:与抗原结合的部位;②C_H1 和 C_L:具有同种异型的遗传标志;③C_H2(IgG)或 C_H3(IgM):补体结合位点,参与活化补体的经典途径;④C_H3(IgG)或 C_H4(IgE):与不同细胞表面 Ig 的 Fc 受体结合,发挥不同的作用。

4. 抗体的生物学作用　①可与相应抗原特异性结合,发挥中和毒素、阻断病原体入侵等防御功能;②激活补体;③结合细胞表面的 Fc 受体发挥作用;④结合细菌蛋白;⑤穿过胎盘和黏膜;⑥参与Ⅰ、Ⅱ、Ⅲ型超敏反应。

5. 单克隆抗体　是由单一杂交瘤细胞产生的针对单一抗原表位的具有高度特异性的抗体。

6. 基因工程抗体　又称重组抗体,是指利用重组 DNA 及蛋白质工程技术,对编码抗体的基因按不同需要进行加工改造和重新装配,经转染适当的受体细胞所表达的抗体分子。此类抗体保留了天然抗体的特异性和主要生物学活性,减少或去除了无关结构,降低了人体的不良反应。

（宇芙蓉）

扫一扫,测一测

思考题

1. 试述抗体与免疫球蛋白的区别和联系。
2. 试述抗体的基本结构、功能区及其功能。
3. 试述抗体的主要生物学功能。
4. 试述五类抗体的特性和功能。
5. 试述单克隆抗体的概念及其技术基本原理。

笔记

第六章　补体系统

学习目标

1. 掌握：补体系统激活途径、补体的生物学功能。
2. 熟悉：补体系统的组成、命名方法和理化性质。
3. 了解：补体激活的调控、补体异常与临床疾病的关系。
4. 学会 CH50 法测定补体总活性和免疫化学法检测单个补体成分的操作。
5. 能说出补体检测技术的基本原理、方法评价及临床应用。

第一节　补体系统概述

补体(complement,C)是一组广泛存在于人或动物血清、组织液和细胞膜表面的不耐热、经活化后具有酶活性的蛋白质,由于它是抗体溶菌作用的必要补充,故被命名为补体。在生理条件下,补体通常以酶原或非活化形式存在。在抗原-抗体复合物、各种病原微生物组分或其他外源性或内源性物质的作用下,补体可通过经典途径、凝集素途径和旁路途径这 3 条既独立又交叉的途径被激活。补体在活化过程中及其活化后所形成的产物可发挥一系列重要的生物学功能,包括介导细胞溶解、炎症反应、调理吞噬、调节免疫应答和清除免疫复合物等。

补体由 40 多种蛋白成分组成,是一个具有精密调节机制的复杂限制性蛋白酶解系统,又称补体系统(complement system)。补体系统广泛参与机体抗病原微生物的免疫防御反应以及免疫调节,同时介导免疫病理损伤,是人体内具有重要生物学功能的免疫效应系统和放大的级联反应系统。补体缺陷、功能障碍或活化异常均参与多种疾病的发生发展。某些疾病发生过程中,补体成分、含量及其活性也可随之发生变化。

人类对补体的研究已有 100 多年的历史。早在 19 世纪末,比利时科学家 J. Bordet 通过实验证实了补体的溶菌作用。他在研究霍乱弧菌抗毒素血清时发现,只有新鲜的霍乱弧菌免疫血清可以导致相应细菌发生溶解,而免疫血清在 56℃ 加热 30min 后,则只能观察到细菌发生凝集现象而不出现溶解,若此时再加入新鲜的、未经加热的普通血清,则又可见细菌发生溶解。实验证明了发生免疫溶菌作用至少有两种生物学成分参与:一种是对热相对稳定、能使细菌凝集的成分,即特异性抗体;另一种是对热不稳定的、在特异性抗体存在下可引起细菌溶解的成分,即具有补充抗体发挥溶细胞作用的"补体"。随着分子克隆和基因工程技术的发展及其在补体系统研究中的广泛应用,几乎已发现的所有补体成分的 cDNA 及基因组 DNA 均被成功克隆,为补体结构与功能的研究奠定了坚实的基础。目前,补体相关疾病、补体在各种疾病发生发展过程中的作用机制及其相应的治疗策略已成为临床免疫学研究的重要内容。

一、补体系统的组成

在正常生理情况下,补体一般以非活化的酶蛋白前体存在于血清、组织液和细胞膜表面,只有被激活后才能发挥相应的生物学作用。根据补体系统各组分在活化过程中的生物学功能不同,可将其分为三类。

(一)补体系统固有成分

补体系统固有成分是指在血清和体液中参与补体激活过程的各种补体成分,主要包括 4 类组分:①参与补体经典激活途径的 C1q、C1r、C1s、C4、C2、C3;②甘露聚糖结合凝集素(mannan-binding lectin,MBL)激活途径的 MBL 和 MBL 相关的丝氨酸蛋白酶;③旁路激活途径的 B 因子、D 因子、P 因子等;④共同终末通路的 C5、C6、C7、C8 和 C9。

(二)补体调节蛋白

补体调节蛋白(complement regulatory protein)是指在血浆中和细胞膜表面分别以可溶性和膜结合形式存在的、参与调控补体活化过程的抑制因子或灭活因子,如 C1 抑制物(C1 inhibitor,C1INH)、I 因子、H 因子、C4 结合蛋白(C4 binding protein,C4BP)、细胞膜表面衰变加速因子(decay-accelerating factor,DAF)、S 蛋白、膜辅助因子蛋白(membrane cofactor protein,MCP)、膜反应溶解抑制物(CD59)、补体受体 1(complement receptor 1,CR1)等。

(三)补体受体

补体受体(complement receptor,CR)是指表达于不同类型的细胞膜表面、能与补体激活过程所形成的活性片段相结合,从而介导多种生物效应的受体分子。目前已知的补体受体有 10 余种,按其配体的不同,可分为 C1q 受体、C3 受体、过敏毒素受体和调节因子受体等。

二、补体系统的命名方法

1968 年世界卫生组织(WHO)命名委员会对补体进行了统一命名。由于补体系统成分较多,功能较为复杂,补体系统的命名一般遵循以下原则:①补体通常以大写英文字母"C"表示,参与经典激活途径的补体成分,按其被发现的先后顺序分别被命名为 C1、C2、C3~C9,其中 C1 是由 C1q、C1r、C1s 三个亚单位组成的钙依赖性复合物;参与旁路途径的某些补体成分则以因子命名,用英文大写字母表示,如 B 因子、D 因子、H 因子、P 因子等;②某些补体调节成分依据其功能进行命名,如 C1 抑制物(C1INH)、C4 结合蛋白(C4BP)、细胞膜表面衰变加速因子(DAF)、膜反应溶解抑制物等;③对补体活化后的裂解片段,一般在其相应符号后面加以小写英文字母而命名,如 C3a、C3b 等,通常 a 为补体裂解后的小片段,b 为补体裂解后的大片段(但 C2 裂解片段例外,C2a 是大片段,C2b 是小片段),大片段具有酶活性,可作用于级联反应的下一成分,小片段参与炎症反应;④被灭活的补体成分则在其符号前面冠以英文小写字母 i 表示,如 iC3a、iC3b;补体受体多以结合对象命名,如 C3a 受体、C3b 受体等。

三、补体的理化性质

补体的大多数组分都是糖蛋白,但蛋白质肽链结构不同。通过血清蛋白电泳可发现,补体大多位于 β 球蛋白区,C1q、C8 等为 γ 球蛋白,C1s、C9 为 α 球蛋白。补体的分子量通常在 25~550kD 之间,各补体组分的分子量不同,其中 C4 结合蛋白的分子量最大,D 因子最小。

与其他蛋白质相比,补体更不稳定,且对理化因素较为敏感。在加热、紫外线照射、剧烈振荡、酸碱、乙醇等理化因素的作用下,补体活性可丧失。通常在 0~10℃ 条件下,补体活性只能保持 3~4 天,−20℃ 以下冷冻、干燥则可保存较长时间。56℃ 加热 30min 可使血清中的大多数补体成分活性丧失,被称为补体灭活。因此,对于补体活性检测的标本应尽快地进行测定,以免补体失活。

四、补体的代谢

人体内多种组织细胞均能合成补体蛋白,包括肝细胞、巨噬细胞、肠黏膜上皮细胞及内皮细胞等,其中肝细胞、巨噬细胞是合成补体的主要细胞。大约 90% 的血浆补体成分由肝细胞合成,但少数成分除外,如 C1 由肠黏膜上皮细胞和单核-巨噬细胞合成;D 因子由脂肪细胞产生。血清中的补体蛋白约占总蛋白的 5%~6%,其中以 C3 含量最高(1~1.3mg/ml),D 因子含量最低(1μg/ml)。不同种属动物间血中补体含量也不相同,豚鼠血清中含有丰富的补体,故实验室多采用豚鼠血液作为补体的来源。补体的代谢速率很快,在血浆中每天约有 50% 补体被更新。在正常生理情况下,补体含量相对稳定,但在某些疾病时可发生变化。因此,临床免疫学检验实验室对血液中补体水平进行测定,或对组织细胞内补体进行定位定性检测,有助于某些疾病(如感染性疾病、自身免疫性疾病)的诊断。

第二节 补体系统的活化与调控

在正常生理情况下,血清中补体蛋白通常以酶原或非活化形式存在。只有在某些活化物质的作用下或在特定的固相物表面,各种补体成分才能按照一定的顺序被激活,产生一系列逐级放大的连锁反应,被称为补体级联反应(cascade response),最终导致细胞溶解效应或发挥其他生物学作用。

根据激活物及激活顺序的不同,补体系统的激活可分为三条途径:①经典激活途径,由抗原-抗体复合物结合 C1q 启动激活的途径;②甘露聚糖结合凝集素激活途径(即 MBL 途径),由人体内 MBL 结合至细菌表面的糖结构而启动激活的途径;③旁路激活途径,不经过 C1、C4、C2,由病原微生物等提供结合表面,直接激活 C3 的途径。每条途径一般都包括三个阶段,即识别、活化和效应阶段。三条激活途径启动方式各异,但在激活过程中存在相互交叉,且在效应阶段具有共同的终末反应过程,即最终均形成膜攻击复合物(membrane attack complex,MAC),并发挥溶解细胞效应(图 6-1)。

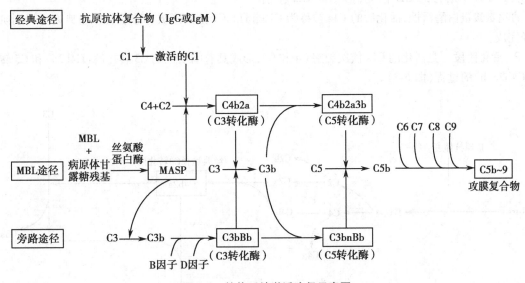

图 6-1 补体系统激活途径示意图

一、经典激活途径

经典途径(classical pathway,CP)是由抗原-抗体复合物启动 C1 的活化开始,该途径最早被人们所认识,又称第一途径或传统途径,是机体体液免疫应答的主要效应机制。但在机体抗感染免疫早期发挥效应的是不依赖抗体的旁路途径和 MBL 途径,最后才是依赖抗体的经典途径。

(一)激活物

补体经典途径的主要激活物是 IgG 类抗体(IgG₁、IgG₂、IgG₃)和 IgM 类抗体与相应抗原形成的免疫复合物(immune complex,IC)。此外,C 反应蛋白、多核苷酸、细菌脂多糖、脂质体、心肌线粒体和某些病毒蛋白(如 HIV 的 gp120)也可作为经典途径的激活物。

C1q 与 IC 中抗体分子的补体结合位点相结合,是经典途径的始动环节。游离的抗体分子不能单独激活 C1,只有当抗体与抗原结合后,其 Fc 段空间构象发生改变,暴露出补体结合位点,才能识别 C1q。一个 C1q 分子必须同时与两个以上抗体分子 Fc 段相结合才能被激活。IgG 分子为单体,只有两个以上的 IgG 分子相互靠拢,才能激活 C1q 启动经典途径。不同人 IgG 亚类活化 C1q 的能力存在差异性,由高到低的顺序依次为 $IgG_3>IgG_1>IgG_2$,而 IgG_4 不能活化 C1q。IgM 分子是五聚体,有多个补体结合点,故单个 IgM 分子与抗原结合后即可激活 C1q,启动经典途径。也就是说,IgM 激活补体的能力比 IgG 更强。

(二)激活过程

参与经典激活途径的补体成分包括 C1 ~ C9。激活过程的前两个阶段为识别阶段(C1 酯酶的形成)和活化阶段(C3 转化酶与 C5 转化酶的形成阶段)。最后进入终末通路。

1. 识别阶段 是指从 C1q 识别免疫复合物至 C1 酯酶(即 C1s)形成的阶段。

C1 是由一个 C1q 分子依赖于 Ca^{2+} 与两个 C1r 及两个 C1s 分子相结合而组成的多聚体复合物(图 6-2)。C1q 由 6 个相同的亚单位聚合而成,每一个亚单位的氨基端呈束状聚拢;羧基端为球形头部,它是 C1q 分子与 Ig 的补体结合位点(C_H2/C_H3)相结合的部位。当 C1q 的两个或多个球形头部与 IC 中的 IgM 或 IgG 分子结合后,使 C1q 空间构象发生变化,导致与 C1q 结合的 C1r 活化,活化的 C1r 激活

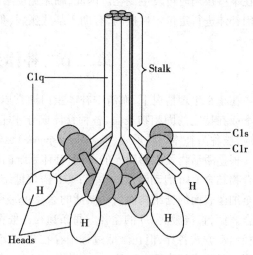

图 6-2 C1 分子结构示意图

C1s 的丝氨酸蛋白酶活性,活化后的 C1s 被称为 C1 酯酶。C1 酯酶形成标志着补体经典途径识别阶段已经完成。

2. 活化阶段 是活化的 C1s 依次裂解 C4 和 C2,形成具有酶活性的 C3 转化酶(C4b2a)和 C5 转化酶(C4b2a3b)的过程(图 6-3)。

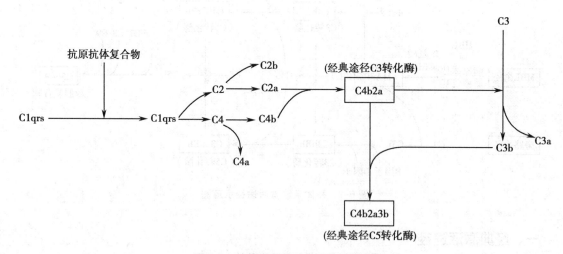

图 6-3 补体激活的经典途径示意图

C4 和 C2 都是 C1s 的底物分子。其中,C4 分子是 $\overline{C1s}$ 的第一作用底物,而 C2 分子是 C1s 的第二作用底物。在 Mg^{2+} 存在下,C4 首先被 C1s 裂解为 C4a 和 C4b 两个片段,其中小片段 C4a 释放入液相,大片段 C4b 则与膜或 IC 结合。在 Mg^{2+} 存在的条件下,C2 可与 C4b 结合形成复合物,随后也被 C1s 裂解为 C2a 和 C2b 两个片段,大片段 C2a 与 C4b 结合形成 C4b2a,即 C3 转化酶(C3 convertase),而小片段 C2b 进入液相中。

C3 的裂解是补体活化的关键性步骤,涉及所有 3 条途径。C4b2a 复合物中的 C4b 与 C3 结合,C2a 将 C3 水解为 C3a 和 C3b 两个片段,小片段 C3a 进入液相,大片段 C3b 与 C3 转化酶(C4b2a)的 C4b 结合,形成 C4b2a3b 复合物,即 C5 转化酶(C5 convertase)。

C5 转化酶进一步裂解 C5,进入补体激活的终末通路。补体激活中大部分 C3b 很快与水分子反

应,失去结合膜相的能力而被液相中的 C3b 灭活因子裂解,不再参与补体级联反应。此外,C3b 也可进一步被裂解为 C3c、C3d 等小分子片段,而 C3d 可参与机体适应性免疫应答。

二、旁路激活途径

旁路途径(alternative pathway,AP)又称为替代途径或备解素途径,它不依赖于抗体,也不需要 C1、C4、C2 参与,而是在 B 因子、D 因子和备解素(P 因子)的参与下,由微生物或外源性异物直接活化 C3 开始的激活途径。因为它被发现于经典途径之后,故又称第二途径。

(一)激活物

旁路途径的"激活"与 IC 无关。其激活物通常为某些病原菌的脂多糖、肽聚糖、酵母多糖、凝聚的 IgG_4 和 IgA 及其他哺乳类动物细胞成分,这些激活物实际上是为补体活化提供保护性环境和接触表面的成分。这些物质均可不通过 C1q 活化而直接激活旁路途径。因此,旁路途径通常在感染早期参与机体免疫防御反应。

(二)激活过程

C3 是旁路途径的启动分子。生理情况下,体内 C3 可被血清蛋白酶持续缓慢地裂解,产生少量 C3b。但绝大多数 C3b 在液相中会被快速水解灭活,只有少数 C3b 可与细胞表面蛋白或多糖结合。若 C3b 结合于自身组织细胞表面,则可被多种调节蛋白(如 H 因子、I 因子、DAF、MCP 等)降解而灭活。若 C3b 结合于"激活物"表面,则可在 Mg^{2+} 存在下与 B 因子结合形成 C3bB,B 因子被血清中 D 因子裂解成 Ba 和 Bb。Bb 仍与 C3b 结合形成 C3bBb,即旁路途径 C3 转化酶。

在旁路激活途径中,血清中的备解素(properdin,P 因子)可结合细菌表面,与 C3bBb 结合形成稳定的复合物 C3bBbP,这使得 C3 转化酶活性更为稳定,可防止其被降解。稳定的 C3bBb 亦可裂解 C3,产生更多的 C3b 分子,部分新生的 C3b 分子又可与 Bb 结合为新的 C3bBb 或 C3bBbP,从而形成更多的 C3 转化酶。由此可见,C3b 既是 C3 转化酶的组成成分,同时也是 C3 转化酶的作用产物。这种反应机制形成了旁路激活的正反馈放大效应。实际上,由经典途径产生的 C3b 也能参与激活旁路途径,同时旁路途径 C3 转化酶对经典途径补体也能起到活化作用,这是经典途径和旁路途径通过交叉激活方式而形成的一种放大机制。

旁路途径 C3 转化酶可使 C3 裂解产生大量 C3b,与 C3bBb 和 C3bBbP 结合形成新的复合物 C3bBb3b(或 C3bnBb)和 C3bnBbP,即旁路途径的 C5 转化酶。C5 转化酶可进一步裂解 C5,引起共同的末端效应,其后的终末反应通路与经典途径完全相同(图 6-4)。

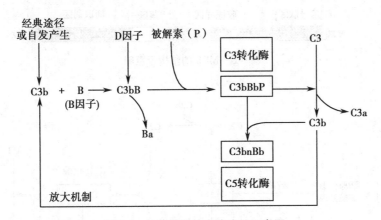

图 6-4 补体激活的旁路途经示意图

三、MBL 激活途径

甘露聚糖结合凝集素途径(即 MBL 途径)又称凝集素途径(lectin pathway,LP),是由血浆中 MBL 直接识别多种病原微生物表面的 N-氨基半乳糖或甘露糖,进一步活化 MBL 相关的丝氨酸蛋白酶(MBL associated serine protease,MASP)、C4、C2、C3,形成与经典途径中相同的 C3 转化酶和 C5 转化酶,发生一系列级联酶促反应过程。MBL 途径与旁路途径均不依赖于抗原-抗体复合物的形成,因而两者均在病原微生物感染早期发挥免疫防御作用。

（一）激活物

MBL途径主要激活物为含糖基的病原微生物,如甘露糖、岩藻糖及N-乙酰葡糖胺等。但正常人体组织细胞表面相应的糖结构因被其他成分覆盖而不能启动MBL途径。正因为如此,MBL途径能够正确识别"自身组织细胞"和"非己病原微生物"。

（二）激活过程

正常人血清中MBL水平极低,在病原微生物感染的早期,体内吞噬细胞被活化后产生大量细胞因子介导炎症反应,并可刺激肝细胞合成与分泌急性期反应蛋白(如MBL和C反应蛋白),使血浆MBL水平显著升高。

MBL是一种结构及作用类似于C1q的蛋白质分子(图6-5),可通过其羧基端识别区的球状结构与病原微生物表面的甘露糖残基和果糖残基结合,继而发生空间构象改变,导致与其相连的MASP发生活化。MASP主要包括MASP-1和MASP-2两类:①活化的MASP-2的生物学活性类似于活化的C1s,可裂解C4和C2,C4b与C2a结合形成经典途径C3转化酶(C4b2a),其后的级联反应过程与经典途径相同(图6-6);②活化的MASP-1可直接裂解C3,形成旁路途径C3转化酶(C3bBb),参与并加强旁路途径正反馈环路。因此,MBL途径对补体经典途径和旁路途径具有交叉促进作用(图6-6)。

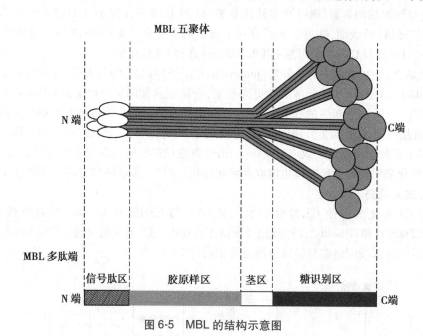

图 6-5　MBL 的结构示意图

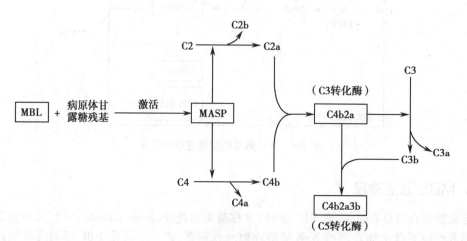

图 6-6　补体激活的 MBL 途径示意图
MBL 为甘露聚糖结合凝集素,MASP 为 MBL 相关的丝氨酸蛋白酶。

四、补体激活的共同末端效应

补体激活三条途径终末过程的组分及活化过程相同,即由形成的 C5 转化酶将 C5 裂解为 C5a 和 C5b,此后不再发生酶裂解过程,而是发生多种补体蛋白成分的聚合过程和补体蛋白发生变构作用,最终形成插入细胞膜的攻膜复合物(MAC)。

C5 被裂解为 C5a 和 C5b。C5a 游离于液相中,是重要的炎症介质。C5b 则结合于细胞表面,可与 C6 稳定结合形成 C5b6。C5b6 自发与 C7 结合形成 C5b67 复合体,暴露膜结合位点,进而与细胞膜非特异性结合而插入在细胞膜脂质双层中。结合于细胞膜上的 C5b67 可与 C8 结合,形成 C5b678 复合体,从而牢固附着于细胞表面。此时,C8 空间构象发生改变,可在细胞膜上造成裂痕,并促进 C9 的结合和多聚化。当 12~19 个分子的 C9 加入联结后,便形成了 C5b6789n 巨分子复合体,即完整的、具有活性的 MAC(图 6-7)。

MAC 在功能上作为一个整体而发挥溶解细胞的作用。通过电镜可见 MAC 多聚体特征性结构为:中空的多聚 C9 插入靶细胞膜脂质双层,形成内径约 10nm 的管道结构。MAC 允许小分子、离子及水分等可溶性分子自由进出细胞,但不允许蛋白质类大分子通过,这样导致细胞内电解质外流,细胞外水分子内流,最终导致细胞肿胀破裂而崩解。此外,MAC 亦可使致死量钙离子向细胞内被动扩散,最终导致细胞死亡。

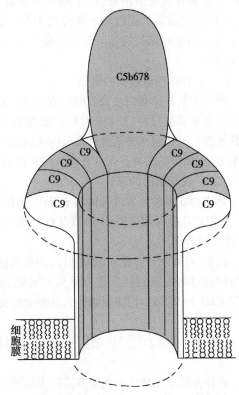

图 6-7 攻膜复合体(MAC)结构示意图

上述补体激活三条途径虽起点各异,但又密切相关。三条途径均以 C3 活化为中心,最终形成共同的终末通路。旁路途径和 MBL 途径均不依赖于特异性抗体的形成,微生物细胞壁脂多糖或炎症早期急性蛋白即可直接激活补体,当发生病原微生物初次感染或处于感染的早期,此时特异性抗体尚未产生或产生量极低的情况下,机体可通过旁路途径和 MBL 途径而发挥免疫防御作用,从而使机体获得抵抗病原体感染的能力。而对于只有依赖于特异性抗体才能激活的经典途径,则在病原微生物感染后期或抵抗相同病原体的第二次入侵时才能有效发挥作用。因此,补体经典途径是人类体液免疫应答的主要效应机制之一。三条途径异同点比较见表 6-1。

表 6-1 补体三条激活途径的比较

	经典途径	旁路途径	MBL 途径
激活物	抗原抗体复合物、C 反应蛋白、多核苷酸、细菌脂多糖、脂质体等	微生物颗粒或外源性异物(病原菌脂多糖、酵母多糖、肽聚糖等)	病原体表面特殊糖结构(甘露糖、岩藻糖、N-氨基半乳糖等)
识别分子	C1q	无	MBL 或 C 反应蛋白
参与成分	C1~C9	C3、C5~C9、fB、fD、fP	除 C1 外所有补体固有成分
所需离子	Ca^{2+}、Mg^{2+}	Mg^{2+}	Ca^{2+}、Mg^{2+}
C3 转化酶	C4b2a	C3bBb	C4b2a、C3bBb
C3b 正反馈环	无	有	有
C5 转化酶	C4b2a3b	C3bBb3b	C4b2a3b、C3bBb3b
作用	适应性体液免疫的效应机制之一	固有免疫	固有免疫
意义	参与感染后期或二次感染防御机制	参与早期抗感染	参与早期抗感染

五、补体系统激活的调控

补体系统的激活是一种高度有序的级联放大反应过程,其结果是导致细胞溶解和引起炎症反应。在正常生理情况下,补体系统的激活是机体的保护性反应。但若补体系统激活失控,则可导致机体大量补体成分被消耗,产生剧烈的炎症反应,从而造成机体自身组织细胞的病理性损伤。因此,补体系统激活的调控对于维持机体内环境稳定具有重要的意义。事实上,机体对于补体系统的活化存在精细的调控机制。补体的调控主要通过补体成分的自身衰变和各种补体调节蛋白的作用来实现。

(一)补体自身衰变的调节

绝大多数补体蛋白主要以酶原或无活性状态存在于体液中,被激活的补体蛋白半衰期极短,一般仅为几秒钟到数分钟,若未及时与靶细胞膜结合,即迅速衰变失活,成为补体激活级联反应的重要自限性因素。补体裂解的活性片段 C4b、C2a、C3b、C5b 等必须通过与相应的细胞膜受体结合才能发挥生物学效应,而单独游离存在的补体活性片段会很快衰变失活。

(二)调节蛋白的调节

体内存在多种可溶性补体调节蛋白,可作用于不同的补体分子,使补体的激活与抑制处于平衡状态,如 C1INH 能有效抑制 C1 的自发激活,C4BP 可竞争性抑制 C4b 与 C2 结合,进而阻止补体经典途径 C3 转化酶形成。

此外,补体调节存在同源限制性,即靶细胞与补体若来源于同一种属,则补体溶细胞效应被抑制。参与同源限制效应的调节蛋白称为同源限制性因子(homologous restriction factor,HRF),包括 DAF、MCP、CR1 和 CD59。同源限制性的生物学意义在于能保护正常组织细胞免受自身补体损伤。

第三节 补体系统的生物学功能

补体系统是人体内的免疫效应放大系统,具有多种生物学作用。它不仅在固有免疫中发挥作用,还参与适应性免疫反应。补体的生物学作用主要表现在以下两个方面:①补体在细胞表面被激活后组装形成 MAC,介导细胞溶解效应;②补体活化过程中产生的裂解片段可通过与细胞膜上相应受体结合而介导生物学效应。

一、溶解细胞作用

补体系统主要通过三条途径激活,最终均在靶细胞表面形成 MAC 并介导细胞溶解。其机制为:①MAC 可形成穿膜的亲水性孔道,使细胞内外渗透压失衡而导致细胞溶解;②细胞膜上形成大量 MAC,与磷脂结合可引起脂质双层膜破坏,最终导致细胞崩解,此效应是裂解有包膜病毒的重要机制。补体介导的细胞溶解作用参与了机体抗细菌(主要是 G^+ 细菌)、抗病毒(有包膜病毒如流感病毒、HIV 反转录病毒)及抗寄生虫反应,是机体抗感染的重要防御机制之一。同时,它还在某些病理情况下促使自身细胞溶解,引起组织损伤和疾病(如自身免疫性疾病)。

二、调理作用

补体裂解片段 C3b、C4b 和 iC3b 等可附着细菌、病毒等颗粒性物质表面,并通过吞噬细胞表面 CR1(CR3、CR4)与吞噬细胞结合,从而促进吞噬细胞对细菌的吞噬作用,称为补体的调理作用。补体的调理吞噬作用是机体抵御全身性细菌和真菌感染的主要机制之一,它在人体抗感染免疫方面有着重要的意义。

三、清除免疫复合物

血液循环中随时都可能形成少量 IC,若形成中分子量循环 IC,则可能沉积于血管壁,通过激活补体而导致炎症反应,并造成机体组织细胞损伤。补体参与清除循环 IC,有利于机体保持自身内环境的稳定。其机制为:①抑制 IC 形成或溶解已形成的 IC:一方面,补体结合于 Ig 的 Fc 段可在空间上干扰

Ig Fc 段间相互作用,促使已形成的 IC 解离;另一方面,补体结合于 Ig 的 Fc 段可改变 Ig 的空间构象,从而抑制新的 IC 形成。②促进 IC 的清除:循环 IC 激活补体后,产生大量的 C3b 可介导免疫黏附,使 IC 结合于表达 C3b 受体的红细胞和血小板或某些淋巴细胞上,随血流运送至肝脏、脾脏而被吞噬细胞清除,此现象也称为免疫黏附作用。

四、引起炎症反应

某些补体活性片段具有炎症介质作用,主要表现为过敏毒素作用、激肽样作用和趋化作用。

(一)过敏毒素作用

C3a、C4a、C5a 作为过敏毒素,它们可分别与肥大细胞或嗜碱性粒细胞表面相应受体 C3aR、C4aR 和 C5aR 结合,触发靶细胞脱颗粒,释放出组胺或其他生物活性物质,造成血管扩张、毛细血管通透性增加、平滑肌收缩等局部炎症反应。其中,C5a 的作用最强,C4a 作用最弱。

(二)激肽样作用

C2a、C4a 具有激肽样作用,它们可使血管通透性增加,引起炎性渗出和水肿。

(三)趋化作用

C5a、C3a 等对中性粒细胞具有强烈的趋化作用,可使中性粒细胞向炎症部位聚集。

在正常情况下,由补体活性片段引起的急性炎症反应仅发生于外来抗原侵入的局部,有利于机体清除抗原物质。但有时补体介导的炎症反应也可能对自身组织细胞造成损害。

五、免疫调节作用

补体可通过以下几个环节调节机体免疫应答:①C3 可参与捕捉、固定抗原,通过与抗原提呈细胞(APC)上的 CR1 和 CR2 受体结合,使抗原易被 APC 处理与提呈;②补体成分如 C3b 可与 B 细胞表面 CR1 结合,可促进 B 细胞增殖分化为浆细胞;③补体也可参与调节多种免疫细胞效应功能,如 C3b 与自然杀伤细胞结合可增强其对靶细胞的 ADCC 效应。

第四节　补体检测技术与临床应用

一、补体总活性测定

补体活性测定主要采用免疫溶血法,可分为经典途径溶血活性测定(CH50)和旁路途径溶血活性测定(AH50)。补体总活性的测定是对激活后补体最终效应的检测方法,它反映的是补体的整体功能。目前已建立的经典途径补体总活性测定方法均以红细胞的溶解为指示,以 50% 溶血率为判断指标,故称 CH50。因 CH50 是常用的补体总活性检测项目,故本文介绍 CH50 法测定经典途径补体总活性。

(一)CH50 检测的基本原理

补体最主要的活性是溶细胞效应。利用绵羊红细胞(SRBC)与特异性抗体(溶血素)结合后可活化补体(C1～C9),激活补体经典途径而导致溶血。当红细胞和溶血素量一定时,在规定的反应时间内溶血程度与补体量及活性呈一特殊的 S 形曲线(图 6-8)。在一定范围内(30%～70% 溶血率),溶血程度与补体的活性呈正相关。以溶血百分率为纵坐标,相应血清量为横坐标,通常以 50% 溶血率作为判断指标。以引起 50% 溶血所需最少补体量为一个 CH50,可计算出待测血清中总补体溶血活性,以 CH50U/ml 表示。

(二)CH50 测定关键技术

在正式试验之前,应先调制红细胞浓度、滴定溶

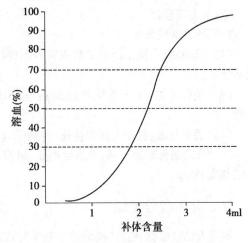

图 6-8　溶血程度与补体含量的关系

血素效价。

1. 2%羊红细胞悬液制备　SRBC采自绵羊颈静脉,制备脱纤维抗凝羊血,4℃保存,用前调制成2%SRBC悬液。

2. 溶血素制备或准备　溶血素可通过SRBC免疫家兔获得,一般无需纯化,但需先加热56℃、30min以灭活补体。溶血素有商品销售,可按标识效价稀释为2个单位。

3. 致敏羊红细胞制备　2%SRBC悬液加等量2单位溶血素,混匀,于37℃水浴10min。

4. 稀释缓冲液制备　磷酸缓冲液或巴比妥缓冲液等均可,pH调到7.4。

5. 50%溶血标准管制备　取致敏SRBC悬液0.5ml,加入2.0ml蒸馏水,混匀,将SRBC全部溶解,即为50%溶血悬液;随试验一起温育。

6. 加样　按照表6-2所示,依次将各成分加入至各个试管中,充分混匀,置37℃水浴30min。第10号管为非溶血对照。

表6-2　总补体活性(CH50单位)测定法

管号	1	2	3	4	5	6	7	8	9	10
1∶20稀释血清(ml)	0.1	0.15	0.2	0.25	0.3	0.35	0.4	0.45	0.5	—
巴比妥缓冲液(ml)	1.4	1.35	1.3	1.25	1.2	1.15	1.1	1.05	1.0	1.5
致敏SRBC	1.0	1.0	1.0	1.0	1.0	1.0	1.0	1.0	1.0	1.0

7. 结果判定　将各试管2 000r/min,离心5min,先肉眼观察,再通过分光光度计测量吸光度值(A)(选择测量波长542nm、0.5cm比色杯),以50%溶血管最接近的一管所加待检血清用量作为终点管,按下式计算CH50值。

$$血清补体\ CH50(U/ml) = 1/血清用量×稀释倍数$$

不同的CH50测定法,其CH50活性参考范围不一,一般以反应总体积2.5ml为常用,参考范围一般为50~100U/ml。各实验室应根据所使用的检测系统,检测一定数量的健康人群,建立自己的参考区间。若引用文献或说明书参考区间,使用前应该进行验证。

（三）方法评价

1. CH50测定试验为补体活性初筛试验,主要检测补体经典途径的溶血活性,反映补体C1~C9等9种成分的综合水平。CH50降低仅反映补体系统C1~C9等9种成分活性下降,但不能具体提示哪一种或哪几种成分活性下降。

2. 该方法敏感性较低,影响因素较多,如反应所用的缓冲液、SRBC状态、反应温度、pH、离子强度以及反应容器的洁净程度等。因此,缓冲液和SRBC均应现配现用,反应容器应该洁净。

3. 由于补体对热不稳定,故待测血清必须为新鲜、无溶血标本。

（四）临床应用

1. CH50活性降低

（1）合成减少:见于严重肝病或营养不良(如肝炎、肝硬化、肝癌等)、先天性补体缺陷症、免疫功能不全等。

（2）消耗增加:见于系统性红斑狼疮(SLE)、类风湿关节炎和强直性脊柱炎等自身免疫病活动期。

（3）丢失过多:见于大面积烧伤、肾病综合征等。

2. CH50活性增高　见于急性炎症、组织损伤、感染、肿瘤、自身免疫性疾病(如类风湿关节炎、SLE)恢复期。

二、补体成分测定

测定方法可根据各补体成分的生物学特性进行设计,可分为免疫溶血法和免疫化学法,前者用来检测单个成分的功能和活性,后者基于抗原-抗体反应,可测定其含量。目前多应用自动化免疫比浊分

0601
文档:补体旁路途径溶血活性

笔记

析法,可准确测定 C3、C4、C1q、B 因子等多个单一的补体成分(见第十四章)。

(一)免疫溶血法

1. **基本原理** 该法以 SRBC-溶血素作为指示系统参与反应。试验中有两组补体参与,一组是作为反应系统的补体,一般选用缺少待测补体组分的血清作为试剂,如某些人天然缺乏 C2、豚鼠缺 C4、小鼠缺 C5、家兔缺 C6,也可用化学法制备缺乏待测补体成分的血清,如用氨或肼灭活豚鼠血清 C4,用酵母多糖灭活 C3 等。再加入致敏 SRBC(用于检测经典途径补体成分)或致敏兔红细胞 RRBC(用于检测替代途径补体成分)后,由于缺乏某种补体成分,而补体不能连续激活,不发生溶血反应。另一组加入待测血清,若该血清中含有待检补体成分,则补体激活反应得以完成,产生溶血反应。溶血程度与待测补体成分活性相关,仍以 50% 溶血为终点。

2. **方法评价** 采用免疫溶血法测定待测标本的补体成分,无需特异仪器与设备,但敏感性较低,影响因素较多。该法不是检测某个补体成分的具体含量,而是检测其活性。

3. **临床应用** 可用于辅助诊断某个补体成分缺失或其含量正常但无溶血活性而引起的先天性补体缺陷病。

(二)免疫化学法

用于补体单个成分测定的免疫化学法主要包括单向免疫扩散、火箭免疫电泳和免疫比浊法。前两种方法(见第十三章)为手工操作,过程烦琐,耗时较长,影响因素较多,结果重复性差,在临床上已趋于淘汰。免疫比浊法包括免疫透射比浊法和免疫散射比浊法。这两种方法均可通过仪器对补体的 C3、C4、C1q、B 因子等单个成分进行自动化测定。

1. **基本原理** 待测血清标本中 C3、C4 成分经适当稀释后与相应抗体反应形成免疫复合物,仪器对免疫复合物产生的散射光或透射光信号进行自动检测,并通过标准曲线自动计算出所测成分的浓度(见第十四章)。

2. **方法评价** 该法是借助补体成分的抗原性和与相应抗体反应的前带原理建立的补体单个成分定量检测方法,因其简单、快速、特异、灵敏、重复性好、自动化程度高而在临床中广泛使用。自动免疫比浊法可反映所测补体成分的绝对含量,是目前国内外临床免疫学检测补体组分的主要方法。该法的不足之处在于,其检测单一补体成分的蛋白含量,不能代表其生物学功能和活性。某些个体中某一补体成分含量正常,但其免疫学活性降低或无免疫学活性。

3. **临床应用** 多种疾病时可出现血清补体含量的变化。如血清 C3 含量降低见于严重肝病、先天性补体缺陷症、系统性红斑狼疮(SLE)、类风湿关节炎和强直性脊柱炎等疾病活动期、肾病综合征等。C3 含量增高见于急性炎症、感染、肿瘤等。血清 C4 含量降低见于自身免疫性慢性活动性肝炎、类风湿关节炎、系统性红斑狼疮等。C4 含量升高见于风湿热的急性期、结节性周围动脉炎、皮肌炎等。血清 C1q 含量降低见于活动性混合性结缔组织病;C1q 含量增高见于骨髓炎、血管炎、活动期过敏性紫癜等。

三、补体结合试验

补体结合试验(complement fixation test,CFT)是根据任何抗原-抗体复合物可激活补体、固着补体的特性,用一定量的补体和致敏红细胞来检查抗原抗体间有无特异性结合的一类实验。该方法并非用于补体的检测,而是利用补体的溶细胞作用进行各种物理状态的抗原抗体测定。

(一)基本原理

CFT 共有 5 种成分参与,分属 3 个系统:①反应系统,包括已知抗原(或抗体)与待测抗体(或抗原);②补体系统;③指示系统,包括 SRBC 与相应溶血素。

通常反应分两步进行:第一步是反应系统抗原与抗体形成的免疫复合物与补体的作用;第二步是指示系统与剩余补体的反应。如反应系统中抗原与抗体相对应,则两者会特异性结合形成免疫复合物,固定和消耗补体,则在第二步加入 SRBC-溶血素指示系统时已无游离补体存在,则不出现溶血,为补体结合试验阳性;反之,出现溶血,则为补体结合试验阴性。试验中可将反应系统的待测抗原(或抗体)作系列倍比稀释,根据溶血情况可达到定性和半定量目的。

本试验既可用已知抗原检测未知抗体,又可用已知抗体检测未知抗原。

（二）关键技术

1. 试剂的准备

（1）抗原或抗体：试验中抗原或抗体均应适当纯化。抗原纯度愈高，特异性愈强。常用豚鼠制备用于检测抗原的抗血清。抗原应避免与补体结合试验所用抗原为同种动物组织或细胞培养来源，以免抗血清与组织细胞成分发生交叉反应。由于抗原与抗体的比例对试验结果产生一定的影响，在补体结合试验中抗原与抗体应选择适宜的浓度比例。通常采用方阵法进行抗原与抗体滴定，以确定抗原或抗体相应的使用单位。

（2）补体：检测人或哺乳动物血清标本时，一般采用豚鼠血清补体。补体血清必须新鲜，最好当日使用。必须保存时可采取小量分装，-70℃可保存数月，避免反复冻融。因补体活性不稳定，试验中补体的量过多或过少可导致假阳性或假阴性。故每次试验前均需对补体效价进行滴定，以确定其用量，以能产生完全溶血的最少补体用量为1个单位，正式试验时使用2个单位。每次试验前均应进行滴定。

（3）SRBC和溶血素：SRBC应为新鲜脱纤维绵羊血或阿氏液保存绵羊血（4℃可稳定2~3周），应保证每次所用SRBC浓度一致，且应注意不能溶血。溶血素是用SRBC免疫家兔后得到的抗SRBC抗体，在试验前需56℃ 30min或60℃ 3min灭活补体。

2. 正式试验　用稀释和处理后的标本与已知抗原或抗体、不同含量的补体温育一定时间后，再与指示系统共育。反应结束后，首先观察各对照管，与预期结果相符才能判断测定结果。阴性、阳性对照管应分别为明确溶血与不溶血；待检血清对照管、抗体或抗原对照管、阴阳性对照的对照管等均应为完全溶血；SRBC对照管不应出现溶血；补体对照管2个单位应为全溶血、1个单位为全溶血或略带有少许红细胞、0.5个单位应不出现溶血。在各对照管结果符合的情况下，待测血清不溶血则为阳性，溶血则为阴性。

若上述各对照管不出现预期结果，则说明试验结果不可靠，其可能原因应根据出错的对照管进行分析，并重复进行试验。如0.5个单位补体对照管出现明显溶血，则说明补体用量过多；若2个单位补体对照管不出现完全溶血，则说明补体用量不够。

（三）方法评价

补体结合试验是经典的免疫学检验技术之一，具有灵敏度高、特异性强、反应结果明显、可检测的抗原或抗体范围广泛等方面优点。但该试验缺点同样明显：①由于参与的成分多，影响的因素复杂多样，操作繁琐、不易于自动化。②若待测血清有抗补体作用，则试验易于失败。③补体稳定性差，检测结果难以实现标准化。

（四）临床应用

随着免疫学检验技术的快速发展，目前该法在临床上已基本被淘汰。

本章小结

1. 补体是一组广泛存在于人或动物血清、组织液和细胞膜表面的不耐热、经活化后具有酶活性的蛋白质，可通过经典途径、旁路途径和甘露聚糖结合凝集素途径被激活。

2. 经典途径由抗原-抗体复合物结合C1q而启动；甘露聚糖结合凝集素途径由人体内MBL结合至细菌表面的糖结构而启动；旁路途径不经过C1、C4、C2，而是由病原微生物等提供结合表面，直接激活C3的途径。三条激活途径启动方式各异，但在激活过程中存在相互交叉，且在效应阶段具有共同的终末反应过程，即最终均形成膜攻击复合物，并发挥溶解细胞效应。

3. 补体活化后可发挥介导细胞溶解、调理吞噬、炎症反应、清除免疫复合物、免疫调节等一系列重要的生物学效应，在机体免疫保护和免疫损伤中起双重角色。

4. 在补体检测技术中，CH50检测法主要反映补体总活性，而单个补体成分检测则包括溶血法与免疫化学法，后者为临床上常用的定量测定方法。

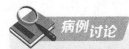

病例讨论

　　患者,女性,45岁。入院前半个月患者无明显诱因出现双肩关节、双肘关节、双腕关节、右手(第五掌指关节、第五远端指间关节、第三掌指关节、第三远端指间关节、第一掌指关节、第一远端指间关节)、左手(第一掌指关节、第一远端指间关节、第二掌指关节、第二远端指间关节、第四掌指关节、第四远端指间关节)出现红肿,伴关节疼痛,夜间疼痛加重,活动后缓解,有晨僵,无关节畸形、脊柱疼痛,无猖獗性龋齿、皮疹、眼干等不适。患者自行到药店购买"止痛片"后,症状未缓解。现在该患者来院求诊,医生以"类风湿关节炎"收入住院。患者自患病以来,精神、饮食、睡眠差,大小便正常,近期体重无明显改变。经实验室检查,类风湿因子(RF)和抗环瓜氨酸肽抗体(CCP)阳性,补体 C3 含量为 0.45g/L(参考范围 0.9~1.8g/L),补体 C4 含量为 0.11g/L(参考范围为 0.2~0.4g/L)。

病例分析

(刘伟平)

扫一扫,测一测

思考题

　　1. 试比较补体三条激活途径的异同点。
　　2. 补体系统发挥溶解细胞的作用机制是什么?
　　3. 简述补体的检测方法及其临床应用。

笔记

第七章　主要组织相容性复合体

07章PPT

学习目标

1. 掌握 MHA、MHC、HLA、HLA 复合体的概念；HLA 复合体的基因结构；HLA Ⅰ 类分子、HLA Ⅱ 类分子的分布和主要生物学功能。

2. 熟悉 HLA Ⅰ 类分子、HLA Ⅱ 类分子的结构；HLA 复合体的遗传特性。

3. 了解 HLA 的医学意义。

主要组织相容性复合体(major histocompatibility complex, MHC)是在脊椎动物中发现的编码免疫球蛋白样受体的基因群，其编码的蛋白质称为主要组织相容性抗原(major histocompatibility antigen, MHA)，又称为 MHC 分子，在器官移植时决定供者与受者器官组织相互接受的程度，能够诱导迅速而强烈的移植排斥反应。MHC 在哺乳动物中普遍存在，不同动物命名不同，小鼠的 MHC 称为 H-2 基因复合体，人的 MHC 分子因最先在白细胞表面发现，且在白细胞表面含量最高，故称为人类白细胞抗原(HLA)。HLA 的编码基因称为 HLA 复合体。

第一节　HLA 复合体基因结构及遗传特性

人 HLA 复合体是一群与人体免疫应答反应密切相关的基因群，位于第 6 号染色体短臂上，全长 3 600kb，占人类基因组的 1/3 000，已完成全部测序，共有 224 个基因座位，其中有 128 个功能性基因，可表达蛋白分子。HLA 复合体分 HLA Ⅰ、HLA Ⅱ、HLA Ⅲ 三类基因区(图 7-1)，经典的 HLA Ⅰ 和 HLA Ⅱ 类基因其编码产物具有抗原提呈功能，参与适应性免疫应答；HLA Ⅲ 类基因主要编码包括补体在内的一些与免疫功能相关的可溶性蛋白，参与免疫应答调控。

一、HLA Ⅰ 类基因

HLA Ⅰ 类基因位于着丝点的远端，主要包含 B、C、A 三个基因座位。HLA Ⅰ 类基因仅编码 HLA Ⅰ 类分子重链(α 链)，轻链(β 链)由第 15 号染色体上的基因编码。近年来相继发现大量与 Ⅰ 类基因结构相似的基因，已被正式命名的有 HLA-E、F、G、H、J、K、L。其中 HLA-E、F、G 基因可编码非多态性的 Ⅰ 类样抗原(或非经典 Ⅰ 类抗原)，但它们的确切功能尚未清楚。HLA-H、J、K、L 则属于假基因。

二、HLA Ⅱ 类基因

HLA Ⅱ 类基因位于着丝点的近端，依次由 DP、DN、DM、DO、DQ、DR 等亚区组成，DP、DQ、DR 各亚区又包含 A、B 两种功能基因座位，编码 HLA Ⅱ 类分子。

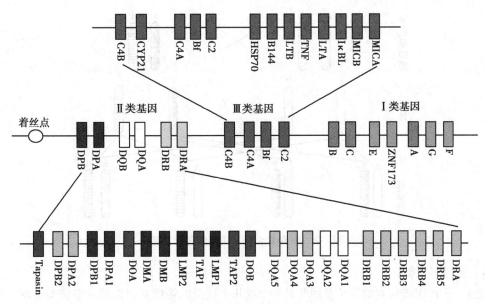

图 7-1 HLA 复合体基因结构示意图

三、其他基因

研究发现,在 HLA Ⅰ、HLA Ⅱ、HLA Ⅲ类基因区存在一些与免疫功能相关的基因,如 HLA Ⅲ类基因区存在补体成分(C4、Bf 和 C2)、肿瘤坏死因子(TNF、LTA 和 LTB)和热休克蛋白等的编码基因,HLA Ⅱ类基因区存在抗原加工相关基因,如抗原加工相关转运物、HLA-DM、HLA-DO 等的编码基因。

四、HLA 复合体的遗传特性

(一)高度多态性

HLA 复合体是迄今为止人体最复杂的基因系统,呈高度的多态性。所谓多态性,是指在随机婚配的群体中,一个基因座位有多个等位基因,编码多种基因产物。对个体而言,一个基因座位只有两个等位基因,分别来自父母双方。对群体而言,一个基因座位存在着多个等位基因,称为复等位基因。因此,多态性是针对群体而言,反映了群体中不同个体同一基因座位上基因存在的差别。其产生的主要原因是 HLA 复合体是一群紧密连锁的基因,具有多基因座位,并且每个基因座位上又有多个复等位基因。至 2017 年 9 月,HLA 复合体各基因座位已发现正式命名的复等位基因数达 17 331 个(表 7-1)。

表 7-1 HLA 主要基因座位和已获正式命名的等位基因数(至 2017 年 9 月)

基因种类	经典Ⅰ类基因			经典Ⅱ类基因							免疫功能相关基因				其他	合计
基因位数	A	B	C	DRA	DRB1	DRB3	DQA1	DQB1	DPA1	DPB1	E	G	MICA	MICB		
基因数	3 997	4 859	3 605	7	2 122	145	92	1 152	56	942	26	56	106	42	124	17 331

(二)共显性遗传

共显性(co-dominancc)是指某位点的等位基因不论是杂合子还是纯合子,均能同等表达,两者的编码产物都可在细胞表面检测到,这些产物组成了个体的表型(phenotype)。多数个体的 HLA 位点都是杂合子,同时表达两种基因产物;而当父亲和母亲在某位点上具有相同的等位基因时,其子代的这个位点就成为纯合子,但这种概率很小。共显性遗传进一步增强了人群中 HLA 表型的多样性。

(三)单倍型遗传

单倍型(haplotype)是指一条染色体上 HLA 各位点基因紧密连锁组成的基因单位,又称单元型。人体细胞为二倍体型,两个单倍型分别来自父亲和母亲(图 7-2),共同组成个体的基因型(genotype)。由于一条染色体上 HLA 各位点的距离非常近,很少发生同源染色体之间的交换,所以亲代以 HLA 单倍型为单位将遗传信息传给子代。因此,同胞之间有完全相同或完全不同 HLA 基因型的可能性都是 1/4,一个单倍型相同的可能性是 1/2。而子代和亲代总是有一个相同的单倍型。

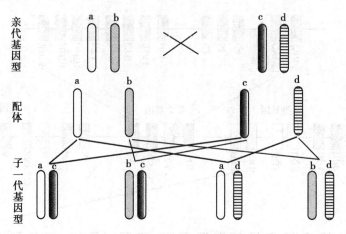

图7-2 HLA复合体单倍型遗传示意图

（四）连锁不平衡

理论上,一个HLA位点的等位基因与另一个或几个位点的等位基因在某一单倍型出现的频率应等于各自频率的乘积。然而在很多情况下预期的单倍型频率往往与实际检测的频率相差很大,在不同的地区或不同的人群某些基因相伴出现的频率特别高,这种现象称为连锁不平衡(linkage disequilibrium)。HLA基因连锁不平衡的发生机制目前尚不清楚,但已经发现某些疾病的发生与HLA复合体中某些特定的等位基因密切相关;某些连锁不平衡倾向于出现在某些区域、某些人种和某些民族。深入探讨连锁不平衡的发生机制无疑将有助于对某些疾病的诊断和治疗,亦将为人类学研究提供依据。

第二节 HLA复合体的分子结构与分布

一、HLA Ⅰ类分子结构与分布

（一）HLA Ⅰ类分子的结构

HLA Ⅰ类分子由一条长的肽链和一条短的肽链构成,中间由非共价键连接。长肽链为重链或称 α 链,由HLA Ⅰ类基因编码;短肽链为轻链或称 β 链(β_2 微球蛋白),由第15号染色体上的基因编码。HLA Ⅰ类分子结构可分为四个区域(图7-3)。

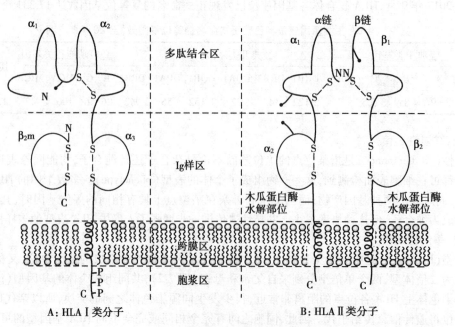

图7-3 HLA分子结构示意图

1. **肽结合区**　由 α₁ 和 α₂ 区域组成。该区域氨基酸的组成和排列顺序随着抗原肽的变化而变化，其功能是与抗原肽结合，从而将抗原肽提呈给 TCR 识别。

2. **免疫球蛋白样区**　由 α₃ 区域和 β₂ 微球蛋白组成。该区域氨基酸的组成和排列顺序稳定，不容易发生改变，类似于免疫球蛋白的恒定区。α₃ 区域是 I 类分子与 T 细胞表面的 CD8 分子结合的部位，β₂ 微球蛋白游离在细胞外，以非共价键与 α₃ 区域连接，其功能主要是维持 HLA I 类分子结构的稳定。

3. **跨膜区**　是指与 α₃ 相连接位于细胞膜中的区域，其功能是将 HLA I 类分子锚定在细胞膜上。

4. **胞质区**　是指 α 链存在于细胞质内的区域，其功能与细胞内外信号的传递有关。

（二）HLA I 类分子的分布

HLA I 类分子在体内分布广泛，存在于有核细胞膜上，包括网织红细胞和血小板。不同细胞膜上 HLA I 分子表达量不同，淋巴细胞膜上最多，其次是肺、肝、肾、皮肤的组织细胞膜上，但是在神经细胞、成熟的红细胞和滋养层细胞膜上不表达 HLA I 分子。

二、HLA II 类分子结构与分布

（一）HLA II 类分子的结构

HLA II 类分子由非共价键连接的两条肽链构成，分别为 α 链和 β 链（图 7-3），由 HLA II 类基因编码。HLA II 类分子结构可分为四个区。

1. **肽结合区**　由 α₁ 和 β₁ 区域组成。该区域氨基酸的组成和排列顺序随着抗原肽的变化而变化，其功能是与抗原肽结合，从而将抗原肽提呈给 TCR 识别。

2. **免疫球蛋白样区**　由 α₂ 和 β₂ 区域组成。该区域氨基酸的组成和排列顺序稳定不容易发生改变，类似于免疫球蛋白的恒定区。β₂ 区域是与 T 细胞表面的 CD4 分子结合的部位。

3. **跨膜区**　是指与 α₂ 和 β₂ 相连接位于细胞膜中的区域，其功能是将 HLA II 类分子锚定在细胞膜上。

4. **胞质区**　是指 α 链和 β 链存在于细胞质内的区域，其功能与细胞内外信号的传递有关。

（二）HLA II 类分子的分布

HLA II 类分子在体内分布局限，主要分布于抗原提呈细胞、活化的 T 细胞膜上，其次是血管内皮细胞和精子细胞表面。

第三节　HLA 主要生物作用及在医学上的意义

一、HLA 主要生物作用

（一）参与抗原的加工提呈

在特异性免疫应答中，HLA 分子参与对抗原的加工、处理与提呈过程。外源性抗原肽如细菌、异种蛋白等必须与 APC 细胞的 HLA II 类分子结合，形成外源性抗原肽-HLA II 类分子复合物，表达于细胞表面，才能向 CD4⁺T 细胞提呈抗原信息；内源性抗原肽如病毒、肿瘤抗原等必须与 HLA I 类分子结合，形成内源性抗原肽-HLA I 类分子复合物，表达于细胞表面，才能向 CD8⁺T 细胞提呈抗原信息。

（二）参与 T 细胞的限制性识别

TCR 在识别抗原肽的同时还需识别与抗原肽结合的 MHC 分子，这一现象称为 MHC 的限制性。靶细胞与 CD8⁺T 细胞之间的相互作用受 HLA I 类分子的限制，即 CD8⁺T 细胞只能识别与 HLA I 类分子结合的抗原肽；APC 细胞与 CD4⁺T 细胞之间的相互作用受 HLA II 类分子的限制，即 CD4⁺T 细胞只能识别与 HLA II 类分子结合的抗原肽。

（三）参与免疫应答的调节

不同个体的 MHC 分子谱不同，对特异性抗原应答的程度也不同。如某个体 HLA 分子的肽结合区与抗原肽的亲和力弱，则该个体对该抗原的刺激呈低应答或不应答状态；相反，则个体对抗原的刺激呈高应答状态。因此，不同的 MHC 分子谱是个体抗病能力差异的最主要的原因。在群体水平上的这种差异有助于增强物种的适应能力，推动生命的进化。

（四）参与 T 细胞的分化发育

T 细胞必须在胸腺中经历阳性选择和阴性选择才能发育为成熟的 T 细胞,通过阳性选择获得 MHC 限制性,通过阴性选择获得对自身抗原的耐受性。HLA 分子参与了这两种选择过程。

（五）诱导移植排斥反应

在进行同种异体器官移植时,HLA I 类分子和 II 类分子不符均可诱导迅速而强烈的移植排斥反应,是人类的主要组织相容性抗原。

综上所述,HLA 分子最初作为同种异型抗原诱导移植排斥反应而被发现,其实功能远不止于此,它从多个方面参与了机体对特异性免疫应答的调节,新近发现的很多免疫功能相关基因所编码的产物主要参与对固有免疫应答的调控,本章不做详述。

二、HLA 在医学上的意义

（一）HLA 与器官移植

器官移植中移植物的存活率很大程度上取决于供者与受者之间 HLA 相似程度,越相似移植成功的可能性就越大。为预防移植排斥反应的发生,保证移植成功,器官移植手术之前进行 HLA 配型（详见第二十七章）尽量选择适合于受者的移植物。通常移植物存活率高低的顺序是:同卵双胞胎>同胞>亲属>无亲缘关系者。

（二）HLA 与输血反应

临床发现,一些需要反复多次输血的个体即使输入同型血液也会发生非溶血性输血反应,主要表现为发热、白细胞减少和荨麻疹等。其发生的主要原因是患者输注的血液中不仅包括红细胞,也包括白细胞、血小板,在这些成分表面有 HLA 分子的表达,多次输血后体内产生抗 HLA 的抗体,通过诱导超敏反应造成相应成分的破坏,从而引发非溶血性输血反应。若供血者血液中含高效价抗 HLA 的抗体,也可引发非溶血性输血反应。故对于需多次输血的个体,应注意选择 HLA 抗原相同或不含有 HLA 抗体的血液。

（三）HLA 与疾病的关联

HLA 复合体是第一个被发现与疾病有明确联系的遗传系统,最典型的是 90% 以上的强直性脊柱炎患者具有 HLA-B27 抗原。目前已发现 100 多种疾病与 HLA 有关联(表 7-2),与疾病易感相关的主要位点是 DR2、DR3、DR4 和 B27 等。此外,近年来发现某些疾病与 DQ、DP 等位基因相关,HLA 与疾病的关联程度通常常用相对风险率（RR）来表示,若 RR>1,则认为有关联,RR 值越大,说明携带此抗原者患病的可能性就越大。研究 HLA 与疾病的关联对疾病的诊断、疾病的发病机制及预后判断等都有重要意义。

表 7-2　与 HLA 相关的疾病

疾病名称	HLA 分子	相对风险率（RR）
强直性脊柱炎	B27	55~376
急性前葡萄膜炎	B27	10.0
肾小球肾炎咯血综合征	DR2	15.9
多发性硬化症	DR2	4.8
乳糜泻	DR3	10.8
突眼性甲状腺肿	DR3	3.7
系统性红斑狼疮	DR3	5.8
重症肌无力	DR3	2.5
胰岛素依赖性糖尿病	DR3/DR4	25.0
类风湿关节炎	DR4	4.2
寻常天疱疮	DR4	14.4
淋巴瘤性甲状腺肿	DR5	3.2

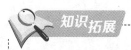 **知识拓展**

HLA 与精神分裂症

精神分裂症的发病机制十分复杂,普遍认为遗传因素(80%)比环境因素(20%)在疾病发生发展过程中起更大作用。早在 1974 年来自瑞典、意大利和捷克的研究团队就已取得初步成果,证实了 HLA 抗原与精神分裂症存在关联。受当时技术条件所限,研究手段主要是微量淋巴细胞毒试验,该试验所受影响因素较多,在可重复性方面有待提高。20 世纪 80、90 年代陆续出现一些 HLA 与精神分裂症之间阳性或阴性关联的实验结果,随后 HLA 相关实验技术的不断革新与完善推动了 HLA 科研领域的进步,来自英美、爱尔兰、日本、中国的几个研究团队利用 GWAS 技术证实精神分裂症与 HLA 位点的直接关联。越来越多的研究证据表明,精神分裂症患者机体内存在免疫失衡,主要与外周血免疫细胞以及大脑小胶质细胞和星状细胞的免疫功能相关,HLA 基因区域所表达的细胞因子和其他基因是机体免疫系统的重要组成部分。

虽然 HLA 基因多态性与精神分裂症之间存在的关联研究已取得重大进展,但 HLA 与精神分裂症相关联的机制研究尚处于起步阶段,进展较慢。希望在未来构建更多的动物模型,以家系研究、前瞻性研究作为突破点,期待能够更加全面地阐明精神分裂症的发病机制以及遗传规律,为寻找新的治疗靶点提供依据。

(四) HLA 异常表达与临床疾病

细胞癌变时细胞膜上 HLA I 类分子缺失或减少,肿瘤抗原信息不能及时提呈,导致 CD8[+]T 细胞不能有效识别肿瘤细胞,造成肿瘤细胞逃逸而不被杀死。因此,细胞表面 HLA I 类分子表达下降或者缺失,提示细胞可能发生恶变。

正常情况下,HLA II 类分子主要表达在 APC 细胞和活化的 T 细胞表面。在感染或其他理化因素的作用下,一些本来不表达 HLA II 类分子的细胞可以表达 HLA II 类分子,从而将自身抗原提呈给 CD4[+]T 细胞,诱导自身免疫,引起自身免疫病。如 Graves 病患者的甲状腺上皮细胞、原发性肝硬化患者的胆管上皮细胞、1 型糖尿病患者胰岛 B 细胞均出现 HLA II 分子的异常表达。

(五) HLA 与亲子鉴定和法医学

HLA 复合体是迄今为止体内最复杂的基因系统,具有高度的多态性,两个无亲缘关系的个体,在所有基因座位上拥有完全相同等位基因的概率几乎为零,并且每个人的 HLA 型别出生后就已确立,且终身不变。因此,检测 HLA 可用于个体身份的识别,如凶犯身份鉴定和死者身份鉴定。另一方面,HLA 为单元型遗传,子代与亲代之间有且只有一个单元型是相同的,HLA 检测可用于亲子关系鉴定。

本章小结

人类主要组织相容性复合体位于人第 6 号染色体,共有 224 个基因座位,其中 128 个为功能性基因座位。HLA 复合体包括 HLA I 类、II 类和 III 类基因区。HLA 复合体具有多基因性和多态性;HLA I 类分子由 α 链和 $\beta_2 m$ 组成,分布在所有有核细胞表面,主要向 CD8[+]T 细胞提呈内源性抗原肽;II 类分子由 α 链和 β 链组成,主要分布在专职抗原提呈细胞和活化 T 细胞表面,主要提呈外源性抗原肽给 CD4[+]T 细胞;HLA 分子作为抗原提呈分子参与适应性免疫应答,同时作为调节分子参与固有免疫应答;HLA 与器官移植的成败以及临床疾病的发生关系十分密切。

案例分析

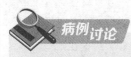

患者,男性,39岁,儿子12岁。一天,患者儿子邀请同学一同回家做作业。患者发现儿子同学竟然比儿子更像自己,心生疑惑,觉得孩子抱错了。最终两家商量后带着孩子到省人民医院亲子鉴定中心进行亲子鉴定。鉴定结果肯定了李先生的猜测,儿子同学才是自己的亲生骨肉。

（薛　莎）

扫一扫,测一测

思考题

1. 简述 HLA 复合体的组成、遗传特性。
2. 比较 HLA Ⅰ 类和 HLA Ⅱ 分子在结构、分布和与抗原肽相互作用方面的特点。
3. 简述 HLA 分子主要生物学意义。

笔记

第八章　免疫应答

 学习目标

1. 掌握：免疫应答的基本概念、主要类型及特点；固有免疫应答的组成和作用特点；适应性免疫应答的基本过程与特点；体液免疫初次应答与再次应答的不同及临床意义；免疫耐受的概念及临床意义。

2. 熟悉：细胞免疫应答、体液免疫应答的生物学效应。

3. 了解：特异性体液免疫应答和细胞免疫应答的过程与机制；免疫应答调节、诱导免疫耐受形成的条件、免疫耐受形成的机制。

4. 能综合运用所学知识由点及面地构建机体免疫应答的知识体系。

5. 具备对不同微生物感染所引起的抗感染免疫特点的分析、概括能力。

6. 具备结合临床实际分析有关感染诊断试验临床意义的能力。

免疫应答（immune response）是机体免疫系统识别、清除抗原的全部过程。根据免疫应答识别的特点、获得形式以及效应机制不同，可分为固有免疫（innate immunity）和适应性免疫（adaptive immunity）两大类。

免疫应答对于机体有利有弊。适度的免疫应答发挥抗感染、抗肿瘤的免疫保护作用，免疫缺陷、过度的免疫应答、自身免疫会引发感染性疾病、超敏反应性疾病、自身免疫性疾病等。

第一节　固有免疫应答

一、基本知识

固有免疫应答亦称天然免疫或非特异性免疫（nonspecific immunity），是人类在长期的种系发育和进化过程中逐渐建立起来的一系列防御能力，构成了机体抵御病原体入侵的第一道防线。其特点是生来就有，可遗传，无记忆性、特异性，发生作用时间早，作用对象范围广，对多种病原体感染具有防御能力。

二、固有免疫组成及作用机制

固有免疫应答的防御作用主要通过机体组织屏障、固有免疫细胞和免疫分子来实现。

（一）组织屏障及作用

1. **皮肤黏膜屏障**　皮肤和黏膜上皮细胞及其附属成分是人体抵御病原体感染的天然屏障，主要

71

作用如下：

（1）物理屏障作用：皮肤由多层鳞状上皮和致密的间质连接而成,构成阻挡细菌、病毒、寄生虫等病原体感染的坚实屏障。与外界相通的人体管腔内表面有单层柱状上皮覆盖,其机械阻挡作用较弱,但黏膜表面的分泌液具有冲洗作用,纤毛具有定向摆动作用,皮肤和黏膜表面细胞的脱落和更新,可清除黏附于表面的病原体。

（2）化学屏障作用：皮肤和黏膜分泌物中含有多种杀菌、抑菌物质,主要包括皮脂腺分泌的不饱和脂肪酸、汗腺分泌的乳酸、胃液中的胃酸、唾液、泪液、呼吸道、消化道和泌尿生殖道黏液中的溶菌酶、抗菌肽和乳铁蛋白等,这些抗菌物质在皮肤黏膜表面形成抵御病原体的化学屏障。

（3）生物学屏障作用：寄居在皮肤和黏膜表面的正常菌群通过与病原体竞争结合上皮细胞、竞争利用营养物质及分泌某些杀菌、抑菌物质,对病原体产生作用。例如,正常菌群可对局部细菌的生长产生拮抗作用,临床不适当地大量和长期应用广谱抗生素引起菌群失调,消化道正常菌群大部分被杀伤或抑制,致使耐药性金黄色葡萄球菌和白色念珠菌大量生长,从而引发葡萄球菌性肠炎或白色念珠菌性肠炎;唾液中的链球菌产生的 H_2O_2 对白喉杆菌和脑膜炎球菌具有杀伤作用;肠道中大肠杆菌产生的细菌素对某些厌氧菌和 G^+ 菌具有抑制和杀伤作用。

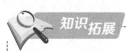

乳　酸　菌

乳酸菌(lactic acid bacteria,LAB)是一类能发酵碳水化合物(如葡萄糖)产生大量乳酸的革兰阳性菌,是人体及动物肠道内的正常菌群,也是人体阴道正常菌群重要的成员,还是一群优秀的肠道致病菌的抑制菌,能产生乳酸菌素、环二肽和有机酸等多种抑菌物质,维持肠道菌群平衡,防止泌尿生殖系统感染。乳酸菌能够提供某些维生素和氨基酸,同时通过发酵产酸,促进钙、磷、铁等矿物质的吸收和利用等,从而发挥促进营养物质吸收、降低胆固醇、延缓机体衰老、提高人体免疫力等多种功能。

2. **血脑屏障**　由软脑膜、脉络丛的毛细血管壁和包在壁外的星形胶质细胞形成的胶质膜组成。其组织结构致密,能阻挡血液中的病原体和其他大分子物质进入脑组织及脑室,从而对中枢神经系统产生保护作用。婴幼儿血脑屏障尚未发育完善,故易发生中枢神经系统感染。

3. **胎盘屏障**　由母体子宫内膜的基蜕膜和胎儿的绒毛膜滋养层细胞共同构成。其不妨碍母子间营养物质的交换,正常情况下可防止母体内病原体和有害物质进入胎儿体内,从而保护胎儿免遭感染,使之正常发育。妊娠早期(3个月内)胎盘屏障发育尚未完善,此时孕妇若感染风疹病毒或巨细胞病毒等,可导致胎儿畸形、流产或死胎。

（二）固有免疫细胞及作用

固有免疫细胞主要包括吞噬细胞(phagocyte)、树突状细胞、NK 细胞、NKT 细胞、γδT 细胞、B₁ 细胞和肥大细胞等。

1. **吞噬细胞**　主要包括血液中的中性粒细胞(neutrophil)、单核细胞(monocyte)和组织器官中的巨噬细胞(Mφ)。

中性粒细胞占血液白细胞总数的 60%~70%,是白细胞中数量最多的一种。中性粒细胞来源于骨髓,产生速率高,每分钟约为 $1×10^7$ 个,但存活期短,约为 2~3 天。中性粒细胞胞浆中含两种颗粒:较大的初级颗粒,即溶酶体颗粒,内含髓过氧化物酶、酸性磷酸酶和溶菌酶等;较小的次级颗粒,内含碱性磷酸酶、溶菌酶、防御素和杀菌渗透增强蛋白等。中性粒细胞具有很强趋化作用和吞噬功能,病原体在局部感染时,它们可迅速穿越血管内皮细胞进入感染部位,对入侵的病原体发挥吞噬杀伤和清除作用。中性粒细胞表面表达 IgG Fc 受体和补体 C3b 受体,通过调理作用促进和增强中性粒细胞的吞噬、杀菌作用。

血液中的单核细胞和组织器官中的巨噬细胞统称为单核-巨噬细胞(mononuclear phagocyte),均有很强的吞噬能力。单核细胞约占血液中白细胞总数的 3%~8%。其体积较淋巴细胞略大,胞质中富含溶酶体颗粒,其内含过氧化物酶、酸性磷酸酶、非特异性酯酶和溶菌酶等多种酶类物质。单核细胞在血液中仅停留12~24h,进入表皮棘层分化为朗格汉斯细胞,进入组织器官分化为巨噬细胞。

吞噬细胞的吞噬和杀灭过程(以杀菌为例)一般分为三个阶段(图8-1)。

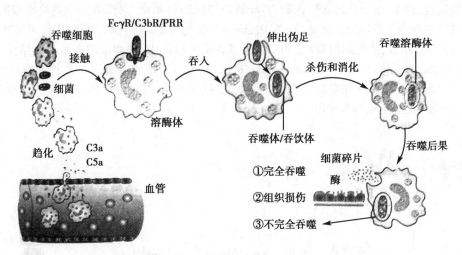

图8-1　吞噬细胞吞噬细菌过程示意图

(1) 接触、识别病原菌:吞噬细胞在炎症细胞因子、趋化因子的作用下穿越血管内皮细胞向病原菌感染部位定向移动、聚集。吞噬细胞通过表达的多种模式识别受体识别病原菌表面病原相关模式分子,参与对病原体的吞噬和杀伤。模式识别受体(pattern recognition receptors,PRR)是指单核-巨噬细胞和树突状细胞等固有免疫细胞表面或胞内器室膜上能够识别病原体某些共有特定分子结构的受体。病原相关模式分子(pathogen associated molecular patterns,PAMP)即PRR的配体,是病原体及其产物所共有的、高度保守的特定分子结构,PAMP种类有限,但在病原微生物中广泛分布(表8-1)。

表8-1　模式识别受体及其相应病原相关模式分子

	模式识别受体(PRR)	病原相关模式分子(PAMP)
膜型PRR	TLR2与TLR6/TLR1	G$^+$菌肽聚糖(PGN)、磷壁酸(LTA),细菌和支原体的脂蛋白、脂肽,酵母菌的酵母多糖
	CD14与TLR4	G$^-$菌脂多糖(LPS)、热休克蛋白(HSP)
	TLR3(胞内器室膜上)	病毒双股RNA(dsRNA)
	TLR5	G$^-$菌的鞭毛蛋白
	TLR7/TLR8(胞内器室膜上)	病毒或非病毒性单股RNA(ssRNA)
	TLR9(胞内器室膜上)	细菌或病毒非甲基化CpG DNA
	甘露糖受体(MR)	细菌甘露糖、岩藻糖
	清道夫受体(SR)	G$^+$菌磷壁酸、G$^-$菌脂多糖(LPS)
分泌型PRR	甘露聚糖结合凝集素(MBL)	病原体表面的甘露糖、岩藻糖和N-乙酰葡萄糖胺残基
	C反应蛋白(CRP)	细菌细胞壁磷酰胆碱
	脂多糖结合蛋白(LBP)	G$^-$菌脂多糖(LPS)

(2) 吞入病原菌:吞噬细胞与病原菌接触部位的细胞膜内陷,伸出伪足将细菌摄入,形成由部分细胞膜包绕的吞噬体。

(3) 杀死和破坏病原菌:细胞内的溶酶体向吞噬体靠近并与之融合成吞噬溶酶体,溶酶体内的溶菌酶、髓过氧化物酶、乳铁蛋白、杀菌素、碱性磷酸酶等可杀死细菌,蛋白酶、多糖酶、脂酶、核酸酶等将细菌分解,最后吞噬细胞将不能消化的细菌残渣排出胞外。

2. **NK 细胞** 无需抗原预先致敏即可直接杀伤某些肿瘤细胞和病毒感染细胞,故在机体抗肿瘤、早期抗病毒或胞内寄生菌感染的免疫应答中起重要作用。NK 细胞表面表达 IgG Fc 受体,也可借助 ADCC 作用杀伤靶细胞(图 8-2)。NK 细胞与靶细胞密切接触,释放穿孔素和颗粒酶,穿孔素可在靶细胞膜上形成通道,使水、电解质迅速进入胞内,导致靶细胞崩解死亡,颗粒酶是一类丝氨酸蛋白酶,可循穿孔素在靶细胞膜上所形成的通道进入胞内,诱导靶细胞凋亡。活化的 NK 细胞还可表达 FasL,其与靶细胞表面 Fas 结合,诱导细胞凋亡。NK 细胞具有抗肿瘤作用,肿瘤细胞表面某些糖类配体可与 NK 细胞表面活化性受体(killer activator receptor,KAR)结合,使 NK 细胞活化并发挥细胞毒效应。NK 表面可表达细胞因子受体,在细胞因子作用下活化,增强抗肿瘤、抗病毒作用,活化的 NK 细胞也可释放多种细胞因子,发挥免疫调节作用。

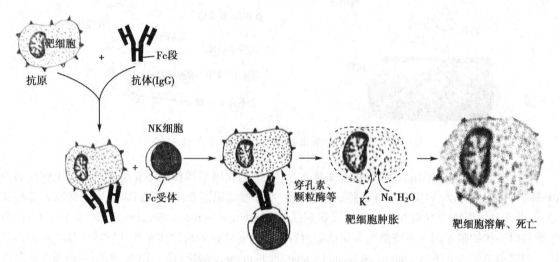

图 8-2 抗体依赖性细胞介导的细胞毒作用示意图

3. **γδT 细胞** 主要分布于肠道、呼吸道及泌尿生殖道等黏膜和皮下组织,数量较少。其 TCR 缺乏多样性,但可直接识别某些完整的多肽抗原,是皮肤黏膜局部参与早期抗感染免疫的主要效应细胞,也具有非特异性杀肿瘤作用。此外,活化的 γδT 细胞还可分泌 IL-2、IL-4、IL-5、IL-6、IL-10、IFN-γ、GM-CSF 和 TNF-α 等多种细胞因子,增强机体非特异性免疫防御功能并参与免疫调节。

4. **B₁ 细胞** 主要分布于胸腔、腹腔和肠壁固有层中,是具有自我更新能力的 $CD5^+$、$mIgM^+$ B 细胞。B₁ 细胞的 BCR 缺乏多样性,其识别的抗原主要包括:①某些细菌表面共有的多糖抗原,如细菌脂多糖、肺炎球菌荚膜多糖和葡聚糖等;②某些变性的自身抗原,如变性 Ig。B₁ 细胞所产生的抗体具有多种反应性,即可对多种细菌和变性自身抗原起作用并将其清除。B₁ 细胞在机体早期抗感染免疫和维持自稳中具有重要作用。B₁ 细胞接受多糖抗原刺激后,48h 内即可产生以 IgM 为主的低亲和力抗体,这对机体早期抗感染免疫和清除变性自身抗原具有重要作用。

5. **肥大细胞** 主要分布于皮肤、呼吸道、胃肠道黏膜下结缔组织和血管壁周围组织中,其表面具有模式识别受体(PRR)、过敏毒素 C3a/C5a 受体和高亲和力 IgE Fc 受体。肥大细胞不能吞噬、杀伤侵入体内的病原体,通过上述识别受体与相应配体结合而被激活或处于致敏状态,脱颗粒释放或合成炎性介质(组胺、白三烯、前列腺素 D_2 等)和促炎细胞因子(IL-1、IL-4、IL-8 和 TNF 等)引发炎症反应,从而在机体抗感染、抗肿瘤和免疫调节中发挥重要作用。变应原与致敏肥大细胞表面特异性 IgE 抗体结合,通过介导高亲和力 IgE Fc 受体交联使肥大细胞脱颗粒,引发 I 型超敏反应。

(三)免疫分子及其作用

体液、外分泌液中还有多种抑制和杀伤病原体的固有免疫分子,主要包括补体、细胞因子、溶菌酶、乙型溶素和 C 反应蛋白等(细胞因子、补体的免疫作用见第三章、第六章)。

1. **溶菌酶(lysozyme)** 是一种不耐热的碱性蛋白质,广泛存在于各种体液、外分泌液和吞噬细胞溶酶体中。溶菌酶能够裂解 G⁺菌细胞壁中 N-乙酰葡萄糖胺与 N-乙酰胞壁酸之间的 β-1,4 糖苷键,使细胞壁的重要组分肽聚糖破坏,从而导致细菌溶解、破坏。G⁻菌的肽聚糖外还有脂多糖和脂蛋白包裹,故对溶菌酶不敏感。但在特异性抗体和补体存在下,G⁻菌也可被溶菌酶溶解、破坏。

2. 乙型溶素(β-lysin) 是血清中一种对热较稳定的碱性多肽,在血浆凝固时由血小板释放,故血清中乙型溶素浓度显著高于血浆中水平。乙型溶素作用于G⁺菌细胞膜,产生非酶性破坏效应,但对G⁻菌无效。

3. C反应蛋白(C-reactive protein,CRP) 是指在机体受到感染或组织损伤时血浆中一些急剧上升的蛋白质(急性蛋白)。CRP可以激活补体和加强吞噬细胞的吞噬而起调理作用,从而清除入侵机体的病原微生物和损伤、坏死、凋亡的组织细胞,在机体的天然免疫过程中发挥重要的保护作用。

三、固有免疫的生物学功能

(一)抗感染作用

固有性免疫应答是机体抗感染的第一道防线。组成固有性免疫系统的细胞和分子体内分布广泛,反应速度较快,在防御细菌、病毒、寄生虫感染的免疫中具有重要作用,尤其是在感染早期机体尚未形成特异性免疫应答的情况下,固有性免疫应答尤为重要。

(二)抗肿瘤作用和移植排斥反应

肿瘤细胞能激活NK细胞,发挥细胞毒作用,杀死或诱导肿瘤细胞凋亡。NK细胞和γδT细胞可监视肿瘤细胞的出现。活化的Mφ可分泌TNF、蛋白水解酶、IFN和活性氧等细胞毒性分子,直接杀伤肿瘤细胞。此外,中性粒细胞和多种细胞因子也参与肿瘤的非特异性免疫。

(三)参与和促进炎症反应作用

巨噬细胞能分泌多种促炎症细胞因子(如IL-1、TNF-α、IL-6)和其他炎性介质(如前列腺素、白三烯、血小板活化因子等),参与和促进炎症反应。同时还能分泌IL-8等多种趋化因子,募集、活化更多巨噬细胞、中性粒细胞和淋巴细胞,参与免疫应答。

(四)参与适应性免疫应答

固有免疫诱导和启动适应性免疫应答的发生。巨噬细胞作为重要的固有性免疫细胞,直接参与抗原吞噬和杀伤、抗原加工和提呈以及T细胞活化等过程,为适应性免疫应答的启动创造条件。同时,固有性免疫也影响特异性免疫的类型。固有性细胞通过表面PRP对不同种类的病原体进行识别,通过产生不同的细胞因子调节免疫活性细胞的分化方向,直接影响了适应性免疫应答的类型。另外,固有性免疫还影响着特异性免疫的强度。Mφ、NK细胞、补体、细胞因子等固有免疫细胞和分子都参与了特异性细胞免疫应答和体液免疫应答的效应阶段,扩大了特异性免疫应答的免疫效果,有效清除了侵入机体的病原体。

第二节 适应性免疫应答

适应性免疫应答又称为特异性免疫应答,是指机体受到抗原刺激后免疫活性细胞(T细胞、B细胞)活化、增殖、分化为效应细胞,产生特异性免疫效应的过程。

一、基本知识

(一)适应性免疫应答类型及特点

根据参与免疫应答细胞种类及机制的不同,可将适应性免疫应答分为B细胞介导的体液免疫应答和T细胞介导的细胞免疫应答两种类型。根据机体受抗原刺激后的反应效果不同,可将适应性免疫应答分为正免疫应答和负免疫应答。

适应性免疫应答具有的主要特点:①特异性,即机体接受某种抗原刺激后只能产生对该种抗原特异性的免疫应答,相应的免疫应答产物只能对相应抗原发挥作用;②记忆性,即在抗原特异性T、B淋巴细胞增殖分化阶段,部分淋巴细胞会分化为记忆细胞,当机体再次接触相同抗原时,这些记忆细胞可迅速增殖分化为免疫效应细胞,产生较初次应答更强烈的免疫效应;③限制性,免疫细胞识别活化受到MHC分子限制;④放大性,少量的抗原可激活免疫活性细胞增殖为大量的效应细胞,局部的免疫刺激也可以通过淋巴细胞的再循环遍布全身。适应性免疫应答与固有免疫应答具有不同的特点(表8-2)。

表 8-2 适应性免疫应答与固有免疫应答的特点比较

特点	固有性免疫	适应性免疫
获得形式	遗传决定,生来具备	后天获得,抗原刺激形成
特异性	无	有
识别方式	模式识别	表位识别
产生作用特点	发生时间早,作用范围广	发生时间晚,具有专一性
	无免疫记忆,维持时间短	有免疫记忆,维持时间长
两者关系	启动、调节适应性免疫,参与适应性免疫的效应阶段	进一步增强固有免疫应答

(二)适应性免疫应答的基本过程

适应性免疫应答是抗原刺激机体后机体发生的一系列有序的生理过程。可人为地分为三个阶段(图 8-3):

1. **感应阶段** 又称识别阶段,包括对抗原的摄取、处理加工、提呈和识别,主要由 APC、T 和 B 细胞完成。内源性抗原在 APC 内经蛋白酶体的孔道降解成小分子抗原肽,再经过转运体转运至内质网中,经加工后与 MHC I 类分子结合为抗原肽-MHC I 类分子复合物,并通过高尔基体表达于 APC 表面,供 $CD8^+T$ 细胞识别。外源性抗原被 APC 吞噬或吞饮后,形成吞噬体,再与溶酶体融合成为吞噬溶酶体,最终被降解成小分子抗原肽,与内质网合成的 MHC II 类分子结合为抗原肽-MHC II 类分子复合物,并表达于 APC 表面,供 $CD4^+T$ 细胞识别(图 8-4)。B 细胞本身作为 APC,可通过胞饮和 BCR 结合游离抗原。APC 与 T 细胞间的抗原提呈受抗原(抗原肽)与抗原受体的特异性及 MHC 的限制性双重约束,使抗原提呈有序进行。

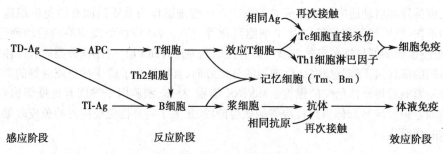

图 8-3 免疫应答的基本过程示意图

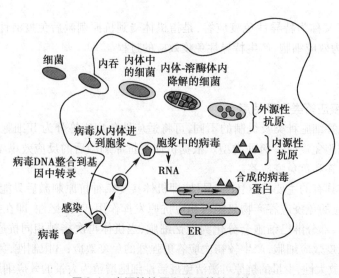

图 8-4 内源性抗原和外源性抗原的处理

2. **反应阶段** 又称活化、增殖、分化阶段,包括免疫细胞的活化、增殖、分化以及生物活性介质的合成与释放,主要由 T 和 B 细胞完成。部分淋巴细胞还可分化为记忆细胞。

3. **效应阶段** 体液免疫中浆细胞通过分泌抗体发挥特异性免疫效应;细胞免疫中效应 T 细胞直接杀伤或通过释放细胞因子杀伤靶细胞。

二、T 细胞介导的免疫应答

T 细胞介导的免疫应答又称细胞免疫应答(cellular immune response),是指在抗原刺激下,T 细胞转化为效应 T 细胞(效应 Th1 细胞和效应 Tc 细胞)发挥特异性免疫效应的过程。该免疫应答由 TD-Ag 诱发,TI-Ag 不能诱导细胞免疫应答。其主要过程如下。①感应阶段:未接受抗原刺激的 T 细胞称为初始 T 细胞。初始 T 细胞在胸腺内发育成熟后,随血液循环到达外周淋巴器官,并周而复始地在体内循环,以便及时识别特异性抗原。初始 T 细胞主要通过其细胞膜表面的 TCR 与 APC 表面的抗原肽-MHC 分子复合物特异性结合进行识别,而 T 细胞表面的 CD4、CD8 分子在识别中也发挥辅助受体的作用,分别识别 APC 表面的 MHC Ⅱ 分子和 MHC Ⅰ 分子。外源性抗原被 APC 摄取、加工和处理后,以抗原肽-MHC Ⅱ 分子复合物的形式表达于 APC 表面,提呈给 CD4$^+$T 细胞进行识别;内源性抗原(肿瘤细胞和病毒感染细胞合成的蛋白)被靶细胞或 APC 加工、处理和提呈给 CD8$^+$T 细胞进行识别。部分内源性抗原如病毒抗原、同种异体 MHC 分子、肿瘤抗原从宿主细胞表面脱落或由于细胞凋亡等原因形成可溶性抗原,也可被 APC 摄取、处理、提呈给 CD4$^+$T 细胞。②反应阶段:在抗原和多种刺激因素的作用下,T 细胞活化、增殖、分化为效应 T 细胞。③效应阶段:Th1 细胞通过释放细胞因子引起炎症反应;Tc 细胞释放穿孔素和丝氨酸蛋白酶致靶细胞溶解或凋亡,杀伤靶细胞,完成对抗原的清除。

由于效应细胞不同,T 细胞介导的免疫应答主要通过两种形式进行:一种是由 CD4$^+$Th1 细胞通过释放细胞因子,引起炎症反应,活化多种免疫细胞,清除抗原;一种是由 CD8$^+$Tc 释放穿孔素和丝氨酸蛋白酶致靶细胞溶解或凋亡,发挥特异性杀伤作用。

(一)Th1 细胞的免疫效应

Th1 细胞由活化的 CD4$^+$T 分化而来,在宿主抗胞内病原体感染中具有重要作用。抗原被 APC 摄取、处理,形成抗原肽-MHC Ⅱ 类分子复合物表达在细胞表面,与 CD4$^+$T 细胞的 TCR 和 CD4 分子分别识别结合,形成活化的第一信号,经 CD3 传递到细胞内,同时 APC 表面的 B7 等协同刺激分子与 T 细胞表面的 CD28 等结合,形成活化的第二信号。在双信号的刺激下,CD4$^+$T 细胞被活化,在局部微环境中 IL-12 等细胞因子的作用下,分化为效应 Th1 细胞,其通过释放 IL-2、TNF-β 和 IFN-γ 等细胞因子募集和活化巨噬细胞、CD8$^+$T 细胞及中性粒细胞,扩大免疫效应,杀伤病毒感染细胞及肿瘤细胞,活化的巨噬细胞分泌的多种细胞因子又可以引起炎症反应和组织损伤。部分活化的 CD4$^+$T 细胞分化为 Th2 细胞和记忆性 T 细胞。

(二)CTL(Tc)细胞的免疫效应

CTL 细胞主要杀伤胞内寄生菌、病毒感染细胞和肿瘤细胞等靶细胞。靶细胞具有抗原提呈作用,能将抗原肽-MHC Ⅰ 类分子复合物运送至细胞表面,抗原肽和 MHC Ⅰ 类分子分别与 CD8$^+$T 细胞的 TCR 和 CD8 分子结合,形成活化的第一信号,经 CD3 传递到细胞内,CD8$^+$T 细胞表达的 CD28 等黏附分子与靶细胞表面的 B7 等配体结合形成协同刺激信号,即 T 细胞活化的第二信号。在双信号的刺激下,借助 CD4$^+$T 被激活后产生并分泌的 IL-2、IL-12 和 IFN-γ 等的辅助作用,CD8$^+$T 活化、增殖和分化为效应 Tc 细胞。效应 Tc 细胞释放穿孔素和丝氨酸蛋白酶致靶细胞溶解或凋亡(图 8-5),也可以通过表达膜 FasL 与靶细胞表面的 Fas 结合,诱导靶细胞凋亡。与 NK 细胞相比,活化的 Tc 杀伤靶细胞具有明显的特异性,并受 MHC Ⅰ 类分子限制,可连续杀伤靶细胞,杀伤效率高。

(三)细胞免疫的生物学效应

1. **抗感染作用** 效应 Th1 细胞释放细胞因子使巨噬细胞活化后由不完全吞噬转为完全吞噬,杀死胞内寄生菌,Th1 细胞释放细胞因子作用于 NK 细胞、中性粒细胞,增强免疫效应,发挥抗病毒、抗真菌和抗寄生虫作用。

2. **抗肿瘤免疫** 效应 Tc 细胞可特异性杀伤肿瘤细胞,效应 Th1 细胞释放淋巴因子可活化巨噬细

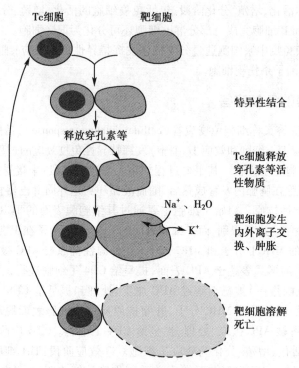

图 8-5　Tc 细胞杀伤靶细胞的示意图

胞、NK 细胞发挥抗肿瘤作用。

3. **引起免疫损伤**　细胞免疫应答能够导致Ⅳ型超敏反应的发生,也可引起移植排斥反应以及某些自身免疫疾病。

三、B 细胞介导的免疫应答

B 细胞介导的免疫应答又称体液免疫(humoral immunity)应答,是指在抗原刺激下,B 细胞活化、增殖、分化为浆细胞,合成分泌抗体,发挥特异性免疫效应的过程。体液免疫应答分为 B 细胞对 TD-Ag 的免疫应答和 B 细胞对 TI-Ag 的免疫应答。

(一) B 细胞对 TD-Ag 的免疫应答

1. **感应阶段**　包括抗原的加工、处理及提呈等过程。初次进入机体的 TD-Ag 一般随淋巴循环或血液循环到达淋巴结或脾,被 APC(如巨噬细胞)捕获,经 APC 加工处理成抗原肽,并与 MHCⅡ类分子结合,形成抗原肽-MHCⅡ类分子复合物表达于 APC 表面,供 CD4$^+$T 细胞识别。再次进入机体的 TD-Ag,在浓度较低的情况下由 B 细胞作为抗原提呈细胞完成抗原信息的提呈。

2. **反应阶段**　TD-Ag 诱导 B 细胞产生抗体需 Th 细胞的辅助,该阶段包括 CD4$^+$T 细胞和 B 细胞活化、增殖及分化。

CD4$^+$T 细胞的活化需要两个信号的刺激。第一信号为双识别信号,该信号由细胞表面的 TCR 识别 APC 表面的抗原肽-MHCⅡ类分子复合物的抗原肽部分,T 细胞表面的 CD4 分子识别 APC 表面抗原肽-MHCⅡ类分子复合物的 MHCⅡ类分子而产生,并通过 CD3 分子传入细胞内;第二信号为协同刺激信号,即 APC 上的多个协同刺激分子(如 B7 等)与 T 细胞表面的相应受体(CD28 等)的配对结合,相互作用(图 8-6)。在双信号刺激下,CD4$^+$T 细胞开始活化,表达多种细胞因子受体及分泌多种细胞因子并与之结合。在以 IL-4 为主的细胞因子的作用下,CD4$^+$T 细胞增殖、分化为 Th2 细胞。Th2 细胞一方面通过产生 IL-4、IL-5、IL-6 等多种细胞因子刺激 B 细胞,另一方面在 APC 释放的 IL-1 等细胞因子刺激下高表达 CD40L,与 B 细胞表面的 CD40 结合,为 B 细胞的活化创造条件。

B 细胞活化也需要两个信号的刺激。第一信号是 B 细胞通过识别并结合抗原,并由 Igα/Igβ 传入细胞内;活化的 Th2 细胞 CD40L 与 B 细胞表面的 CD40 结合,并与其他协同刺激分子共同提供 B 细胞

78

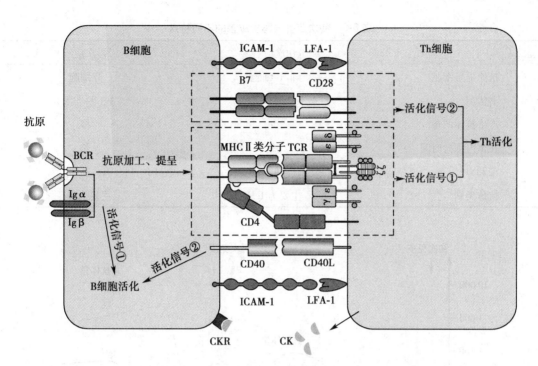

图 8-6 B 细胞活化双信号

活化的第二信号。B 细胞在上述两个信号的刺激下开始活化、增殖、分化,最终在 IL-2、IL-4、IL-5、IL-6 的作用下,分化为浆细胞,部分细胞则分化为记忆性 B 细胞,当记忆性 B 细胞再次受到同一抗原刺激 时,迅速分化为浆细胞,产生大量的抗体。

3. 效应阶段 此阶段主要由抗体发挥免疫效应。抗体与相应抗原结合能发挥多种免疫效应,最 终清除抗原性异物。①中和作用:抗体与相应病毒结合可阻止病毒吸附易感细胞,抗体与相应外毒素 结合能中和外毒素的毒性作用;②调理作用:促进吞噬细胞的吞噬作用;③ADCC 效应:增强 NK 细胞、 吞噬细胞杀伤肿瘤细胞及被病毒感染的靶细胞作用;④活化补体:发挥溶菌、溶细胞作用;⑤局部抗感 染作用:通过 SIgA 在黏膜局部阻止细菌、病毒的侵入;⑥免疫损伤作用:某些情况下,抗体还参与超敏 反应,造成免疫损伤。

（二）B 细胞对 TI-Ag 的免疫应答

TI-Ag 分为两类,即 TI-1 和 TI-2,它们以不同机制激活 B 细胞。TI-1 抗原(如细菌脂多糖)分子中 有 B 细胞丝裂原,高浓度时可通过 B 细胞丝裂原受体与 B 细胞结合,诱导 B 细胞活化;低浓度时通过 BCR 对 TI-Ag 的高度浓缩,激活 B 细胞。TI-2(如荚膜多糖)具有高度复杂的重复结构,通过与 BCR 的 广泛交联,激活 B 细胞。TI-Ag 诱导 B 细胞产生的体液免疫应答不需抗原提呈细胞的作用,也不需 Th 细胞的辅助,不产生记忆细胞,无再次应答,且只产生 IgM 类别的抗体。该免疫应答因无需 Th 细胞预 先致敏与克隆性扩增,发生较早,在抗某些胞外病原体早期感染中发挥重要作用。

（三）抗体产生的一般规律

抗原第一次刺激机体时发生的免疫应答为初次应答,当相同抗原再次刺激机体时发生的免疫应 答为再次应答,又称回忆反应。由于介导初次应答的为静息状态的 B 细胞,而介导再次应答的为记忆 性 B 细胞,所以两次免疫应答具有不同的特点(表 8-3)。

初次应答潜伏期长,可长达 1~2 周时间,长短取决于抗原性质、抗原进入机体途径、宿主状态等。 此后进入对数期,抗体呈指数增加,然后到达平台期,持续数天至数周不等。之后进入下降期,抗体合 成速度降低,降解速度增加。抗体亲和力较低,且产生的抗体以 IgM 为主。

当机体再次受到相同抗原刺激时,机体可发生第二次免疫应答,又称再次应答。与初次免疫应答 相比,再次应答潜伏期短,一般为 3~5 天;平台期持续时间长,下降期持久缓慢,抗体的亲和力强,且产 生的抗体以 IgG 为主。初次应答和再次应答产生的抗体类型均为先产生 IgM,维持时间短。当 IgM 水 平下降时,才开始出现 IgG。当 IgG 达高峰时,IgM 基本消失(图 8-7)。

表 8-3　初次应答与再次应答的不同特点

	初次应答	再次应答
抗原提呈细胞	非 B 细胞	B 细胞
潜伏期	较长(约1~2周)	短(3~5天)
产生抗体的量	少	多
在体内维持时间	短	长
亲和力	低	高
抗体类别	主要为 IgM	主要为 IgG

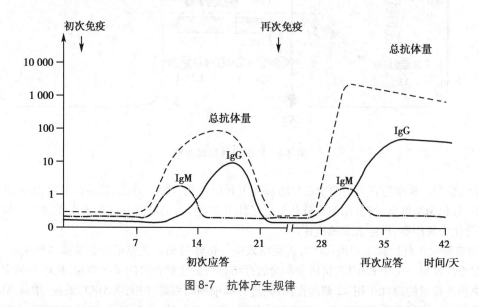

图 8-7　抗体产生规律

初次应答和再次应答规律对指导临床实践具有重要意义。通过检测血液中抗体含量的变化,可以了解和掌握病程发展状况,评估疾病的转归。血液中特异性 IgM 可作为传染病早期感染诊断依据,脐血中 IgM 增加,提示新生儿宫内感染。在传染病的辅助诊断中,恢复期血清抗体较患病早期的滴度增长 4 倍以上,临床诊断具有意义。在制备免疫血清和疫苗接种中,根据抗体产生规律准确把握接种次数和时间间隔,能获得较好的免疫效果。

（四）体液免疫应答的效应

体液免疫应答的效应分子是特异性抗体,其介导生物学效应包括激活补体产生溶菌效应、结合吞噬细胞表面 Fc 受体而发挥调理作用、介导 NK 细胞发挥细胞毒作用和引起超敏反应等(详见第五章)。

四、适应性免疫的抗感染作用

在一定条件下病原体进入机体后定居、生长繁殖引起不同程度的病理损伤过程称为感染。机体与病原体相互作用的过程决定了感染发生、发展的结果。在机体抗感染免疫中,适应性免疫和固有性免疫相辅相成、协调配合、密不可分,共同完成免疫防御功能,但由于适应性免疫应答具有特异性强、免疫效应具有放大性等特点,所以在抗感染免疫中更具有十分重要的意义。

（一）适应性免疫的抗菌作用

由于其生物学特征的不同,病原菌侵入机体后,可分为胞外菌感染和胞内菌感染两类,机体对这两类感染的免疫应答有所不同。

1. 抗细菌体液免疫　体液免疫应答主要针对胞外菌,如链球菌、肺炎链球菌、白喉棒状杆菌等。特异性抗体是体液免疫抗菌作用的主要效应物质。主要途径如下。①抑制细菌吸附:黏膜表面的抗体如 SIgA 能防止病原菌对黏膜的吸附作用,并能在补体和溶菌酶的参与下溶解某些细菌,阻断细菌的感染。②中和致病物质:如破伤风抗毒素能中和破伤风痉挛毒素,使之失去毒性。③激活补体溶解细菌:在许多感染中机体产生相应抗体(IgG、IgM、IgA),细菌表面抗原和 IgG、IgM 结合形成免疫复合物,通过经典途径使补体活化,分泌型 IgA 或聚合的血清 IgA 通过替代途径也可以活化补体引起溶菌。④调理吞噬作用:中性粒细胞和单核-巨噬细胞表面具有 IgG 的 Fc 受体。当 IgG 通过其特异性抗原结合部位(Fab)与细菌表面相应抗原结合后,其 Fc 段可与吞噬细胞表面相应 Fc 受体结合,在细菌与吞噬细胞间形成抗体"桥梁",不仅能促进吞噬细胞对细菌的吞噬,还有助于强化细胞内的杀菌作用。

2. **抗细菌细胞免疫** 结核分枝杆菌、伤寒沙门菌、麻风杆菌、布鲁菌、军团菌等胞内菌感染常呈慢性过程,多伴随迟发型超敏反应,主要通过病理性免疫损伤而致病。胞内菌感染的潜伏期较长、病程缓慢,持续的刺激形成了胞内菌感染的肉芽肿病变特征。机体对这些细菌的抗感染则主要通过细胞免疫应答机制进行。产生效应的细胞包括 CD8$^+$Tc 和 CD4$^+$Th1。特异性的 CD8$^+$Tc 能直接释放穿孔素和颗粒酶破坏胞内菌感染的细胞,使病原菌散出,再由抗体结合,吞噬细胞吞噬消灭。CD4$^+$Th1 细胞可产生许多细胞因子,其中的 IFN-γ 能大大激活巨噬细胞的吞噬能力,使其吞噬胞内菌的杀伤力大为增加。CD4$^+$ Th1 细胞释放的细胞因子尚能活化 CD8$^+$Tc 和引起迟发型超敏反应,有利于对胞内菌的清除。

（二）适应性免疫的抗病毒作用

抗病毒的特异性免疫因病毒有无包膜而异。无包膜病毒常能迅速引起细胞破坏,释放病毒颗粒,称为细胞破坏型感染。有包膜病毒不引起细胞破坏,称为细胞非破坏型感染,病毒感染类型的不同,特异性体液免疫和细胞免疫的侧重性也不相同。

1. **抗病毒体液免疫**

(1) 中和病毒作用:病毒的表面抗原刺激机体产生特异性抗体(IgG、IgM、IgA),其中有些抗体能与病毒结合而阻止其感染,称为中和抗体。IgG 是主要的中和抗体,能通过胎盘由母体输给胎儿,对新生儿有防御病毒感染的作用。SIgA 产生于受病毒感染的局部黏膜表面,是中和局部病毒的重要抗体。中和抗体与病毒结合,可阻止病毒吸附易感细胞,对于抑制病毒血症、限制病毒扩散及抵抗再感染起重要作用。

(2) ADCC 作用和补体依赖的细胞毒(CDC)作用:抗体与效应细胞协同所发挥的 ADCC 作用可破坏病毒感染的靶细胞。抗体与病毒感染的细胞结合后可激活补体,使病毒感染细胞溶解。ADCC 作用所需要的抗体量比 CDC 所需的抗体量少,因而是病毒感染初期的重要防御机制。

2. **抗病毒的细胞免疫** 参与抗病毒细胞免疫的效应细胞主要是 CD8$^+$Tc 细胞和 CD4$^+$Th1 细胞。特异的 CD8$^+$Tc 细胞必须与病毒感染的靶细胞接触才能发生杀伤作用。CD8$^+$Tc 细胞的杀伤效率高,可连续杀伤多个细胞。CD4$^+$Th1 细胞活化后释放 IL-2、IFN-γ、TNF-β 等细胞因子募集淋巴细胞、单核细胞和巨噬细胞聚集在病毒感染部位附近,能更有效地发挥杀伤、吞噬病毒作用,IFN-γ 能大大增强 NK 细胞活性,对抑制病毒增殖、扩散具有重要作用。

（三）适应性免疫的抗真菌作用

适应性免疫具有一定的抗真菌感染作用,与真菌感染性疾病的恢复密切相关,尤其是细胞免疫在抗真菌感染中是清除真菌恢复机体痊愈的关键。机体的抗真菌作用主要依赖特异性 T 细胞。当 T 细胞受到真菌抗原的刺激时,CD4$^+$Th1 可产生 IL-2、IFN-γ 等细胞因子,激活 Mφ、NK 细胞和 CD8$^+$Tc 细胞,对真菌进行清除。CD4$^+$Th1 释放淋巴因子诱发迟发型超敏反应,也对真菌性疾病的扩散有一定的限制作用。体液免疫在抗真菌感染也具有一定的作用,如深部感染的真菌可刺激机体产生保护性抗体,在机体抗深部真菌感染中发挥免疫效应。

（四）适应性免疫的抗寄生虫作用

寄生虫抗原进入宿主诱发免疫系统产生的免疫应答包括体液免疫和细胞免疫,对同种寄生虫的再感染可产生抵抗力。宿主被寄生虫感染以后,由于原虫和蠕虫在结构、生化特性、生活史和致病机制方面差异很大,因而产生的特异性免疫应答具有明显不同。

细胞免疫应答对于抗胞内寄生虫感染免疫发挥着极其重要的作用。CD4$^+$Th1 释放细胞因子活化 Mφ,能杀死在其胞内寄生的利什曼原虫、枯氏锥虫或弓形虫。效应 CD8$^+$Tc 可直接裂解子孢子感染的肝细胞,间接分泌的细胞因子通过活化肝细胞产生 NO 杀伤原虫。

体液免疫应答对于抗蠕虫免疫更为重要。CD4$^+$Th2 产生的细胞因子可活化嗜酸性粒细胞和肥大细胞,阻止多种线虫感染,同时体液免疫产生的抗体可单独作用于寄生虫,使其丧失侵入细胞的能力,如疟原虫子孢子单克隆抗体的 Fab 段与子孢子表面抗原的决定簇结合,使子孢子失去附着和侵入肝细胞的能力。抗体还可以结合寄生虫抗原,通过经典途径激活补体系统,导致虫体溶解,如非洲锥虫患者血清中的 IgM 在补体参与下溶解血内的锥虫。抗体还可结合效应细胞(巨噬细胞、嗜酸性粒细胞、NK 细胞),使其作用于与抗体结合的寄生虫。例如,IgG 或 IgE 结合于虫体,然后效应细胞通过 Fc 受体附着于抗体,发挥对虫体的杀伤效应。

第三节　免疫调节与免疫耐受

一、免疫调节

免疫应答作为一种强烈而又迅速的生理性的排异反应,可导致内环境不同程度的改变,甚至会对机体造成不同程度的功能紊乱和组织损伤。因此,机体在长期的进化过程中就形成了多层面、高效的免疫调节机制,及时对免疫应答过程作出生理性的反馈,以维持机体的生理平衡和稳定。免疫调节包括对免疫应答的正反馈和负反馈,主要涉及分子水平、细胞水平、整体水平的调节作用。

（一）抗原、抗体和补体的调节

1. **抗原的免疫调节**　抗原的质和量都可以影响免疫应答的类型与强度。不同化学性质抗原所诱导的免疫应答的类型不同,不同抗原剂量可影响免疫应答强度,当抗原剂量过高或过低时,都会使机体不产生或仅产生很低水平的免疫应答,分别成为高带耐受和低带耐受。另外,结构相似的抗原之间的相互竞争对免疫应答也具有调节作用。

2. **抗体的免疫调节**　特异性抗体对免疫应答具有负反馈调节作用。在抗原免疫动物前,通过注射血清人为地提高动物体内的特异性抗体,可使该动物产生相同特异性抗体的能力下降。目前认为,这种负反馈调节既可以通过抗原-抗体复合物,也可以通过 BCR 抗体(抗独特型抗体)的抗原结合部位和 Fc 段分别与 B 细胞的 BCR 和 Fc 受体结合,激活抑制性信号通路,终止 B 细胞的分化和抗体的产生。

3. **补体的免疫调节**　补体多种成分可参与免疫细胞间相互作用,调节免疫细胞的增殖与分化,尤其是 C3b 选择性地作用于多种淋巴细胞亚群,在免疫应答中发挥重要作用(详见第六章)。

（二）免疫细胞的调节

1. **APC 的免疫调节**　APC 通过摄取、处理和提呈抗原调节免疫应答。成熟的 Mφ 和 DC 表达 MHC 分子,可有效提呈抗原,启动免疫应答,并通过其多态性造成不同个体对相同抗原提呈水平的差异性。同时,Mφ 还能分泌多种细胞因子参与免疫调节。

2. **T 细胞的免疫调节**　在免疫应答中,T 细胞是一种重要的调节成分,在免疫调节中具有核心作用,尤其是 Th 细胞在免疫应答的调节中发挥着重要作用。根据 Th 细胞所产生的细胞因子不同可分为 Th1 和 Th2 细胞。Th1 细胞主要产生 IL-2、IFN-γ 和 TNF-β 等细胞因子,介导细胞免疫及迟发型超敏反应性炎症的发生,所以 Th1 细胞在抗病毒及胞内菌感染中发挥重要作用;Th2 细胞主要产生 IL-4、IL-5、IL-6 和 IL-10 等细胞因子,刺激 B 细胞增殖、分化为浆细胞并产生抗体,介导体液免疫应答的发生。调节 T 细胞(regulatory T cells,Tregs)具有调控免疫应答、维持自身耐受的作用,在治疗自身免疫病和移植排斥反应方面具有应用前景。

3. **NK 细胞的免疫调节**　活化的 NK 细胞可分泌大量的细胞因子,如 IFN-γ、TNF-α 等细胞因子,对 T 细胞、B 细胞和 APC 等多种免疫细胞具有促进作用,增强机体早期抗感染能力和免疫监视作用。

（三）细胞因子的免疫调节

多种细胞因子通过参与免疫细胞的活化、增殖、分化和效应发挥调节机体免疫应答的作用。如 IL-2 能够刺激促进 T 细胞增殖,IL-4、IL-6 能刺激促进 B 细胞增殖,IL-12 能促进 Th0 细胞向 Th1 细胞分化,IL-4 能促进 Th0 细胞向 Th2 细胞方向分化,IFN-γ 能够促进 Th0 细胞向 Th1 细胞分化,抑制 Th0 细胞向 Th2 细胞分化(图 8-8)。

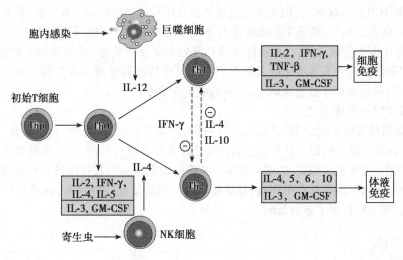

图 8-8　细胞因子的免疫调节作用

二、免疫耐受

免疫耐受(immunological tolerance)是机体对抗原刺激表现为特异性的免疫不应答状态。对某种抗原已形成免疫耐受的机体,再次接触相同抗原不发生免疫应答,但对其他抗原仍有免疫应答。免疫耐受与免疫缺陷、免疫抑制有着本质区别,免疫缺陷和免疫抑制的机体对所有抗原都不应答或应答减弱。根据耐受形成的方式分为天然免疫耐受和后天诱导性免疫耐受。

(一)天然免疫耐受

免疫系统在胚胎期接触抗原产生的免疫耐受现象称为天然免疫耐受。1945 年 Owen 报道了一对异卵双生小牛,它们的胎盘血管相互融合,血液自由交流,出生后的小牛皮肤移植不产生排斥,但其他小牛皮肤移植到双生小牛身上则出现了排斥,说明了这种免疫耐受具有抗原特异性。后来科学家通过不同品系的小鼠间的皮肤移植实验证明了在胚胎个体免疫系统尚未发育成熟阶段,通过特异性淋巴细胞接受抗原刺激,可使细胞克隆被清除,从而对该抗原产生免疫耐受。

(二)后天诱导性免疫耐受形成的影响因素

在后天生活过程中,原本对抗原产生应答的 T 淋巴细胞和 B 淋巴细胞由于抗原和机体的影响因素可发生耐受现象。

1. 抗原因素　抗原的性质、剂量和进入途径等都能影响抗原能否诱导免疫耐受的发生。小分子、可溶性、非聚合单体物质多为耐受原,大分子颗粒抗原和蛋白质聚合物较易引起免疫应答。抗原剂量太高或太低均能引起免疫耐受,分别称作高带耐受和低带耐受。抗原经口服途径免疫易发生免疫耐受,如有些半抗原经皮内注射能诱导抗体及迟发型超敏反应的产生,但通过口服途径则出现耐受性。大多情况下口服抗原和静脉注射较易产生耐受,腹腔注射次之,皮下、皮内及肌内注射最不容易形成耐受。

2. 机体因素　机体的遗传因素、年龄、免疫状况及是否使用免疫抑制剂均能影响免疫耐受的产生。某种遗传背景的个体对特定抗原出现先天耐受,如有个别机体对乙肝疫苗不产生抗体。不同种属或同种属不同品系的动物诱导耐受的难易不同。低龄动物较易出现耐受,机体处于免疫抑制状态更易产生耐受。

(三)免疫耐受形成的机制

免疫耐受根据形成的机制过程的不同分为中枢免疫耐受和外周免疫耐受。

1. 中枢免疫耐受　是指在中枢免疫器官(胸腺和骨髓)内 T 和 B 淋巴细胞在发育尚未成熟前,识别自身抗原的细胞克隆被清除或失能而形成的自身耐受。如 T 细胞在胸腺内发育过程中经过阳性选择和阴性选择,识别自身抗原的未成熟 T 细胞凋亡。在骨髓内发育的未成熟 B 细胞经过阴性选择作用使自身反应性细胞克隆发育被终止或抑制 mIgM 的继续表达。

2. 外周免疫耐受　是指在外周免疫器官,成熟的淋巴细胞遇到自身或外源性抗原形成的耐受。中枢免疫耐受不可能完全清除自身反应性 T、B 淋巴细胞,进入外周免疫器官的一些 T、B 细胞虽然仍有与抗原反应的 TCR 或 mIg 表达,但机体可通过各种途径对这些细胞清除或失能,使其呈现出功能上无应答或低应答状态。例如,成熟 T 细胞活化需要两种或两种以上信号,信号之一缺乏,T 细胞接收了有效的第一信号不但不能被活化,反而被诱导凋亡或处于无反应状态;成熟 B 细胞缺少刺激信号(如缺乏 Th 细胞辅助作用),未有效活化的 B 细胞处于无反应状态而呈现克隆失能。由于免疫细胞接触不到"隐蔽抗原",使抗原处于被忽视状态,也可造成免疫耐受。

(四)免疫耐受的临床意义

自身耐受是机体免疫系统识别"非己成分"(抗原)产生免疫应答,而对"自己成分"不产生免疫应答,维持内环境稳定的重要机制。自身耐受的打破是许多自身免疫病的主因,免疫耐受的形成也与一些临床疾病的发生、发展密切相关,如对病原体和肿瘤的耐受容易引起持续感染和肿瘤的出现。通过建立和维持免疫耐受,可治疗自身免疫病、移植排斥反应和超敏反应性疾病,而通过终止免疫耐受产生免疫应答给肿瘤治疗提供了新的策略。

本章小结

1. **免疫应答** 是机体免疫系统对抗原刺激后所产生的一系列以排除抗原为目的生理过程。根据免疫应答识别的特点、获得形式以及效应机制,可分为适应性免疫应答和固有免疫应答两大类。

2. **T 细胞介导的免疫应答** 又称细胞免疫应答,是指在抗原刺激下,T 细胞转化为效应 T 细胞(效应 Th1 细胞和效应 Tc 细胞)发挥特异性免疫效应的过程。效应 Tc 细胞释放穿孔素和丝氨酸蛋白酶致靶细胞溶解或凋亡。也可以通过表达膜 FasL,与靶细胞表面的 Fas 结合,诱导靶细胞凋亡。效应 CD4$^+$Th1 细胞通过释放 IL-2、TNF-β 和 IFN-γ 等细胞因子,通过诱生、募集、活化免疫细胞(如巨噬细胞、CD8$^+$Tc 细胞和中性粒细胞)扩大免疫效应,发挥杀伤病毒感染细胞、肿瘤细胞的作用。

3. **B 细胞介导的免疫应答** 又称体液免疫应答,指在抗原刺激下,B 细胞活化、增殖、分化为浆细胞,合成分泌抗体,发挥特异性免疫效应的过程。体液免疫应答包括 B 细胞对 TD-Ag 的免疫应答和 B 细胞对 TI-Ag 的免疫应答。自然界中绝大多数引起体液免疫应答的是 TD-Ag。TD-Ag 诱导 B 细胞产生抗体需 Th 细胞的辅助。

4. **固有免疫应答** 又称天然免疫或非特异性免疫,是人类在长期的种系发育和进化过程中逐渐建立起来的一系列防御病原体等抗原的功能,构成了机体抵御病原生物入侵的第一道防线。其特点是生来就有,可以传给后代,无特异性,对多种病原体感染具有防御能力。

5. **固有免疫与适应性免疫应答的关系** 固有免疫诱导和启动适应性免疫应答的发生,影响适应性免疫应答的类型,协助适应性免疫应答发挥免疫效应,适应性免疫应答的形成进一步增强固有免疫应答作用。

6. **免疫耐受** 分为天然免疫耐受和后天诱导性免疫耐受。

病例讨论

患儿,女性,1 岁 6 个月,因发热、呕吐入院检查治疗。入院前 4 天出现发热,当地诊所对症抗感染治疗 2 天后仍然发热,到当地医院查血常规:白细胞 17.4×10^9/L,中性粒细胞 0.806,淋巴细胞 0.158,血红蛋白 91g/L,血小板 368×10^9/L,血电解质正常。对症抗感染治疗无缓解,入院前 1 天开始出现乏力、后颈部疼痛,发热伴呕吐,体温 40℃。急诊检查白细胞 20.1×10^9/L,C 反应蛋白升高,头颅 CT 显示脑部积水,脑脊液培养肺炎链球菌阳性,对头孢曲松、万古霉素敏感。入院经积极对症治疗 30 天复查恢复正常,予以出院。

(路则宝)

病例分析

扫一扫，测一测

思考题

1. 体液免疫初次应答和再次应答有何不同？其临床意义分别是什么？
2. 比较固有免疫应答与适应性免疫应答有哪些不同特点？分析两者之间联系。
3. 比较细胞免疫和体液免疫发挥抗感染作用有何不同？

09章PPT

学习目标

1. 掌握：人工主动免疫、人工被动免疫的概念及常用的制剂；免疫治疗概念。
2. 熟悉：死疫苗和活疫苗特点；分子治疗和细胞治疗的基本手段。
3. 了解：免疫调节剂种类。
4. 学会如何应用免疫学理论对疾病进行预防和治疗。

应用免疫学理论和技术对疾病进行预防和治疗具有悠久的历史，并取得了卓越的成效。新型疫苗和新的免疫学治疗方法的研究方兴未艾，有着广阔的应用前景。

第一节　免 疫 预 防

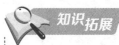
知识拓展

免疫预防简史

人类在与疾病的斗争中发现机体对病原体的感染具有抵抗力，说明机体具有抵抗病原微生物的防御系统。公元10世纪早期，我国宋代就通过鼻孔将天花患者的脓液或愈合疮的结痂给予易感者，虽然存在一定危险性，但这种方法具有预防天花的作用，这说明人工干预可以预防疾病。18世纪后叶，英国医生 Edward Jenner 发现接种牛痘能够预防天花，并且安全有效，由此开辟了免疫预防新纪元。Jenner 以后的80多年，巴斯德等发现通过人工培养或多次传代的方法可以使病原微生物毒力减弱，将其接种给健康人群，具有预防疾病的作用。这种减毒活疫苗的研究带来了第一个免疫学的黄金时代。随着分子生物学技术的发展，乙肝疫苗是第一个运用 DNA 重组技术制备的疫苗，开创了疫苗研究的新时代。

免疫预防(immunoprophylaxis)是采用人工的方法将抗原或抗体制备成各种制剂，接种于人体使其产生特异性免疫功能，达到预防疾病的目的。特异性免疫的获得方式概况如图 9-1 所示。人工免疫是人为地使机体获得特异性免疫，是免疫预防的重要手段，包括人工主动免疫(artificial active immunization)和人工被动免疫(artificial passive immunization)。人工主动免疫和人工被动免疫特点见表 9-1。

笔记

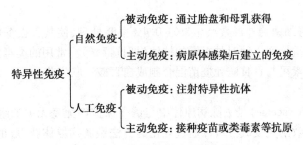

图 9-1　特异性免疫的获得方式

表 9-1　人工主动免疫和人工被动免疫特点

项目	人工主动免疫	人工被动免疫
接种物质	抗原	抗体
接种次数	1~3 次	1 次
生效时间	2~3 周	立即
维持时间	数月至数年	2~3 周
主要用途	预防	治疗和紧急预防

一、人工主动免疫

人工主动免疫是使用疫苗或类毒素等抗原接种机体后使之产生特异免疫应答,从而达到预防感染的目的。第一代传统疫苗包括灭活疫苗、减毒活疫苗和类毒素;第二代疫苗包括由微生物的天然成分及其产物制成的亚单位疫苗和将免疫作用成分通过基因重组而产生的重组蛋白疫苗、合成肽疫苗、多糖交联疫苗、基因工程疫苗等;第三代疫苗的代表为基因疫苗。

(一)灭活疫苗

灭活疫苗(inactivated vaccine)选用免疫原性强的病原体,经人工大量培养后,用理化方法灭活制成,故又称死疫苗。死疫苗不能进入宿主细胞内繁殖,不能通过内源性抗原提呈途径诱导产生效应 CTL。因此,死疫苗主要诱导特异性抗体的产生,不能诱导细胞免疫应答,免疫效果有一定局限性。由于死疫苗进入机体后不能繁殖,对机体免疫作用弱,为维持血清抗体水平,常需多次接种,有时注射局部和全身的反应较重。常用的死疫苗有百日咳、脊髓灰质炎、狂犬病等疫苗。

(二)减毒活疫苗

减毒活疫苗(live-attenuated vaccine)采用减毒或无毒力的活病原微生物制成。接种活疫苗类似隐性感染或轻症感染,减毒病原体在体内有一定的生长繁殖能力,免疫效果好,一般只需接种一次,起到长期或终身的保护作用,并且接种局部及全身反应较轻。减毒活疫苗不仅能诱导机体产生体液免疫应答,而且能诱导产生细胞免疫应答。经自然感染途径接种更适宜,如口服脊髓灰质炎减毒活疫苗糖丸是经过自然途径接种,不仅使全身产生免疫,还有黏膜局部免疫形成。不足之处在于,疫苗在体内有回复突变的可能性,尽管十分罕见,但仍需警惕,故免疫缺陷者和孕妇不宜接受活疫苗接种。常用的减毒活疫苗有卡介苗、麻疹疫苗和腮腺炎疫苗等。死疫苗和活疫苗的比较见表 9-2。

表 9-2　死疫苗和活疫苗的比较

区别	死疫苗	减毒活疫苗
制剂特点	死,强毒株	活,无毒或弱毒株
接种剂量和次数	量较大,2~3 次	量较小,1 次
接种途径	多采用皮下注射	多模拟自然感染途径,少数皮下注射
不良反应	较重(发热、局部或全身反应)	较轻
免疫效果	较差,维持数月至 2 年	较好,维持 3~5 年或更长

（三）类毒素

类毒素（toxoid）是将细菌的外毒素经 0.3%～0.4% 甲醛处理，使其失去毒性但保留其免疫原性而制成。接种机体后诱导机体产生针对外毒素的抗体（即抗毒素）。常用的类毒素有破伤风类毒素和白喉类毒素。这两种类毒素可与百日咳死疫苗混合制成白百破三联疫苗。

（四）亚单位疫苗

亚单位疫苗（subunit vaccine）是去除病原体中与诱导保护性免疫无关的组分，保留有效免疫原成分制备而成的疫苗。有效的免疫成分可以通过理化的方法裂解病原体获得，也可通过 DNA 重组技术制备。亚单位疫苗的优点是不含活的病原体，安全有效，成本低廉。目前使用的有重组乙型肝炎病毒表面抗原疫苗、流感病毒血凝素和神经氨酸酶制备的流感疫苗等。

（五）结合疫苗

细菌荚膜多糖抗原属于 TI 抗原，不能诱导机体产生细胞免疫应答，但能诱导 B 细胞产生 IgM 类抗体，不产生类别转换，也无免疫记忆，且对婴幼儿免疫效果差。结合疫苗（conjugate vaccine）将细菌荚膜多糖抗原与蛋白质载体（如白喉类毒素）进行连接，使其成为 TD 抗原，不仅能诱导细胞免疫应答，而且诱导 B 细胞产生 IgG 类抗体，显著提高免疫效果。目前已获得使用的结合疫苗有脑膜炎球菌疫苗和肺炎球菌疫苗等。

（六）DNA 疫苗

DNA 疫苗（DNA vaccine）（核酸疫苗）将编码某蛋白抗原的基因插入到细菌质粒中，经注射等途径进入宿主体内，在体内转染宿主细胞并表达可诱导免疫保护应答的抗原。其优点为：不需要在体外表达纯化抗原，操作简便；在体内可持续表达，维持时间长，稳定；可诱导细胞免疫应答和体液免疫应答。目前进入临床试验的 DNA 疫苗有疟疾 DNA 疫苗和 HIV DNA 疫苗。

（七）重组载体疫苗

重组载体疫苗（recombinant vector vaccine）是将编码病原体有效免疫原的基因插入到载体（减毒的病毒或细菌）基因组中，接种后疫苗株在体内增殖，表达大量所需的抗原。如果将多种病原体的有关基因插入载体，可制备表达多种保护性抗原的多价疫苗。目前广泛使用的载体有痘苗病毒。由于用于表达的外源基因很多，已用于甲型肝炎、乙型肝炎、麻疹、肿瘤等疫苗的研究。

二、人工被动免疫

人工被动免疫是人为地给机体注射含有特异性抗体的免疫血清、细胞因子或效应性 T 细胞等制剂，达到治疗或紧急预防疾病的目的。

（一）抗毒素

抗毒素是利用类毒素或细菌外毒素免疫动物（通常选用马）制备的免疫血清，因能中和外毒素的毒性作用故称为抗毒素。常用的抗毒素有白喉抗毒素、破伤风抗毒素等。

（二）人免疫球蛋白制剂

从健康产妇胎盘血中或正常人血清中提取。由于多数成年人隐形或显性感染过如麻疹、甲型肝炎和脊髓灰质炎等病毒，其血清中含有相应的抗体，所以这种混合血清能用于上述疾病的治疗或紧急预防。由于不同地区和人群的免疫状况的差异，这种免疫球蛋白制剂所含抗体的种类和效价不尽相同。

（三）抗病毒血清

由病毒免疫产生的血清，如狂犬病免疫血清、抗乙型脑炎免疫血清、抗麻疹免疫血清等。该类试剂具有显著的预防作用，但由于它们不能进入细胞内杀灭病毒，故治疗效果差。

三、疫苗的应用

随着科学技术的进步，疫苗的应用领域在不断扩大，已从传染病预防发展到许多非传染病治疗领域。疫苗既可以预防疾病，也可以通过调整机体的免疫功能达到治疗疾病的目的。

（一）抗感染和计划免疫

计划免疫是根据某些特定传染病的疫情监测和人群免疫状况分析，有计划地进行免疫接种，预防传染病，最终达到控制以致消灭相应传染病的目的。我国 1978 年开始普及计划免疫工作后，将脊髓灰质炎减毒疫苗、麻疹减毒疫苗、百白破联合疫苗和卡介苗列入国家免疫规划,2000 年又将乙型肝炎疫苗纳入国家免疫规划。2007 年国家扩大了计划免疫免费提供的疫苗种类,在原有的卡介苗、脊髓灰质炎疫苗、百白破联合疫苗、麻疹疫苗和乙肝疫苗的基础上增加到 14 种,预防 15 种传染病(表 9-3)。我国计划免疫工作取得了显著成绩,传染病的发病率大幅度下降。

表 9-3 我国计划免疫程序表

疫苗名称	第一次	第二次	第三次	加强	预防传染病
卡介苗	出生				肺结核
乙肝疫苗	出生	1 月龄	6 月龄		乙型病毒性肝炎
脊髓灰质炎疫苗	2 月龄	3 月龄	4 月龄	4 周岁	脊髓灰质炎
百白破疫苗	3 月龄	4 月龄	5 月龄	18~24 月龄	百日咳、白喉、破伤风
百破疫苗	6 周岁				百日咳、破伤风
麻疹疫苗	8 月龄				麻疹
麻腮风疫苗	18~24 月龄				麻疹、流行性腮腺炎、风疹
乙脑疫苗	8 月龄	2 周岁			流行性乙型脑炎
A 群流脑疫苗	6~18 月龄(1、2 次间隔 3 个月)				流行性脑脊髓膜炎
A+C 群流脑疫苗	3 周岁	6 周岁			流行性脑脊髓膜炎
甲肝疫苗	18 月龄				甲型肝炎
以上为儿童免疫规划疫苗,以下为重点人群接种疫苗					
出血热双价纯化疫苗					出血热
炭疽减毒活疫苗					炭疽
钩端螺旋体灭活疫苗					钩体病

(二)抗肿瘤

一些病原微生物的感染与肿瘤的发生密切相关,针对这些微生物的疫苗具有预防肿瘤的作用。例如,抗人乳头瘤病毒的疫苗可以预防宫颈癌、抗 EB 病毒的疫苗可以预防鼻咽癌。治疗性肿瘤疫苗的作用是利用肿瘤抗原进行主动免疫,刺激机体产生对肿瘤的主动特异性免疫应答,阻止肿瘤的生长和转移,包括肿瘤抗原疫苗和肿瘤抗原荷载树突状细胞疫苗等。

(三)避孕疫苗

免疫避孕疫苗的发展在计划生育及控制人口方面具有重要意义。人绒毛膜促性腺激素(human chorionic gonachtropin,hCG)是由胎盘滋养层细胞分泌的糖蛋白,是维持早期妊娠的激素。用 hCG 免疫人体,产生抗 hCG 抗体,可以切断黄体营养而终止妊娠。卵透明带(zona pellucida,ZP)的 ZP3 是卵子表面的一种糖蛋白,是精卵结合的位点。在受精过程中,如果 ZP3 上的精子结合位点被抗 ZP3 抗体封闭,精子就不能与之结合,从而达到避孕的目的。

(四)自身免疫性疾病的治疗性疫苗

自身免疫性疾病(autoimmune diseases,AID)的发生与体内自身反应性 T/B 细胞的异常活化有关。此外,AID 发病机制还涉及细胞因子的过量表达,其在 AID 诱导、调节和加重过程中起着重要作用。以细胞因子为靶点的单克隆抗体已开始应用于 AD 的临床治疗。阻断 TNF-α 的作用对改善类风湿关节炎的显著效果已通过抗 TNF-α 单克隆抗体的被动免疫疗法得到证实。基于与胰岛素依赖型糖尿病(insulin-dependent diabetic mellitus,IDDM)自身抗原相似性设计的特异多肽疫苗用于免疫小鼠,能显著地诱导针对胰岛的特异 T 细胞产生 Th2 型细胞因子,并增加 Treg 细胞的数量和活性,以逆转 IDDM 达到治疗目的。

(五)防治免疫病理损伤

某些慢性感染导致的免疫病理损伤与免疫应答的类型有关,通过调节免疫功能有可能防止或减轻病理损伤。例如,在动物实验中观察到抗血吸虫感染的免疫应答以 Th2 为主,伴有肝脏的纤维化和结节形成。联合使用虫卵抗原和 IL-12 可诱导 Th1 应答,减轻肝脏的损伤。

四、免疫接种效果监测

疫苗效果的评价主要指在人群中接种疫苗后相对于不接种疫苗人群减少疾病的发生程度。接种疫苗可诱导机体产生特异性免疫应答,从而获得相应的免疫保护,避免疾病的发生。因此,通过监测疫苗诱导的体液免疫应答和细胞免疫应答水平的变化来评价疫苗的有效性。以检测疫苗诱导的特异性抗体产生为例,其普遍采用的程序见图 9-2。

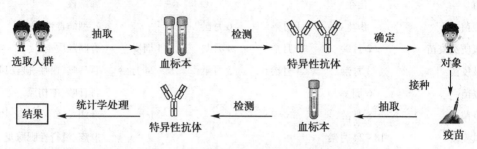

图 9-2　疫苗接种效果的评价程序示意图

(一)体液免疫应答检测

疫苗诱导的体液免疫应答的效果监测主要是评价疫苗诱导机体产生的特异性抗体反应。检测方法包括体内检测和体外检测。体内检测方法主要包括速发型超敏反应皮肤试验和毒素皮肤试验。体外检测方法包括抗原-抗体反应和可溶性免疫分子测定。最常用的方法是检测疫苗诱导的抗原-抗体反应。体液免疫应答检测技术主要有凝集反应、中和试验和免疫标记技术等。

(二)细胞免疫应答检测

疫苗诱导的细胞免疫应答评价包括体内试验和体外试验,主要检测 T 细胞活化情况。体内试验指的是抗原诱导的迟发型超敏反应。体外试验是疫苗细胞免疫评价最常用的方法,经典试验包括 T 细胞增殖试验、T 细胞介导的细胞毒试验和细胞因子检测等。

第二节　免疫治疗

免疫治疗(immunotherapy)是指利用免疫学原理,通过物理、化学和生物学的手段抑制或增强机体免疫应答的功能,对机体进行干预,达到治疗疾病的目的。免疫治疗的基本策略是从分子、细胞和整体水平调整机体的免疫功能。免疫治疗的研究方向主要有治疗性疫苗、基因工程抗体和细胞因子等干预分子的研究;通过调控免疫细胞的分化、增殖、活化、凋亡等在细胞水平进行干预;通过免疫增强剂或免疫抑制剂增强或抑制机体免疫功能。

肿瘤免疫治疗发展简史

1893 年骨科医生 Coley 发现,骨肉瘤患者在手术切除肿瘤后被化脓性链球菌感染能够导致癌症消退,开始以注射细菌诱导炎症反应进行肿瘤治疗,揭开了肿瘤免疫疗法的序幕。1973 年 Steinman 提出,以抗原提呈细胞装载抗原,诱导机体产生特异性免疫应答治疗肿瘤。1985 年 Rosenberg 将自体淋巴因子活化的杀伤细胞与 IL-2 联合应用,治疗晚期转移性黑色素瘤、肠癌等,可见肿瘤转移灶明显缩小。随着 IL-2、干扰素等细胞因子的应用,使免疫治疗进入了快速发展期。20 世纪 80 年代后期 Rosenberg 把白细胞、LAK 和 TIL 细胞等应用到临床,免疫治疗掀起了一股热潮。嵌合抗原受体 T 细胞是肿瘤免疫治疗领域新兴的一项新的治疗方法,具有特异性识别并杀伤肿瘤细胞的能力。针对免疫检查点 CTLA-4、PD-1 等单克隆抗体给恶性肿瘤治疗带来了颠覆性疗效。

一、分子治疗

分子治疗是给机体输入分子制剂如疫苗、抗体等，以调节机体的免疫应答。

（一）分子疫苗

分子疫苗主要有合成肽疫苗、重组载体疫苗和 DNA 疫苗等可作为肿瘤和感染的治疗性疫苗。例如，分子疫苗能通过激活特异性 T 细胞，诱导特异性 CTL 的抗肿瘤效应；人工合成的 HBsAg 多肽疫苗可用于乙型肝炎病毒感染的治疗。

（二）抗体

以抗体为基础的免疫治疗主要用于抗感染、抗肿瘤等。目前用于临床的治疗性抗体主要包括多克隆抗体、单克隆抗体和基因工程抗体。

1. 多克隆抗体　主要指：①用传统的方法将抗原免疫动物制备的免疫血清如抗毒素用于治疗和紧急预防细菌外毒素所致的疾病；②从某些疫苗接种后机体血清中提取的免疫球蛋白和某些患者恢复期血清，如人特异性免疫球蛋白。与动物源性的免疫血清相比，人特异性免疫球蛋白在体内停留时间长，超敏反应发生率低。

2. 单克隆抗体　具有特异性高、均一性好等优点，已获临床应用。主要有三类：第一类是抗细胞表面分子的单抗，如抗 CD3 抗体是美国 FDA 批准的第一个治疗用抗体，用于临床急性心、肝、肾移植排斥反应的治疗；第二类是抗细胞因子单抗，如抗 IL-1 或抗 TNF-α 单抗能中和相应细胞因子的活性，可以减轻类风湿关节炎的炎症反应；第三类是抗体导向药物治疗，如将单克隆抗体作为载体与毒性物质连接，将这些毒性物质靶向携带到肿瘤局部病灶，可特异性杀死肿瘤细胞，对正常细胞损伤较轻。

3. 基因工程抗体　单克隆抗体为鼠源性抗体，人体应用后会产生人抗鼠抗体反应，从而影响鼠源性单克隆抗体的应用。基因工程抗体是通过 DNA 重组和蛋白质工程技术，在基因水平对免疫球蛋白进行切割、拼接或修饰，重新组成新型抗体。基因工程抗体保留了抗体的特异性和主要生物学活性，去除或减少了无关的结构，赋予了抗体分子新的生物学功能，如免疫原性低、特异性高、穿透力强等。基因工程抗体主要有人-鼠嵌合抗体、人源化抗体、小分子抗体、双功能抗体等。

（三）细胞因子

细胞因子具有广泛的生物学功能，体内细胞因子的变化明显影响机体的生理或病理过程，调整细胞因子的平衡已成为免疫治疗的重要对策。补充外源性细胞因子或阻断内源性细胞因子的病理作用是临床常用的免疫治疗方法。例如，IFN-α 主要治疗病毒感染和肿瘤；IFN-β 主要用于治疗多发性硬化症；应用粒细胞-巨噬细胞集落刺激因子（GM-CSF）和粒细胞集落刺激因子（G-CSF）治疗各种粒细胞低下患者。

二、细胞治疗

细胞治疗主要是将自体或异体的造血干细胞、免疫细胞或肿瘤细胞经体外培养、诱导扩增后回输机体，以激活或增强机体的免疫应答。

（一）造血干细胞移植

免疫细胞来源于造血干细胞，通过体内造血干细胞移植，达到促进造血和重建免疫功能的目的。根据造血干细胞来源，可分为骨髓移植、外周血干细胞移植和脐带血干细胞移植。造血干细胞移植使患者免疫系统得以重建或恢复造血，已成为临床治疗肿瘤、造血系统疾病和自身免疫性疾病的方法之一。

（二）免疫效应细胞过继疗法

免疫效应细胞过继疗法是指自体淋巴细胞在体外激活、增殖后回输患者，直接杀伤肿瘤或激发机体抗肿瘤免疫效应的治疗方法。例如，外周血淋巴细胞在体外经白介素-2（IL-2）激活而扩增为具有广谱抗肿瘤作用的杀伤细胞（LAK 细胞）；从实体淋巴组织中分离的肿瘤浸润淋巴细胞（TIL），在体外经 IL-2 诱导培养后能直接杀伤肿瘤细胞，与 IL-2 联合使用对治疗某些晚期肿瘤有一定的杀伤能力。

（三）细胞疫苗

1. **树突状细胞疫苗**　使用肿瘤提取物或肿瘤多肽抗原体外刺激树突状细胞,或用携带肿瘤相关抗原基因的病毒载体转染树突状细胞,再回输给患者,可有效激活特异性抗肿瘤的免疫应答。

2. **基因修饰瘤苗**　采用基因修饰的方法将编码 HLA 分子、B7 等协同刺激分子、细胞因子等基因转染肿瘤细胞,使肿瘤细胞表达这些免疫分子,从而增强抗肿瘤作用。

3. **肿瘤细胞疫苗**　将具有肿瘤抗原性的疫苗进行免疫接种,激发或增强患者特异性抗肿瘤免疫应答。最早是将自体或异体肿瘤细胞经物理、化学或生物学处理,抑制其生长能力,保留其免疫原性,以诱导机体产生特异性的免疫应答,但其作用有限,并具有潜在的危险性。目前实验室和临床试验的瘤苗有多种,包括基因修饰瘤苗、人工合成肿瘤多肽疫苗、重组病毒疫苗等。

三、免疫调节剂

免疫调节剂是指可以非特异性地增强或抑制免疫功能的制剂,用于肿瘤、感染、免疫缺陷或自身免疫病的治疗。按其作用可分为免疫增强剂和免疫抑制剂。

（一）免疫增强剂

免疫增强剂通常对免疫功能正常者无影响,而对免疫功能异常特别是免疫功能低下者有促进作用。

1. **免疫因子**　是指包括细胞因子在内的具有传递免疫信号,调节免疫效应的蛋白分子,如转移因子、肿瘤坏死因子、胸腺肽等。胸腺肽能够促进胸腺 T 细胞发育,提高细胞免疫功能。

2. **化学合成药和中草药**　一些化学合成药物具有免疫刺激作用,如左旋咪唑能增强功能低下或受抑制的免疫细胞活性,促进 T 细胞增殖、NK 细胞活性,对免疫低下的机体有较好的免疫增强作用;许多中草药成分具有不同程度的免疫增强作用,尤其是这些药物的多糖类或苷类成分,如人参多糖、茯苓多糖等能激活 T 淋巴细胞、巨噬细胞、树突状细胞,提高细胞因子及抗体水平。

3. **微生物制剂**　某些微生物或其成分具有促进抗原提呈细胞对抗原的摄取、协同分子的表达、Th 细胞和 CTL 的活性及增强巨噬细胞功能等作用,如卡介苗、短小棒状杆菌、金黄色葡萄球菌肠毒素超抗原等。

（二）免疫抑制剂

免疫抑制剂是指在可接受范围内产生明显抑制效应的药物,常用于抑制器官移植的排斥反应和自身免疫性疾病及过敏性疾病的免疫治疗。

1. **化学合成药物**　用于免疫治疗的化学合成药物主要有糖皮质激素、烷化剂（环磷酰胺、氮芥）、抗代谢药物（嘌呤和嘧啶、叶酸拮抗剂）。例如,糖皮质激素对 T 细胞、B 细胞和巨噬细胞有较强的抑制作用,具有明显的抗炎和免疫抑制作用,常用于超敏反应、移植排斥反应的治疗。

2. **微生物制剂**　常用生物制剂有环孢素 A 和 FK-506。环孢素 A 和 FK-506 为真菌代谢产物,它们的作用是阻断 T 细胞内 IL-2 基因的转录,抑制 IL-2 依赖的 T 细胞活化。

3. **中草药**　雷公藤对细胞免疫和体液免疫均有抑制作用,可作用于免疫应答的感应阶段即抗原识别阶段,抑制淋巴细胞转化。此外,天冬、五味子、苦参等也具有一定的免疫抑制作用。

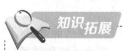

反向疫苗学

最早的疫苗研究是按照巴斯德提出的原则进行的,主要包括灭活或减毒生物以及经化学脱毒处理的毒素。随着分子生物学和分子微生物学的发展以及基因重组技术的建立,实现了疫苗研制技术的首次飞跃。但由于某些病原体不能用人工的方式进行培养、一些病原体的保护性抗原表达极微量等原因,用上述方法进行疫苗研制存在一定局限性。反向疫苗学是以病原体基因组学并结合生物信息学、DNA 微阵列、蛋白质组学、体内表达技术等新技术进行疫苗设计,引发了疫苗研制技术的又一次飞跃。它的优点在于,从基因组着手筛选抗原,不用从培养微生物开始;整个基因组编码蛋白都可以考察,包括表达含量极低的蛋白;加快了疫苗的研发速度。

本章小结

1. 免疫预防是最为有效和经济的大众健康手段,包括人工主动免疫和人工被动免疫。通过人工免疫使机体获得特异性免疫,以达到防病或治病的目的。

2. 人工主动免疫主要是通过接种疫苗等方式达到预防和治疗疾病的目的,传统疫苗包括灭活疫苗、减毒活疫苗和类毒素。近年来发展的疫苗有亚单位疫苗、合成肽疫苗、DNA基因工程疫苗及重组载体疫苗等。未来疫苗的首要任务仍是抗感染,也广泛应用于非传染病领域。

3. 免疫治疗是通过调整机体的免疫功能达到治疗目的。所采取的措施分为免疫增强疗法和免疫抑制疗法,主要用于抗感染、抗肿瘤、抑制排斥反应等。免疫治疗包括免疫分子治疗、免疫细胞治疗以及使用免疫增强剂和免疫抑制剂的治疗。

（方 芳）

扫一扫,测一测

思考题

1. 比较人工自动免疫和人工被动免疫的区别。
2. 比较死疫苗和减毒活疫苗的区别。
3. 目前研制的新型疫苗有哪些? 基本设计原理是什么?
4. 人可以通过哪些方式获得特异性免疫力?

第二篇 免疫检验技术

第十章 免疫原和抗血清的制备

学习目标

1. 掌握:免疫原和佐剂的概念。
2. 熟悉:抗血清制备时免疫动物的选择和免疫方案的制订;抗血清制备的流程。
3. 了解:蛋白质的分离和纯化方法;佐剂的应用。
4. 具有各种免疫原和抗血清制备的宏观认识。
5. 学会抗血清的制备方法和流程。

抗体是免疫学实验中常用试剂,对抗原的分析鉴定和检测极为重要,在各种免疫学实验和临床诊疗中应用广泛。抗体制备技术经历了多克隆抗体(polyclonal antibody,PcAb)、单克隆抗体(monoclonal antibody,McAb)和基因工程抗体(genetic engineering antibody,GeAb)三个阶段,在抗体制备过程中,高质量的抗原是制备合格抗体的前提条件。本章仅叙述抗原纯化和多克隆抗血清的制备。

第一节 免疫原的制备

免疫原(immunogen)就是抗原,是指能够刺激机体免疫系统产生抗体或致敏淋巴细胞并能与之发生特异性反应的物质。大多数免疫原是由多种成分构成的混合体,必须对其中单一成分进行纯化,纯化后的免疫原才能用来制备相应的抗体。因各种免疫原性质的不同,其制备方法也不尽相同。一般来说,免疫原的制备过程大致分为 5 个步骤(图 10-1)。

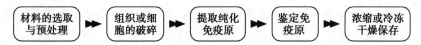

图 10-1 免疫原的制备过程

一、颗粒性抗原制备

人和动物细胞抗原、细菌抗原和寄生虫抗原等是颗粒性抗原,它们的免疫原性强,制备方法比较简单。

(一)绵羊红细胞抗原的制备

采集新鲜绵羊红细胞注入无菌并带有玻璃珠的三角烧瓶内,充分摇动 15min 后除去纤维蛋白,即得抗凝绵羊全血。免疫动物前,取适量抗凝血放入离心管中,用无菌生理盐水洗涤 3 次,最后配成 $1×10^6/ml$ 浓度的细胞悬液,即可应用。

（二）细菌抗原的制备

细菌抗原有菌体抗原和鞭毛抗原等,多选用典型菌株的液体或固体培养物,经集菌后处理。鞭毛抗原需用有动力的菌株,菌液用 0.3%～0.5%甲醛处理,而菌体抗原则需要在 100℃加温 2～2.5h 后应用。

二、可溶性抗原制备及鉴定

蛋白质(包括糖蛋白、脂蛋白、酶类、细菌外毒素等)、多糖和核酸等都是可溶性抗原,这些物质大多来源于人和动物的组织、细胞或血液中,要想获得此类抗原,通常要先破碎组织和细胞,再进一步提取和纯化。

（一）组织和细胞中可溶性抗原的粗提

1. **组织匀浆的制备** 所用组织必须是新鲜的或低温保存的,取得材料后立即去除表面的包膜、结缔组织及大血管,脏器应进行生理盐水灌洗,除去血管内残留的血液。将洗净的组织剪成小块,进行粉碎。粉碎时可用捣碎机,将组织加入适量生理盐水装入捣碎机内,在高速条件下(约 1 000r/min)间断进行,制成组织匀浆。组织匀浆再经过离心,沉淀物中含有大量的组织细胞和碎片,上清液中则含有可溶性抗原。也可用研磨的方法来粉碎组织,即将组织置于玻璃匀浆器或乳钵中,经过旋转、压挤将组织粉碎。

2. **细胞破碎** 制备可溶性抗原时要先破碎细胞,常用的细胞破碎方法有以下几种:

（1）反复冻融法:将待破碎的细胞置于−20℃冰箱内冻结,然后取出让其在 30～37℃中缓慢融化。如此反复 2 次,大部分组织细胞及细胞内的颗粒可被冻融破碎。此法适用于组织细胞的破碎。

（2）超声破碎法:对微生物和组织细胞多用此法。主要利用超声的机械震荡产生的压力使细胞破碎。使用超声破碎法时必须间歇进行,因长时间超声会产热,易导致抗原破坏。

（3）溶菌酶处理法:在碱性条件下,溶菌酶可破坏细菌细胞壁,适用于溶解多种微生物。除溶菌酶外,蜗牛酶、纤维素酶等也可消化溶解细菌和组织细胞。

（4）表面活性剂处理法:在适当的条件下,表面活性剂(十二烷基磺酸钠等)能与脂蛋白形成微泡,改变细胞膜通透性,从而导致细胞溶解。破碎细菌提取核酸时,常用该法。

（二）可溶性抗原的提纯

细胞破碎后胞浆内的成分释放出来,这些成分主要有蛋白质、多糖、脂类和核酸等,在此主要介绍蛋白质类抗原的提纯。

1. **超速离心法** 是根据抗原的相对密度特点进行分离的方法。该方法往往是进一步纯化的首次过筛,分差速离心和密度梯度离心。差速离心是指低速与高速离心交替进行,用于分离大小差别较大的颗粒。密度梯度离心是利用各颗粒在梯度介质中的沉降速率不同,使具有不同沉降速率的颗粒处于不同密度梯度层内,从而达到分离的目的。目前该法仅用于少部分大分子抗原,如 IgM、甲状腺球蛋白等,以及一些相对密度较轻的抗原物质,如载脂蛋白 A、B 等的提纯,对于中、小分子量的蛋白质多不适宜作为纯化手段。

2. **选择性沉淀法** 采用各种沉淀剂或改变某些条件,促使目的蛋白质抗原成分沉淀,从而达到纯化的目的。常用的有盐析沉淀法、有机溶剂沉淀法和聚合物沉淀法等,其中盐析沉淀法是最经典的蛋白质纯化分离技术,由于方法简便、有效、不损害抗原活性等优点,至今仍被广泛应用。它是利用各种蛋白质在不同盐浓度中有不同的溶解度从而进行分段提纯的方法。

3. **凝胶过滤法** 利用凝胶的分子筛作用,将分子量不同的蛋白质进行分离。凝胶是具有三维空间多孔网状结构的物质,免疫血清中各种蛋白质成分分子量不同,在通过凝胶介质时洗脱速度也不同,从而达到分离的目的(图 10-2)。

4. **离子交换层析法** 利用一些带离子基团的纤维素或凝胶吸附交换带有相反电荷的蛋白质抗原。由于各种蛋白质的等电点不同,在一定的 pH 溶液中所带电荷量不同,与纤维素或凝胶的结合能力也有差别,可通过改变离子强度进行洗脱,最终分离不同蛋白质。

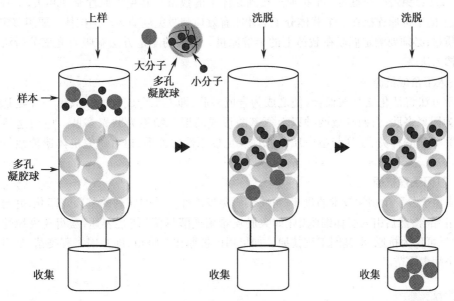

图 10-2 凝胶过滤法

5. 亲和层析法 亲和层析是利用生物大分子的生物学特异性,即生物分子间所具有的专一性亲和力而设计的层析技术。例如,抗原和抗体、酶和酶抑制剂、激素和受体等之间有一种特殊的亲和力,在一定条件下它们能紧密地结合成复合物。如果将复合物的一方固定在固相载体(如 Sepharose4B)上,则可从溶液中专一地分离和提纯另一方。此法纯化过程简单迅速且分离率高。

6. 电泳法 各种蛋白质在同一酸碱度的条件下因分子量和电荷量的不同导致其在电场中的迁移率不同,从而得以分离。常用的有聚丙烯酰胺凝胶电泳、醋酸纤维薄膜电泳、等电聚焦电泳和转移电泳等。

（三）纯化抗原的鉴定

纯化抗原的鉴定内容包括含量、分子量、纯度和免疫活性的鉴定等。鉴定方法较多,常用的有聚丙烯酰胺凝胶电泳法、酶联免疫吸附试验、免疫电泳法、双向琼脂扩散试验等。实际应用时常需要几种方法联合进行鉴定。

三、人工抗原制备

用化学合成法或基因重组法制备的抗原称为人工抗原,包括人工结合抗原、人工合成抗原和基因重组抗原,对免疫学理论研究和分子疫苗的制备都具有重要意义。

（一）人工结合抗原的制备

多糖、多肽、甾体激素等小分子化合物无免疫原性,只具有免疫反应性,属半抗原。半抗原不能直接作为免疫原,只有把这些半抗原与大分子物质结合后变成完全抗原,才具有免疫原性。这种经过人工修饰的半抗原称为人工合成抗原,用于偶联半抗原的大分子物质称为载体。

1. 常用的载体 ①蛋白质类:有人血清白蛋白、牛血清白蛋白、血蓝蛋白和牛甲状腺球蛋白等,其中以牛血清白蛋白溶解度大、免疫活性强、容易获得而最为常用;②多肽聚合物:是人工合成的物质,常见的有多聚赖氨酸;③大分子聚合物:皆可与半抗原结合,常用的有羧甲基纤维素、聚乙烯吡咯烷酮等。

2. 半抗原与载体的连接 通常可用物理和化学方法进行。物理吸附的载体有羧甲基纤维素、聚乙烯吡咯烷酮等,它们借电荷和微孔吸附半抗原。化学法则是利用某些功能基团把半抗原连接到载体上,这些载体包括血清白蛋白、人工合成的多聚赖氨酸等。带有游离氨基或游离羧基以及两种基团都有的半抗原可直接与载体连接,连接方法有碳化二亚胺法、戊二醛法等。其他不带有氨基或羧基的半抗原须加以适当的改造,使其转变为带有游离氨基或游离羧基的衍生物,才能与载体连接。

3. 人工结合免疫原的鉴定　半抗原连接到载体上的数量与其免疫原性密切相关。一般来说,至少20个以上的半抗原连接在一个载体分子上才能有效地刺激免疫动物产生抗体。要想鉴定人工结合免疫原的质量,必须要测定偶联在载体上的半抗原量。常用的测定方法有吸收光谱分析法和核素标记半抗原掺入法。

（二）人工合成抗原

用化学方法将活化氨基酸聚合,使之成为合成多肽,即人工合成抗原。只由一种氨基酸形成的聚合体称为同聚多肽,由两种或两种以上氨基酸形成的聚合物称为共聚多肽。应用这种人工合成多肽可研究氨基酸种类、序列与蛋白质抗原性及免疫原性的关系,也可研究机体遗传性与免疫性的关系。

（三）基因工程抗原

近年来由于分子生物学技术的进步,可将编码免疫原性氨基酸序列的基因克隆化,并与适当载体DNA分子相结合,然后引入受体细胞中(如大肠埃希菌或酵母菌)使之表达,获得免疫原性的融合蛋白,经纯化后可作为抗原,即基因工程抗原。如果用此抗原作为疫苗,即基因工程疫苗,如目前所使用的乙型肝炎病毒疫苗。

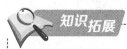

乙肝疫苗简介

我国曾经是乙肝大国,乙型肝炎的发生率较高,现在乙肝疫苗作为国家计划内疫苗,要求新生儿在出生后24h内接种,有效控制了我国儿童乙肝的感染率。乙肝疫苗曾经是血源性疫苗,但由于安全性、来源等原因已被淘汰。现在所用的乙肝疫苗是基因工程疫苗,即构建含有乙肝表面抗原基因的重组质粒,然后转染相应的宿主细胞产生乙肝表面抗原蛋白。乙肝疫苗除了大大降低了乙肝的发生率,还能减少肝癌的发病率,所以它是现代医学的一项伟大的成就,也是第一个用来治疗癌症的疫苗。

四、免疫佐剂

为了促进抗体的产生,可在注射抗原时预先或与抗原同时注入体内一种辅助剂,可增强机体对抗原的免疫应答或改变免疫应答类型,这种非特异性免疫增强性物质称为免疫佐剂(immunoadjuvant),简称佐剂(adjuvant)。颗粒性抗原因其免疫原性强,在免疫过程中一般不需要加入佐剂,而可溶性抗原和人工抗原初次免疫时往往要加入佐剂。

（一）佐剂的种类

佐剂本身可以有免疫原性,也可无免疫原性。常用的有免疫原性的佐剂有百日咳杆菌、革兰阴性杆菌的内毒素和抗酸杆菌等;不具备免疫原性的佐剂有氢氧化铝、磷酸钙、液状石蜡、羊毛脂、表面活性剂等。

进行动物免疫最常用的佐剂是弗氏佐剂(Freund's adjuvant)。弗氏佐剂又可分为弗氏不完全佐剂和弗氏完全佐剂,弗氏不完全佐剂是由油剂和乳化剂制成,弗氏完全佐剂由弗氏不完全佐剂和卡介苗组成。

使用佐剂免疫动物时,佐剂和抗原的比例应为1:1。由于佐剂是油剂,加入抗原后要充分混合成乳剂。混合的方法有两种,一种为研磨法,另一种为搅拌注射器混合法。研磨法是先将佐剂加热倾入到乳钵中,待冷却后加入卡介苗(2~20mg/ml),再逐滴加入抗原,边滴边加速研磨,直至完全变为乳剂为止。搅拌注射器混合法是用两个5ml注射器,在接针头处用一个尼龙管连通(亦可使用医用注射器三通连接),一个注射器内是佐剂,另一个注射器内为抗原。装好后来回推注,经多次混合逐渐变为乳剂。本法优点是无菌操作,节省抗原或佐剂,用此注射器可直接注射,缺点是不易乳化完全。乳化完全与否的鉴定方法是将一滴乳剂滴入水中,如立即散开,则未乳化好,如不散开,漂在水面,则乳化完全(图10-3)。

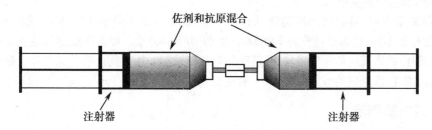

佐剂和抗原混合

注射器　　　　　　　　　　　　　　　　注射器

图 10-3　注射器混合法

（二）佐剂的作用机制

佐剂能增强抗原的免疫原性,刺激机体更好地产生抗体,其作用机制较复杂,主要有:①改变抗原的物理性状,延长抗原在体内的存留时间,从而有效地刺激免疫系统;②刺激单核-吞噬细胞系统,增强其抗原提呈能力;③可加强淋巴细胞的增殖分化,促进其对抗原的处理能力。

第二节　免疫血清的制备

将抗原以不同途径免疫动物,可从动物血清中分离得到抗体,把这类含有抗体的血清称为抗血清或免疫血清。天然抗原常含有多种抗原决定基,可刺激动物体内多个 B 细胞克隆针对该抗原的多种抗原决定基产生不同的抗体,所以抗血清实质上是多克隆抗体（PcAb）。一般来说,制备抗血清的流程主要有 5 个步骤（图 10-4）:①免疫动物的选择;② 免疫方案的制订;③动物采血;④抗血清的分离、纯化和鉴定;⑤抗血清的保存。

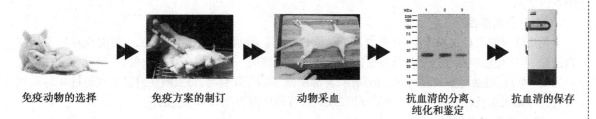

免疫动物的选择　　　　免疫方案的制订　　　　动物采血　　　　抗血清的分离、　　　抗血清的保存
　　　　　　　　　　　　　　　　　　　　　　　　　　　　　　　纯化和鉴定

图 10-4　抗血清的制备流程

一、免疫动物选择

制备抗血清的动物主要是哺乳类和禽类,免疫时选择合适的动物极为重要,应考虑以下几个因素:

（一）抗原来源与免疫动物的种属关系

抗原来源与免疫动物的种属差异越远越好,亲缘关系太近不易产生免疫应答,如鸡和鸭。

（二）动物的个体情况

产生抗体的效价会受到所免疫动物的健康情况和年龄的影响。因此,在选择免疫动物时需选择适龄、健壮、体重符合要求的健康动物,一般多选择雄性动物。为了避免个体差异,通常应用条件相同的动物同时进行免疫。

（三）抗原的性质

不同性质的免疫原所适合的动物亦不同。蛋白质抗原对大部分动物皆适合,常用的是山羊和家兔。但是在某些动物体内有类似的物质或其他原因,则对这些动物免疫效果较差,如 IgE 对绵羊、胰岛素对家兔、多种酶类对山羊等免疫时皆不易出现抗体。有这些物质时,可以选用豚鼠、火鸡等进行免疫。

（四）抗血清的用量及要求

抗血清需要量大时,可选用大型动物,如马、羊等;抗血清需要量不多时,则可选用家兔或豚鼠。依免疫的动物种类不同,抗血清可分为 R（rabbit）型和 H（horse）型。R 型抗血清是免疫家兔等动物所获得的抗体,抗原-抗体反应的等价带较宽,适于作为诊断试剂。H 型抗血清是免疫马匹等大型动物所获得的抗体,抗原-抗体反应的等价带较窄,一般用于免疫治疗。

二、免疫方案制定

免疫动物确定后,要制定合适的免疫方案（表 10-1）,包括免疫原的剂量、免疫途径、免疫时间的间隔等。

表 10-1　伤寒沙门菌 O 抗原免疫家兔的方案

次序	日序（天）	注射途径	注射剂量（ml）	抗原
1	1	多点皮内	1.0	沙门菌 O 抗原
2	6	静脉	0.5	沙门菌 O 抗原
3	11	静脉	0.5	沙门菌 O 抗原
4	16	静脉	1.0	沙门菌 O 抗原
5	19	静脉	2.0	沙门菌 O 抗原

（一）免疫原的剂量

免疫原剂量的大小可直接影响免疫效果的好坏,剂量过大或过小均易造成免疫耐受。抗原剂量的多少与抗原类型、动物体重和免疫时间等均有关。在一定剂量范围内,免疫原剂量越大,产生抗体的效价越高。

（二）免疫途径

免疫注射的途径也很重要,有皮内、皮下、肌内、静脉、腹腔和淋巴结等途径。初次免疫时常用皮内注射,再次免疫时往往选用静脉注射。皮内或皮下免疫时一般采用多点位注射,一只动物注射总数约为 8~10 点,包括足掌及肘窝淋巴结周围、背部两侧、颌下、耳后等,每点的注射量不宜超过 0.5ml,以免引起局部无菌性坏死或脓疡。如抗原极为珍贵,可采用淋巴结内微量注射法。

（三）免疫时间间隔

免疫时间间隔也是重要因素,特别是首次免疫与第二次免疫之间更应注意。首次免疫后如很快进行第二次免疫,极易造成免疫抑制,一般以间隔 10~20 天为宜。第二次免疫以后每次的间隔一般为 7~10 天,不能太长,以防刺激变弱,抗体效价不高。对于半抗原的免疫时间间隔则更长,因半抗原需经长时间的免疫才能产生高效价抗体,有时免疫总时间可达 1 年以上。

三、动物采血

动物免疫 3~5 次后,如抗血清鉴定合格,应在末次免疫后 5~7 天及时采血。目前常用的采血方法有三种。

（一）颈动脉放血法

这是最常用的方法,对家兔、山羊等动物皆可采用。在动物颈外侧做皮肤切口,分离颈总动脉。将此动脉轻轻游离,用丝线将远心端结扎,近心端用止血钳夹住。沿结扎处剪断血管,在颈动脉内插入无菌导管,慢慢打开夹持的止血钳,动脉血经导管引入无菌三角烧瓶。用此法放血时切忌速度过快,否则动物很快死亡,取血量少。一般一只家兔可放血 50~100ml。

（二）心脏采血法

此法多用于豚鼠、大鼠等小动物。将动物取仰卧位固定好,将注射器刺入动物心脏搏动最明显处抽取血液。用此法时,采血技术应熟练,穿刺不准容易导致动物急性死亡。

（三）静脉采血法

静脉采血时家兔可用耳静脉,山羊可用颈静脉。这种放血法可多次进行,所以可收集到的血液量较多。如绵羊用颈静脉采血,一次可采 300ml,放血后立即回输 10% 葡萄糖盐水,3 天后仍可采血 200～300ml。之后让动物休息一周,再进行一次免疫,又可采集两次血液。如此下来,一只羊可获 1 500～2 000ml 血液。小鼠多采用摘除眼球或断尾法采血,一只小鼠可获 1.0～1.5ml 血液。

知识拓展

破伤风抗毒素简介

破伤风抗毒素是含有抗破伤风类毒素的抗体,具有中和破伤风毒素的作用,可用于破伤风梭菌感染的紧急预防及治疗,当产生开放性外伤(特别是创口深、污染严重)有感染破伤风危险者应注射。本品系由破伤风类毒素免疫马匹后,采血分离血清,经一系列处理精制而成。该制品在注射前应该进行皮试,如果皮试过敏者必须少量多次注射。

四、抗血清分离、纯化及鉴定

(一)抗血清的分离

采集的血液多采用在室温自然凝固,然后放置 37℃ 温育 1h,然后置于 4℃ 冰箱中,待凝块收缩后分离血清。

(二)抗血清的纯化

免疫血清除含有特异性抗体外,还存在其他的血清成分或非特异性抗体,这些成分会对实验结果产生影响。因此,抗血清在应用前要先进行纯化。

1. **特异性抗体的纯化**　制备免疫血清时,常由于免疫原不纯,导致产生杂抗体存在于抗血清中。杂抗体的去除可用亲和层析法和吸附法。①亲和层析法:将杂抗原交联到琼脂糖珠 4B 上,装柱后将预纯化的抗血清通过亲和层析柱,杂抗体吸附在柱上,流出液则是单价特异性抗体。②吸附剂方法:将含杂抗原的混合液(不含特异性抗原)制成固相吸附剂,然后直接加到抗血清中,抗原则与杂抗体结合,上清液则为无杂抗体的单价特异性抗体。

2. **IgG 类抗体的纯化**　在免疫标记或其他技术中常用到纯化的 IgG 类抗体。例如,在 ELISA 中用于包被的抗体一定要用特异性的 IgG 抗体才能得到良好的效果,这是因为全血清中有大量非抗体蛋白,如白蛋白、α_1 和 α_2 球蛋白等,如不除去,会干扰包被。IgG 类抗体的纯化的方法有盐析、凝胶过滤、离子交换和亲和层析法等。常用 DEAE-纤维素一次提取法,可自血清中提取较纯的 IgG。

(三)抗血清的鉴定

纯化后的抗血清要对抗体的效价、特异性、纯度及亲和力等指标进行鉴定。抗血清的鉴定主要包括以下内容:

1. **抗体效价的鉴定**　根据抗原性质不同,抗体效价的测定方法也不同。一般原则是颗粒性抗原用凝集试验,可溶性抗原用双向琼脂扩散试验。测定抗血清效价时有两种稀释方法:一种是只稀释抗血清,如把抗血清进行 1:2、1:4、1:8、1:16 等倍比稀释,分别与同一浓度的纯抗原反应;另一种是把抗原和抗血清同时做倍比稀释,再分别进行双扩散试验(称为棋盘滴定)。

2. **抗体特异性的鉴定**　常用双向免疫扩散法,即用特异性抗原及结构相似的抗原与待鉴定抗体反应,根据出现的沉淀线来分析抗血清的特异性。具体方法是在琼脂板上打两排孔,上排孔放抗原粗提物(如抗原来自动物血清则放相应的混合血清)和纯化抗原,下排加抗血清,扩散 18～24h 后,观察沉淀线。若与粗抗原及纯抗原之间皆出现一条沉淀线且两者互相融合,则证明该动物已产生单价特异性抗体。

3. **抗体纯度的鉴定**　可采用免疫电泳、双向琼脂扩散试验、十二烷基磺酸钠-聚丙烯酰氨凝胶电泳(SDS-PAGE)等方法。可根据出现的电泳区带和沉淀线来分析抗血清的纯度。用 SDS-PAGE 方法鉴定抗体纯度时,如果只出现一条蛋白电泳区带,则表示抗体纯度达到要求。

4. **抗体亲和力的鉴定**　抗体亲和力是指抗体和抗原结合的强度。常用酶联免疫吸附试验(ELISA)、放射免疫技术和平衡透析法等进行测定。

五、抗血清的保存

抗血清在保存前应该先进行分装,分装量不宜过大,以免使用时反复开启而致污染或反复冻融而致抗体破坏。一般情况下,在抗血清中加入 0.01% 硫柳汞或 0.1% 叠氮钠,或加入等量甘油,分装成小瓶。

常用的保存方法有三种:①4℃ 保存,液体状态存放于普通冰箱,可保存 3 个月至半年;②-70~ -20℃ 低温保存,该法是常用的抗血清保存方法,一般可保存 2~3 年,但要避免反复冻融;③冷冻真空干燥保存,抗血清用冷冻真空干燥机进行干燥后,制成干粉,封装后可在冰箱中保存 4~5 年。

本章小结

1. 免疫原的制备　是抗体制备的第一步,包括颗粒性抗原、可溶性抗原和人工抗原的制备。颗粒性抗原制备过程比较简单;可溶性抗原在制备时首先需要将组织细胞破碎,然后再从中提取含有可溶性抗原的材料;人工抗原包括人工结合抗原、人工合成抗原和基因重组抗原三类。

2. 免疫佐剂的概念与种类　可溶性抗原和人工抗原在初次免疫时常需要加入佐剂。免疫佐剂是指预先或与抗原同时注入体内可增强机体对抗原的免疫应答或改变免疫应答类型的非特异性免疫增强性物质。分为有免疫原性和无免疫原性。进行动物免疫最常用的佐剂是弗氏佐剂。

3. 抗血清的制备流程　主要为:①免疫动物的选择;②免疫方案的制订;③动物采血;④抗血清的分离、纯化和鉴定;⑤抗血清的保存。

4. 抗血清制备过程的要点①制备多克隆抗体选择动物时要考虑抗原与动物种属之间的关系、动物的个体因素、抗原的性质与动物种类、抗体的用量和要求等四个方面。②抗原的注射剂量应考虑抗原的免疫原性的强弱、分子量大小、动物的个体状态和免疫时间。③动物采血常用颈动脉放血法、心脏采血法和静脉采血法三种方法。④抗血清分离后要进行纯化,抗血清的纯化主要是从血清中分离纯化 IgG 类抗体,可采用盐析法、离子交换层析和亲和层析法。

（于天龙）

扫一扫,测一测

思考题

1. 简述抗血清的制备流程和选择免疫动物的依据。
2. 可溶性抗原免疫动物时为什么要用佐剂?佐剂的作用机制有哪些?
3. 抗原免疫动物时影响免疫效果的因素有哪些?

第十一章　抗原-抗体反应

学习目标

1. 掌握:抗原抗体结合力和抗原-抗体反应的特点;抗原-抗体反应类型。
2. 熟悉:影响抗原-抗体反应的因素。
3. 了解:抗原-抗体反应的原理。
4. 能利用抗原-抗体反应的特点进行免疫学检测。
5. 具有分析假性结果的能力。

抗原-抗体反应(antigen-antibody reaction)是指抗原与抗体在体内或体外发生的特异性结合反应。在体内,抗原-抗体反应为体液免疫应答的效应作用,具有中和毒素、溶菌、杀菌和促进吞噬等作用。在体外,根据抗原的物理性状和抗体的类型及反应条件不同,表现为不同的反应类型。例如,抗体与颗粒性抗原特异性结合表现为凝集反应,抗体与可溶性抗原特异性结合表现为沉淀反应,在补体参与下细菌或细胞类抗原与相应抗体特异性结合表现为溶菌或溶细胞作用等。这些反应已成为疾病诊断、病原微生物鉴定、激素和药物等物质的检测和流行病学调查等广泛应用的手段。本章仅介绍体外的抗原-抗体反应。因抗体主要存在于血清中,在抗原或抗体的检测中多采用血清标本进行试验,所以体外实验中的抗原-抗体反应亦称为血清学反应。但是随着单克隆抗体和基因工程抗体技术的发展,血清学反应这一名词目前已很少使用。

第一节　抗原-抗体反应的原理

抗原与抗体特异性结合反应主要是由于抗原表位与抗体超变区之间在化学结构和空间构型上相互吻合呈互补结合,其关系如钥匙与锁。除抗原抗体分子结构高度互补外,抗原表位与抗体超变区必须紧密接触才能形成足够的结合力。

一、抗原-抗体反应的结合力

抗原抗体虽是特异性互补结合,但不形成牢固的共价键,而是以非共价键结合,有四种分子间引力参与,即静电引力、范德华力、氢键和疏水作用力促进两者的结合反应。

(一)静电引力(库伦引力)

静电引力是指抗原抗体上带有相反电荷的氨基和羧基基团之间相互吸引的力。这种力的大小与正负电荷间距离的平方成反比。两个电荷距离越近,静电引力越强。

103

（二）范德华力

范德华力是抗原与抗体两个大分子外层轨道上电子之间相互作用时，因两者电子云中的偶极摆动而产生的吸引力，实际上也是电荷引起的引力。这种引力发挥最大限度作用的关键是分子空间构型的互补，如抗原与抗体活性部位的相互作用可产生最强的范德华力。范德华力的能量小于静电引力。

（三）氢键

氢键是由分子中的氢原子与电负性大的原子如氮、氧等相互作用而形成的引力。具有亲水基团（—OH、—NH$_2$及—COOH）的抗体与相对应的抗原接近时可形成氢键，使抗原抗体结合。因其需要供氢体和受氢体的互补才能实现氢键的结合，所以氢键具有特异性，并且这种结合力较范德华力强。

（四）疏水作用力

在水溶液中两个疏水的基团相互接触，由于对水分子的排斥而趋向聚合的力称为疏水作用力。当抗原抗体相互靠近时，相互间正负极性消失，静电引力形成的亲水层也消失，从而排斥两分子间的水分子，促进抗原抗体相互吸引而结合。疏水作用力是这些结合力中作用最强的，约占总结合力的50%，对维系抗原抗体的结合所起到的作用最大。

上述几种作用力的大小与抗原抗体之间的距离密切相关，只有两个分子广泛密切接触时才能产生足够的力使其结合。抗原与抗体之间的高度互补结合为这些结合力起作用提供了条件。

二、抗原-抗体反应的亲和性和亲和力

亲和性（affinity）是抗体分子上的一个抗原结合位点与相对应的抗原表位之间的结合强度，是抗原抗体间固有的结合力。抗原和抗体的亲和性与两者之间空间构型的互补程度有关，互补程度越高，亲和性越高，抗原抗体结合越牢固；反之，抗原-抗体复合物容易解离。亲和性用亲和常数 K 表示，$K = K_1/K_2 =$ 抗原-抗体复合物浓度/游离抗原浓度×游离抗体浓度，K_1 表示结合常数，K_2 表示解离常数。亲和常数表示抗原抗体结合的稳定性和亲和力，与抗原-抗体反应的灵敏度有关。

亲和力（avidity）是指一个完整的抗体分子与抗原之间的结合强度。亲和力与亲和性、抗体的结合价、抗原的有效表位数量有关。如IgG为两价，亲和力是单价的10^3倍，IgM为五价，其亲和力是单价的10^7倍。

三、亲水胶体转化为疏水胶体

抗体与大多数抗原同属蛋白质，蛋白质带有大量的氨基和羧基残基，这些残基在水溶液中带有电荷，由于静电作用，在蛋白质周围出现带相反电荷的电子云。在血清学反应条件下，抗原抗体均带有负电荷，使极化的水分子在周围形成水化层，成为亲水胶体，避免抗原抗体相互靠拢导致发生相互凝集或沉淀的现象。当抗原抗体结合后，表面电荷减少，水化层变薄，失去亲水性能，变为疏水胶体。此时再加入电解质（如 NaCl），则进一步使疏水胶体相互靠拢，形成可见的抗原-抗体复合物（图 11-1）。

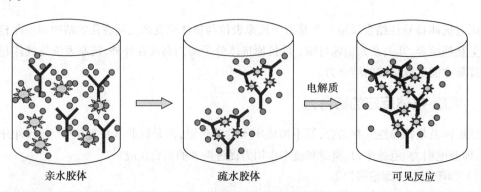

亲水胶体　　　　　　　疏水胶体　　　　　　　可见反应

图 11-1　亲水胶体转化为疏水胶体示意图

第二节　抗原-抗体反应的特点

抗原-抗体反应特点包括特异性、可逆性、比例性和阶段性。

一、特异性

特异性的实质是指抗体超变区氨基酸残基的变异性使沟槽性状千变万化,只能与其空间构象互补的抗原表位如楔状嵌入。因此,抗原抗体结合具有特异性是由于两者分子在化学结构和空间构型上呈互补关系决定的。由于抗原抗体结合具有特异性,故可用于临床预防和诊断。例如,接种乙肝疫苗仅能预防乙型肝炎,而不能预防甲型肝炎、丙型肝炎;用已知的抗原(或抗体)检测未知的抗体(或抗原)等。

大多数天然抗原分子结构复杂,含有多种抗原表位,可刺激机体产生多种特异性抗体,若两种抗原之间存在相同或相似的抗原表位,则可与彼此相应的血清出现交叉反应。交叉反应可影响血清学检测的准确性,采用单克隆抗体是克服产生交叉反应的有效方法之一。此外,临床检验中利用交叉反应可以进行诊断,如用变形杆菌代替立克次体与斑疹伤寒患者血清进行凝集实验,协助斑疹伤寒的诊断,称为外-斐反应。

二、可逆性

可逆性(reversibility)是指抗原抗体的结合是分子表面非共价键结合,所以抗原-抗体复合物结合不牢固,在一定条件下可发生解离,恢复抗原、抗体的游离状态的特性。

抗原-抗体复合物的解离取决于两方面因素:一是抗原抗体亲和力,亲和力高则抗原抗体结合牢固,不易解离,亲和力低则易解离。解离后的抗原或抗体分子仍保持原来的理化特性和生物学活性。二是环境因素对复合物的影响。例如,pH 过高或过低可破坏离子间的静电引力,使抗原抗体结合力下降;增加离子强度也可使静电消失,降低结合力;增加温度可增加分子间的热动能,加速复合物的解离,但温度过高易导致蛋白质变性。免疫学中的亲和层析法就是根据抗原抗体可逆性的原理,通过改变 pH 和离子强度促进抗原抗体解离,达到纯化抗原或抗体的目的。

视频:比例性

三、比例性

比例性(proportionality)是指抗原与抗体发生可见反应需要一定的量比关系。在反应体系中只有抗原和抗体两者浓度比例适合时才发生最强的反应,形成肉眼可见的现象。以沉淀反应为例,在含有固定含量抗体的一组试管中依次加入浓度递增的相应可溶性抗原,结果发现反应开始随着抗原浓度的增加,沉淀很快出现,但抗原超过一定范围之后,沉淀速度和沉淀量随抗原浓度增加反而降低,到最后甚至不出现沉淀。根据形成的沉淀物及抗原抗体的比例关系绘制出反应曲线图(图 11-2),图中曲线的高峰部分是抗原与抗体比例最合适的范围,称抗原-抗体反应的等价带,在此范围内抗原抗体结合充分,沉淀物形成快而多。其中有一试管中沉淀物形成最多,上清液中基本无游离的抗原或抗体,表明这是抗原和抗体浓度的最适比。在等价带的两侧,由于抗体或抗原过量,形成的沉淀物少,上清液中可检测出游离的抗体或抗原,称为带现象。抗体过量为前带,抗原过量为后带。只有抗原抗体比例

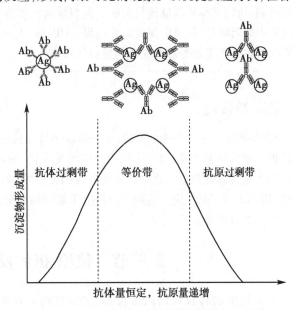

图 11-2　沉淀反应中沉淀量与抗原抗体的比例关系

合适时,才能出现可见的反应。因此,进行凝集和沉淀反应时抗原-抗体反应的比例十分重要(表11-1)。在用免疫学方法检测抗原或抗体时,由于带现象的干扰,可导致假阴性的结果。

表 11-1 抗原-抗体反应的最适比例

抗体稀释	抗原稀释								
	不稀释	1:2	1:4	1:8	1:16	1:32	1:64	1:128	1:256
不稀释	4+	4+	4+	3+	3+	2+	+	+	+
1:2	2+	4+	4+	3+	3+	2+	+	+	+
1:4		+	+	3+	3+	2+	+	+	+
1:8				+		+	3+	2+	+	+
1:16						2+	3+	+	+
1:32						+	2+	2+	+
1:64								+	2+

注:抗原与抗体浓度的最适比例始终是1:4。

效价(又称滴度)是指抗体(或抗原)与一定量的对应物产生可见反应的所需的最小量。一般以抗体(或抗原)仍能与对应物呈现可见反应的最高稀释倍数表示。

Marrack 提出的网格学说解释了抗原-抗体反应比例的机制。通过电子显微镜观察到,天然抗原多是多价,抗体多是两价,当抗原抗体在等价带结合时,抗体分子的两个 Fab 段分别与两个抗原表位结合,相互交叉连接成具有立体结构的网格状复合物,形成肉眼可见的沉淀物,基本不存在游离的抗原或抗体。当抗原或抗体过量时,由于过量方的结合价得不到饱和,形成小网格复合物,存在较多的游离抗原或抗体。

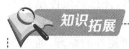 **知识拓展**

带现象和钩状效应

Green 在 1977 年根据抗原-抗体反应的曲线形状提出了钩状效应这个名称,是指免疫检测中由于抗原、抗体浓度比例不合适而致检测结果呈阴性的现象。前带现象是指抗体过剩时反而使反应信号弱化而使信号-剂量(浓度)曲线呈钩状的现象;后带现象是指抗原过剩时使反应信号弱化使反应信号-剂量曲线呈钩状的现象。因此,钩状效应概括了前、后带现象。目前钩状效应多指抗原过剩,所以又称高剂量钩状效应。高剂量钩状效应对 ELISA、免疫比浊法的影响较大,可使高浓度标本结果降低,甚至出现假阴性结果。HBsAg、人绒毛膜促性腺激素(hCG)、铁蛋白、生长激素和肌红蛋白等测定较容易出现高剂量钩状效应。

四、阶段性

抗原-抗体反应分为两个阶段:第一阶段是抗原抗体特异性结合阶段,不受外界影响,其特点是反应快但一般肉眼不可见;第二阶段为反应可见阶段,时间较长,根据抗原物理性状不同,可出现凝集、沉淀和细胞溶解等现象。此阶段易受外界因素影响,如电解质、温度和 pH 等。如果抗体为单价或半抗原,则不出现可见反应。这两个阶段并不能严格划分,各阶段所需时间也受多种因素影响,数分钟、数小时到数日不等。

第三节 抗原-抗体反应的影响因素

 影响抗原-抗体反应的因素很多,主要有两个方面:一是抗原、抗体自身因素;二是环境条件的影响。

一、自身因素

（一）抗原

抗原的理化性状、抗原表位种类和数量均可影响抗原-抗体反应的结果。例如，颗粒性抗原与相应抗体反应出现凝集现象，可溶性抗原与相应抗体反应出现沉淀现象，单价抗原与相应抗体反应不出现可见反应，粗糙型细菌在生理盐水中易出现自凝等。

（二）抗体

1. **抗体来源** 来自不同动物的免疫血清，其反应性有差异。例如，家兔、羊等大多数动物的免疫血清具有较宽的等价带，与相应抗原结合易出现可见的抗原-抗体复合物。马、驴等大型动物的免疫血清等价带窄，易出现前带和后带现象。单克隆抗体仅与抗原分子上一个抗原表位结合，形成的免疫复合物小，一般不出现沉淀和凝集反应。红细胞与 IgM 类抗体反应可出现凝集，而与 IgG 类抗体反应不出现凝集现象。

2. **浓度** 抗原抗体浓度适当时才出现可见的反应，所以在试验前应先进行预试验，滴定抗原抗体最佳反应浓度。

3. **亲和力和特异性** 抗体的特异性和亲和力是影响抗原-抗体反应的关键因素。免疫早期获得的抗血清特异性较好，但亲和力低；后期获得的抗血清亲和力较高，但特异性较差。为提高试验的可靠性，应选择高特异性、高亲和力的抗体作诊断试剂。

二、环境因素

（一）电解质

抗原抗体形成复合物后，由亲水胶体向疏水胶体转变，在适当电解质存在下，中和胶体离子表面的电荷，使各疏水胶体进一步靠拢，出现可见的抗原-抗体复合物。若无电解质的存在，则不出现可见的反应。若电解质浓度过高，引起非特异性蛋白质沉淀，出现盐析现象。因此，免疫学检测中常用 0.85%NaCl 作为抗原或抗体的稀释液。NaCl 在水溶液中解离成 Na^+ 和 Cl^- 离子，分别中和胶体上的电荷，使胶体粒子的电势下降，抗原-抗体复合物相互靠拢从溶液中析出，出现肉眼可见的沉淀物或凝集物。如抗原-抗体反应中有补体参与，还应加入 Mg^{2+} 和 Ca^{2+}，以促进补体活化。

（二）酸碱度

抗原-抗体反应必须在合适的 pH 环境中进行。蛋白质具有两性电离性质，抗原和抗体的等电点约为 pH5~5.5，当 pH 接近或达到蛋白等电点时，往往导致蛋白非特异性沉淀，造成假阳性反应。当反应在 pH2~3 时，可使抗原-抗体复合物解离。因此，抗原-抗体反应一般在 pH6~9 进行，pH 过高或过低将导致不发生或出现非特异性凝集，出现假阴性或假阳性。有补体参与的反应最适 pH 为 7.2~7.4，超过此范围均可不同程度地降低补体的酶反应活性。

（三）温度

抗原-抗体反应最适温度为 37℃，一般在 15~40℃ 范围内进行。在此范围内，温度越高，分子运动速度加快，增加抗原抗体接触机会，反应速度越快。温度超过 56℃ 时，易导致抗原-抗体复合物解离甚至变性；温度过低，抗原抗体结合速度减慢，但复合物结合牢固，更易于观察。某些特殊的抗原-抗体反应对温度有特殊要求，如冷凝集素在 4℃ 左右与红细胞结合最好，超过 20℃ 反而解离。

此外，适当的震荡或搅拌可促进抗原抗体分子的接触，提高抗原抗体结合速度。反应体系中存在无关蛋白质、多糖等非特异性结合物质，会抑制反应进行或引起非特异性结合。总之，影响抗原-抗体反应的因素较多，在实际工作中做好严格的实验对照才能保证试验结果的准确性。

第四节 抗原-抗体反应的基本类型

根据抗原和抗体性质的不同和反应条件的差异，抗原-抗体反应表现为各种不同的形式。细菌、细胞等颗粒性抗原与相应抗体结合表现为凝集反应，蛋白质、多糖和类脂等可溶性抗原与相应抗体结合表现为沉淀反应,补体参与下细菌或细胞抗原与相应抗体结合后表现为溶菌反应或溶血反应,细胞外毒素或病毒与相应抗体结合表现为中和反应等。用标记物标记抗原或抗体之后与相应的抗体或抗原结合的标记技术从定性到定量,方法的特异性、敏感性和稳定性,都有不同程度的提高。抗原-抗体反应的基本类型见表11-2。

表 11-2　抗原-抗体反应的类型

反应类型	实验技术	结果判断	敏感度
凝集反应	直接凝集试验	观察凝集现象	+
	间接凝集试验	观察凝集现象	++
沉淀反应	凝集抑制试验	观察凝集现象	+++
	液相沉淀试验	观察沉淀、检测浊度	+、++++
	凝胶内沉淀试验	观察沉淀线或沉淀环	+
	免疫电泳技术	观察沉淀峰、沉淀线和沉淀弧	++
补体参与的反应	补体溶血试验	观察溶血现象	++
	补体结合试验	观察溶血现象	+++
中和反应	病毒中和试验	检测病毒感染性	+
	毒素中和试验	检测外毒素毒性	++
免疫标记技术	放射免疫技术	检测放射性强度	++++
	荧光免疫技术	检测荧光现象	++++
	酶标免疫技术	检测酶底物显色	++++
	发光免疫技术	检测发光强度	++++
	金标免疫技术	检测金颗粒沉淀	++++

本章小结

　　抗原-抗体反应是指抗原与相应抗体之间所发生的特异性结合反应,它既可以发生在体内,也可以发生在体外。在体内发生的抗原-抗体反应为体液免疫应答的效应作用。体外的抗原抗体结合反应主要应用于抗原或抗体检测,用于免疫学诊断。

　　1. 抗原抗体之间的结合力涉及静电引力、范德华引力、氢键和疏水作用力。这些结合力促进抗原与相应抗体结合成复合物,由亲水胶体转化为疏水胶体。在相应电解质的参与下,使各疏水胶体进一步靠拢,形成可见的抗原-抗体复合物。

　　2. 抗原-抗体反应具有特异性、可逆性、比例性和阶段性特点。特异性是抗原与抗体结合的专一性;可逆性指抗原-抗体复合物结合并不牢固,在一定条件下解离成游离的抗原或抗体;比例性指抗原与抗体反应出现肉眼可见的反应需要比例适当,称为等价带,抗体过剩称为前带,抗原过剩称为后带;阶段性指抗原-抗体反应分为肉眼不可见和肉眼可见两个阶段。

　　3. 影响抗原-抗体反应的因素包括反应物的自身因素和环境因素,如抗原理化性状、抗体来源、温度、酸碱度、电解质等。

　　4. 抗原-抗体反应类型包括凝集反应、沉淀反应、补体参与的反应、中和反应和标记免疫技术五种类型。标记免疫技术具有高度的灵敏度,是目前常用的免疫学检验技术。

(梅　蕾)

扫一扫,测一测

思考题

1. 抗原-抗体反应的特点有哪些?
2. 抗原-抗体反应的影响因素有哪些?
3. 抗原-抗体反应有哪些类型?
4. 引起假阴性或假阳性结果的原因有哪些?

第十二章 凝集反应

学习目标

1. 掌握:凝集反应的概念、分类及各类型反应的原理。
2. 熟悉:各类型凝集反应在临床上的主要应用。
3. 了解:各类型凝集反应的优点、缺点及载体相关知识。
4. 具备凝集反应的操作能力。
5. 具有判断凝集反应结果的能力。

颗粒性抗原(细菌、螺旋体和红细胞等)与相应抗体发生特异性结合,或可溶性抗原(或抗体)致敏载体颗粒(如红细胞、聚苯乙烯胶乳颗粒、炭粒等)形成的颗粒状物质与相应抗体(或抗原)发生特异性结合,在适宜的电解质中出现肉眼可见的凝集现象,称为凝集反应(agglutination)。凝集反应灵敏度高、操作简便,在临床检验中被广泛应用,技术也在不断更新,如 ABO 血型鉴定、Rh 血型鉴定、肥达反应(Widal reaction)等。

凝集反应能定性检测或半定量检测。定性检测主要根据诊断试剂与标本混匀后是否出现凝集现象判定阳性或阴性结果;半定量检测时需将标本进行一系列倍数稀释,以能够与诊断试剂结合产生明显凝集现象的最高稀释倍数作为反应的效价或滴度。

凝集反应的类型非常多,根据反应原理不同、检测目的及载体种类不同凝集反应可分为以下技术类型(图 12-1)。

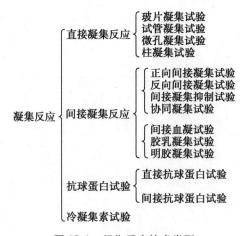

图 12-1　凝集反应技术类型

第一节　直接凝集反应

在适宜的电解质参与下,颗粒性抗原(细菌、螺旋体、红细胞、白细胞和血小板等)直接与相应抗体发生特异性结合,出现肉眼可见的凝集现象,称为直接凝集反应(direct agglutination)(图 12-2)。抗原称为凝集原(agglutinogen),抗体称为凝集素(agglutinin)。常用的方法有玻片法、试管法、微孔板法、柱凝集法等。

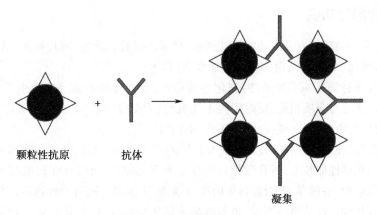

图 12-2 直接凝集反应

一、玻片法

玻片法又称玻片凝集试验,是指在载玻片上颗粒性抗原直接与相应抗体发生特异性结合出现肉眼可见的凝集现象。常用已知抗体作为诊断血清检测颗粒性抗原(如菌液或红细胞悬液),在载玻片上各加一滴后混匀,数分钟后肉眼观察,出现凝集现象为阳性反应,反之为阴性。

此法简单,但敏感度低,属于定性试验。临床上用于菌种的诊断或分型、人类 ABO 血型鉴定等。

二、试管法

试管法又称试管凝集试验,是指在试管内颗粒性抗原与相应抗体发生特异性结合出现肉眼可见的凝集现象。常用已知细菌悬液作为诊断试剂,检测系列倍数稀释的待检血清,混匀置 37℃ 孵育后观察每管凝集程度,通常以产生明显颗粒状或絮片状凝集现象的血清最高稀释度作为待检血清中抗体的效价。

此法操作简单、快速,但敏感度低,属于半定量试验。临床上用于血型鉴定、交叉配血试验、诊断伤寒沙门菌和副伤寒沙门菌感染的肥达反应、诊断立克次体感染的外-斐反应(Weil-Felix reaction)、布鲁菌抗体检测等。

三、微孔板法

微孔板法又称微量法,是指在微孔板内颗粒性抗原与相应抗体发生特异性结合出现肉眼可见的凝集现象。操作与试管法相似,也属于半定量试验。用于试管法的诊断项目也可以采用微孔板法。

四、柱凝集法

柱凝集法又称柱凝集试验,是指在柱凝集卡内颗粒性抗原与凝胶柱中相应抗体发生特异性结合出现肉眼可见的凝集现象。加已知抗体于凝胶柱中,再加入待测颗粒性抗原,用柱凝集离心机进行离心后肉眼观察,出现凝集现象为阳性反应,反之为阴性。

此法易于操作的标准化、自动化,判断客观可靠。临床上用于血型鉴定、交叉配血试验等。

第二节 间接凝集反应

将可溶性抗原(或抗体)吸附在颗粒性物质表面做成诊断试剂,然后与相应的抗体(或抗原)反应,在适宜的电解质中出现肉眼可见的凝集现象,称为间接凝集反应(indirect agglutination),也称被动凝集反应(passive agglutination)。反应中的颗粒性物质称为载体(carrier),将抗原(或抗体)吸附或偶联在载体表面的过程称为致敏(sensitization),吸附有抗原(或抗体)的载体物质称为致敏载体(sensitized carrier)。此反应不仅适用各种可溶性抗原和抗体的检测,更因载体的应用提高了反应的敏感度,所以在临床检验中应用广泛。

一、载体的相关知识

载体种类多,常用的载体有人或动物的红细胞、聚苯乙烯胶乳颗粒、明胶颗粒、活性炭、火棉胶、离子交换树脂、某些细菌(如含 A 蛋白的金黄色葡萄球菌)等。

一种良好的载体必须具备下列条件:理化性质稳定,在生理盐水或缓冲液中不会出现溶解和自凝,大小均匀一致,密度与介质相近,短时间内不能沉淀;无免疫学活性;能直接吸附或通过偶联剂牢固结合抗原或抗体,且吸附抗原(或抗体)后不影响其性质。

不同抗原或抗体对载体的要求、处理方法和致敏的方式不同。如红细胞吸附多糖类抗原较好,而吸附蛋白质抗原或抗体性能较差,而且致敏后的红细胞不易保存,所以常在致敏前将红细胞醛化,醛化后的红细胞不易溶血,易保存,吸附蛋白质的能力增强,从而提高试验的敏感性;聚苯乙烯胶乳颗粒先经羧化制备成带化学活性基团的颗粒,再与抗原或抗体交联,从而使其具有性能稳定、保存时间长等优点。

二、方法类型

根据吸附在颗粒性载体表面的是抗原或者抗体及凝集反应方式的不同,将间接凝集反应分为正向间接凝集试验、反向间接凝集试验、间接凝集抑制试验、协同凝集试验四种类型。还可以根据使用的载体不同进行命名,如以红细胞作为载体的间接凝集反应称为间接血凝试验,以聚苯乙烯胶乳颗粒作为载体的间接凝集反应称为胶乳凝集试验,以明胶颗粒作为载体的间接凝集反应称为明胶凝集试验等。

(一)正向间接凝集试验

正向间接凝集试验是指用已知可溶性抗原致敏载体,检测标本中相应抗体的方法(图 12-3)。抗原致敏载体作为诊断试剂,与适当稀释的血清标本在一定的电解质溶液中充分混匀,数分钟后观察结果,出现肉眼可见的凝集现象为阳性。本方法操作简单、快速,在临床上主要用于检测病原微生物相关抗体(如链球菌溶血素 O 抗体、梅毒螺旋体抗体、军团菌抗体、血吸虫抗体)和自身免疫病抗体(类风湿因子、抗 DNA 抗体、抗甲状腺球蛋白抗体)等。

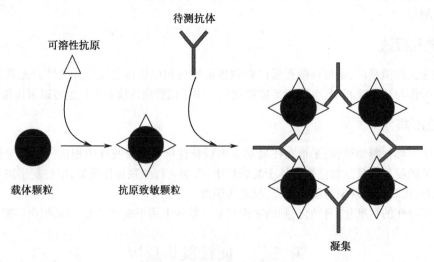

图 12-3　正向间接凝集试验

(二)反向间接凝集试验

反向间接凝集试验是指用特异性抗体致敏载体,检测标本中相应抗原的方法(图 12-4)。抗体致敏载体作为诊断试剂,与适当稀释的抗原标本在一定的电解质溶液中充分混匀,数分钟后观察结果,出现肉眼可见的凝集现象为阳性。本方法同样操作简单、快速。在临床上可用于新生隐球菌荚膜多糖抗原的检测。

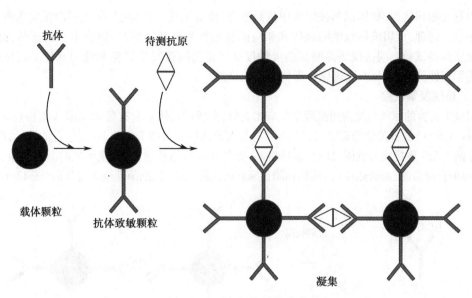

图 12-4 反向间接凝集试验

（三）间接凝集抑制试验

间接凝集抑制试验是指用抗原致敏的载体和相应的抗体作为诊断试剂,检测标本是否存在与致敏抗原相同的抗原的方法(图 12-5)。检测时先将标本与抗体试剂作用,然后再加入抗原致敏的载体。若标本中不存在相同抗原,抗体试剂与载体上的抗原发生结合,则会出现凝集现象,结果判断为阴性;

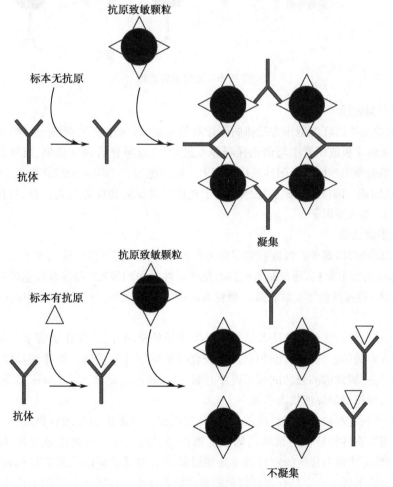

图 12-5 间接凝集抑制试验

若标本中存在相同抗原,抗体试剂被标本中抗原结合,则凝集反应被抑制,导致不出现凝集现象,结果判断为阳性。同理,可用抗体致敏的载体和相应的抗原作为诊断试剂,检测标本中的抗体,此时称反向间接凝集抑制试验。间接凝集抑制试验灵敏度高于正向间接凝集试验和反向间接凝集试验,临床用于绒毛膜促性腺激素(hCG)、流感病毒抗体等的检测。

(四)协同凝集试验

协同凝集试验的原理与反向间接凝集反应相类似,但所用载体是含有葡萄球菌 A 蛋白(staphylococcus protein A,SPA)的金黄色葡萄球菌。SPA 具有与人及动物血清中 IgG 的 Fc 段结合的特性,所以金黄色葡萄球菌与 IgG 连接成为抗体致敏的载体颗粒,如与相应抗原相遇,即出现可见的凝集现象。可用于细菌、病毒的直接检测,如肠热症(伤寒病和副伤寒病的总称)、流脑、细菌性痢疾等诊断(图 12-6)。

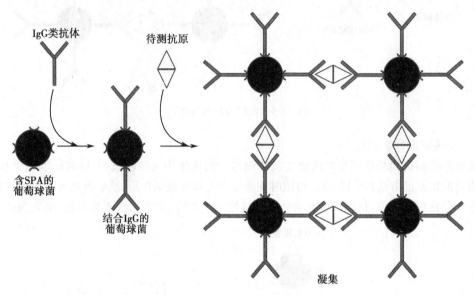

图 12-6 协同凝集试验

(五)间接血凝试验

间接血凝试验是指以红细胞作为载体的间接凝集反应,即可溶性抗原(或抗体)致敏红细胞作为诊断试剂,在微量滴定板或试管中与倍比稀释标本混匀,室温孵育后观察结果,出现红细胞凝集现象为阳性,进一步根据凝集程度判断阳性反应的强弱。红细胞为大小均一的载体颗粒,常用绵羊、家兔、鸡及 O 型血人红细胞。间接血凝试验敏感性高于直接凝集试验和胶乳凝集试验,可用于测定轮状病毒抗原、抗核抗体、类风湿因子等。

(六)胶乳凝集试验

胶乳凝集试验是指以聚苯乙烯胶乳颗粒为载体的一种间接凝集反应。聚苯乙烯胶乳颗粒是一种直径小于 $10\mu m$ 的圆形颗粒,通常制备成具有化学活性基团的颗粒(如带有羧基的羧化聚苯乙烯胶乳),抗原(或抗体)通过共价键交联在胶乳颗粒表面做成诊断试剂,与待测标本中的抗体(或抗原)发生凝集反应。

胶乳凝集试验分试管法和玻片法。试管法是半定量的检测方法,先在试管中将受检标本进行倍比稀释,然后加入致敏的胶乳试剂,混匀后观察胶乳凝集反应现象强弱。玻片法是定性的检测方法,将一滴受检标本与一滴致敏的胶乳试剂在玻片上混匀后,连续摇动玻片 2～3min 后观察结果,出现凝集现象的为阳性,保持均匀浑浊状为阴性。

由于聚苯乙烯胶乳颗粒为人工合成的载体,其性能比生物来源的红细胞稳定,均一性好,人工改造方便,可以合成具有各种特性的聚苯乙烯胶乳颗粒,如彩色、荧光及磁性等胶乳,使之适应多种用途。胶乳凝集试验方法也由传统的定性或半定量试验向更加灵敏而精确的定量试验方向发展,在临床检验中应用广泛,形成了一套具有现代特色的免疫胶乳技术。临床上主要用于检测抗 HIV 抗体、抗布鲁菌抗体、类风湿因子、绒毛膜促性腺激素、隐球菌荚膜多糖抗原等。

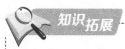

彩色聚苯乙烯胶乳微球

　　彩色聚苯乙烯胶乳微球是通过在聚苯乙烯微球基质或表面结合发色基团制备而成的单分散胶乳微球。彩色微球有红色、黄色、绿色、蓝色等多种颜色,粒径大小可从纳米到微米不等,同时微球表面可根据需要添加各种不同的活性基团,从而可满足凝集反应、显微测定、免疫层析、细胞标记等多种实验需求。彩色微球色彩丰富稳定,不褪色,应用时与背景可形成高度反差,从而便于观察,还具有分散性好、性能稳定、粒径分布窄等特性。

第三节　抗球蛋白试验

　　抗球蛋白试验(antiglobulin test,AGT)由 Coombs 于 1945 年建立,故又称 Coombs 试验,是检测不完全抗体的经典方法。不完全抗体是指机体在某些抗原刺激下产生的大小为 7S 的抗体,多为 IgG 类抗体。不完全抗体能与相应的抗原牢固结合,但因其体积小,故在一般条件下不出现可见反应。Coombs 利用抗球蛋白抗体作为第二抗体,连接结合在红细胞表面抗原的不完全抗体,使红细胞凝集。常用试验方法有直接抗球蛋白试验和间接抗球蛋白试验两类。

一、直接抗球蛋白试验

　　直接抗球蛋白试验又称直接 Coombs 试验,是用于检测结合在红细胞表面的不完全抗体的方法。操作时将抗球蛋白诊断试剂直接加到表面结合有不完全抗体的红细胞悬液中,即可见红细胞凝集(图 12-7),判定为阳性。直接抗球蛋白试验可用玻片法定性测定,也可用试管法作半定量分析。常用于新生儿溶血症、溶血性输血反应、自身免疫性溶血性贫血和医源性溶血性疾病等检测。

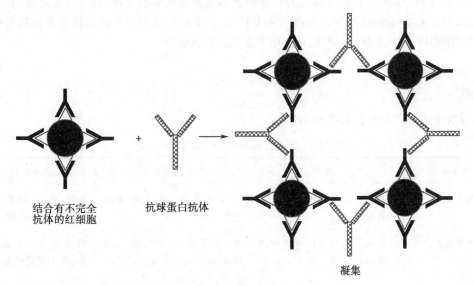

结合有不完全抗体的红细胞　　抗球蛋白抗体　　凝集

图 12-7　直接抗球蛋白试验

二、间接抗球蛋白试验

　　间接抗球蛋白试验又称间接 Coombs 试验,是指将红细胞和不完全抗体混合,然后加入抗球蛋白抗体试剂,若待测抗原或抗体存在则出现可见的红细胞凝集(图 12-8),判定为阳性。常用于检测血清中游离不完全抗体,也可检测红细胞上的相应抗原。此试验可用于检测母体 Rh(D)抗体,以便及早发现和避免新生儿溶血症;可用于对红细胞不相容输血所产生的血型抗体进行检测;可对某些细菌、立克次体等感染后产生的不完全抗体进行检测;还可用于血型鉴定、输血前交叉配血试验等。

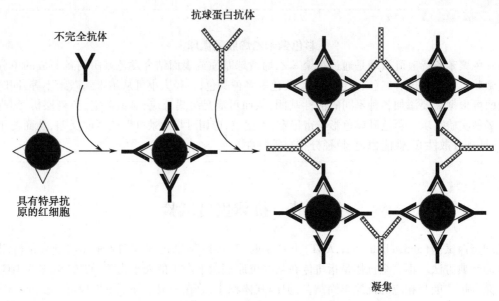

抗球蛋白抗体

不完全抗体

具有特异抗
原的红细胞

凝集

图 12-8 间接抗球蛋白试验

第四节 冷凝集试验

冷凝集试验是用于检测血清中冷凝集素的方法。冷凝集素(cold agglutinin)是冷反应型抗红细胞抗体,在低温时容易和红细胞膜表面抗原结合,出现红细胞凝集。在 0~4℃ 时凝集反应最强,但温度升高到 37℃ 时凝集消失。冷凝集素多数属于 IgM 型抗体,可存在于正常人血清中,但是正常人抗红细胞抗原的 IgM 冷凝集素效价比较低。

冷凝集素由 Peterson 于 1943 年从原发性非典型肺炎患者血清中发现,利用冷凝集试验协助诊断肺炎支原体感染引起的肺炎(原发性非典型肺炎)。冷凝集试验还可用于辅助诊断冷凝集素综合征、传染性单核细胞增多症、疟疾、肝硬化、淋巴瘤及多发性骨髓瘤等。

本章小结

本章主要内容归纳如表 12-1 所示。

表 12-1 凝集反应不同方法类型特点比较

方法类型	原理	临床用途	方法评价
玻片凝集试验	抗原与抗体在玻片上直接反应	血型的鉴定、菌种诊断或分型	简便、快速,敏感度低,多用于定性试验
试管凝集试验	抗原与系列倍比稀释的血清在试管内反应	血型的鉴定、交叉配血、辅助诊断伤寒和斑疹伤寒的肥达反应、外-斐反应、布鲁菌抗体检测	操作简单,敏感度不高,为半定量试验
正向间接凝集试验	抗原致敏载体,检测标本中相应抗体	检测病原微生物相关抗体(如链球菌溶血素 O 抗体、梅毒螺旋体抗体、军团菌抗体、血吸虫抗体)和自身免疫病抗体(类风湿因子、抗 DNA 抗体、抗甲状腺球蛋白抗体)等	操作简单、快速,敏感度和特异性高

笔记

续表

方法类型	原理	临床用途	方法评价
反向间接凝集试验	抗体致敏载体,检测标本中相应抗原	新生隐球菌荚膜多糖抗原	操作简单、快速,敏感度和特异性高
间接凝集抑制试验	抗原致敏载体检测是否存在与致敏抗原相同的抗原	绒毛膜促性腺激素(hCG)、流感病毒抗体等检测	灵敏度高于间接凝集试验
协同凝集试验	抗体致敏金黄色葡萄球菌颗粒作为诊断试剂检测抗原	适用于细菌、病毒的直接检测	操作简单、快速,便于推广应用
抗球蛋白试验	利用抗球蛋白抗体连接合在红细胞表面抗原的不完全抗体,使红细胞凝集	新生儿溶血症、溶血性输血反应、自身免疫性溶血性贫血、医源性溶血性疾病等	检测不完全抗体的经典方法

(汤小军)

12章 扫一扫测一测
扫一扫,测一测

思考题

1. 凝集反应有哪些技术类型?
2. 什么是直接凝集反应? 直接凝集反应在临床上有哪些应用?
3. 简述间接凝集反应的类型及原理。
4. 胶乳凝集试验有何优点?

第十三章　沉淀反应

学习目标

1. 掌握沉淀反应的概念及特点;免疫电泳技术种类和原理。
2. 熟悉凝胶内沉淀试验种类及原理;免疫电泳的应用。
3. 了解液相沉淀试验的原理;各种沉淀反应方法的技术要点和影响因素;沉淀反应的临床应用。
4. 学会凝胶内沉淀试验和凝胶免疫电泳技术的操作方法。
5. 具备对双向琼脂扩散试验和凝胶免疫电泳技术结果判断和临床应用能力。

沉淀反应(precipitation reaction)是指可溶性抗原(细菌培养滤液、外毒素、组织浸出液和血清蛋白等)与相应抗体在适当条件下(电解质、pH 和温度)发生特异性结合而出现肉眼可见的沉淀现象。从 1897 年 Kraus 发现鼠疫耶尔森菌的培养液能与相应抗血清产生沉淀反应开始到免疫浊度法的出现,经过不断地改进和发展,沉淀反应适应了现代测定快速、简便和自动化的要求。

沉淀反应分为两个阶段。第一阶段为抗原抗体特异性结合,此阶段可以在几秒至几十秒内瞬间完成并出现可溶性复合物,快速但不可见。此阶段主要受抗原抗体特异性和结合力的影响。免疫比浊法中的速率法就是利用此阶段测定免疫复合物形成的速率。第二阶段为形成可见的免疫复合物,反应慢,约需几十分钟至数小时完成。此阶段受抗原抗体比例、分子大小、绝对浓度、亲和力、电解质浓度和反应温度的影响。经典的沉淀反应根据此阶段形成的沉淀线或沉淀环来判断结果,免疫比浊法中的终点法也是测定此阶段形成的复合物的量。

沉淀反应的原理

关于抗原抗体结合后如何聚集形成复合物而沉淀,可用免疫网络学说(immune network theory)解释,即参与反应的大多数抗体为二价,天然抗原为多价,两者可相互交联成具有立体结构的巨大网格状聚集体,出现肉眼可见的沉淀物。多克隆抗体可与抗原表面不同表位结合,易交联成网状结构而发生沉淀;单克隆抗体只能结合抗原的单一表位,不易形成交联。因此,多克隆抗体适用于免疫沉淀反应,而单克隆抗体不适用。

根据沉淀反应的介质和检测方法不同分为液相内沉淀试验、凝胶内沉淀试验和凝胶免疫电泳试验三大类型。这些试验通常凭肉眼观察结果,故灵敏度较低。为了适应现代测定快速、简便和自动化的要求,近年来根据沉淀反应时抗原抗体结合后可使反应体系透光度发生改变,建立了以测定透光度为特征的多种免疫浊度测定技术,如透射比浊法、散射比浊法等(详见第十四章)。现代免疫标记技术多是在沉淀反应的基础上建立起来的,所以沉淀反应是免疫学检测技术中的核心技术。

第一节　液相内沉淀试验

液相内沉淀试验(fluid phase precipitation)是以含盐缓冲液为反应介质的抗原抗体特异性结合沉淀试验。根据实验方法不同,免疫复合物呈现的沉淀现象不同,将液相内沉淀试验分为环状沉淀(ring precipitation)反应、絮状沉淀(flocculation)反应和免疫比浊度分析(immunoturbidimetry)。

一、环状沉淀反应

环状沉淀反应将抗原溶液叠加在细玻璃管内的抗体液面上,抗原抗体在液面交界处特异结合形成白色环状沉淀。该法可用于微量抗原的检测,操作简单,但灵敏度和分辨率差,只能定性。目前多被其他方法替代。

二、絮状沉淀反应

絮状沉淀反应是抗原与相应抗体特异结合,在电解质存在的条件下形成肉眼可见的絮状沉淀物。此法操作简单,设备要求低,但灵敏度低,受抗原抗体比例影响明显,目前多用于抗原-抗体反应最适比的测定,可进行定性或半定量检测。测定方法有抗体稀释法、抗原稀释法和方阵滴定法。

三、免疫比浊度分析

经典的免疫沉淀试验通常是在抗原和相应抗体反应的终点判定结果,故存在费时、操作烦琐、敏感度低(10~100mg/L)、难以自动化等缺陷。20世纪70年代根据抗原抗体在液体内快速结合的原理,建立了微量免疫沉淀测定法,即透射免疫比浊法、散射免疫比浊法和免疫胶乳比浊法,借助多种自动化分析仪器来完成临床体液蛋白的检测(详见第十四章)。

第二节　凝胶内沉淀试验

凝胶内沉淀试验(gel phase precipitation)是指在含电解质的凝胶中可溶性抗原和相应抗体向四周辐射状扩散,形成浓度梯度,两者相遇并且在浓度比例适当的位置形成肉眼可见的沉淀线或沉淀环。常用的凝胶有琼脂、琼脂糖、聚丙烯酰胺凝胶等。根据抗原与抗体反应的方式和特性,可将凝胶内沉淀试验分为单向琼脂扩散试验(single gel diffusion)和双向琼脂扩散试验(double gel diffusion)。

一、单向琼脂扩散试验

单向琼脂扩散试验是将定量抗体混匀在琼脂凝胶中,继而加入待测的抗原溶液,使其在凝胶内由局部向周围自由扩散。两者在比例适当处出现白色沉淀环,沉淀环的大小与抗原浓度成正相关。在检测标本的同时用标准品测定绘制标准曲线图,根据沉淀环的大小可查待检标本中抗原的含量(图13-1)。

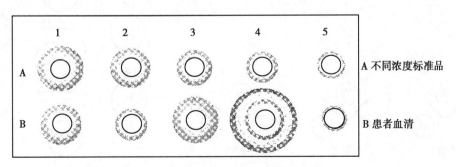

图 13-1　单向琼脂扩散试验原理示意图

单向琼脂扩散试验是一种稳定、简便的定量测定抗原的方法,无需仪器设备,其重复性和线性均好,但灵敏度稍差(不能测定 μg/ml 以下含量)。还应注意以下影响因素:①抗血清要求亲和力强、特异性和效价高;②每次测定必须制作标准曲线,同时须测定质量控制血清;③出现结果与真实含量不符情况主要发生在 Ig 测定中;④双重沉淀环现象多是由不同扩散率但抗原性相同的两个组分所致。过去临床上该法常用于 IgG、IgA、IgM、C3、C4 等血浆蛋白的定量测定,目前已被免疫浊度测定等技术取代。

二、双向琼脂扩散试验

双向琼脂扩散试验是将抗原和抗体溶液分别放在凝胶不同的对应孔中,让两者均在凝胶中自由扩散,当抗原与抗体相遇,在比例合适时形成可见的白色沉淀线,观察沉淀线的位置、形态及对比关系,可对抗原或抗体进行定性分析。本方法操作简便,无需特殊设备,特异性高,结果可靠,成本低廉;但灵敏度低,不能精确定量。双向琼脂扩散试验可有以下应用:

(一)抗原或抗体的定性分析

用已知抗体(或抗原)检测未知抗原(或抗体),反应后出现沉淀线,表明标本中含有相应的抗原(或抗体);反之,则说明抗原抗体不相对应,或两者比例严重失调。

(二)抗原或抗体的相对分子量和相对浓度的估计

抗原或抗体在凝胶内自由扩散的速度受分子量影响。分子量越小扩散越快,反之越慢。因为慢者扩散圈小,局部浓度则高,形成的沉淀线弯向分子量大的一方;若两者分子量大致相等,沉淀线呈直线。如图 13-2 所示,C 沉淀线为抗原分子量大于抗体,A 为直线说明抗原抗体分子量相等,B 沉淀线为抗体分子量大于抗原。沉淀线的形成是在抗原抗体两者比例合适处,因为浓度高、扩散快、扩散距离远,所以沉淀线靠近浓度低的一方。沉淀线靠近抗原孔,说明抗体浓度较高;沉淀线靠近抗体孔,则表示抗原浓度较高。如图 13-2 所示,A、B、C 为抗原抗体浓度相同,D、E 为抗原浓度高,F 为抗体浓度高。

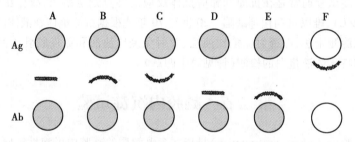

图 13-2　沉淀线形状、位置与抗原抗体分子量及浓度的关系

(三)分析抗原的性质

孔按三角形排列,两孔加抗原,一孔加抗体。两种待检抗原的性质有完全相同、部分相同或完全不同三种情况(图 13-3)。①吻合:两条沉淀线互相融合相连,说明两种抗原完全相同;②相切:两条沉淀线部分相连,说明两种抗原之间有部分相同;③相交:两条沉淀线交叉而过,说明两个抗原完全不同。

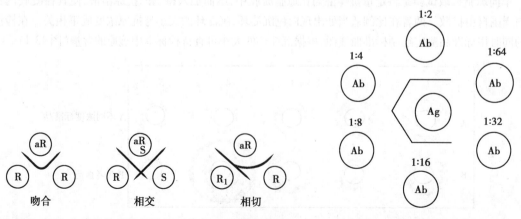

图 13-3　双向免疫扩散试验沉淀线形状与两种抗原性质的关系

图 13-4　抗体效价滴定结果示意图

（四）抗体效价测定

双向免疫扩散试验是测定抗体效价常规方法。按梅花形排列打孔,中间加抗原,周围加不同稀释度的相应抗体,经自由扩散,形成沉淀线,以出现沉淀线最高的抗体稀释度作为该抗体的效价(图13-4)。

（五）抗原或抗体纯度鉴定

用混合抗原或抗体鉴定相应抗体或抗原的纯度。若仅出现一条沉淀线,表示待测抗原或抗体纯;若出现多条沉淀线,说明不纯。

第三节　凝胶免疫电泳技术

凝胶免疫电泳技术是电泳分析与沉淀反应的结合产物,是直流电场作用下的凝胶扩散试验,是将抗原-抗体反应的高度特异性与电泳技术的高分辨力及快速、微量等特性相结合的一种免疫化学技术。该技术的优点为:①加快了沉淀反应的速度;②抗原抗体的扩散方向固定集中,提高了灵敏度;③可先将蛋白组分根据其带电荷的不同而分开,再与抗体反应,进行更细微的分析。

一、对流免疫电泳技术

对流免疫电泳技术(counter immunoelectrophoresis,CIEP)实质上是将双向琼脂扩散与电泳相结合在直流电场中的定向加速的免疫扩散技术。在 pH 8.6 的琼脂凝胶中,免疫球蛋白等电点较高,带较少的负电荷,且分子量较大,向正极的泳动速度小于向负极的电渗,免疫球蛋白泳向负极;而一般抗原蛋白等电点较低,带较强的负电荷,且分子量较小,向正极的泳动速度大于向负极的电渗,抗原泳向正极。电泳时抗体放正极侧,抗原放负极侧,抗原抗体在电场中相对泳动,在两孔间相遇而发生特异性结合,在比例合适处形成白色沉淀线。本试验简便、快捷,敏感性比双向琼脂扩散法高 8~16 倍,可检出蛋白质浓度达 μg/ml,常用于抗原或抗体的性质、效价和纯度的测定。

IgG 在对流免疫电泳中比较特殊,4 个亚型有不同的表现:IgG_3 和 IgG_4 与一般蛋白质相同,泳向正极;IgG_1 和 IgG_2 因其带电荷少,受电渗作用力大于电泳,而向负极移动。这就形成了 IgG 的特殊电泳形式,一部分泳向正极,另一部分泳向负极,在抗体孔两侧都有抗体存在,所谓对流只是部分 IgG 的电渗作用所致。此法不适合抗原为免疫球蛋白或抗原抗体迁移率接近的情况。

二、火箭免疫电泳技术

火箭免疫电泳技术(rocket immunoelectrophoresis,RIEP)是单向琼脂扩散与电泳相结合的一项定向加速的单向扩散试验。在电场的作用下,抗原在含有适量抗体的琼脂凝胶中向正极泳动,逐渐形成梯度浓度,并与抗体在比例合适处发生特异性结合,形成白色沉淀。随着抗原浓度的减少,抗原抗体免疫复合物形成的沉淀线也越来越窄,形成一个火箭状的不溶性复合物沉淀峰(图13-5)。当琼脂中抗

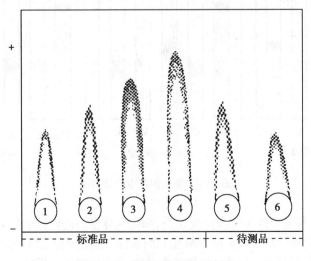

图 13-5　火箭电泳结果示意图

体浓度不变时,沉淀峰的高度与抗原量呈正相关,用已知标准抗原作对照,绘制标准曲线,即可根据沉淀峰的高度计算待测样品浓度;反之,固定抗原的浓度,便可检测抗体的含量(称为反向火箭电泳)。

火箭电泳作为抗原定量只能测定 μg/ml 以上的含量,如低于此水平则难以形成可见的沉淀峰。但利用加入^{125}I 标记的标准抗原共同电泳,经洗涤干燥后用 X 线胶片显影,可出现放射显影,这就是目前采用的免疫自显影技术,其灵敏度可达 ng/ml,常用于 IgA、IgG 等蛋白定量。

三、免疫电泳技术

免疫电泳技术(immunoelectrophoresis,IEP)是区带电泳与双向琼脂扩散相结合的一种免疫分析技术。检测原理是先用区带电泳技术将蛋白质抗原按其所带电荷、分子量和构型不同,在凝胶中电泳分成若干区带,然后沿电泳方向挖一与之平行的抗体槽,加入相应抗血清进行双向扩散,已分离成区带的各种抗原成分与抗体槽中相应抗体在两者比例适合处形成弧形沉淀线。通过对沉淀线的数量、位置和形态与已知标准抗原抗体生成的沉淀线比较,可对待测样品中所含成分的种类和性质进行分析(图 13-6)。本法为定性试验,主要应用于纯化抗原和抗体成分的分析及正常和异常免疫球蛋白的识别与鉴定等方面,如多发性骨髓瘤患者血清在免疫电泳后,可观察到异常的 M 蛋白沉淀弧。但其扩散时间长,影响因素多,结果较难分析。

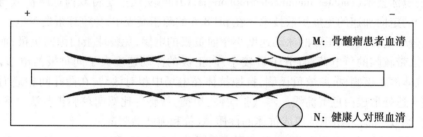

图 13-6　免疫电泳结果示意图

四、免疫固定电泳技术

免疫固定电泳技术(immunofixation electrophoresis,IFEP)是将区带电泳与沉淀反应相结合的免疫化学分析技术。该法原理类似免疫电泳,不同之处是将抗血清直接加于电泳后的蛋白质区带表面,或将浸有抗血清的薄膜贴于其上,抗原抗体被免疫固定。经漂洗、染色、脱色和干燥后,根据电泳移动距离分离单克隆组分,可对各类免疫球蛋白及其轻链进行分型(图 13-7)。

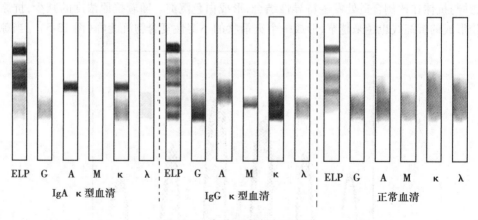

图 13-7　免疫固定电泳结果图

本法可用于鉴定迁移率近似的蛋白和 M 蛋白,如免疫球蛋白的轻链、尿液和脑脊液等微量蛋白、游离轻链、补体裂解产物等。临床最常用于 M 蛋白的鉴定。免疫固定电泳最大的优势为分辨率强,敏感度高,操作周期短,结果易分析,目前已应用于半自动、全自动电泳分析仪上。

经典的沉淀反应均可用于抗原抗体性质、效价、纯度及相对分子质量和浓度的分析,但因其有诸多缺点无法克服,临床检测中此方法的应用已逐渐减少。但随着现代科学技术的不断发展,各种自动化分析仪应运而生,使基于沉淀反应的免疫比浊分析及免疫电泳技术在科研与临床检测中得到广泛应用。

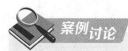

本章小结

沉淀反应是指可溶性抗原与相应抗体在适当条件下发生特异性结合而出现的沉淀现象。沉淀反应分为两个阶段,第一阶段为抗原抗体特异性结合,第二阶段则形成肉眼可见的免疫复合物。

1. 根据实验方法、免疫复合物呈现的沉淀现象不同,液相内沉淀试验可分为环状沉淀反应、絮状沉淀反应和免疫比浊度分析。

2. 根据抗原-抗体反应的方式和特性,凝胶内沉淀试验可分为单向琼脂扩散试验和双向琼脂扩散试验。

3. 免疫电泳技术是电泳分析和沉淀反应的结合产物,常见的有对流免疫电泳、火箭免疫电泳、免疫电泳技术、免疫固定电泳等。

对流免疫电泳和火箭免疫电泳因存在电渗作用,目前已不推荐使用。免疫电泳可用于分析纯化抗原和抗体的成分及正常与异常免疫球蛋白的识别与鉴定,但由于其扩散时间长,影响因素多,结果较难分析。免疫固定电泳因其分辨力强,敏感度高,结果易于分析,临床最常用于 M 蛋白的鉴定与分型,并已列入临床实验室的常规检测工作。

案例讨论

患者,男性,45 岁,腰骶部疼痛、乏力、头晕半个月,伴恶心、呕吐。到医院就诊,血常规:WBC $8.3×10^9$/L,Hb 53g/L,PLT $160×10^9$/L,N 0.361,L 0.436,M 0.187。尿常规:尿蛋白(+++),血钙 2.73mmol/L,尿酸 631μmol/L,尿素氮 7.14mmol/L,肌酐 91μmol/L,白蛋白 30.3g/L,球蛋白 41.5g/L,血淀粉酶 2 207U/L;蛋白电泳可见 M 蛋白,血清轻链 κ1 660mg/dl。X 线示:腰椎、胸椎、肋骨骨折。骨髓示:浆细胞占 6.5%~16%;骨髓活检示:可见散在或成堆浆细胞。诊断为"多发性骨髓瘤"。

案例分析

（刘琳琳）

扫一扫,测一测

思考题

1. 简述沉淀反应与凝集反应的异同。
2. 用双向琼脂扩散试验进行抗原性质分析可出现哪三种结果? 如何解释?
3. 简述凝胶免疫电泳技术的原理及类型。

第十四章　免疫比浊分析

经典的沉淀技术操作繁琐、敏感度低、时间长和难以自动化。根据抗原抗体能在液体内快速结合形成免疫复合物的原理,20世纪70年代出现免疫比浊分析技术。免疫比浊分析是将液相内的沉淀反应与现代光学仪器和自动分析技术相结合的一项分析技术。该技术的出现使沉淀技术适应了现代检测快速、微量、自动化的要求,开创了免疫化学定量检测的新纪元。

免疫比浊技术的发展历程

1967年,Ritchie等利用激光照射在液相中抗原-抗体复合物微粒上时部分光线发生散射的原理,通过测量散射光的强度来求得待测抗原的量,称为散射比浊法。根据此原理,产生了第一代自动检测系统并很快应用于临床。1977年,Sternberg进一步发展建立了速率散射免疫比浊法(rate nephelometry),该方法是在抗原-抗体反应的第一阶段对抗原抗体结合的速率峰值信号进行测定,仅需几分钟就可完成,并可以进行自动化检测。免疫比浊技术已经成为临床广泛使用的一种可以对微量抗原物质进行定量检测的高灵敏度、快速的免疫检测技术。

第一节　免疫比浊技术原理

免疫比浊分析是应用抗原、抗体在液相中特异性反应形成免疫复合物,复合物微粒对光线的干扰可用仪器检测出来,以此对可溶性抗原进行定量。该方法将现代光学测量仪器与自动分析检测系统相结合应用于沉淀反应,对各种液体介质中的微量抗原、抗体、药物及其他小分子半抗原物质进行定量测定。其基本原理是可溶性抗原、抗体在特定的电解质溶液中发生结合反应,形成小分子免疫复合物($<19S$),在增浊剂(如PEG、NaF等)的作用下迅速形成免疫复合物颗粒($>19S$),使反应液出现浊度。在抗体稍微过量且固定的情况下,形成的免疫复合物量随抗原量的增加而增加,溶液的浊度也随之增加。待测抗原量与反应溶液的浊度呈正相关。免疫比浊技术根据检测器的位置及其所检测的光信号性质不同,可分为透射免疫比浊法(turbidimetric immunoassay)和散射免疫比浊法(nephelometry immunoassay)两种(图14-1)。

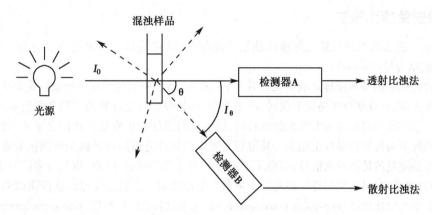

图14-1 透射比浊法和散射比浊法的光路示意图

一、透射免疫比浊法

(一)基本原理

可溶性抗原与相应抗体反应后形成的免疫复合物,使介质浊度发生改变,当光线通过抗原-抗体反应后的溶液时,被其中的免疫复合物微粒反射和吸收,引起透射光减少,透射光减少的量即吸光度(A)值与免疫复合物呈正相关(图14-1)。在保持抗体过量的情况下,与待测抗原量呈正相关。与已知浓度的抗原标准品相比较,可确定标本中抗原的含量。

由于免疫复合物颗粒大小约35~100nm,对近紫外的光线可见最大吸收峰,故选择290~410nm波长测定最佳,目前多用340nm。

(二)关键技术

1. 将待检标本和抗原标准品(5个浓度梯度)做适当稀释,分别加至测定管中。

2. 加入适当过量抗体,充分混匀。

3. 孵育一定时间后测定各管吸光度值。

4. 以标准品抗原含量为横坐标,吸光度为纵坐标,绘制标准曲线。

5. 根据待测标本的吸光度值,从标准曲线中可查出对应抗原含量。

(三)影响因素

1. 抗原或抗体量极度过剩时易出现可溶性复合物,造成测定误差。

2. 该法要求反应管中抗体始终保持过量,这个值要预先测定,使仪器的测定范围在低于生理范围到高于正常范围之间。

3. 结果受血脂的影响,尤其是低稀释度时,脂蛋白的小颗粒也可形成浊度,使测定值假性升高。

(四)方法学评价

透射免疫比浊法的灵敏度是单向琼脂扩散方法的5~10倍,具有操作简便、结果准确、灵敏度高、重复性好等优点,可以在特定蛋白分析仪上自动检测,也可在全自动生化分析仪上设置参数进行检测分析。

本法不足之处包括:①检测用的抗体一般应选择亲和力较高的抗体,且在检测过程应保证抗体过量,所以抗体用量较大。②待测的抗原-抗体复合物分子量应足够大,分子太小阻挡不了光线的通过。③抗原-抗体复合物数量要足够多,如果数量太少,则溶液浊度变化太小,对光通量影响不大;若光度计的灵敏度不高,微小的浊度变化不易影响透光率的改变,所以灵敏度较散射比浊法低。④透射比浊是在抗原-抗体反应的第二阶段进行测定,需在抗原-抗体反应达到平衡后进行检测,仍需温育,耗时较长。⑤不宜用于药物半抗原的检测。

（五）临床应用

透射免疫比浊法的灵敏度高于单向琼脂扩散，但与其他免疫标记分析技术比较，其灵敏度还不够高。因此，透射免疫比浊类的自动分析仪用于免疫测定已趋于减少，目前该测定原理主要用于非免疫检测的设备，如生化分析仪等。多用于血清特定蛋白，如 IgG、IgM、IgA、C3、C4、CRP 等检测。

二、散射免疫比浊法

散射免疫比浊法的原理与透射免疫比浊法原理相近，但它是通过测定免疫复合物引起的光散射强度来测定抗原含量（图 14-1）。

散射免疫比浊法的基本原理是散射光系沿水平轴照射，溶液中的免疫复合物微粒受光线照射后对光线产生反射和折射，导致部分光路发生偏转，产生散射光，其强度与复合物的含量和散射夹角成正比，与波长呈反比。当固定检测角度与发射光的波长时，散射光的强度与免疫复合物的含量成正比，该强度在抗体过剩的情况下与抗原含量成正相关。其散射光强度经软件分析即可转换为待测抗原的含量。由于散射免疫比浊法测定的是散射光信号，避免了透射光中所含有的吸收、散射、折射等多信号成分的影响，所以散射免疫比浊法的灵敏度与特异性均好于透射免疫比浊法。散射免疫比浊法按测试的方式不同又可分为终点散射免疫比浊法（end-point nephelometry）和速率散射免疫比浊法（rate nephelometry）。

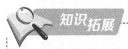

散射颗粒与散射光

悬浮在溶液中的分子，无论是固体还是胶体粒子，都可以是散射中心。不同大小微粒形成的散射光分布不同。入射光通过时，当粒径小于入射光波长的 1/10 时，散射光强度在各个方向的分布均匀一致，称为 Rayleigh 散射；随着粒径增大，对称散射现象发生变化，当粒径大于入射光波长的 1/10 或接近入射光波长时，散射光呈明显的不均匀分布，前向散射光强于后向散射光，称为 Debye 散射；当粒径等于或大于入射光波长时，前向散射光远远大于后向散射光，称为 Mile 散射（图 14-2）。

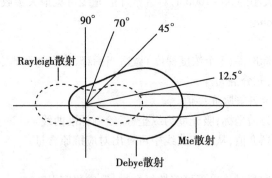

图 14-2　光散射作用随粒径大小的变化示意图

（一）终点散射免疫比浊法

1. **基本原理**　终点散射比浊法实质上是透射比浊法的一种改良，通过测定抗原抗体达到平衡时散射光强度而确定免疫复合物的量。由于终点散射免疫比浊法是在免疫反应进行到一定时间内测量其浓度，也称定时散射免疫比浊法（fixed time nephelometry）。

2. **关键技术**　①将待检标本和抗原标准品（5 个浓度梯度）做适当稀释，分别加至测定管中；②加入适当过量抗体，充分混匀；③孵育一定时间后比浊，测定其散射光强度；④以标准品抗原量为横坐标，散射光强度值为纵坐标，绘制标准曲线；⑤根据待检标本的散射光强度，查出对应抗原含量。

3. **影响因素**　①散射光强度与微粒数量、大小及入射光强度成正比，与入射光波长成反比，所以使用高强度光源如激光、较短波长的入射光，可提高检测灵敏度。②散射光的强度还与各种物理因素如测量角度、反应时间等有关，检测时要采取适当的角度测量散射光强度。③散射免疫比浊法测定应在复合物聚合产生絮状沉淀之前进行。一般要求在 30min 内比浊，若时间延长，抗原-抗体复合物有再次相互聚合形成大颗粒沉淀的趋势,导致散射值降低,得出偏低的结果,故需掌握好最适时间比浊。④当标本中抗原含量较低时,由于本底(即空白管)的散射较高而使敏感性降低,故要保证抗原浓度合适。⑤另外还要选择适宜的离子强度、pH 等环境条件。

4. 方法学评价 终点散射免疫比浊法是当今免疫化学分析中比较先进的方法,可用自动化仪器测定,但反应时间较长;灵敏度在微克(μg/L)水平,高于透射免疫比浊法。

(二)速率散射免疫比浊法

1. 基本原理 速率散射免疫比浊法是对单位时间内抗原-抗体反应的速度进行动力学测定。所谓速率,是指抗原抗体结合反应过程中在单位时间内两者结合的速度。速率散射比浊法是连续测定各单位时间的浊度变化,从而进行反应速度的动态监测。当抗体的浓度固定时,不同抗原含量的标本其速率峰值是不同的。该峰值的高低与抗原的含量成正比。因此,只要捕捉峰值,经数据处理即可得到抗原的浓度。速率散射免疫比浊法是在抗原-抗体反应的过程中测定最大反应速度,即测定单位时间内抗原抗体结合,免疫复合物形成最快时间段的信号值。抗原与抗体混合后瞬间便引发反应,在抗体过量的前提下,抗原-抗体反应速度由慢到快,单位时间内形成的免疫复合物不断增多,随后逐渐减慢。连续动态监测此过程可发现,在某一时间段内抗原-抗体反应速率最快,单位时间内免疫复合物形成的量最多,散射光强度变化最大,即为所谓的速率峰(图 14-3)。表 14-1 表示随着抗原-抗体反应时间的延长,免疫复合物的总量逐渐增加,而速率的变化是由慢到快再由快逐渐变慢,在 20~25s 这个单位时间内抗原-抗体反应的速率达到峰值,即出现速率峰,该峰值大小与抗原浓度呈正相关。选取速率最大且与被测物浓度变化呈线性关系的速率峰值制作剂量-反应曲线,通过计算机计算可获得被测物浓度的量。

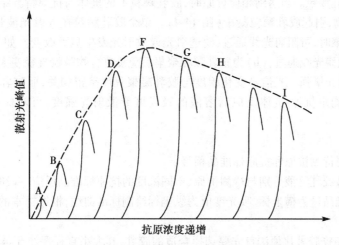

图 14-3 抗原-抗体反应散射光峰值的动态变化

表 14-1 抗原-抗体复合物形成时间与速率的关系

累计时间(s)	复合物总量	速率值
5	8	—
10	13	5
15	25	12
20	60	35
25	150	90
30	230	80
35	300	70
40	360	60
45	415	55
50	450	45
55	480	30
60	500	20

2. 关键技术

（1）将待检标本与不同浓度抗原标准品做适当稀释，分别加至测定管中。

（2）加入一定量抗体，立即比浊，记录速率单位（RU）。

（3）以标准品抗原含量为横坐标，RU值为纵坐标，绘制标准曲线。

（4）根据待测样本的RU值，查出相应抗原含量。

3. 影响因素 速率散射比浊法峰值出现的时间与抗体浓度及纯度直接相关，需选用抗体纯度及亲和力较高的试剂。此外，要保证待测血清样本的性状符合要求，凡是影响血清清晰度的，如严重脂血等，即为不合格标本。

4. 方法学评价 速率散射比浊法测定的是抗原-抗体反应的第一阶段，其优点是快速、敏感度高及精密度高；检测不必等到抗原抗体达到平衡，大大节省反应时间，每小时可检测标本数十份，灵敏度可达ng/L水平。由于测定的是速率散射信号，理论上讲不受本底散射信号的干扰，使检测的准确度大大提高。

三、免疫胶乳比浊法

在上述比浊法中，少量的小分子抗原-抗体复合物极难形成浊度，除非放置很长时间；如要使其形成较大的复合物，则抗原抗体用量也较大，不符合微量化的要求。因此，为了提高免疫比浊法的灵敏度，解决快速反应及微量化的要求，发展了免疫胶乳比浊法（immune latexturbidimetry）。

1. 基本原理 选择一种大小适中、均匀一致的胶乳颗粒（一般为 $0.2\mu m$），将特异性抗体吸附于其表面，制成致敏胶乳颗粒。当遇到相应抗原时，胶乳颗粒上的抗体与抗原特异结合，发生交联反应，形成抗原-抗体复合物，引起胶乳颗粒凝聚（图14-4）。单个胶乳颗粒在入射光波长之内，不阻碍光线通过；当两个胶乳凝聚时，可阻碍光线通过，使透射光或散射光发生显著改变。如图14-5所示，（a）为单个胶乳颗粒不能阻碍光线通过，（b）为胶乳颗粒聚集后免疫复合物微粒直径变大，可阻碍光线通过，使透射光减弱或散射光增强。光信号变化程度与胶乳凝聚程度呈正相关，而胶乳凝集程度取决于抗原含量。因此，通过测定抗原-抗体反应后溶液的吸光度或散射光强度，可对样本中抗原进行定量分析。

2. 关键技术

（1）用稀释液将待测抗原和抗原标准品稀释。

（2）将抗体致敏胶乳溶液分别与待测抗原、不同浓度的抗原标准品反应一段时间，测吸光度值。

（3）以抗原标准品量为横坐标、吸光度值为纵坐标绘制标准曲线，根据标本的吸光度值可查出抗原含量。

3. 影响因素 免疫胶乳比浊法首先要选择合适的胶乳，其大小直径要小于波长。如用500nm波长，选择100nm颗粒较合适；如用585nm波长，则选100~200nm颗粒为好。目前多用200nm的胶乳颗粒。

胶颗粒的均一性将直接影响光散射作用，影响检测结果，所以需要选择均匀一致的胶乳颗粒。此外，免疫胶乳试剂轻度自凝或活性降低均影响检测结果，试剂制备时应考虑加保护剂，提高稳定性，所用器皿必须十分洁净，避免杂质微粒干扰。

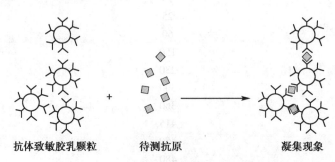

| 抗体致敏胶乳颗粒 | 待测抗原 | 凝集现象 |

图14-4 抗体致敏胶乳颗粒凝聚示意图

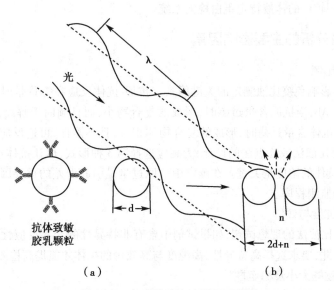

图 14-5 免疫胶乳比浊原理示意图

4. **方法学评价** 免疫胶乳比浊法为一种带载体的免疫比浊法,其敏感性大大高于一般的比浊方法,可达 ng/L 水平。该法敏感度高,精确度和灵敏度均较好,操作简便,可自动化,所用仪器与分光光度计、自动化生化分析仪可通用。

第二节 自动化免疫比浊分析

随着近年来免疫检验技术的飞速发展,特定蛋白测定的结果与临床疾病诊断及预后判断的关系越来越密切,进一步推动了各仪器厂家对自动化特定蛋白仪的开发和创新。目前透射免疫比浊和散射免疫比浊等方法已常规运用于临床特定蛋白的检测,相关仪器已广泛应用于国内各级医院,成为临床免疫检测的重要手段之一。

一、主流免疫比浊仪器方法类型及基本原理

近年来随着免疫比浊分析方法的日益成熟,各种免疫比浊分析仪也应运而生,各制造厂家在检测灵敏度、检测速度、检测准确性等方面一直不断地改进和创新。在我国应用较为普遍的免疫比浊仪有散射分析仪类(如 BN-100、BN-Prospec、BN-Ⅱ)、速率散射分析仪类(如 Array360、IMMAGE)。

(一) BN 全自动血浆蛋白分析系统

该系统的测定方法实际上是散射免疫比浊法的一种改良。采用发光二极管作为光源,检测前向角 13°~24° 的散射光,然后利用硅化光电二极管接收散射光信号,经过计算机处理,与标准曲线进行比较,最后转换成待检物质的浓度。

系统由分析仪、计算机、条码读取器、打印机 4 部分组成,其中分析仪是主要组成部分,包括散射测浊仪、自动加样系统、运输装置和比色杯装置。

(二) IMMAGE 双光径免疫浊度分析系统

该系统采用的是速率散射比浊法和速率透射比浊法的双检测系统,是由计算机控制的可以定量检测体液中各种物质的全自动仪器。

IMMAGE 分析仪在保留了 Array 分析仪的速率散射比浊法外,新增加了近红外速率透射比浊分析,使检测范围进一步扩大。在抗体过量的前提下,光束通过抗原-抗体复合物时所产生的散射光速率变化大小与抗原浓度成正比,速率的峰值通过计算机处理系统转换成待测抗原的浓度。

IMMAGE 系统由分析仪、计算机处理系统、打印机构成,其主要构成部分为分析仪,由加液系统、散射测浊仪、样本转盘、试剂转盘等组成。

这两类主流产品在测定特定的体液蛋白时,其敏感性、特异性都能满足临床检测的要求,且检测

范围较宽,是当前应用较广的体液特定蛋白检测系统。

二、免疫比浊分析的主要影响因素

(一)抗原抗体比例

抗原抗体比例是影响免疫比浊测定的关键因素。抗原-抗体反应在等价带时,形成的复合物和解离相等:$Ag+Ab=Ag \cdot Ab$;当抗原含量过剩时,形成的复合物小,而且倾向于解离,可逆反应较大:$Ag>Ab=Ag \cdot Ab$(小);当抗体含量过剩时,形成的复合物体积大,且不溶性,可逆反应少:$Ag<Ab=Ag \cdot Ab$(大)。作为速率散射比浊法或终点法的设计,无疑应选择第 3 种形式,即让抗体过剩。但抗体过量必须适当,试验中掌握抗体的浓度是关键。在测定中抗原过量是引起误差的重要因素,所以自动化仪器应有抗原过量的自动监测程序。

(二)抗体的质纯度与效价

R 型抗体是免疫比浊法的理想试剂,如果试剂中含有非特异性的交叉反应性杂质抗体成分,会影响检测的准确性。因此,要求选择高特异性、高纯度与高效价的抗体才能提高检测的可靠性。

(三)免疫复合物的大小及稳定性

免疫复合物的大小对浊度有较大的影响。采用免疫比浊分析时要求溶液中免疫复合物颗粒的分散度尽可能相同,颗粒应该不容易相互聚集。

(四)增浊剂

免疫反应中常使用增浊剂加快抗原-抗体反应速度,如分子量为 6~8kD 的 3%~4% 聚乙二醇(PEG)或吐温-20(Tween-20)等。利用增浊剂破坏抗原抗体的水化层,促进两者结合。但如果增浊剂浓度不当,也可能发生非特异性沉淀,形成伪浊度,从而影响检测结果。

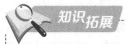 **知识拓展**

伪 浊 度

伪浊度指非待测抗原、抗体特异结合生成免疫复合物形成的浊度,可导致抗原检测结果假性升高。伪浊度形成的原因有以下几种:①标本浑浊、高血脂、标本长期保存或反复冻融。②抗体效价低(<1:20)、抗血清灭活处理或抗血清中含有交叉反应性抗体。③增浊剂 PEG 浓度过高,引起血清中杂质蛋白的非特异性沉淀,导致浊度增加。④试剂污染(如细菌、尘埃)和变质。⑤器材不够清洁,尤其是比色杯。⑥缓冲液的粒子强度过高,pH 和温度不合适等。

伪浊度减少或消除的方法:选择新鲜的标本,必要时离心或稀释标本进行测定;避免加热灭活抗血清与标本;保持容器洁净与试剂的洁净无污染。

(五)入射光光源和波长

免疫比浊测定的激光多采用氦氖光源,波长 633nm,能避免血清标本自身荧光干扰。光电倍增管的位置与光源轴的夹角常采用前 5~20° 夹角,以监测前向散射光强度,这样可减少内源性物质光散射的干扰。

(六)粒子强度

抗原-抗体反应溶液最适 pH 为 6.5~8.5。离子浓度直接影响抗原抗体的结合,离子强度大,免疫复合物形成快,反之则慢。影响免疫复合物形成由慢到快的离子顺序为:SCN^-、ClO_4^-、F^-、SO_4^{2-}、HPO_4^{2-}、PO_4^{3-}。由此可知 PBS 是较好的反应液。

(七)标准曲线与质量控制

应使用仪器规定的标准品制备标准曲线,一般采用 5 点或 6 点定标。每更换一批试剂,应重新制作标准曲线。为保证检验结果可靠,每天应选用合适的质控血清进行室内质量控制。

此外,样品本身的浊度处理不当、缓冲液的离子浓度太高、pH 和温度不合适、试剂的污染和变质、器材尤其是比色杯等不够清洁等因素也可能会影响免疫比浊分析的测定结果。

三、临床应用

免疫比浊分析法主要用于检测：血浆、体液中的特定蛋白系列，如免疫球蛋白 IgG、IgA、IgM、κ 轻链、λ 轻链、免疫球蛋白亚类；补体 C3、C4；血浆蛋白，如白蛋白（ALB）、前白蛋白（PAB）、α_1 微球蛋白（α_1MG）、β_2 微球蛋白（β_2MG）、转铁蛋白（TRF）、α_1 抗胰蛋白酶（α_1AT）、铜蓝蛋白（CER）、C 反应蛋白（CRP）、抗链球菌溶血素 O 抗体（ASO）、类风湿性因子（RF）、尿微量蛋白和某些治疗药物浓度等。特定蛋白的定量检测可为临床诊断、疗效观察、预后分析提供依据。因此，应全面了解免疫比浊分析的影响因素，才能保证检验结果的准确性。

本章小结

免疫比浊分析属于液相内沉淀反应，其基本原理是抗原、抗体在电解质溶液中发生反应，形成小分子免疫复合物（<19S），在增浊剂（PEG）的作用下迅速形成免疫复合物微粒（>19S），导致溶液浑浊度增加，引起光信号变化。浊度变化在抗体过量的情况下与标本中的抗原成正相关。根据检测器的位置及其所检测的光信号性质不同，免疫比浊分析可分为透射免疫比浊法和散射免疫比浊法。

透射免疫比浊法是检测透射光减弱的程度。终点散射免疫比浊法是在抗原-抗体反应达到平衡后检测散射光强度。速率散射免疫比浊法是抗原抗体结合反应的动力学测定法，检测抗原-抗体反应最大反应速率。免疫胶乳比浊法为一种带载体的免疫比浊法，主要适用于小分子免疫复合物的检测。免疫胶乳比浊不但提高了免疫比浊法的灵敏度，还具备了快速反应及微量化的优点。

影响免疫比浊分析的因素包括抗原抗体比例、抗体的质量、增浊剂的浓度、浊度的形成以及测定所使用的光源和波长等。

目前，免疫比浊分析中的透射免疫比浊法和散射免疫比浊等方法已常规运用于临床特定蛋白的检测，成为临床免疫检测的重要手段之一。

（宋兴丽）

扫一扫，测一测

思考题

1. 免疫比浊分析的基本原理是什么？有哪些类型？
2. 简述速率散射免疫比浊技术的基本原理及优点。
3. 简述免疫胶乳比浊的实验原理。

第十五章　酶免疫技术

学习目标

1. 掌握：酶免疫分析技术的分类；酶联免疫吸附试验的原理、方法类型、应用及注意事项。
2. 熟悉：常用的酶及酶的底物。
3. 了解：其他酶免疫技术的基本原理及应用。
4. 能正确完成酶联免疫吸附试验的操作并对实验结果进行准确的判断。
5. 具有正确操作酶标仪及洗板机的能力。

　　20 世纪 70 年代三大经典免疫标记技术相继问世,它们分别是将放射性核素、荧光素、酶等可微量或超微量测定的物质标记于抗原(抗体)上制成标记物,加入到抗原抗体的反应体系中与相应的抗体(抗原)反应,以检测标记物的有无及含量间接反映被测物的存在与多少。这些将标记技术与抗原-抗体反应结合起来的免疫学检测技术以敏感性高、准确性好、操作简便、易于商品化和自动化等特点逐渐替代了凝集反应、沉淀反应等经典的免疫学检验技术。可以说,一切具有抗原性或半抗原性的物质原则上均可利用现代免疫检验技术进行检测。目前免疫学检验中的标记技术主要包括酶免疫技术、荧光免疫技术、放射免疫技术、金免疫技术、化学发光免疫技术等。

　　酶免疫技术是以酶标记的抗原或抗体作为主要试剂,将抗原-抗体反应的特异性和酶催化底物反应的高效性和专一性结合起来的一种免疫检测技术。它是利用酶对底物的高效催化作用,提高对标本中抗原或抗体检测的敏感性,从而对抗原或抗体进行定性、定位或定量分析。随着单克隆抗体技术、生物素-亲和素放大系统等在酶免疫技术中的应用,进一步提高了其灵敏度、特异性等,也使该技术在医学、生物学等领域的应用更加广泛。

第一节　酶免疫技术的概述

一、常用的酶及底物

（一）标记酶的条件

　　在酶免疫技术中用于标记的酶应具有：催化活性高、催化专一性强；与抗原(抗体)偶联后不影响抗原抗体的免疫反应性和酶活性；酶催化反应的结果易于判定或测量,且方法简单易行、敏感、精确；催化的底物易于配制、保存；酶、辅助因子和底物对人体和环境无害且价廉、易得等。

（二）常用的酶及底物

1. 常用的酶

（1）辣根过氧化物酶(horseradish peroxidase,HRP)：HRP 因来源于植物辣根中而得名,分子量为

笔记

44kD,它是由无色的糖蛋白(主酶)和亚铁血红素(辅酶)结合而成的复合物。主酶与酶活性无关,在波长275nm处有最高吸收峰,辅酶在波长403nm处有最高吸收峰。衡量酶质量的标准有两个,一个是纯度(RZ:λ403nm/λ275nm)值,另一个是活力。RZ值越大,酶的纯度越高,高纯度的HRP,其RZ值应大于3.0。酶活性则以单位U表示:即1min将1μmol底物转化为产物所需的酶量。酶的纯度并不代表酶的活性,酶变性后,纯度不变而活性下降,所以在选用酶时不仅要选纯度高而且还要选活性强的酶。HRP因为性质稳定、容易保存、易于提取等特点,是目前在ELISA中应用最多的标记酶。

(2)碱性磷酸酶(alkaline phosphatase,ALP):是一种磷酸酯的水解酶,可从小牛肠黏膜或大肠杆菌中提取,分子量为80~100kD。虽然灵敏性高于HRP,空白值也较低,但因很难获得高纯度的制剂、稳定性较差等因素,应用不如HRP广泛。

(3)其他的酶:除以上酶外,常用的酶还有6-磷酸葡萄糖脱氢酶、葡萄糖氧化酶、溶菌酶、苹果酸脱氢酶等。

2. 常用的底物

(1)HRP的底物:在ELISA中HRP的底物为过氧化物和供氢体(DH$_2$),目前常用的过氧化物是过氧化氢,常用的供氢体为邻苯二胺(OPD)和四甲基联苯胺(TMB)。OPD是ELISA技术中应用较早的供氢体,酶作用后显黄色(最大吸收峰波长为492nm),其灵敏度高,测定方便。但其配成应用液后不稳定,常在数小时内自然产生黄色,且具有致癌性。TMB作为供氢体,经酶作用后显蓝色,目测对比度鲜明,加酸终止酶反应后变黄色(最大吸收峰波长为450nm),易比色,且具有稳定性好,成色反应无需避光,无致癌作用,是目前ELISA中应用最广泛的底物。

(2)ALP的底物:常用的为对硝酸苯磷酸酯(PNP),其反应产物为黄色的对硝基酚,最大吸收峰波长为405nm。由于碱性条件下,对硝基酚的光吸收增强,且可使ALP失活,常用NaOH作为反应终止液。

二、制备酶标记抗体(抗原)的方法

在酶免疫技术中,制备标记物的抗体应特异性好、效价高、亲和力强、比活性高、能批量生产和易于分离纯化。制备标记物的抗原应纯度高、抗原性完整。制备酶标记物的方法应简单、产量高,避免酶、抗体(抗原)、酶标记物各自形成聚合物,标记反应不影响酶的活性和抗原抗体的免疫反应性等原则。常用的标记方法如下:

(一)戊二醛交联法

此法是以双功能交联剂戊二醛为"桥",分别连接酶与抗体(抗原),形成酶-戊二醛-抗体(抗原)结合物。戊二醛法又根据试剂加入的方法不同分为一步法和两步法。一步法是让抗体(抗原)、酶和戊二醛同时发生反应。此法操作简便,广泛用于HRP、ALP与抗体(抗原)的交联。两步法先将过量的戊二醛与酶反应,让酶分子上氨基仅与戊二醛分子上的醛基结合,除去未与酶结合的多余戊二醛后再加入抗体(抗原),形成酶-戊二醛-抗体(抗原)结合物。其优点是酶标记物均一,标记效率高于一步法10倍左右。

(二)改良过碘酸钠法

此法是目前用于辣根过氧化物酶标记抗原或抗体的最常用的方法。HRP是一种糖蛋白,过碘酸钠可将与酶活性无关的多糖羟基氧化为活泼的醛基。此醛基再与抗体蛋白的游离氨基结合,形成Schiff碱。再加入硼氢化钠还原后,即生成稳定的酶标记物,且此法的酶标记物产率较高。

三、酶标记物的纯化及鉴定

标记完成后,应除去反应溶液中的游离酶、游离抗体(抗原)、酶聚合物以及抗体(抗原)聚合物,避免游离酶增加非特异显色,以及游离抗体(抗原)起竞争作用而降低特异性染色强度。纯化的方法较多,分离大分子混合物的方法均可应用。常用的是凝胶层析法和硫酸铵盐析法。硫酸铵盐析法操作简便,但效果不如用葡聚糖凝胶(SephadexG-200)过滤的好。

酶标记物的鉴定主要包括以下内容:

1. **酶活性和抗体(抗原)免疫活性的鉴定** 常用免疫电泳或双向琼脂扩散法,出现沉淀线表示酶标记物中的抗体(抗原)具有免疫活性。沉淀线经生理盐水反复漂洗后,滴加酶的底物溶液,若在沉淀线上能显色,表示标记物中的酶仍具有活性。也可直接用 ELISA 方法测定。

2. 酶标记率的测定　常用分光光度法分别测定酶标记物中酶和抗体(抗原)蛋白的含量,再按公式计算其标记率。

四、固相载体

固相酶免疫测定是将抗原或抗体结合到固相载体的表面,通过载体将结合状态的酶标记物和游离酶标记物分离的测定方法。因此,对固相载体的选择是测定的基础。

(一)固相载体的要求

固相载体应具备如下特点:①结合抗体或抗原的容量大;②与抗原或抗体结合稳定且不易脱落;③不影响所固定的抗体或抗原的活性,为使反应能充分进行,其活性基团最好朝向反应溶液;④固化方法应简便快速。

(二)固相载体的种类

1. 塑料制品　主要有聚苯乙烯和聚氯乙烯等。聚苯乙烯具有较强的吸附蛋白质的性能,抗体或蛋白质抗原吸附其上后保留原来的免疫活性。作为载体,聚苯乙烯在酶联免疫吸附试验的测定过程中不参与化学反应,加之价格低廉,可制成各种形状,故被普遍采用。聚苯乙烯载体的形状主要有小试管、小珠和微量反应板三种,其中微量反应板是最常用的固相载体,国际上标准的是 96 孔微量反应板。微量反应板的特点是可以同时进行大量标本的检测,并可在酶标仪上迅速读出结果。现在已有多种自动化仪器用于微量反应板型的 ELISA 检测,包括加样、洗涤、孵育、比色等步骤,对操作的标准化极为有利。

2. 微粒　此类载体是由聚苯乙烯高分子单体聚合成的微球或颗粒,直径多为微米或纳米。微粒带有能与蛋白质结合的功能基团,易与抗体或抗原形成化学偶联,且结合容量大。此外,微粒在反应时可均匀地分散于整个反应溶液中,反应速度快。近年来出现了新型的含铁的磁性微球,可与抗体或抗原偶联,形成免疫磁性微球,已普遍应用于自动化程序较高的荧光酶免疫测定和化学发光酶免疫测定。

3. 膜载体　是一种微孔滤膜材料,常用的有硝酸纤维素膜(NC 膜)、聚偏二氟乙烯膜(PVDF 膜)及玻璃纤维素膜等。它是通过非共价键吸附抗原或抗体,吸附能力强,当样品量微小时也能完全吸附,故已广泛应用于斑点金免疫渗滤试验和免疫印迹技术等。

五、酶免疫技术分类

酶免疫技术分为酶免疫测定(enzyme immunoassay,EIA)和酶免疫组织化学技术(enzyme immuno-histochemistry technique,EIHCT)两大类。前者主要是对液体标本中的抗原或抗体进行定性和定量分析,后者主要对组织切片或其他标本中的抗原进行定位分析(详见第二十一章)。酶免疫测定又根据抗原-抗体反应是否需要将游离的和与抗原(抗体)结合的酶标记物分离,而分为均相酶免疫测定和非均相酶免疫测定两种类型。非均相酶免疫测定又因分离游离和结合的标记物的方法不同,分成液相酶免疫测定和固相酶免疫测定。液相酶免疫测定由于游离的和结合的标记物都存在于液相中,故需用分离剂将两者分开后才能测定结合状态的酶标记物的活性。而固相酶免疫测定是通过载体将结合状态的酶标记物吸附在固相支持物上,只需洗涤就可将游离的酶标记物去除。以聚苯乙烯及其他固相支持物为载体的固相酶免疫测定称为酶联免疫吸附试验(enzyme-linked immunosorbent assay,ELISA)。

(一)均相酶免疫分析

均相酶免疫分析是利用酶结合物与相应的抗原或抗体结合后,标记酶的活性将被减弱或增强,可以在不分离结合和游离的酶标记物的情况下,通过测定标记酶活性的变化来确定被测样品中抗原或抗体的含量。此法主要用于小分子激素和药物等半抗原的测定。优点是适合于自动化测定,缺点是易受样品中非特异性的内源性酶和酶抑制剂等干扰,而且采用的是竞争性结合分析原理,灵敏度不及非均相酶免疫分析。均相酶免疫分析包括酶扩大免疫分析技术和克隆酶供体免疫分析两种。

1. **酶扩大免疫分析技术**(enzyme-multiplied immunoassay technique,EMIT)　基本原理是半抗原与酶结合成酶标半抗原,保留半抗原和酶的活性,当酶标半抗原与抗体结合后,所标记的酶与抗体密切接触,使酶的活性中心受到影响而活性被抑制。反应后酶活力大小与标本中的半抗原量呈一定的比例,从酶活力的测定结果就可推算出标本中半抗原的含量。

2. **克隆酶供体免疫分析**(cloned enzyme donor immunoassay,CEDIA)　基本原理是基因重组技术可分别合成 β-D-半乳糖苷酶的两种片段,大片段称为酶受体(EA),小片段称为酶供体(ED)。两者单独均无酶活性,在一定条件下结合形成四聚体才具有酶活性。当标本中的抗原和 ED 标记的抗原与特异性抗体竞争结合,形成两种抗原-抗体复合物。ED 标记的抗原与抗体结合后由于空间位阻,不再能与 EA 结合,而游离的 ED 标记的抗原上的 ED 可和 EA 结合,形成具有活性的酶,加入底物测定酶活性,酶活性的大小与标本中抗原含量成正相关。

（二）非均相酶免疫分析

非均相酶免疫分析比均相酶免疫分析的应用要广泛。非均相酶免疫分析的基本原理是抗原-抗体反应平衡后需采用适当的方法分离游离酶标记物和结合酶标记物,然后加入底物,测定底物的显色程度,以此推算出样品中待测抗原或抗体的含量。根据测定方法是否使用固相支持物又可分为液相酶免疫分析和固相酶免疫分析。

1. **液相酶免疫分析**　是非均相酶免疫技术的方法类型之一,因抗原-抗体反应在液相中进行而得名。其依据样品抗原加样顺序和温育反应时相不同,可分为平衡法和非平衡法两种类型。平衡法是将待测抗原、酶标抗原和特异性抗体相继加入反应体系后,进行温育,待反应达到平衡后,再加入二抗,经离心沉淀后测定沉淀物(酶标抗原-抗体-二抗复合物)中的酶活性,沉淀物中酶活性与待测抗原的量成负相关。非平衡法是将待测抗原和特异性抗体混合温育,等反应达到平衡时再加入酶标抗原,第二次温育后再进行分离测定。两者相比,非平衡法的灵敏度更高一些。

2. **固相酶免疫分析**(solid phase enzyme immunoassay,SPEIA)　是利用固相支持物为载体,预先吸附抗原或抗体,使测定时的免疫反应在其表面进行并形成抗原抗体的复合物,洗涤去除反应液中无关的成分后加入底物,通过测定固相载体上的酶标记物催化底物所形成的有色产物来推算待测样品中抗原或抗体的含量。其特点是将抗原或抗体制成固相制剂,在与标本中的抗体或抗原发生反应后只需洗涤固相载体就可直接分离抗原-抗体复合物与其他成分,大大简化了操作步骤。目前最常应用的是以聚苯乙烯等材料为固相载体的酶联免疫吸附试验(ELISA)。

第二节　酶联免疫吸附试验

酶联免疫吸附试验是目前在酶免疫技术中发展最快、应用最广的技术。

一、ELISA 的检测原理

酶联免疫吸附试验的基本原理是将已知抗体(抗原)包被于固相载体上,通过抗原-抗体反应使酶标记抗体(抗原)结合在载体上,用洗涤的方法使固相载体上形成的抗原-抗体复合物与其他物质分开,最后结合在固相载体上的酶量与标本中受检物质的量成一定的比例。加入酶作用的底物后,底物被酶催化变为有色产物,可根据颜色反应的深浅来对受检物质进行定性或定量分析。

二、ELISA 的方法类型

ELISA 可用于测定抗原,也可用于测定抗体。在这种测定方法中有三种必要的试剂,即固相的抗原或抗体、酶标记的抗原或抗体和酶的底物。根据检测目的不同而采取不同的测定方法。主要有以下几种类型。

（一）双抗体夹心法

双抗体夹心法是检测抗原最常用的方法(图 15-1),适用于检测含有至少两个抗原决定基的较大分子抗原的测定。操作步骤如下:

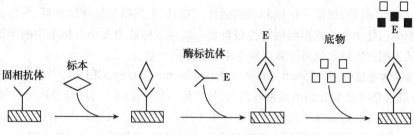

图 15-1 双抗体夹心法测抗原示意图

1. 抗体包被 将特异性抗体与固相载体连接,形成固相抗体,洗涤除去未结合的抗体及杂质。

2. 加受检标本 加入待测标本并温育,让标本中的抗原与固相载体上的抗体结合,形成固相抗原-抗体复合物,洗涤除去其他未结合的物质。

3. 加酶标抗体 使固相免疫复合物上的抗原与酶标抗体结合。彻底洗涤未结合的酶标抗体。此时固相载体上带有的酶量与标本中待测物质的量成正相关。

4. 加底物 夹心式复合物中的酶催化底物成为有色产物,根据颜色反应的程度进行该抗原的定性或定量。

经典的双抗体夹心法均采用两步法,即将待测标本和酶标抗体分开加,两步温育。如果血清标本中含有类风湿因子(RF),则可出现假阳性反应。因为类风湿因子是一种抗变性 IgG 的自身抗体,它可同时与固相抗体和酶标抗体的 Fc 段发生结合,导致假阳性的出现。

(二)双位点一步法

在双抗体夹心法的基础上,进一步发展了双位点一步法。测定抗原时,如应用针对抗原分子上两个不同抗原决定基的单克隆抗体分别作为固相抗体和酶标抗体,则在测定时可使标本的加入和酶标抗体的加入两步并作一步(图 15-2)。此方法不但简化了操作,还缩短了反应时间。如应用高亲和力的单克隆抗体,测定的敏感性和特异性也显著提高。单克隆抗体的应用使测定抗原的 ELISA 提高到新水平。在双位点一步法测定中,应注意钩状效应(hook effect),即当标本中待测抗原

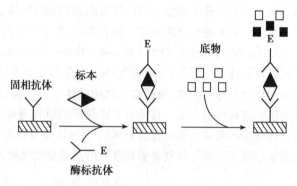

图 15-2 双位点一步法测抗原示意图

浓度过高时,过量抗原分别与固相抗体及酶标抗体结合而不再形成夹心复合物,所得结果将低于实际含量。钩状效应严重时甚至可出现假阴性结果。必要时可将标本稀释后再测定。

(三)间接法

间接法是检测抗体最常用的方法,其原理为利用酶标记的抗抗体(亦称为酶标二抗)来检测已与固相结合的待测抗体(图 15-3)。操作步骤如下:

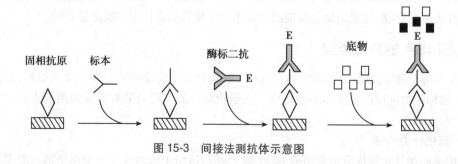

图 15-3 间接法测抗体示意图

136

1. **抗原包被** 将特异性抗原与固相载体连接,形成固相抗原,洗涤除去未结合的抗原及杂质。

2. **加入稀释的待测血清** 待测血清中的特异抗体与抗原结合,形成固相抗原-抗体复合物。经洗涤后,固相载体上只留下抗原-特异性抗体复合物。

3. **加酶标抗抗体** 与固相复合物中的抗体结合,从而使该抗体间接地标记上酶。洗涤后,固相载体上的酶量就代表特异性抗体的量。临床上常用羊抗人 IgG 作为酶标二抗。

4. **加底物显色** 颜色越深,代表标本中待测抗体的量越多。

本法只用更换不同的固相抗原,可以用一种酶标二抗检测各种与抗原相应的抗体,具有更好的通用性。但此法由于受血清中高浓度非特异性 IgG 的干扰,通常要将待测标本进行一定稀释后才能测定。

（四）竞争法

竞争法既可用于检测抗原,也可用于检测抗体。

1. **竞争法检测抗原** 待测抗原和酶标抗原竞争与固相抗体结合,结合于固相的酶标抗原量与待测抗原的量呈反比(图 15-4)。待测抗原越多,其结合特异性抗体越多,而酶标抗原与特异性抗体结合就减少,底物显色反应浅;显色越深,待测抗原量则越少。操作步骤如下:

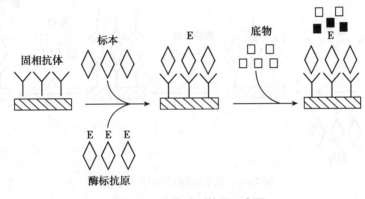

图 15-4 竞争法测抗原示意图

（1）将特异性抗体与固相载体连接,形成固相抗体,然后洗涤。

（2）待测管中加待测标本和一定量酶标抗原的混合溶液,使之与固相抗体反应。如受检标本中无抗原,则酶标抗原能顺利地与固相抗体结合。如受检标本中含有抗原,则与酶标抗原以同样的机会与固相抗体结合,竞争性地占去了酶标抗原与固相载体结合的机会,使酶标抗原与固相载体的结合量减少。参考管中只加酶标抗原,保温后,酶标抗原与固相抗体可充分结合。

（3）加底物显色:显色的强弱与待测抗原的含量成反比。参考管中由于结合的酶标抗原最多,故颜色最深。待测管颜色越浅,表示标本中抗原含量越多。

竞争法主要用于检测小分子抗原或半抗原,因其只有一个抗原决定基,无法使用双抗体夹心法测定,只能用竞争法检测。

2. **竞争法检测抗体** 抗体的测定一般不使用竞争法。当抗原中杂质难以去除,不易得到足够的纯化抗原或抗原的性质不稳定时,可采用这种方法测定抗体。如乙型肝炎病毒核心抗体(HBcAb)和乙型肝炎病毒 e 抗体(HBeAb)的检测,由于 e 抗原较核心抗原仅多 29 个氨基酸,很容易转变为核心抗原,所以 HBcAb 和 HBeAb 的测定均采用竞争法,但其测定具体模式有所不同。下面就 HBcAb 和 HBeAb 的测定步骤分述如下。

（1）HBcAb 的竞争法:先将 HBcAg 包被在固相载体上,形成固相抗原,之后加入待测样本和酶标的特异抗体,待测样本的抗体将与酶标抗体竞争与固相载体上的特异抗原结合,温育后洗涤,加入酶底物显色,显色的强弱与待测抗体的含量成反比(图 15-5)。

（2）HBeAb 的竞争法:先将 HBeAb 包被在固相载体上,形成固相抗体,同时加入待测样本和中和抗原 HBeAg,待测样本的抗体将与固相抗体竞争与中和抗原 HBeAg 结合,待测样本中 HBeAb 浓度越高,则与固相 HBeAb 结合的 HBeAg 越少,反之亦然。加入酶标的特异抗体,酶标抗体将与结合于固相抗体上的特异抗原结合;加入酶底物,则显色的强弱与待测样本中的相应抗体的含量成反比(图 15-6)。

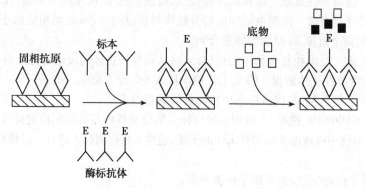

图 15-5 竞争法测 HBcAb 示意图

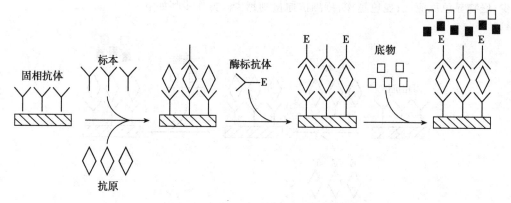

图 15-6 竞争法测 HBeAb 示意图

HBeAb 之所以要采用此种模式测定,主要是由于 HBeAg 的不稳定所致,如在固相载体上直接包被 HBeAg,则会因为 HBeAg 向 HBcAg 的易转变性而导致测定误差。

(五)捕获法

血清中针对某些抗原的特异性 IgM 常和特异性 IgG 同时存在,后者会干扰 IgM 抗体的测定。因此,测定 IgM 类抗体多用捕获法(图 15-7)。固相载体上连接的是 IgM 的第二抗体(羊抗人 IgM 的抗体),先将标本中的 IgM(包括特异性 IgM 和非特异性 IgM)类抗体捕获,防止 IgG 类抗体对 IgM 测定的干扰,此步骤也是其称为捕获法的原因所在。然后再分别加入特异抗原和酶标抗体(动物源性 IgG),形成抗人 IgM-IgM-特异抗原-酶标抗体的复合物,复合物含量与待测 IgM 成正相关。最后加入底物,依据显色程度来确定待测血清中 IgM 的含量。

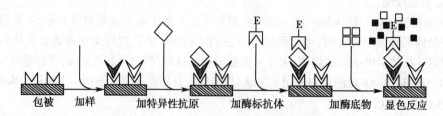

图 15-7 捕获法测 IgM 类抗体示意图

此法在临床上常用于病原体急性感染的实验室诊断,如急性甲型肝炎时可检测患者血清中的抗 HAV-IgM,急性乙型肝炎时可检测抗 HBc-IgM 以及 TORCH 系列的 IgM 检测等。在应用此法时需注意 RF(IgM 类)及其他非特异 IgM 的干扰。RF(IgM 类)既能与固相载体上的 IgM 第二抗体结合,又能与随后加入的酶标抗体结合,从而导致假阳性结果。另外,非特异性 IgM 在第一步温育时可与特异性 IgM 竞争结合固相抗体,从而影响检测的灵敏度。因此,在使用此法检测 IgM 时,必须对待测血清进行适当稀释。

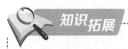

丙肝抗体的检测意义

　　丙型肝炎是一种沉默的疾病,许多人并没有意识到自己患有丙型肝炎。丙肝抗体是由于人体免疫细胞对丙肝病毒感染所做出的反应而产生的,临床上常检测丙肝抗体作为高危人群筛查或HCV感染者的初筛。酶免疫分析法是检测丙肝抗体常用的方法之一,其敏感度和特异度可达99%。但一些透析、免疫功能缺陷和自身免疫性疾病患者可出现抗-HCV假阳性,免疫功能缺陷或合并HIV感染者可出现抗-HCV假阴性,急性丙型肝炎患者可因为抗-HCV检测处于窗口期出现抗-HCV阴性。因此,要想确诊丙肝,临床上还要进一步检查HCV核心抗原和HCV RNA。

（六）双抗原夹心法

　　此法在临床上常用于检测HBsAb,其原理与双抗体夹心法类似(图15-8)。将已知抗原包被在固相载体上,待测标本中的相应抗体可分别与固相抗原和酶标抗原结合,形成固相抗原-抗体-酶标抗原的复合物,加入底物后依据显色程度来确定待测抗体的含量。由于机体产生抗体的量有限,在用此法检测抗体时一般不会出现钩状效应。

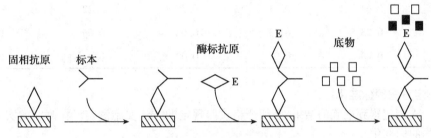

图15-8　双抗原夹心法测抗体示意图

三、ELISA 的关键技术

ELISA的技术要点包括三个方面,即反应所需各种试剂的制备、反应条件的选择和操作的标准化。

（一）试剂制备

ELISA所需的反应试剂主要为固相的抗原或抗体、酶标记的抗原或抗体与标记酶作用的底物。

　　1. 抗原和抗体　在ELISA实施过程中,抗原和抗体的质量是实验是否成功的关键因素。要求所用抗原纯度高,抗体效价高、亲和力强。ELISA所用的抗原有天然抗原和人工合成的抗原。天然抗原取材于动物组织或体液、微生物培养物等,一般含有多种抗原成分,需经纯化,提取出特定的抗原成分后才可应用。人工合成的抗原主要是重组抗原和合成多肽抗原,使用安全,纯度高,而且干扰物质少,所以虽然制备合成抗原有较高的技术难度且对条件要求苛刻,但其应用仍十分普遍。用于ELISA的抗体有多克隆抗体和单克隆抗体。多克隆抗体成分复杂,应从中提取特异性IgG才可用于包被固相或进行酶标记。单克隆抗体因为其生物活性专一、纯度高,易于标准化而使用更广泛。

　　2. 包被与封闭　将抗原或抗体固定在固相载体上的过程称为包被(coating)。蛋白质与聚苯乙烯固相载体是通过物理吸附结合的,即蛋白质分子结构上的疏水基团与固相载体表面的疏水基团间的作用。抗体和蛋白质抗原一般采用pH 9.6的碳酸盐缓冲液作为稀释液,加入ELISA板孔中后,在4～8℃冰箱中放置过夜或37℃中保温2h进行包被。抗原或抗体包被时所用的浓度较低,吸收后固相载体表面尚有未被占据的空隙,封闭(blocking)就是让大量不相关的蛋白质充填这些空隙,从而排斥在ELISA其后的步骤中干扰物质的再吸附。封闭的过程与包被相类似,最常用的封闭剂是1%～5%牛血清白蛋白和10%小牛血清。制备好的ELISA板在低温可放置一段时间而不失去其免疫活性。

　　3. 酶标记结合物的制备　酶标记的抗原或抗体称为酶标记结合物。由于抗原或抗体的化学结构不同,可用不同的方法与酶结合(详见本章第一节)。

（二）最适工作浓度的选择

在 ELISA 测定中,应对包被抗原或抗体的浓度和酶标抗原或抗体的浓度予以选择,以达到最佳的测定条件。下面以间接法测抗体中棋盘滴定法选择包被抗原工作浓度为例,介绍最适工作浓度的选择方法。

1. 用包被液将抗原作一系列稀释后进行包被,洗涤。

2. 将强阳性参考血清、弱阳性参考血清和阴性参考血清用稀释液作 1:100 稀释,加样,保温,洗涤。

3. 加按工作浓度稀释的酶标抗人 IgG 抗体,保温,洗涤。

4. 加底物显色,加酸终止反应后读取吸光度 A 值。

5. 选择强阳性参考血清的 A 值为 0.8 左右,阴性参考血清的 A 值小于 0.1 的包被抗原的稀释度作为工作浓度。表 15-1 为本例的测定结果,表中数字为 A 值,从表中可见 1:200 为最适的工作浓度。

表 15-1　间接法测抗体中包被抗原最适工作浓度的选择

各类血清	抗原稀释度				
	1:50	1:100	1:200	1:400	1:800
强阳性	1.20	1.04	0.84	0.68	0.42
弱阳性	0.64	0.41	0.30	0.22	0.19
阴性	0.23	0.13	0.08	0.06	0.05
稀释液	0.08	0.02	0.02	0.02	0.04

（三）测定方法的标准化

要使 ELISA 测定得到准确的结果,必须严格按照规定的方法实施测定。在测定的实施中应力求各个步骤操作的标准化。

1. 加样　在定性测定中有时不强调加样量的准确性,如规定为加样一滴,此时应该使用相同口径的滴管,保持准确的加样姿势,使每滴液体的体积基本相同。在定量测定中则加样量应力求准确,标本和结合物的稀释液应按规定配制。加样时应将液体加在孔底,避免加在孔壁上部,并注意不可出现气泡。

2. 温育　在 ELISA 中一般有两次抗原-抗体反应,即加标本后和加酶结合物后,此时反应的温度和时间应按规定的要求,保温容器最好是水浴箱,可使温度迅速平衡。各 ELISA 板不应重叠在一起。为避免蒸发,板上应加盖,或将板平放在底部垫有湿纱布的湿盒中。湿盒应该是金属的,传热容易。如用保温箱,空湿盒应预先放在其中以平衡温度,这在室温较低时尤为重要。加入底物后,反应的时间和温度通常不做严格要求。如室温高于 20℃,ELISA 板可避光放在实验台上,以便随时观察,待对照管显色适当时,即可终止酶促反应。

3. 洗涤　在 ELISA 的操作过程中是决定实验成败的关键。洗涤的目的是洗去反应液中没有与固相抗原或抗体结合的物质以及在反应过程中非特异性吸附于固相载体的干扰物质。聚苯乙烯对蛋白质的吸附作用具有普遍性,所以在 ELISA 测定的反应过程中应尽量避免非特异性吸附,而在洗涤时又应把这种非特异性吸附的干扰物质洗涤下来。在标本和结合物的稀释液与洗涤液中加入聚山梨酯类物质即可达到此目的。因为聚山梨酯为非离子型的表面张力物质,常作为助溶剂,结合月桂酸的聚山梨酯-20(中文别名吐温-20)在 ELISA 中最为常用。

洗涤有手工洗涤和洗板机洗涤两种方法。若用洗板机洗涤,因每次洗涤后不能拍干,要适当增加洗涤次数。如洗涤不彻底,有酶结合物的非特异性吸附,将使空白值升高,影响结果的测定。

4. 显色　要控制好显色时间。如显色时间过长,则会使空白值增高或非特异性显色增加;若时间过短,则会使结果偏低。

图片:ELISA 操作

笔记

四、评价与应用

ELISA 的方法具有高度的特异性和灵敏度,操作方便快速,试剂稳定,对环境无污染,仪器、设备要求简单,实验结果既可以用肉眼观察作定性分析,也可以用酶标仪进行定性、定量分析,已经成为临床免疫检验中的常用技术。

ELISA 在临床上应用广泛,常用于下列物质的检测:

1. **病原微生物** 用于传染病的诊断、病情及预后的判断等。如结核杆菌、幽门螺杆菌、肝炎病毒、人类免疫缺陷病毒等抗体的检测,也可用于血吸虫、弓形虫、疟原虫的诊断。

2. **激素** 用于绒毛膜促性腺激素(hCG)、促甲状腺激素(TSH)、三碘甲状腺原氨酸(T_3)、甲状腺素(T_4)、雌激素等的检测。

3. **药物** 用于地高辛、苯巴比妥、吗啡及兴奋剂的检测分析。

4. **肿瘤标志物** 用于甲胎蛋白(AFP)、癌胚抗原(CEA)等的检测。

5. **蛋白质** 各类免疫球蛋白、补体成分、自身抗体、酶和同工酶的检测。

第三节 膜载体的酶免疫技术

临床上常用的固相载体免疫分析除了以聚苯乙烯为材料作固相载体的酶联免疫吸附实验外,还有以硝酸纤维素膜等材料为载体的酶免疫技术,即固相膜免疫测定。液体可以穿过流出固相膜,并可以通过毛细管作用在膜上向前移动,利用膜的这种性能建立了不同类型的检测方法。

一、斑点酶免疫吸附试验

斑点酶免疫吸附试验(dot enzyme linked immunosorbent assay,Dot-ELISA)属于 ELISA 的一种类型,与前述的 ELISA 有所不同的是用吸附蛋白质能力很强的硝酸纤维素膜(NC 膜)代替了聚苯乙烯反应板来作为固相载体,酶作用底物后形成有色的沉淀物,使 NC 膜染色。Dot-ELISA 常用的检测方法有间接法、夹心法和竞争法等。以间接法检测抗体为例(图 15-9),操作步骤为:首先加入少量(1~2μl)抗原于 NC 膜上,干燥后封闭,之后滴加待测标本,其中的待测抗体即于膜上的抗原结合,洗涤后再滴加酶标二抗,最后滴加底物。阳性者即可在膜上出现肉眼可见的有色斑点。试验的结果可通过颜色斑点的出现与否和色泽深度进行判定。

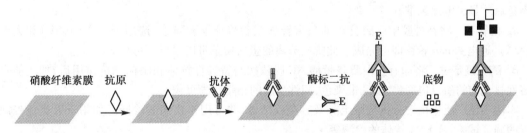

图 15-9 Dot-ELISA 示意图

NC 膜是很好的固相载体,故 Dot-ELISA 有以下优点:①吸附蛋白能力强,微量抗原吸附完全,故检出灵敏度比一般的 ELISA 高出 6~8 倍;②同时可测几种抗体(抗原),把几种抗原或不同血清型的几种抗原包被在一条薄膜上,便可同时测定一份样品中的几种抗体,这是 ELISA 所不及的;③酶标板体积大,包被后需 4℃保存,而包被好的膜如同 pH 试纸,体积微小,携带方便,操作简便,目测判定结果比 ELISA 方便;④试剂用量比 ELISA 节约 10 倍;⑤NC 膜上的结果可长期保存。

二、斑点酶免疫渗滤试验

斑点酶免疫渗滤试验(dot immunoenzyme filtration assay,DIEFA)是将 NC 膜封于塑料小盒中,NC 膜为一种微孔滤膜,在膜下垫吸水纸,使反应和洗涤均通过渗滤完成。其操作流程与 Dot-ELISA 相同,下面以双抗体夹心测抗原为例,其操作步骤为:先在塑料小盒 NC 膜中滴加已知抗体,干燥后封闭,再依次加入待测标本、酶标抗体,最后加入底物。阳性时可在膜上出现有色斑点。在此基础上建立了以胶体金代替酶作为标记物的斑点金渗滤试验,用于检测尿液中 hCG 的金标早孕试剂应用广泛。

三、免疫印迹试验

免疫印迹试验(immunoblotting test,IBT)亦称酶联免疫电转移印迹试验(EITB),因与Southern早先建立的检测核酸的印迹方法Southern-blot相类似,亦被称为Western-blot。它是一种将蛋白质电泳和酶免疫测定相结合的技术,综合了凝胶电泳的高分辨力和抗原抗体检测的高特异性与高敏感性,是检测蛋白质特性、表达与分布的一种最常用的方法(图15-10)。免疫印迹试验主要分为以下三个阶段进行:

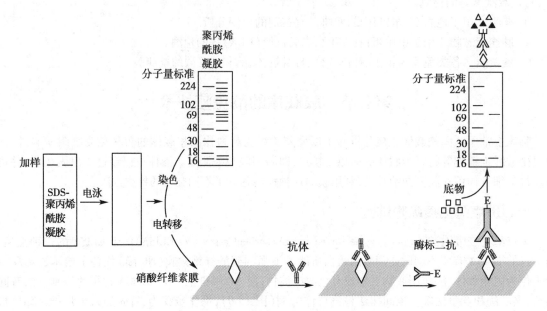

图15-10　免疫印迹试验原理示意图

1. **SDS-聚丙烯酰胺凝胶电泳(SDS-PAGE)**　抗原等蛋白样品经SDS处理后带阴性电荷,在聚丙烯酰胺凝胶中从阴极向阳极泳动,分子量越小,泳动速度就越快。此阶段分离效果肉眼不可见(只有在染色后才显出电泳区带)。

2. **电转移**　将在凝胶中已经分离的条带转移至硝酸纤维素膜上,选用低电压(100V)和大电流(1~2A),通电45min转移即可完成。此阶段分离的蛋白质条带肉眼仍不可见。

3. **酶免疫定位**　将印有蛋白质条带的NC膜依次与特异性抗体和酶标二抗作用后,加入能形成不溶性显色物的酶反应底物,使区带染色,阳性反应的条带清晰可辨。

本法不仅广泛应用于分析抗原组分及其免疫活性,并可用于疾病的诊断。如用于人类免疫缺陷病毒的确证试验、抗ENA抗体的检测等。

第四节　生物素-亲和素系统酶联免疫吸附试验

生物素-亲和素系统(biotin-avidin system,BAS)是20世纪70年代末发展起来的一种新型生物反应系统。亲和素与生物素间具有极强的亲和力,结合迅速,极其稳定,并具有多级放大效应。把BAS和ELISA偶联起来,建立的一种检测系统即BAS-ELISA。此法可大大地提高测定的敏感度,比普通的ELISA敏感4~16倍。

生物素-亲和素系统不仅能偶联抗原或抗体分子,也能偶联酶与荧光素等示踪物质,可桥联抗原抗体系统和示踪物质指示系统,再加上其高亲合力和多级放大效应,使该系统具有特异、敏感、稳定、灵活等多种优势,这些优势与其理化性质密切相关。

一、生物素

(一)生物素

生物素(biotin,B)是一种小分子生长因子,又称维生素H,广泛分布于动植物组织中,常从含量较高的卵黄和肝组织中提取,其分子式为 $C_{10}H_{16}O_3N_2S$,分子量为 244.3kD,等电点 pI = 3.5。生物素分子有两个环状结构,其中 I 环为咪唑酮环,是与亲和素结合的主要部位; II 环为噻吩环,C_2 上有一个戊酸侧链,其末端羧基是结合抗体和其他生物大分子的唯一结构。

（二）活化生物素

为使标记蛋白与生物素分子稳定结合,减少因标记蛋白质导致生物素与亲合素结合的空间位阻效应,常对生物素分子中的戊酸侧链进行修饰,即引入与标记蛋白结合的活性基团。经化学修饰后,生物素可成为带有多种活性基团的衍生物——活化生物素。活化生物素可以与各种蛋白质、多肽、多糖、荧光素、胶体金等结合。这些物质与活化生物素结合后称为生物素化。抗体分子经生物素化后,其结合抗原的活性不受影响;多种酶经生物素化后,其催化能力也保持不变或略微降低。

常用的活化生物素分子有生物素 N-羟基丁二酰亚胺酯(BNHS)、生物素酰肼(BHZ)、肼化生物胞素(BCHZ)、生物素对硝基酚酯(BNP)和光敏生物素(photobiotin)等。

二、亲和素和链霉亲和素

（一）亲和素

亲和素(avidin,A)亦称抗生物素蛋白、卵白素,是从卵白蛋白中提取的一种由 4 个相同亚基组成的碱性糖蛋白,分子量为 68kD,等电点 pI = 10.5;耐热并耐受多种蛋白水解酶的作用,尤其是与生物素结合后稳定性更好。每个亲和素能结合 4 个分子的生物素,两者之间的亲和力极强,比抗原与抗体的亲和力至少高 1 万倍,且具有高度特异性和稳定性。

一般情况下,亲合素的活性单位是以亲合素结合生物素的量来表示的,即以能结合 1 微克生物素所需要的亲合素量为 1 个亲合素活性单位。则 1 毫克亲合素约含 13~15 个活性单位。

（二）链霉亲和素

链霉亲和素(streptavidin,SA)是由链霉菌分泌的一种蛋白质,分子量为 65kD。链霉亲和素分子由 4 条相同的肽链组成,每条肽链都能结合一个生物素,所以与亲和素一样,一个链霉亲和素分子也能结合 4 个生物素分子。

因链霉亲和素中酸性氨基酸含量多,PI 为 6.0,属弱酸蛋白质,且不含任何糖基,在检测中发生的非特异性结合远较亲和素低,1 毫克链霉亲合素最高的活性可达 18 个活性单位,从而赋予检测系统更高的敏感度,所以日渐受重视,已有取代亲和素之势。

三、生物素-亲和素系统的特点

生物素-亲和素系统在实际应用中具有高敏感性、高特异性、高稳定性和高实用性等特点。

（一）高敏感性

每个亲和素分子可与 4 个生物素分子结合,所以可以偶合更多连接生物素的酶分子,从而大大提高了灵敏度。

（二）高特异性

亲和素与生物素间的结合具有极高的亲和力,其反应呈高度特异性和稳定性。

（三）高稳定性

亲和素和生物素间的亲和常数比抗原-抗体反应高一万倍,两者结合后的解离常数很小,呈不可逆性反应。因此,BAS 在实际应用中产物的稳定性好,从而提高测定的精确度。

（四）高实用性

生物素和亲和素均可制成多种衍生物,可与酶、荧光素和放射性核素等各类标记技术结合,用于检测体液、组织或细胞中的抗原抗体以及其他多种生物学反应体系。

四、BAS-ELISA 的技术类型

生物素和亲和素的结合具有很强的特异性,其亲和力远远大于抗原-抗体反应,且结合后极其稳定。1 个亲和素分子有 4 个生物素分子的结合位点,可以连接过多个生物素化分子,形成一种类似晶体的复合体,这样形成的多级放大作用极大程度地提高了检测方法的灵敏度。

在 BAS-ELISA 中,基本检测方法可分为两大类。一类以标记亲和素连接生物素化大分子反应体系,称为生物素-亲和素法(BA)或标记生物素-亲和素法(LAB)。另一类以游离亲和素居中,分别

连接生物素化大分子反应体系和标记生物素,称为生物素-亲和素-生物素法(BAB),其改良法称为亲和素-生物素酶标复合物法(ABC),即亲和素和酶标生物素需要先按一定比例形成 ABC 复合物,这种网络结构结合了大量的酶分子,当亲和素尚未被酶标生物素饱和时,生物素化抗体即可与之结合。

这两种方式生物素均可标记在一抗和二抗上,同一般 ELISA 一样,生物素标记在一抗的为直接法,标记在二抗上的为间接法。由于间接法增加了一级抗原-抗体反应,因而比直接法更敏感,应用范围更广(详见第二十一章)。

由于亲和素与生物素间的亲和力极强,结合迅速,且极其稳定,生物素标记抗体和酶的标记率高,又不影响蛋白的活性,使生物素-亲和素系统在微量抗原、抗体的检测中占据着重要作用。该系统不仅在酶免疫技术中有着广泛的应用,还被应用到荧光免疫技术及放射免疫技术中。

第五节 酶免疫技术的应用

酶免疫技术具有高度的敏感性和特异性、操作简单、试剂稳定、无污染等优点,现已在临床中广泛应用,目前几乎所有可溶性抗原,抗体均可以使用酶免疫技术进行测定。随着医学及科技的发展,各种各样的检测试剂盒、全自动和半自动酶标仪应运而生,更推进了酶免疫技术的发展和应用。

均相酶免疫测定主要用于药物等小分子的检测。非均相酶免疫测定中的 ELISA 的应用则更为广泛,除了可用于病毒和细菌等病原微生物的检测、多种肿瘤标志物的检测、各种免疫球蛋白和补体等蛋白质的检测等,也可用于血吸虫、弓形虫等寄生虫病的诊断。

酶免疫技术是基于抗原抗体的反应,存在着一定的局限性。抗原-抗体反应的特异性取决于单克隆抗体所针对的抗原决定簇,试剂中用于包被的抗原抗体的纯度、抗体的特异性、酶标记物的纯度等均能影响其反应的特异性,但目前的技术还不能完全达到实验的要求,所以实验中有可能出现假阴性或假阳性的结果。但随着抗体制备技术和标记技术的进步,酶免疫技术会越来越完善,必将会为临床提供更好的服务。

目前,ELISA 是酶免疫技术中发展最快、应用最广的技术。生物素-亲和素系统是一种新型的放大系统,应用于 ELISA 中可大大提高其灵敏度。除此以外,如斑点酶免疫吸附试验、斑点酶免疫渗滤试验和免疫印迹试验等膜载体的酶免疫技术也各有特点,可适用于不同项目的检测。

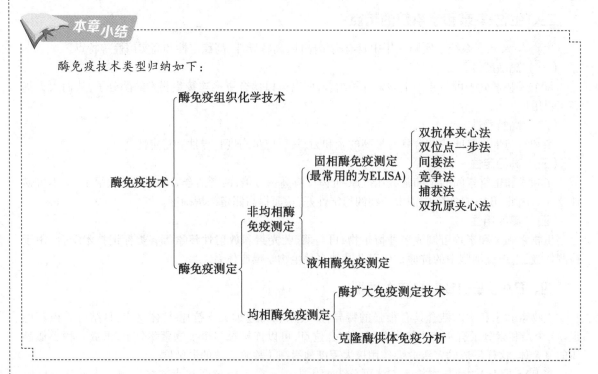

本章小结

酶免疫技术类型归纳如下:

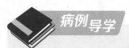

病例导学

　　某同学拿着自己"乙肝两对半"的检查报告单一头雾水,结果上有"+"有"−",自己是得了乙肝吗? 病情如何?

　　"乙肝两对半"即乙肝五项,包括乙肝表面抗原(HBsAg)、表面抗体(抗 HBsAb)、e 抗原(HBeAg)、e 抗体(抗 HBeAb)以及核心抗体(抗 HBcAb)。

　　问题与思考:乙肝五项的意义是什么? "−"就是好吗?

(董　乐)

扫一扫,测一测

复习题

　　1. 简述酶联免疫吸附试验的基本原理和方法类型。
　　2. 简述竞争法检测 HbcAb 和 HbeAb 的模式有何区别。
　　3. 简述非均相酶免疫分析的原理。
　　4. 简述常用的酶及底物。

16章 PPT

学习目标

1. 掌握常用荧光物质及荧光免疫显微技术。
2. 熟悉时间分辨荧光免疫测定。
3. 了解荧光抗体制备、荧光偏振免疫测定和免疫芯片技术。
4. 具有荧光抗体技术标本制作能力。
5. 学会荧光抗体染色与结果判断。

　　荧光免疫技术（fluoroimmunoassay）是将抗原-抗体反应的特异性与荧光检测技术的敏感性和直观性相结合而建立的一种标记免疫技术。该技术是将荧光物质标记抗体或抗原后，利用荧光检测仪测定抗原-抗体复合物中的特异性荧光信号，从而对抗原或抗体进行定性、定位或定量分析。荧光免疫技术分为荧光抗体技术（fluorescence antibody technique，FAT）和荧光免疫分析（fluorescence immunoassay）两大类。传统的荧光抗体技术是用荧光抗体对细胞、组织切片或其他标本中的抗原或抗体进行定位染色，并借助荧光显微镜直接观察结果，故又称荧光免疫显微技术。荧光免疫分析是在荧光抗体技术的基础上进一步发展起来的，用于液体标本中的抗原或抗体的定量检测，极大地拓展了荧光免疫技术的应用范围。

知识拓展

荧光免疫技术发展简况

　　荧光免疫技术是最早建立的一种免疫标记技术。1941年，美国科学家Coons等首次用异硫氰酸荧光物质标记抗体，检测小鼠组织切片中的可溶性肺炎球菌多糖抗原。1958年，Riggs等合成了性能更为优良的异硫氰酸荧光素，Marshall等则进一步改进了对荧光抗体的标记方法。1960年，Glodstein改进了荧光抗体的纯化方法，较好地解决了非特异性染色的问题，从而使荧光免疫技术逐步推广应用。20世纪70年代以来荧光免疫技术不断完善，在仅限于检测固定标本中的抗原或抗体的基础上发展出荧光免疫分析技术，可对液体中的抗原、抗体进行自动化定量检测。荧光免疫技术现已在临床免疫诊断和科学研究中广泛应用。

第一节　基 本 知 识

一、荧光的基本知识

（一）荧光

荧光（fluorescence）是指某些荧光物质在吸收一定波长激发光的能量后，使原来处于基态的电子跃迁到激发态，当其在极短时间内恢复至基态时发射出的波长大于激发光波长的可见光。

（二）发射光谱

发射光谱是指固定激发波长，在不同波长下所记录到的样品所发射的荧光谱图。激发态电子回到的能级不同，发出的荧光波长也不同。荧光物质在吸收光能后，即刻发射荧光，一旦停止供能，荧光随即消失。

（三）激发光谱

激发光谱是指固定检测发射光（荧光）波长，用不同波长的激发光激发样品所记录到的荧光谱图。

（四）Stokes 位移

荧光物质从激发态回到基态的过程中，由于部分能量丢失而导致发射光波长比激发光波长，两者波长之差称为 Stokes 位移。

（五）荧光效率

荧光物质分子将吸收的光能转变成荧光的百分率称为荧光效率。在一定范围内，荧光强度与激发光强度呈正相关，即激发光越强，荧光越强。发射荧光的光量子数亦称荧光强度，除受激发光强度影响外，也与激发光的波长有关。荧光物质有其特定的吸收光谱和发射光谱，即在某一特定波长处有最大吸收峰和最大发射峰。设定激发光波长在荧光物质的最大吸收峰处，发射光（荧光）波长在其最大发射峰处，可得到最高的荧光效率。

$$荧光效率=\frac{发射荧光的光量子数（荧光强度）}{吸收光的光量子数（激发光强度）}$$

（六）荧光寿命

荧光物质被激发后所产生的荧光衰减到一定程度时所用的时间称为荧光寿命。激发光消失，荧光现象随之消失。不同荧光物质的荧光寿命不同，利用延时测定的方法可消除某些短寿命荧光的干扰，此为时间分辨荧光免疫测定的基础。

（七）荧光淬灭

荧光物质在某些理化因素（如紫外线照射、高温、苯胺、酚、碘液、硝基苯等）作用下，发射荧光减弱甚至消退的现象称为荧光淬灭。这种现象是由于激发态的电子不能恢复到基态，所吸收的能量无法以荧光的形式发射所致。在荧光免疫分析中，一方面要避免沾染上述物质，并注意避光保存荧光物质；另一方面，上述物质可作为荧光淬灭剂来消除非特异性荧光，如用硝基苯处理有荧光的镜油，用碱性复红、亚甲蓝、伊文思蓝或低浓度的高锰酸钾、碘液等来复染标本，以减弱非特异性荧光，使特异荧光更为明显。

（八）荧光偏振

荧光偏振是指荧光物质经单一平面的偏振光照射后，吸收光能并发出单一平面的偏振荧光的现象。荧光偏振可用下式说明：

$$P=\frac{F_H-F_L}{F_H+F_L}$$

式中：P 为偏振度，F_H 为激发光起偏器和荧光检偏器的透射轴方向平行时测得的荧光强度，F_L 为上述两者方向互相垂直时测得的荧光强度。当 $P=0$ 时，表明完全不偏振；P 在 $-1\sim+1$ 之间为部分偏振。

二、常用荧光物质

（一）荧光色素

许多物质都可产生荧光现象,但并非都可用作荧光色素,只有那些能产生明显荧光的有机化合物才能作为荧光色素。常用的荧光色素有异硫氰酸荧光素(fluorescein isothiocyanate,FITC)、四乙基罗丹明(rhodamine,RB200)、四甲基异硫氰酸罗丹明(tetramethylrhodamine isothiocyanate,TRITC)、藻红蛋白(phycoerythrin,PE)、藻红蛋白-德州红(energy coupled dye,ECD)、藻红蛋白-花青苷5(phycoerythrin cyanin 5,PeCy5)、藻红蛋白-花青苷7(phycoerythrin cyanin 7,PeCy7)、别藻青蛋白(allophycocyanin,APC)、碘化丙啶(propidium iodide,PI)等(表16-1)。

表 16-1　常用荧光色素的荧光特点

荧光色素	最大吸收光谱(nm)	最大发射光谱(nm)	发光颜色	应　　用
FITC	490~495	520~530	黄绿色	FAT、荧光偏振免疫技术、流式细胞术
RB200	570	595~600	橘红色	FITC 的衬比染色或双标记 FAT
TRITC	550	620	橙色	FITC 的衬比染色或双标记 FAT,也可单独采用
PE	488	575	红色	可与 FITC 共用 488nm 激发光双标记 FAT、流式细胞术
ECD	488	620	橘红色	流式细胞术
PeCy5	488	670	红色	流式细胞术
PeCy7	488	755	深红色	流式细胞术
APC	633	670	红色	双激光管的仪器分析
PI	488	620	橙色	DNA 染色

（二）其他荧光物质

1. 镧系螯合物　某些三价稀土镧系元素如铕(Eu^{3+})、铽(Tb^{3+})、铈(Ce^{3+})等的螯合物经激发后也可发射特征性的荧光,其中以 Eu^{3+} 应用最广。Eu^{3+} 螯合物的激发光波长范围宽,发射光波长范围窄,荧光衰变时间长,适用于时间分辨荧光免疫测定。

2. 酶作用后产生荧光的物质(荧光底物)　某些化合物本身无荧光效应,但经酶作用后所形成的物质可产生强的荧光,可用于酶免疫荧光分析。例如,4-甲基伞酮-β-D-半乳糖苷,受 β-半乳糖苷酶的作用分解成 4-甲基伞酮后可发出荧光,激发光波长为 360nm,发射光波长为 450nm。其他如碱性酸酶的底物(4-甲基伞酮磷酸盐)和辣根过氧化物酶的底物(对羟基苯乙酸)等都具有荧光底物的性质,可用于荧光酶免疫分析。

三、荧光抗体的制备

荧光抗体是免疫荧光技术的关键试剂,是将荧光素与特异性抗体以化学共价键的方式结合而成。

（一）抗体要求

用于标记的抗体应是高特异性和高亲和力的,常采用单克隆抗体。如用抗血清,其中不应含有针对标本中正常组织的抗体成分,一般需经纯化提取 IgG 后再作标记。

（二）荧光素要求

作为标记的荧光素应具备以下特点:①应具有能与蛋白质分子形成共价键的化学基团,与蛋白质结合后不易解离,而未结合的色素及其降解产物易于清除;②荧光效率高,且与蛋白质结合后仍保持较高的荧光效率;③荧光色泽与背景组织的色泽对比鲜明;④与蛋白质结合后不影响蛋白质本身的生化与免疫性质;⑤标记方法简单、安全无毒;⑥与蛋白质的结合物稳定,易于保存。

（三）标记方法

常用的标记方法有搅拌法和透析法两种,以 FITC 标记为例,比较见表 16-2。

表 16-2　常用的荧光抗体标记方法

标记方法		方法学评价
搅拌法	蛋白质溶液在磁力搅拌下加入 FITC 溶液中	标记体积大、蛋白含量高的抗体,标记时间短,荧光素用量少,但易引起较强的非特异性荧光染色
透析法	蛋白质溶液装入透析袋后置于含 FITC 的缓冲液中过夜	标记样品量少、蛋白含量低的抗体,标记均匀,标记时间较长,非特异性荧光染色较弱,但荧光素用量较大

（四）标记物的纯化、鉴定与保存

抗体标记完成后,需进一步纯化。主要采用透析法或凝胶过滤法,去除未结合的荧光素及其降解产物;采用阴离子交换层析法,去除荧光素未结合和结合过度的抗体;动物肝粉吸收或固相抗原吸收,去除交叉反应或非期望抗体。通过抗体效价、荧光素与蛋白结合比率、抗体特异性等的检测,对荧光素标记抗体进行鉴定。为防止抗体失活和荧光淬灭,制备好的荧光抗体最好小量分装并注意避光,4℃可存放半年以上,−20℃可保存 2~3 年,真空干燥后可长期保存。稀释后的抗体不宜长时间保存,4℃可保存 1~3 天。

第二节　荧光免疫显微技术

一、检测原理

荧光免疫显微技术又称荧光抗体技术,其基本原理是采用荧光素标记抗体与标本片中组织或细胞抗原结合,洗涤除去游离的荧光抗体后,于荧光显微镜下观察呈现特异性荧光的抗原-抗体复合物及其存在部位,借此对组织细胞抗原进行定性和定位检测,或对自身抗体进行定性和滴度测定,此技术又称荧光免疫组织化学技术(fluorescence immunohistochemistry technique)。

二、方法类型

根据染色方法的不同,可将荧光显微技术分为不同的方法类型,主要有直接法、间接法及双标记法。

（一）直接法

直接法用特异荧光抗体直接滴加于标本上,使之与抗原发生特异性结合,洗涤、干燥后在荧光显微镜下观察特异性荧光,以检测未知抗原(图 16-1)。本法操作简便快速,特异性高;但敏感性偏低,并且一种荧光抗体只能检测一种抗原。

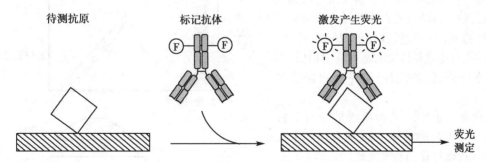

图 16-1　荧光抗体染色直接法示意图

（二）间接法

间接法用特异性抗体与标本中相应抗原反应后,再用荧光素标记的第二抗体(抗抗体)与抗原-抗体复合物中第一抗体结合,洗涤后在荧光显微镜下观察特异性荧光,以检测未知抗原或抗体(图 16-2)。本法比直接法敏感度提高 5~10 倍,且一种荧光二抗可检测多种抗原抗体系统;缺点是易产生非特异性荧光。

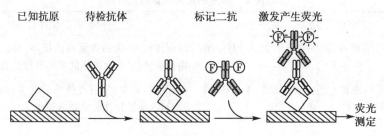

图 16-2　荧光抗体染色间接法示意图

（三）双标记法

双标记法抗原-抗体反应的原理同直接法。采用两种荧光素分别标记两种不同的特异性抗体,对同一标本进行荧光染色,洗涤后在荧光显微镜下观察特异性荧光,若有两种对应的抗原存在,可显示两种颜色的荧光。本法用于同时检测同一标本中的两种抗原。

三、关键技术

荧光免疫显微技术包括标本制作、荧光抗体制备、荧光抗体染色和荧光显微镜检查等内容。

（一）标本制备

荧光免疫显微技术靠观察标本片中荧光抗体的染色结果来对抗原进行定性和定位检测,所以标本制作的好坏直接影响检测结果。在标本制作过程中,应力求保持抗原的完整性,并在染色、洗涤和封埋过程中应尽量使抗原不发生溶解和变性,也不扩散至邻近细胞或组织间隙中去。标本片应尽量薄些,以利抗原抗体接触和镜检。常见的临床标本主要有组织、细胞和细菌三大类,可制成涂片、印片或切片。组织材料可制备成石蜡切片或冷冻切片,石蜡切片因操作烦琐、结果不稳定、非特异反应强等原因,已很少在荧光显微技术中应用。组织标本也可制成印片,方法是用洗净的玻片轻压组织切面,使玻片粘上 1~2 层组织细胞。细胞或细菌可制成薄而均匀的涂片。涂片或印片制成后应迅速吹干、封装,立即使用或置-10℃保存(详见第二十一章)。

（二）荧光抗体染色

在已固定的标本上滴加经适当稀释的荧光抗体,置湿盒内 25~37℃温育 30min 或 4℃过夜;然后用 PBS 充分洗涤,待干燥后镜检。详细方法类型见本节第二部分。

（三）荧光显微镜检查

荧光抗体染色后,最好于当天在荧光显微镜下进行观察,以防荧光消退而影响结果。荧光显微镜检查应在通风良好的暗室内进行。荧光显微镜与普通显微镜的基本结构相似,不同之处在于光源、滤光片、聚光器和目镜等(图 16-3)。

1. 光源　由于荧光物质的量子效率极低,需有一个很强的激发光源,通常用高压汞灯、氙灯或卤素灯作为激发光源。

2. 滤光片　正确选择滤光片是获得良好荧光观察效果的重要条件。滤光片分为隔热

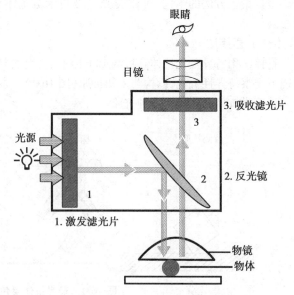

图 16-3　荧光显微镜成像示意图

滤光片、激发滤光片和吸收滤光片:①隔热滤光片位于灯室的聚光镜前面,能阻断红外线的通过而发挥隔热作用;②激发滤光片位于光源和物镜之间,能选择性地透过紫外线可见波长的光域,以提供合适的激发光谱;③吸收滤光片位于物镜和目镜之间,作用是阻断激发光而使发射的荧光透过,使标本在暗的背景上呈现荧光,以易于观察,也使眼睛免遭强激发光刺激。

3. **光路**　分为透射光和落射光两种类型。透射光的照明光线从标本下方经过聚光器会聚后透过标本进入物镜,适于观察对光可通透的标本;而落射光的照明光线从标本上方经过套在物镜外周的特殊的垂直照明器,从物镜周围落射到标本上,经标本反射而进入物镜,适于观察透明度不好的标本以及各种活性组织等。

4. **聚光器**　有明视野、暗视野和相差聚光器等。聚光器不应吸收紫外线,它与光源、光路、激发滤光片适宜组合,以利于在黑色的背景上获得满意的荧光。

5. **目镜**　有消色差、氟处理及复消色差等三类镜头,消色差镜头较为常用。

（四）荧光抗体染色结果判断

荧光抗体染色后的结果判断应谨慎,要准确判读阳性和阴性结果,排除假阳性和假阴性结果的干扰。在每次实验时均需设立严格的实验对照(阳性和阴性对照),以正确区分特异性染色和非特异性染色。阳性细胞的显色分布(胞质型、胞核型和膜表面型)和显色深浅可作为抗原定性、定位和定量的依据(详见第二十一章)。

标本的特异性荧光强度一般用"+"或"-"号表示:"-"为无或仅见极微弱荧光;"+"为荧光较弱但清楚可见;"++"为荧光明亮;"+++"为耀眼的强荧光。临床上常把特异性荧光强度达"+"以上判定为阳性,而对照光应呈"-"。检测抗体时,根据呈"+"的血清最高稀释度判定特异性抗体效价。

四、评价与应用

（一）方法学评价

荧光免疫显微技术可用于抗原或抗体的定位、定性检查,既有抗原-抗体反应的高度特异性,又能在荧光显微镜下清晰地显示其形态,直观性强。缺点是荧光容易消退,难以制备永久性标本,非特异荧光常干扰结果判断。不同荧光免疫显微技术特点见表16-3。

表 16-3　不同荧光免疫显微技术的比较

	操作	特异性	非特异性	敏感性	临床应用
直接法	简便	强	少	偏低	检测一种抗原
间接法	复杂	强	易出现	高	检测多种抗原抗体
双标记法	较简便	强	少	较高	同时测两种抗原

（二）临床应用

荧光免疫显微技术在临床检验中已用于细菌、病毒和寄生虫的检验及自身免疫病的诊断等。

1. **血清中自身抗体检测**　荧光免疫显微技术是检测各种自身抗体的良好工具,方法简便易行,可同时检测抗体及与抗体起特异性反应的组织成分,也可同时检测同一组织中抗不同组织成分的抗体,如抗核抗体、抗线粒体抗体、抗平滑肌抗体、抗 dsDNA 抗体、抗骨骼肌抗体及抗肾上腺抗体等,辅助诊断自身免疫病。

2. **病原体快速检查和鉴定**　荧光免疫显微技术可通过检测病原体抗原或血清中抗体,用于疾病诊断、流行病学调查和临床回顾诊断等。例如,淋病双球菌、脑膜炎双球菌、军团菌、霍乱弧菌、肺炎支原体、衣原体、梅毒螺旋体等的快速鉴定,感染细胞内病毒抗原的检测,梅毒螺旋体抗体、血吸虫抗体、疟原虫抗体等的检测,流感病毒、狂犬病病毒、乙脑病毒及其抗体的检测。

3. **细胞表面抗原和受体检测**　应用相应单克隆抗体可对组织细胞表面的分子或受体进行检测,如 T、B 细胞表面 CD 抗原、抗原受体、补体受体、Fc 受体等,鉴定和计数 T、B 细胞及其亚群。

4. **其他方面**　荧光免疫显微技术还可用于免疫病理组织中免疫球蛋白、补体和抗原-抗体复合物的检测,恶性肿瘤组织中肿瘤特异性抗原的鉴定等。

第三节　时间分辨荧光免疫测定

时间分辨荧光免疫测定(time resolved fluoro-immunoassay,TRFIA)和荧光偏振免疫测定(fluorescence polarization immunoassay, FPIA)是目前临床常用的两种荧光免疫分析技术类型。

TRFIA 是用镧系元素标记抗原或抗体,并与时间分辨技术相结合而建立的一种新型超微量物质免疫分析方法,具有灵敏度高、特异性强、发光稳定、自然荧光干扰少、标准曲线范围宽等特点,已在临床实验中广泛应用。

一、检测原理

通常各种组织、蛋白或其他化合物在激发光的照射下都能发出一定波长的自发荧光,如血清蛋白可发射出短波长的荧光,胆红素发射出较长波长的荧光。这些荧光为非特异性荧光,可干扰荧光免疫测定的灵敏度和特异性,但它们的荧光寿命通常较短(1~10ns),最长不超过 20ns;而 TRFIA 技术采用的荧光物质为镧系元素螯合物,其荧光寿命较长(10~1 000μs)。TRFIA 利用这一时间差特性,当待测样品中短寿命背景荧光完全衰变后,再测定镧系元素螯合物的特异性荧光,可有效地降低本底荧光的干扰,故称时间分辨荧光免疫测定(图 16-4)。这是 TRFIA 具有灵敏度高、特异性好的原因之一。此外,镧系元素具有发光稳定、发射光谱带窄、激发光谱带较宽、Stokes 位移大(273nm)、荧光标记物的相对比活性高、不受样品自然荧光干扰、标准曲线范围宽等特点,也是 TRFIA 具有高灵敏度和强特异性的原因。最后,在抗原-抗体反应完成后,应用酸性增强液可使 Eu^{3+} 从免疫复合物中解离出来,并与增强液中的 β-二酮体生成带有强烈荧光的新的 Eu^{3+} 螯合物,具有信号增强效应。

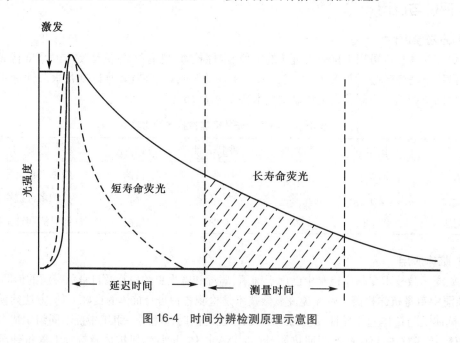

图 16-4　时间分辨检测原理示意图

二、方法类型

(一)双抗体夹心法

将待测抗原与固相抗体结合,再与 Eu^{3+} 标记抗体结合,形成固相抗体-待测抗原-Eu^{3+} 标记抗体复合物。在酸性增强液作用下,复合物上的 Eu^{3+} 从免疫复合物中解离并形成新的微粒,在 340nm 激发光照射下,游离出的 Eu^{3+} 螯合物可发射 613nm 的荧光。经时间分辨荧光分析仪检测并计算出待测抗原的含量(图 16-5)。

(二)固相抗体竞争法

将待测抗原和 Eu^{3+} 标记抗原与固相抗体发生竞争结合,温育洗涤后在固相中加入荧光增强液,测定荧光强度,所测得的荧光强度与待测抗原含量呈反比。

(三)固相抗原竞争法

将待测抗原和固相抗原竞争结合定量的 Eu^{3+} 标记抗体,温育洗涤后在固相中加入荧光增强液,测定荧光强度,所测得的荧光强度与待测抗原含量呈反比。

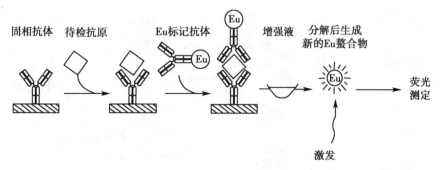

图 16-5　时间分辨荧光免疫分析(双抗体夹心法)示意图

三、关键技术

（一）镧系元素标记物的制备

镧系稀土元素离子不能直接与蛋白质结合,需要利用具有双功能基团的螯合剂,将稀土元素与抗体或抗原分子的氨基偶联,形成镧系元素离子-螯合剂-抗原(或抗体)复合物,以获得稳定的稀土元素标记物。螯合剂可先螯合 Eu^{3+} 再连接蛋白质(一步法),或先连接蛋白质再螯合 Eu^{3+}(二步法)。

（二）操作过程

以双抗体夹心法为例,以特异性抗体包被固相载体(常用聚苯乙烯微量滴定条或珠),加入不同浓度的标准品或待测样品,加入缓冲液反应合适时间。洗涤后加入 Eu^{3+} 标记抗体,振荡反应合适时间。洗涤后加入增强液,振荡反应合适时间,在时间分辨荧光测定仪上测量,从编制程序直接获得待测抗原含量。

四、评价与应用

TRFIA 方法特异性强,灵敏度高,检出下限为 10^{-18} mol/L(普通的荧光免疫技术只能达到 $1×10^{-8}$ mol/L);分析范围宽,可达 4~5 个数量级;标记物稳定,有效使用期长;测量快速,易于自动化;无放射性污染。由于 TRFIA 在灵敏度、稳定性和测量自动化程度等方面都可与放射免疫分析媲美,成为目前一项前景较好的超微量物质分析技术。TRFIA 技术的缺点是易受环境、试剂和容器中的镧系元素离子污染,使本底增高。

TRFIA 方法目前已有专门仪器和配套试剂盒供应,在临床广泛用于微量或超微量物质的检测,凡是目前用放射免疫技术和 ELISA 技术检测的物质均可以用该法检测,如各种激素(肽类激素、甲状腺激素、类固醇激素等)、蛋白质、酶、药物、肿瘤标记物及病毒抗原等的测定。

第四节　荧光偏振免疫测定

一、检测原理

荧光偏振免疫测定是利用抗原抗体竞争反应原理,根据荧光素标记抗原与其抗原-抗体复合物之间荧光偏振程度的差异,测定液体中小分子物质的含量。

当光线通过偏振滤光片后,形成只有一个方向的平面光,称为偏振光。荧光物质经单一平面的蓝偏振光(蓝光,485nm)照射后,吸收光能并发出单一平面的偏振荧光(绿光,525nm)。偏振荧光的强弱程度与荧光分子的大小呈正相关,与其受激时转动的速度呈负相关。

在反应液中,荧光素(常用 FITC)标记的小分子抗原(Ag^F)转动速度快,偏振荧光弱;该抗原与抗体结合后形成的复合物(Ag^F-Ab)分子增大,转动速度慢,被偏振光激发后发射出的偏振荧光明显增强。故待测 Ag 越多,由于竞争结合,形成 Ag^F-Ab 越少,游离 Ag^F 多,受偏振光激发后发射出的偏振荧光就越弱,故待检 Ag 含量与偏振荧光强度成反比,通过标准曲线即可换算出待检 Ag 含量(图 16-6)。

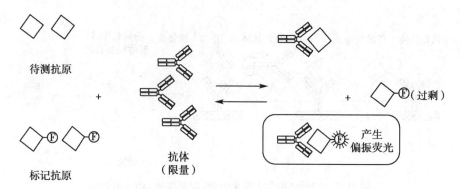

图 16-6 荧光偏振免疫测定示意图

二、方法类型

采用均相竞争法:荧光素标记的已知抗原与待测抗原两者与相应抗体进行竞争结合,当待测抗原浓度高时,大部分待测抗原均与抗体结合,而荧光素标记的抗原多呈游离的小分子状态,测得的荧光偏振光弱;反之,当待测抗原浓度低时,大部分荧光素标记的抗原与抗体结合成大分子复合物,测得的荧光偏振光就强。由于抗体的分子量远大于抗原的分子量,游离的荧光素标记抗原与结合抗体的荧光素标记抗原所产生的偏振荧光强度相差甚远,利用待测抗原浓度与偏振荧光强度的反比关系,通过测定偏振光大小,能精确推算出待测抗原浓度。

三、关键技术

为确保结果的准确性,应注意以下几点:①用于标记的抗原物质应达到一定的纯度;②保持检测溶液的温度和黏滞度稳定是保证偏振荧光强度与待测物浓度相关性的前提;③利用标准品对仪器和操作进行标准化质量控制;④用标记抗原浓度与对应的荧光偏振值做标准工作曲线;⑤待测物的分子量不能过大(160kD 以下)。

四、评价与应用

荧光偏振免疫测定的优点:样品用量少;检测过程快速,易于自动化;方法重复性好;荧光素标记试剂稳定,使用寿命长。荧光偏振免疫测定的缺点:仪器设备昂贵;试剂盒专属性强,不适合大分子物质的测定,通常适宜检测小至中等分子的物质;方法的灵敏度较非均相荧光免疫测定法低。

荧光偏振免疫测定主要用于测定小分子抗原物质,是临床药物浓度测定的首选方法,目前已有多种药物、激素、毒品和常规生化项目可以用本方法进行分析,如环孢素 A、苯妥英钠、卡马西平、地高辛、丙戊酸、苯巴比妥、氨茶碱及阿片浓度等测定。

第五节 免疫芯片技术

随着生物技术的迅速发展,以微阵列技术为基础的各种生物芯片技术相继出现,如基因芯片和蛋白质芯片等。免疫芯片(immune chip)也称抗体芯片,属于蛋白质芯片的一种,是将抗原抗体结合反应的特异性与电子芯片高密度集成原理相结合而建立的一种全新概念的生物芯片检测技术。

一、检测原理

免疫芯片是将几万个或更多数量的抗原(或抗体)高密度排列在固相载体上,形成高密度抗原或抗体的微点阵,与患者的少量待检样品或生物标本同时进行特异性免疫反应,可一次获得芯片中所有已知抗原(或抗体)的检测结果。因此,它可一次同时完成几十种甚至几万种或更高数量的抗原(或抗体)等致病因素或生物样品的检测分析。其反应原理如图16-7 所示。

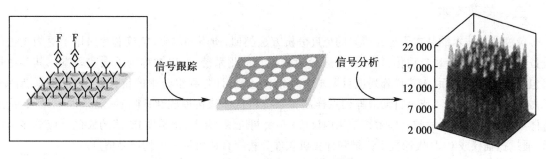

图 16-7　免疫芯片的检测原理示意图

二、方法类型

免疫芯片根据载体不同分为固相芯片(或平板芯片)和液体芯片(或微球芯片)。液体芯片又称多项分析悬浮阵列,简称悬浮阵列,根据实验原理不同分为双抗体夹心法免疫芯片、间接法免疫芯片、竞争法免疫芯片、免疫-PCR 芯片等;根据检测方法不同分为酶标免疫芯片、放射性核素免疫芯片、荧光免疫芯片、金标免疫芯片以及生物素-抗生物素蛋白免疫芯片。此外,在蛋白质芯片基础上又建立了细胞免疫芯片。下面列举三种常用的免疫芯片技术。

(一)液体芯片

液体芯片是一种免疫芯片与流式细胞术相结合的新技术,即将直径 5.6μm 的乳胶颗粒分别用不同配比的两种荧光染料染成不同的荧光色,从而获得多达 100 种经荧光编码的微球。把针对不同检测物的核酸探针、抗体或抗原以共价方式结合到特定荧光编码的微球上。混合针对不同检测物的彩色编码微粒后,加入微量待测标本,在悬液中靶分子与微粒进行特异性结合,通过激光流式仪判定后由计算机以数据信息的形式记录下来。因为免疫反应是在悬浮溶液中进行的,检测速度极快,而且一个微量液态反应体系中可以同时检测 100 个指标,具有较好的重复性和敏感性。

(二)抗体芯片

抗体芯片是蛋白质芯片的一种,是检测生物样品中蛋白表达模式的新方法。其是在一块微小的固体表面上高度密集排列的抗体点阵,这些抗体对应的抗原都是细胞结构和功能上十分重要的蛋白质,涉及信号传导、肿瘤、细胞周期调控、细胞结构、细胞凋亡和神经生物学等多个的领域,其基本操作流程如图 16-8 所示。通过抗体芯片,在一次实验中就能够比较几百种蛋白质的表达变化。

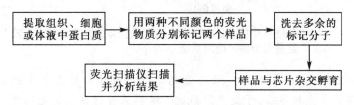

图 16-8　抗体芯片的整个操作流程图

(三)细胞免疫芯片

细胞免疫芯片以细胞为研究对象,利用免疫学原理和微型化操作方法实现对细胞样品的快速检测和分析。该技术将不同的抗体以较高密度固定在经过修饰的载体上,形成抗体微阵列,然后利用细胞表面的抗原与抗体特异性结合的原理,通过抗体微阵列和细胞悬液样品的反应捕获待测细胞,并将未结合或非特异性结合的细胞从芯片上洗脱,而结合在芯片上不同抗体上的靶细胞则可借助显微镜直接观察其结合情况。结合在不同抗体上的细胞代表了不同的免疫表型,从而完成对细胞分离、分类及检测的目的,或者继续对细胞样品进行标记和其他方面的后续研究。利用细胞免疫芯片技术,可以同时检测多种细胞表面抗原,具备生物芯片高通量的特点。

三、关键技术

免疫芯片技术的基本原理与传统的免疫分析方法类似,所不同的是,免疫芯片采用了更为先进的设备仪器,使免疫分析自动化,是一种高通量同步多元检测系统,所以被称为缩微实验室。其关键技术包括以下几个方面:①芯片阵列项目要求合理组合;②设计阵列组合中的抗体要配齐,要求有阵列所需抗体库;③用人工或全自动微阵列点样制备系统将抗体或抗原固化;④在一定条件下,所有抗原抗体集中在同一张芯片的一些微细结构内反应;⑤用同位素、荧光、化学发光、酶的成色反应等显示结果,通过扫描仪或 CCD 摄像技术记录和计算机软件分析综合成可读的生物样品信息。

四、评价与应用

免疫芯片是基于高密度抗原或抗体的微阵列技术,可以高通量取得生物信息的先进的检测方法,具有信息量大、快速、及时、操作简便、所需样品量少、生产成本低、用途广泛以及自动化程度高等优点。

免疫芯片在临床分子诊断学和许多疾病诊断方面具有广泛而重要的应用价值。例如,临床上可用于肿瘤标记物的检测、感染性疾病的检测(如肝炎病毒、结核杆菌、幽门螺杆菌等)、心血管疾病和自身免疫性疾病的检测、细胞膜表面抗原的检测、细胞因子的检测、兴奋剂的检测,还可用于高通量药物筛选、环境和农业检测、食品卫生、生物武器等方面的检查。

本章小结

1. 荧光免疫技术原理　荧光物质标记 Ag 或 Ab 后与标本中 Ab 或 Ag 反应,利用荧光检测仪测定抗原-抗体复合物中的特异性荧光信号,从而对抗原或抗体进行定性、定位或定量分析。

2. 荧光免疫技术特点　Ag、Ab 反应的特异性与荧光检测技术的敏感性和直观性相结合。

3. 荧光免疫主要技术类型

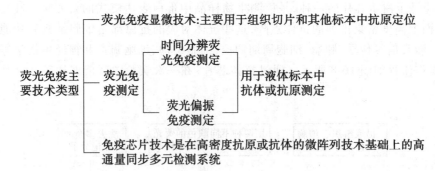

4. 荧光免疫显微技术基本原理　采用荧光素标记抗体与标本片中组织或细胞抗原结合,洗涤除去游离的荧光抗体后,于荧光显微镜下观察呈现特异性荧光的抗原-抗体复合物及其存在部位,借此对组织细胞抗原进行定性和定位检测,或对自身抗体进行定性和滴度测定。

5. 荧光抗体的制备　荧光抗体是免疫荧光技术的关键之一,制备高特异性和高效价的荧光抗体必须选用高质量的荧光素和高特异性高效价的免疫血清。常用搅拌法和透析法来标记,抗体标记完成后尚需进一步纯化。制备好的标记抗体要通过抗体效价、荧光素与蛋白结合比率、抗体特异性等的检测进行鉴定。

(曾燕坤)

扫一扫,测一测

思考题

1. 简述荧光免疫显微技术的基本原理及常见的技术类型。
2. 简述间接荧光免疫法的原理及方法评价。
3. 简述时间分辨荧光免疫测定的基本原理。其具有哪些优点?

第十七章 流式细胞术

学习目标

1. 掌握：FCM 检测分析方法；单细胞悬液制备；淋巴细胞亚群分析；AIDS 检测中的应用；自身免疫性疾病相关 HLA 抗原分析。
2. 熟悉：FCM 的基本检测原理，FCM 荧光染料的选择，FCM 在临床免疫学检验中的应用。
3. 了解：流式细胞仪的基本结构，流式细胞术的特点和注意事项。
4. 具有运用 FCM 检测分析方法解决临床检验工作中常见问题的能力。
5. 能解读 FCM 检测分析方法中几种数据显示方式的结果及代表的意义。

流式细胞术（flow cytometry，FCM）即流式细胞仪分析技术，是以流式细胞仪作为检测工具，以免疫荧光技术作为主要标记方法的一门分析技术。FCM 通过检测标记的荧光信号，对悬液中的单细胞或其他生物粒子进行高速、逐一的细胞定量分析和分选。与传统的荧光镜检查相比，FCM 检测速度更快、精度更高、准确性更好。

FCM 可以高速分析上万个细胞，并能同时测得一个细胞的多个参数（如 DNA 含量、细胞体积、蛋白质含量、酶活性、细胞膜受体和表面抗原等），目前已普遍应用于免疫学、血液学、肿瘤学、细胞生物学、细胞遗传学、生物化学等基础医学和临床医学的研究中，并在临床检验工作中发挥着越来越重要的作用，已逐渐成为临床常规检测手段之一。

第一节　FCM 的检测原理

FCM 综合了流体喷射技术、激光技术、电子物理技术、光电测量技术、计算机技术、荧光化学技术及单克隆抗体技术等，是多学科技术的结晶。FCM 所具有的分析和分选功能主要涉及光学原理、光电转换原理和测试原理三部分。

一、细胞分析原理

FCM 的检测原理：采用激光为激发光源，保证其单色性和激发效率；利用单克隆抗体与荧光染料技术，提高了检测的灵敏度和特异性；通过计算机系统对流动的单细胞悬液中单个细胞的多个参数信号（光信号）进行数据处理和分析，提高了检测速度和统计分析的准确性，由此保证了对细胞的详细分析。

（一）流式细胞仪的基本结构

流式细胞仪是集电子技术、计算机技术、激光技术及流体理论于一体的高端检测仪器，主要由液流系统、光学系统、电子系统、分选系统组成。

1. **液流系统** 包括流动室(flow chamber)和液流驱动系统。流动室由样品管、鞘液和喷嘴等组成,是流式细胞仪的核心组件,待测样品与激光在这里相交。待测样品经荧光染料染色后制成样品悬液,在清洁气体压力下通过鞘液(sheath flow)包围的样品管而进入流动室形成样品流。鞘液的作用是将样品流包裹,并约束样品流中的细胞排成单列进入流动室的喷嘴口,并由喷嘴喷出形成细胞液柱,与入射激光束相交(图17-1)。喷嘴口的直径较小,使细胞单个通过,尽可能避免对管道的堵塞,提高了检测速度。

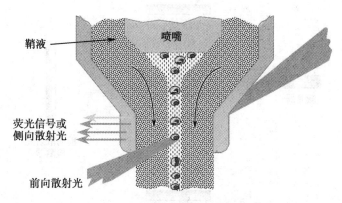

图 17-1 流式细胞仪流动室示意图

液流驱动系统包括压缩空气泵、压力感受器、鞘液过滤器和样品压力调节器等。为保证鞘液的流速恒定,液流系统中的细胞流和鞘液流的驱动一般采用正压方法控制。

2. **光学系统** 是流式细胞仪中最重要的一个系统,由激光光源、分色反光镜、光速成形器、透镜组和光电倍增管组成。现代流行的流式细胞仪激光光源多采用气冷式氩离子激光器,发出的波长为488nm。

3. **数据处理系统** 是进行实验数据的分析、存储、显示的重要组件,由计算机及相应的软件组成。流式细胞仪收集细胞产生的各种电信号(由各种光信号成比例的转换),进行数字化处理后,转入电子计算机进行数据分析,并最终以数字和图形的形式表示。流式细胞仪的数据参数主要包括前向散射光、侧向散射光和荧光。

(1) 前向散射光(forward scatter,FSC):是指激光束照射细胞时光以相对轴较小的角度(0.5°~10°)向前方散射的讯号,又称小角散射(图17-2)。FSC由位于激光束正前方的前向散射光检测器收集,是反映细胞大小的重要参数。对于同一细胞群体,FSC信号的强弱与细胞大小呈正比。因此,FSC主要用于检测细胞或其他颗粒的表面属性。

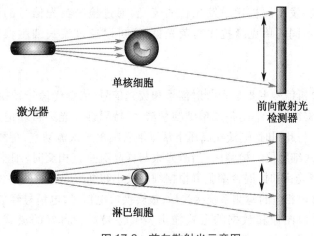

图 17-2 前向散射光示意图

（2）侧向散射光（side scatter，SSC）：是指激光束照射细胞时光以 90° 散射的信号，又称 90° 散射（图 17-3）。SSC 由与激光束成垂直方向的侧向散射光检测器收集，反映细胞或颗粒内部结构的复杂程度、表面的光滑程度。SSC 信号的强弱与细胞内颗粒结构呈正比，细胞内颗粒结构越复杂，SSC 越大，反之则越小。由于 SSC 对细胞膜、细胞质和核膜的折射更为敏感，所以 SSC 主要用于检测细胞内部结构属性。

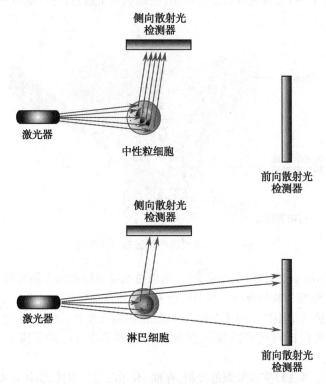

图 17-3　侧向散射光示意图

前向散射光和侧向散射光不依赖任何细胞样品的制备技术，所以被称为细胞的物理参数。

（3）荧光信号：由待检细胞上标记的特异性荧光染料受激光激发后产生。每种荧光染料都有特定的激发波长，激发后又产生特定波长的荧光。激发光波长与荧光波长不相同，通过一些波长选择通透性滤光片，可将不同波长的散射光、荧光信号区分开，并由荧光检测器检测特定波长的荧光。通过检测荧光信号的强弱就可以了解细胞或颗粒的某些特征。例如，特异性荧光染料与单克隆抗体结合后，与细胞膜或细胞内的靶抗原结合，经染色后的细胞通过激光照射区时，在激光的照射下荧光染料发出波长比激发光长的荧光，通过检测荧光信号的强弱就可以了解抗原表达量的多少。选择不同的单克隆抗体与荧光染料，可以通过流式细胞仪同时检测一个细胞的多个特征。

（二）细胞分析原理

流式细胞仪产生的分析信号主要是光散射信号和荧光信号，依据光信号转换电压信号的强弱来分析和分选细胞。首先，将待测样本制备成单细胞悬液，经特异性荧光染料标记抗体染色后，在恒定气体压力下进入流动室。与此同时，鞘液在高压下从鞘液管喷出进入流动室，待测细胞在鞘液的包裹下单行排列，依次经过流式细胞仪的检测区；当激光束与样品流垂直相交时，细胞或颗粒上的荧光染料被激发而产生特异性荧光；同时，混合细胞群根据细胞大小和细胞内颗粒的多少会被激发而产生不同的散射光。不同光信号由相应的检测系统接受后，被转换成电信号，电信号经放大进入计算机系统进行数据处理和分析，并以图像和数据的形式输出（图 17-4）。一台好的流式细胞仪每秒可检测 15 000 个细胞，测定 1 000 个含荧光染料的粒子。

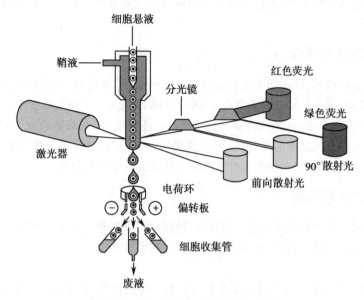

图 17-4 流式细胞仪分析原理示意图

二、细胞分选原理

流式细胞仪的分选是根据所测定的各种参数从细胞群体中分离出需进一步培养和研究的细胞时才进行的,需用带有分选装置的流式细胞仪才能进行分选工作。通过流式细胞的分选技术,能够将特定细胞从混杂的细胞群中分选出来,并且可使单个或一定个数的细胞分选到特定的培养孔或板上,进一步做培养、克隆,研究或观察细胞的生物学特征等。

细胞的分选方式有捕获式分选和电荷式分选,目前应用最多的是电荷式分选。当单细胞悬液形成液柱通过流动室时,液柱被分隔成一连串均匀的液滴,根据设定的被分选细胞的某个参数,由逻辑电路判断是否被分选,而后由充电电路对选定细胞液滴充电,使其带正电荷或负电荷;未被设定分选参数的细胞液滴则不带电荷。带电细胞液滴通过静电场而发生偏转,落入收集器中,其他液体则被当作废液抽吸掉,完成细胞分选的目的(图 17-5)。

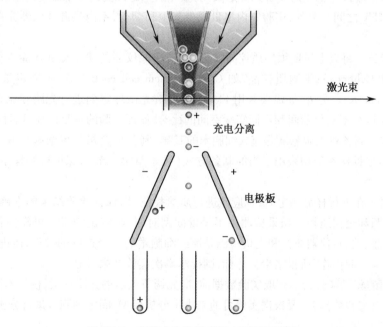

视频:流式细胞仪的分选原理

图 17-5 电荷式分选技术基本原理示意图

为保证分选细胞活性和纯度,进行细胞分选时应考虑分选速度、分选纯度、分选收获率和分选得率等因素的影响。

三、FCM 的技术特点

相比其他细胞分析技术,流式细胞术检测具有以下特点:①速度快,可以达到每秒数千个甚至上万个细胞;②灵敏度高,每个细胞上只需带有 1 000~3 000 个荧光分子即能被检测出来;③可进行多参数分析,继而同时分析单个细胞或生物颗粒的多种特征;④精度高,在细胞悬液中检测细胞的变异系数更小,分辨率更高;⑤分选细胞的纯度高,可达到 99% 以上;⑥在适宜的条件下能保持细胞、细胞器和微粒结构及功能不被破坏,可对细胞进行无损性定性或定量分析及分选。

四、FCM 的注意事项

流式细胞术在进行科研和临床检验的定量分析过程中,应明确各项工作环节的影响因素,并对仪器性能进行严格的质量控制,以保证检测数据的准确性和可靠性。

（一）影响因素

1. 温度的影响　荧光染色时的环境温度对结果有一定的影响,高温影响更加明显。因为温度升高时,溶剂与荧光染料分子运动加快,使荧光淬灭的可能性增大。一般 20℃ 以下时,荧光分子发光产额变化不大,基本保持恒定。

2. pH 的影响　荧光染料发光的最好条件是在溶剂中处于离子化状态。每一种荧光染料分子发光产额最高时都有最适 pH,从而保持荧光发光基团与溶剂之间电离平衡。pH 改变,则会造成荧光光谱改变,影响荧光强度。

3. 固定剂的影响　在对插入性荧光染料进行固定时,有些固定剂与细胞的某些物质结合后,干扰了荧光染料与细胞成分的结合,造成荧光强度的改变。例如,用醛类固定剂进行 DNA 分析时,可以使荧光强度降低约 50%。

4. 非特异性荧光的影响　非特异性荧光强弱代表非特异性结合水平,不消除将使检测结果容易出现假阳性。

5. 其他　细胞浓度低、溶剂的性质等都会影响检测结果。

（二）流式细胞仪的质量控制

1. 环境要求　流式细胞仪的核心元件是激光,激光的稳定性受到环境温度的影响很大,一般要求环境温度在 20~25℃ 之间。另外,实验室内尽量减少灰尘和烟尘,室内光源和仪器光源都要有良好的屏蔽作用。

2. 仪器的校正　每天上机前须用质控品校正仪器,确保仪器的状态良好才能进行实验。质控品有仪器校准品,如 Calibrate3;细胞质控品,如 CD-Chex、Stem cell control kit;荧光定量分析校准品,如 Quantan Fluorescence Kit。另外,还需要采用 Flow Check 荧光微球定期进行光路和流路校准。除了上述质控外,还需要进行不同仪器间和不同实验室间的比对,保证实验的重复性和可靠性。

3. 样本要求　制备单细胞悬液是流式细胞术的基础,制备出合格的单细胞悬液是保证分析成功的关键。因此,需根据样本类型采用适当的制备方式(见本章第二节),保证待测样本新鲜,避免细胞损伤等。

4. 设置对照　在进行样品测定时,也应该进行质量控制,以保证检测结果的准确性,其中最重要的是设置同型对照和全程质控。如果检测中不设置同型对照,则测定结果的可靠性将受到影响。另外,样品标记、溶血、洗涤、仪器质控和上机检测是流式细胞术的一个连续的过程,需进行全程质控,将质控品和待测标本一起操作,所得结果如达标,则提示本次实验结果可靠。

5. 实验数据的获取和分析　获取实验数据前,应先调节仪器的光路补偿,校正不同荧光探测之间的光谱重叠。分析实验数据时,要根据实验目的来决定分析模型,圈定细胞群进行分析。

（三）其他注意事项

1. 确保标本上机检测前的浓度为 $1×10^6/ml$。细胞浓度过低,可直接影响检测结果。

2. 封闭非特异性结合位点,尤其在间接免疫荧光标记时必不可少。常用的蛋白封闭剂为 0.5%牛血清白蛋白和 1%胎牛血清。

3. 荧光抗体染色后需充分洗涤,注意混匀、低速离心,减少重叠细胞和细胞碎片。

4. 注意避光染色,保证细胞免疫荧光的稳定。

5. 设置对照样品,应采用与抗体来源同型匹配的无关对照和荧光抗体的本底对照。

6. 判定结果时,应注意减去本底荧光,使免疫荧光的定量分析更准确。应用计算机程序软件,用拟合曲线方法从实验组的曲线峰值减去对照组的曲线峰值,可以得到更准确的免疫荧光定量结果。

第二节 FCM 的关键技术

FCM 是一项多门学科知识综合应用的复杂技术,除了对仪器各方面的性能指标有严格的要求外,在实验设计和样品处理方面也要有严谨的理论基础与操作经验。根据不同的检测目的设定不同的技术要求,是保证获取正确可靠检测结果的重要环节。

一、FCM 单细胞标本的制备与保存

流式细胞术的测定样本必须保证是单细胞悬液,这是进行流式细胞分析的最关键的第一步。单细胞悬液大多来自生物样品,主要来源于培养细胞、血液、新鲜实体组织及石蜡包埋组织等。不同来源的样本制备单细胞悬液的方法也不同。

（一）FCM 单细胞标本的制备

1. 外周血单细胞悬液制备　新鲜的外周血是天然的单细胞悬液,血液中含有的淋巴细胞、单核细胞、粒细胞、血小板是最常用于检测的细胞成分。流式细胞术主要是以某一类细胞群为检测对象,为了减少检测时的干扰因素,常常在测定前把某一细胞群(单核细胞或血小板)从血液分离出来,制成单细胞悬液再进行标记染色。制备单个核细胞悬液的最常用方法是单次密度梯度离心法,根据血液中各型细胞成分的体积、形态、密度不同,进行分层、分离,吸取单个细胞核层,经重悬后即为单个核细胞悬液。

2. 培养细胞的单细胞悬液制备　培养细胞一般是以贴壁或悬浮方式生长的单核细胞。对于贴壁生长的细胞,需先用蛋白酶消化后,用机械吹打的方式使生长细胞从玻璃壁上脱落下来,离心去培养液后,加少量 PBS 液或生理盐水洗涤,应用吸管反复吹打,使细胞呈单细胞状态,吹打的力度要均一,然后经重悬后即可获得单细胞悬液,并用显微镜进一步观察确定。对于悬浮生长的细胞,可不用蛋白酶消化处理,用吸管直接反复吹打,然后洗涤、低速离心、重悬后即可获得单细胞悬液。

3. 新鲜实体组织单细胞悬液制备　将新鲜实体组织制备成单细胞悬液应先破坏组织间的胶原纤维,水解组织间的黏多糖和蛋白质,这个过程的最理想目标是分离细胞的同时不损伤细胞。目前最常用的方法是酶消化法、机械法、化学处理法和表面活性剂处理法等。但不论是哪种方法,都不可避免地会对细胞表面膜结构、细胞活性和功能、细胞 DNA 的完整性等造成不同程度的损伤。酶消化法常用胰酶、木瓜蛋白酶、胶原酶等破坏组织间的胶原纤维、弹性纤维,水解组织细胞间的蛋白质和黏多糖。机械法主要采用外加压力的剪碎法、研磨法、网搓法等处理组织,使细胞分离,但这种方法常造成严重的细胞损伤,容易造成细胞碎片和细胞团块,单细胞产量较低。化学处理法是将组织细胞间起粘连作用的钙、镁离子置换出来,从而使细胞分散下来,可单独使用,也可以与其他方法联用。表面活性剂处理法主要是破坏细胞表面膜结构,使细胞核释放到悬液中而制备出单个细胞核成分悬液备用。

4. 石蜡包埋组织单细胞悬液制备　该方法的建立扩大了流式细胞术的应用范围。常用的方法有二甲苯脱蜡法、组织清洁剂脱蜡法和甲氧-双氧水处理法。石蜡切片一般适宜厚度是 40~50μm,脱蜡须彻底。获取组织后,用酶进行消化处理,消化时间不宜过长,以免细胞核被消化溶解,经过滤、漂洗后即可获得单细胞悬液。该方法由于有大量的临床随访资料,通过病理包埋组织的流式细胞术分析,有利于进行临床回顾性研究和利用。

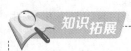

石蜡包埋组织单细胞悬液制备的基本方法

方法如下：①将石蜡包埋的组织块切片，尽可能除去切片中石蜡成分；②将切片置于离心管中，用二甲苯脱蜡 2 次，10min/次；③用蒸馏水洗涤 2 次，然后加入 1ml 1% 胃蛋白酶溶液中（pH 1.5），37℃恒温振荡水浴中消化 30min；④离心并将所获得的细胞沉淀进行染色和流式细胞术分析。

此外，一些活检标本、脱落细胞也可制备成单细胞悬液，通过流式细胞术进行分析。对于已制备好的单细胞悬液，如果不能立即上机检测，为防止细胞自溶破坏，需采用一些特殊的方法对其进行处理保存，以保持细胞原有的特性。

（二）单细胞悬液的保存

原则上，标本应在采集后立即进行处理和荧光染色，尤其对检测细胞活性的标本需要在采集后 1h 内染色测定。但在某些特殊情况下，不能及时进行标本制备和检测，需要进行处理后保存。最常用的保存方法有深低温保存法、乙醇或甲醇保存法、甲醛或多聚甲醛固定法三种。

1. 深低温保存法　将单细胞悬液装入有盖塑料管中，然后再放入装有无水乙醇与干冰混合物的盒子里，置于低温冰箱内保存，使细胞在新鲜状态快速冷冻。需上机检测时，将塑料管取出，迅速 37℃ 冰融，使单细胞悬液恢复成新鲜状态，该方法可保存至少 1 年。

2. 乙醇或甲醇保存法　将 70% 冷乙醇或 75% 甲醇置入有盖塑料管中，然后缓慢加入单细胞悬液，为避免细胞膜表面蛋白被凝结，要边加边震荡，后置 4℃ 冰箱保存。该方法可较好地保持细胞形态和生物学特性均不发生改变，但保存时间不能超过 2 周。

3. 甲醛或多聚甲醛固定法　甲醛或多聚甲醛固定后的单细胞不再具有生物学活性，但对于细胞表面免疫荧光染色分析不受影响，该方法固定处理的细胞保存时间可达 2 个月。

二、FCM 样品的荧光染色

FCM 主要测定的信号参数包括散射光信号和荧光信号两种。荧光信号可以由细胞的自发荧光产生，也可以由待测细胞经特异性荧光标记染色后，受激光束激发产生。因此，样品的荧光染色是 FCM 关键技术之一。

（一）免疫荧光标记染色

荧光标记抗体特异性结合方式是 FCM 分析中较常用的荧光染色方法，主要包括直接免疫荧光染色和间接免疫荧光染色。

1. 直接免疫荧光染色法　常用于细胞表面标志的染色分析，是荧光标记染色中最基本、最简单的方法。选用的单克隆荧光抗体应为直接针对细胞表面抗原特异性的单一抗体，一种抗体针对一个抗原，通过直接与相应抗原进行反应来检测相应表面分子。如需对某个细胞进行多参数分析，则需选用多个特异性荧光标记的单克隆抗体。因各标记荧光素的发射波长不同，有利于仪器的区分。例如，进行人体 T 淋巴细胞亚群分析时，需选择分别针对 CD3、CD4、CD8 的不同荧光标记的单克隆抗体，如抗 CD3-FITC、抗 CD4-PE、抗 CD8-PCY5，直接标记后细胞表面表达的抗原则与各自的特异性抗体结合，即可上机检测。

直接免疫荧光染色法具有特异性强、荧光标记干扰因素少、结果判断简单等优点；但需购买多种荧光标记抗体，费用较为昂贵。

2. 间接免疫荧光染色法　主要适用于一些研究分析，如检测一些新的未知抗原。其基本原理是用已知未标记的特异性抗体（一抗）与待测抗原反应，再用荧光素标记的抗免疫球蛋白抗体（二抗）进行标记染色，通过对荧光素标记的二抗所发射的荧光信号进行检测，对标本中待测抗原进行鉴定。

间接免疫荧光染色不需要标记多种荧光抗体，只需标记几类特异性不同的二抗即可，其优点为敏感性高、通用性广，选用一种荧光标记的二抗即可检测各种与特异性一抗相应的抗原。但其操作烦琐，干扰因素较多，且在反应中有多个因素参与，易产生非特异性染色，结果判断有时较难。

3. 多参数分析时荧光抗体的组合标记 目前 FCM 应用多采用多色标记,比如双色标记、三色标记和四色标记,甚至五色、六色标记。多色标记简便、省时、节约成本,但是在很多情况下需要操作人员根据实验需要自己组合荧光标记的单克隆抗体。荧光标记抗体组合的选择比较复杂,选择时应考虑免疫荧光染料及其与激发光源之间的相互匹配问题,注意避免使用一种激发光激发多种荧光染料时出现发射光谱间的重叠和交叉,进而出现错误的结果。随着多色流式细胞仪的开发,促进了新的荧光染料的合成及抗体标记物的发展,使临床检验工作中越来越倾向于多参数同时分析。

（二）细胞自发荧光

未经荧光标记的细胞受到激光照射后所发出的荧光称为自发荧光。大部分哺乳动物细胞内的吡啶或黄素类核苷酸都存在自发荧光,用紫外线或蓝光激发可产生蓝色荧光或绿色荧光。每种细胞群都有不同水平的自发荧光,如淋巴细胞的自发荧光强度相当于 10 000 个荧光素分子与抗体结合发出的平均荧光强度,中性粒细胞、嗜酸性粒细胞也都有较强的自发荧光。流式细胞仪所有的荧光通道均可观察到自发荧光,自发荧光强度易引起信号干扰,出现假阳性结果,特别是用 FITC 标记染色时更为明显。因此,在实际临床检测工作中应重视这种干扰的存在。

三、荧光染料的选择

FCM 样品荧光染色过程中除了采用合适的标记染色方法外,荧光染料的选择也是保证荧光信号产生的关键。

（一）FCM 荧光染料具备的条件

在 FCM 分析中,适当的荧光染料需要具备以下几个条件:①应有较高的量子产额和消光系数;②对 488nm 波长的激发光有较强的吸收能力;③发射光与激发光之间应有较大波长差;④容易与被标记的单克隆抗体结合而不影响抗体自身的特异性。

（二）FCM 最常用的荧光染料

流式细胞仪测定常用的荧光染料有多种,它们分子结构不同,激发光谱和发射光谱也各异,选择荧光染料时必须依据流式细胞仪所配备的激光光源的发射光波长选择。最常用的染料有异硫氰酸荧光素(fluorescein isothiocyanate,FITC)和藻红蛋白(phycoerythrin,PE)、碘化丙啶(PI)、藻红蛋白-得克萨斯红(ECD)、罗丹明(rhodamine)等。

1. 异硫氰基荧光素 FITC 纯品为黄色或橙黄色结晶粉末,易溶于水和乙醇溶剂。FITC 分子量为 389.4kD,在 488nm 氩离子激光器的激发下可产生明亮的黄绿色荧光。FITC 是目前应用最广泛的荧光探针,能与各种抗体蛋白结合,结合后的抗体不丧失与抗原结合的特异性,临床检验工作中常用来对由细菌、病毒和寄生虫等所致的疾病进行快速诊断。但需要注意的是,当溶液 pH 偏小时,FITC 产生的荧光强度会降低。因此,在应用 FITC 时,溶液的 pH 要保持偏中性,以保证荧光信号的稳定。

2. 藻红蛋白类 藻红蛋白是从红藻中分离纯化的,是目前常用的用于荧光分析和标记各类抗体的新型荧光染料。在特定波长激发下,藻红蛋白能发射强烈的荧光,其荧光强度是荧光素的 30~100 倍,具有很好的吸光性能和很高的量子产率,在可见光谱区有很宽的激发及发射范围,用常规的标记方法可以很方便地将其与生物素、亲和素和各种单克隆抗体结合制成荧光探针。现常用于免疫检测、荧光显微技术和流式细胞荧光测定等临床诊断及生物工程技术。

3. 德州红(Texas red)和异硫氰酸基罗丹明 X(rhodamine X,X-RITc) 两者都是罗丹明的衍生物,因其与生物素偶联的抗体有很强的亲和力,也是用于标记单克隆抗体常用的荧光染料。

此外,能量传递复合染料如藻红蛋白-得克萨斯红、藻红蛋白花青苷 7 等对同一激光束激发分析单个细胞分子的多参数资料提供了更方便科学的手段。

第三节 FCM 的检测分析方法

流式细胞仪测定样品时,针对每个细胞都会记录各个光电器件所采集的检测信号,这些信号经过模/数电路转换后,全部结果传输到计算机中存储并分析。目前所使用的流式细胞仪为了对获取的数据更直观地进行观察和分析,多用图形化的方式对数据进行显示。

一、单参数直方图

单参数直方图是一维资料中常用的图形,反映相同荧光或散射光强度的颗粒相对数量的多少,可用于定性、定量资料的分析。细胞的每一个单参数数据用直方图来显示(图17-6),图中横坐标(X轴)代表的一维参数(荧光或散射光信号强度),其单位是信道(channel),与仪器内荧光强度产生的脉冲信号有关,可以是线性关系,也可以是对数关系;纵坐标(Y轴)表示细胞数或颗粒计数。单参数直方图只能表明参数与细胞数量之间的关系,不能显示两个独立的参数与细胞之间的关系,对复杂表型分析时,单参数分析结果的准确性会受到诸多因素的干扰。

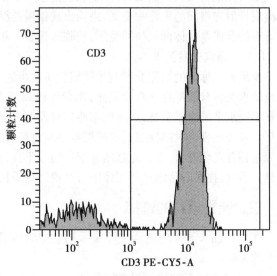

图17-6　单参数直方图

二、双参数散点图

研究两个独立参数与细胞相对数之间的关系,可采用双参数散点图的显示方式(图17-7)。双参数散点图是一种细胞数与双测量参数的图形,X轴和Y轴分别代表与细胞有关的两个独立参数,根据这两种参数就可以确定细胞在双参数图上的表达位置。双参数信号常采用对数信号,最常用的基本表示法是用点密图来表示。图上每一个点均对应一个细胞的两个参数,通常通过设置十字门来区分,临床检测中可清晰了解每一区域的细胞表达。如果把一个散点图分别投影到X轴和Y轴,可得到两个单参数直方图。但由于多个细胞具有相同的二维坐标,在图上只表现为一个点,这样对细胞点密集的地方就难于显示它的精细结构。因此,在临床实践中常以多个散点图联合分析。

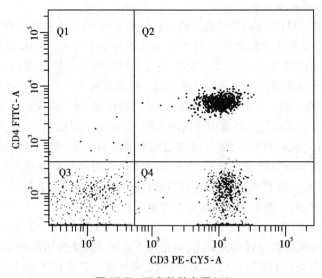

图17-7　双参数散点图(1)

(一)二维点图

点图由二维参数构成,根据颗粒密度来反映相同荧光信号的颗粒数量的多少(图17-7、图17-8)。

(二)二维等高图

二维等高图是为了克服二维散点图的不足而设置的显示方法。等高图是一种可以同时表达两个检测参数和细胞频度的方式,其本质也是双参数图(图17-9)。图中每一条连续曲线上具有相同的细胞数,即"等高"。把代表相同细胞数量的点依次连接起来,形成密闭等高线,不同等高线代表不同细胞数量,越往里的等高线所代表的细胞数愈多。等高线越密集,则表示细胞变化率越大;等高线越疏松,则表示细胞变化较为平衡。等高线之间的间距可以是等间距,也可以是对数间距,前者适用于细胞数量变化不大的情况,便于观察细节,而后者适用于细胞数量变化较大的情况,便于掌握整体。

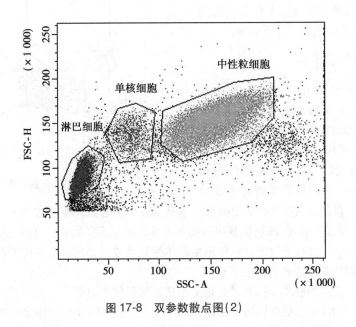

图 17-8　双参数散点图(2)

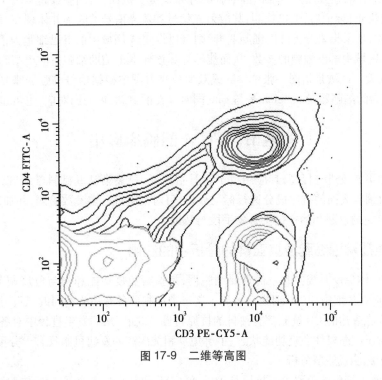

图 17-9　二维等高图

（三）假三维等高图

假三维等高图是利用计算机软件在二维等高图的基础上将细胞数目设为 Z 轴所做的三维立体图。该图可以通过操作进行全方位的旋转、倾斜,以多方位观察细胞的结构和细节,有助于对数据进行分析。

三、三参数直方图

三参数直方图的三维坐标均为实质性参数（散射光或荧光）而非细胞数。这一立体图任意在如 FSC、SSC、FL1、FL2、FL3 或 FL4 等参数中选择 3 个参数为 X、Y、Z 轴，构成一个三维图（图 17-10）。在三维空间中，每一群细胞各处于独立的空间位置，所以对复杂的细胞亚群观察更为直观、准确，但对其数据的统计分析较难。

四、多参数组合分析

FCM 常常需要分析 3 个以上的参数，如在一个典型的免疫荧光实验中需要分析 2 个荧光信号以及前后、侧向散射光信号。软件技术能够显示三维空间结构，但无法显示四维空间结构。FCM 多色荧光信号检测所得到的荧光信号和散射光信号必须根据需要进行组合分

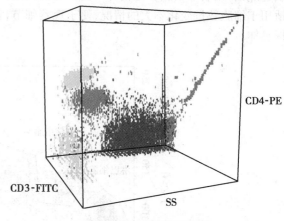

图 17-10　三参数直方图

析，以获得所需的信息。这类多参数组合分析一般基于双参数散点图或单参数直方图，利用所得参数的两两组合并利用"设门"技术，体现参数间的相互关系。通过多参数分析，能够进行同时比较各种细胞的不同抗原表达水平，并且可以统计各种细胞群体的数量或百分比以及平均荧光强度等。门（gate）和区域（region）的设置是多参数分析的基础。

1. gate 设置　流式细胞术分析的目的是基于选定的目的细胞群进行的，"设门"就是在某一张选定参数的直方图或散点图上，根据该图的细胞群分布特征，选定要分析的特定细胞群，并要求该样本的所有其他参数组合的直方图只体现该群细胞的分布情况。例如，白细胞经过 CD3-FITC（绿色荧光）和 CD4-PE（红色荧光）标记后，上机检测，其散射光信号和荧光信号被收集并体现在直方图上（图 17-7 和图 17-8）。此时，如果想要分析淋巴细胞亚群，则可以设定 A 区域中的淋巴细胞为信号分析的对象，则设定只体现 A 区域中淋巴细胞的参数，从而能够计算该样本 T 辅助细胞占淋巴细胞的比例。

2. region 设置　区域是指同一张单参数或双参数直方图中根据信号的强弱来划定分析区域，从而计算分析区域内的细胞数量。region 是与 gate 同时存在的概念，可与门对应，也可包含于门中。

第四节　FCM 的临床应用

随着 FCM 的不断改进与提高，其应用范围也日益广泛，已逐渐从基础科学研究进入临床应用阶段。通过 FCM 对细胞表面的抗原成分进行标记分析，可对细胞进行多参数检测，并加以区分细胞的各种特性，为临床疾病的诊断和治疗提供必要手段与帮助。

一、FCM 在淋巴细胞及其亚群的分析中的应用

淋巴细胞是机体免疫系统中的一群重要细胞群，是执行免疫功能和参与免疫调节的免疫活性细胞，主要分为 T 细胞、B 细胞和 NK 细胞三大类。这三类细胞群各有功能不同的亚群、活化细胞与静止细胞，不同淋巴细胞表达的 CD 抗原都有独自的抗原特性，在临床疾病发生过程中对各淋巴细胞的 CD 抗原进行测定，对于判断机体免疫功能状态、了解免疫相关疾病的发病机制具有十分重要的意义。

（一）T 淋巴细胞及亚群分析

外周血中成熟 T 细胞的重要表面抗原是 TCR 和 CD3，两者表达于全部 T 细胞表面，是 T 细胞表面的特有标志。按 CD 分子表达不同，将 T 细胞分为 $CD3^+$、$CD4^+$、$CD8^-$ 和 $CD3^+$、$CD4^-$、$CD8^+$ 两大亚群，采用三色标记单克隆荧光抗体，用 FCM 检测，可对 T 细胞及其亚群进行精确的分类。

1. Th 细胞　表达 $CD3^+$、$CD4^+$、$CD8^-$，受自身 MHC Ⅱ类分子限制，能辅助 B 细胞分化成熟为浆细胞，参与促进细胞介导的免疫应答。Th 细胞活化后可合成和释放多种类型的细胞因子，并据其又可进

一步分化为不同的 Th 细胞亚群。

2. Tc 细胞　表达 CD3$^+$、CD4$^-$、CD8$^+$，受自身 MHC I 类分子限制，主要是特异性直接杀伤靶细胞，且在杀伤过程中自身不受损伤，并可反复行使杀伤功能。

（二）B 淋巴细胞及亚群分析

外周血中成熟 B 细胞特有的标志是 BCR，即膜表面免疫球蛋白（SmIg）。成熟 B 细胞主要表达 CD19、CD20、CD21、CD22 分子。如果同时检测 CD5 分子，可进一步将 B 细胞分为 B$_1$ 细胞和 B$_2$ 细胞。正常人外周血中以 B$_2$ 细胞为主，B$_2$ 细胞通常在接受外来抗原刺激后，经活化、增殖、分化后，产生高亲和力的抗体。B$_1$ 细胞与 B$_2$ 细胞有明显不同，其构成一个独特的 B 细胞功能亚群，主要参与免疫调节、自身免疫性疾病及 B 细胞源性肿瘤的发生。

（三）NK 细胞分析

NK 细胞为一类大颗粒的淋巴细胞，其主要的表面标志包括 CD16、CD56。目前临床上常采用三色荧光抗体标记将 CD3$^-$、CD16$^+$、CD56$^+$ 淋巴细胞定为 NK 细胞。NK 细胞在抗感染与抗肿瘤免疫过程中发挥重要作用，还可参与机体的免疫调节，抑制活化 B 细胞的增殖分化及抑制骨髓造血干细胞增生等。

二、FCM 在白血病免疫表型分析中的应用

白血病免疫表型分析是利用单克隆抗体检测白血病细胞表面和胞浆内的抗原，通过分析其表型以了解白血病细胞的分类和分期，是研究白血病分化抗原和白血病分类诊断的重要手段。正常血细胞从多能造血干细胞（pluripotent hemapietic stem cell，PHSC）分化、发育、成熟为功能细胞的过程中，细胞膜、细胞质或细胞核的抗原随着分化成熟过程不断发生改变，并表现出与细胞系列及其分化程度相关的特异性，这些抗原又被称为造血细胞分化抗原。如髓系细胞的 MPO、CD33、CD13、CD14、CD15、CD117 等抗原，巨核系的 CD41、CD61 抗原，红系的 GLY-A 抗原，T 淋巴细胞的 CD2、CD3、CD4、CD5、CD7、CD8 等抗原，B 淋巴细胞的 CD19、CD20、CD21、CD22 等抗原。白血病细胞是造血细胞在某一分化阶段的大量积累，表达与之相应的造血细胞分化抗原，故可用造血细胞分化抗原来标记检测白血病细胞。再者，对淋巴细胞表面抗原进行连续检测，可明确淋巴细胞分化过程中各阶段表面抗原的表达，可检测出具有异常表型的淋巴细胞，可用于对各型白血病的鉴别诊断。例如，滤泡性淋巴瘤主要表达 B 细胞标志，但不表达 CD5，可以区分滤泡性淋巴瘤白血病和慢性淋巴细胞型白血病。

白血病免疫表型分析的基本原理

FCM 采用各种抗血细胞表面分化抗原（CD）的单克隆抗体，借助各种荧光染料（异硫氰基荧光素、藻红蛋白等）测定一个细胞的多种参数，以正确判断出该细胞的属性。各种血细胞系统都具有其独特的抗原，当形态学检查难以区别时，免疫表型参数对各种急性白血病的诊断和鉴别诊断有决定性作用。例如，干细胞表达 CD34，髓系表达 CD13、CD14，B 细胞系表达 CD10、CD19、CD20 等，T 细胞系表达 CD2、CD3、CD5、CD7。利用 FCM 可以测定出血细胞表达各种抗原的水平，协助临床确诊。

三、FCM 在免疫性血液病诊断中的应用

（一）阵发性睡眠性血红蛋白尿症的临床诊断

阵发性睡眠性血红蛋白尿症（paroxysmal nocturnal hemoglobinuria，PNH）是一种以补体介导的血管内溶血为特征的造血干细胞克隆性疾病。目前研究证明，PNH 患者的血细胞膜上缺乏多种糖化肌醇磷脂结合蛋白（GPI 锚蛋白），如 C3 转换酶衰变加速因子（CD55）、反应性溶血膜的抑制物（CD59）等，致使血细胞对补体异常敏感，出现以血管内溶血为特征的一系列症状。通过 FCM 检测外周血红细胞膜、白细胞膜及网织红细胞膜上 CD55 和 CD59 的表达，已逐渐成为诊断 PNH 的重要手段。

（二）免疫性血小板疾病和中性粒细胞减少症的临床诊断

原发性血小板减少性紫癜和中性粒细胞减少症患者血液中存在着抗血小板抗体和抗白细胞抗体,FCM 可用于这些抗体的分析。

四、FCM 在肿瘤学中的应用

FCM 较早地应用在临床肿瘤学的研究领域。人体发生癌变的过程可伴随细胞 DNA 含量的异常改变,DNA 非整倍体出现率增高是癌变的一个重要标志。FCM 可精确对 DNA 进行定量分析,判断细胞的倍体状态,以此对癌前病变的性质及发展趋势作出评估,有助于癌变的早期诊断。此外,多药耐药(multiple-drug resistance,MDR)是肿瘤患者化疗失败的主要原因,MDR 是由于多药耐药基因编码的 P 糖蛋白(P-glycoprotein,P-gp)亲脂化合物,该蛋白位于细胞膜上,具有药物泵作用,可将进入细胞的药物泵出细胞外,而使细胞产生耐药。当检出患者外周的淋巴细胞表达 MDR 时,说明患者对化疗药物开始出现耐药性,提示应更改治疗方案。因此,FCM 对多药耐药基因、凋亡抑制基因及凋亡活化基因表达的测定,可为恶性肿瘤的临床治疗效果分析提供有力依据。

五、FCM 在 AIDS 检测中的应用

流式细胞术是 AIDS 免疫功能检测的重要手段。获得性免疫缺陷综合征(acquired immunodeficiency syndrome,AIDS)是由人类免疫缺陷病毒(HIV)选择性的侵犯 $CD4^+T$ 辅助细胞,使该群细胞受到溶解性破坏,致使 $CD4^+T$ 细胞数量显著下降,继而累及各免疫功能器官,造成全身免疫功能受损。因此,对于 HIV 感染的人群,定期监测 $CD4^+T$ 细胞的绝对数,可以了解其免疫状态,而且长期监测 $CD4^+T$ 细胞绝对数目的变化有助于了解患者的病情发展,制定出正确的治疗方案,以及观察患者对治疗的反应。此外,FCM 采用三参数荧光标记计数还可对外周血 T 淋巴细胞及其亚群进行分析,并通过动态监测 T 细胞亚群,可对 HIV 携带者及艾滋病发病患者进行鉴别。

 知识拓展

FCM 对 HIV 感染者或 AIDS 发病者进行鉴别的基本原理

仅为 HIV 携带者,病毒未复制时,$CD4^+T$ 细胞下降不明显。当发展为 AIDS 时,$CD4^+T$ 细胞水平明显下降,如 Th1 细胞<Th2 细胞时,HIV 在细胞间的传播和感染更敏感,更易发生 AIDS。HIV 阳性而无症状的患者,对 $CD8^+T$ 激活剂不反应者,患者体内 $CD4^+T$ 细胞水平下降迅速,条件致病微生物的感染率也同时增加;对 $CD8^+T$ 激活剂反应敏感者,$CD4^+T$ 细胞水平降低较慢或不降低,可减少发生 AIDS 的概率。AIDS 发病者的一个特征性免疫诊断指标为:T 细胞总数减少,T 细胞亚群 CD4/CD8 比值倒置,CD4/CD8 比值<1.0,$CD4^+T$ 细胞数量显著下降甚至测不出,而 $CD8^+T$ 细胞数量可正常或增加,NK 细胞减少或活力下降,B 淋巴细胞群处于正常范围。

六、FCM 在自身免疫性疾病相关 HLA 抗原分析中的应用

人类白细胞抗原(HLA)的检出常与一些疾病的发病有关,最典型的疾病为强直性脊柱炎,其外周血的 HLA-B27 表达程度与疾病的发生有很高的相关性。利用 FCM 可以进行 HLA-B27/HLA-B7 双标记抗体检测 HLA-B27 阳性细胞,同时又可排除交叉反应。通常 58%~97% 强直性脊柱炎患者可检出这种抗原,而正常人仅 2%~7% 可检出这种抗原。FCM 通过细胞分选原理可以快速检测 HLA-B27,且特异度高、敏感性强,为强直性脊柱炎的临床诊断提供了有力的帮助。

七、FCM 在移植免疫中的应用

移植排斥反应是移植成功的主要障碍,发生机制主要包括细胞免疫和体液免疫两个方面。临床最常见的急性排斥反应主要由细胞免疫介导,HLA 抗原是诱发排斥反应的主要致敏原。因此,HLA 组织配型成为影响器官存活的主要因素。移植术前的交叉配型、抗体检测和移植术后免疫状

 笔记

况的监测对于移植患者有重要的临床意义。目前 FCM 在移植免疫中的应用主要包括交叉配型分析和群体反应性抗体检测。FCM 分析交叉配型可同时检测细胞亚型,分辨出 IgG 和 IgM 抗体,其主要用于移植前供者淋巴细胞反应性同种抗体检测。FCM 对群体反应性抗体检测可系统地了解移植患者体内的抗体水平,有助于选择器官和决定移植时机,对降低超急性排斥反应和急性排斥反应的发生、提高移植患者的存活率有重要意义。此外,因在急性排斥反应出现前 1~5 天,T 细胞总数和 CD4/CD8 比值升高,巨细胞病毒感染时比值降低,所以 FCM 还可以通过测定 T 细胞及其亚群,并对其进行动态监测,对急性排斥反应和感染进行鉴别诊断。再者,FCM 还可应用于骨髓移植和干细胞移植后的免疫监测。

八、其他应用

此外,FCM 在检测药物在细胞中的分布、研究药物的作用机制及筛选新药等方面的应用也越来越广泛。例如,化疗药物对肿瘤细胞的凋亡机制的研究就可通过检测 DNA 凋亡峰、Bcl-2 凋亡调节蛋白等进行观察。FCM 还可通过检测血小板膜表面受体,用于血栓性疾病的诊断;通过检测网织红细胞,分析监测贫血程度;还有细胞凋亡的分析、染色体核型分析以及细胞内钙离子(Ca^{2+})的测定等。

图片：FCM
应用概况

本章小结

1. 流式细胞术(FCM)的基本含义　FCM 是以流式细胞仪作为检测工具,通过检测标记的荧光信号,在功能水平上对悬液中的单细胞或其他生物粒子进行高速、逐一的细胞定量分析和分选技术。

2. 流式细胞仪基本结构　流式细胞仪主要由液流系统、光学系统、电子系统、分选系统组成。液流系统包括流动室和液流驱动系统。光学系统由激光光源、分色反光镜、光速成形器、透镜组和光电倍增管组成。现代流行的流式细胞仪激光光源多采用气冷式氩离子激光器,发生的波长为 488nm。数据处理系统由计算机及相应的软件组成。

3. FCM 的检测原理　包括细胞分析和细胞分选两部分原理。细胞分析是根据细胞流经光照射区时的电压信号(检测的光信号转换而成)强弱来检测和分析细胞。细胞分选是根据所测定的各种参数从细胞群体中分离出感兴趣的细胞,分选的方式有捕获式分选和电荷式分选,目前应用最多的是电荷式分选。

4. FCM 单细胞标本的制备　是进行流式细胞分析的最关键的第一步。单细胞悬液主要来源于培养细胞、血液、新鲜实体组织及石蜡包埋组织等。不同来源的样本制备单细胞悬液的方法也不同。

5. FCM 荧光染色的主要方法　荧光标记抗体特异性结合方式是 FCM 分析中较常用的荧光染色方法,主要包括直接免疫荧光染色和间接免疫荧光染色。直接免疫荧光染色法常用于细胞表面标志的染色分析;间接免疫荧光染色法主要适用于一些研究分析,如检测一些新的未知抗原。

6. FCM 的检测分析方法多用图形化的方式对数据进行显示与分析,主要有单参数直方图、双参数直方图、三参数直方图等。单参数直方图用于单参数分析;双参数直方图用于研究两个参数之间的关系,主要包括点图和二维等高图;三参数直方图用于观察复杂的细胞亚群。此外,FCM 常常需要分析三个以上的参数,可以通过利用实验中所得参数两两组合,并利用"设门"技术选择特定的观察目标,然后进行多个双参数散点图的组合分析来实现。

7. FCM 在临床检验工作中的实际应用　主要用于免疫相关性疾病的诊断与分析,如白血病免疫表型分析,阵发性睡眠性血红蛋白尿症、免疫性血小板疾病、中性粒细胞减少症的临床诊断,恶性肿瘤的临床治疗效果分析,AIDS 患者免疫功能检测,强直性脊柱炎的临床诊断,移植排斥反应的免疫监测等。

笔记

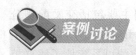

强制性脊柱炎

患者,女性,50 岁,因洗头过程中弯腰过久而导致腰部不适、剧痛,进而引起右腿不敢弯曲,行走与上床困难,休息后上述症状有所缓解,第 2 日感到右胯部有疼痛感并伴有右臀部痛,遂来院就诊。无晨僵、低热、厌食等症状,血常规正常,X 线检查正常,临床初步诊断为"腰部损伤待查"。为进一步明确诊断,建议做 HLA-B27 检测,检查结果为 HLA-B7−/HLA-B27+百分比为 0.12%,结论为阴性(阳性标准:HLA-B7+/HLA-B27-百分比>80%)。

扫一扫,测一测

(文 程)

思考题

1. 简述 FCM 的分析检测原理。
2. 简述 FCM 关键技术以及检测分析中的数据参数。并说明各数据参数的意义?
3. FCM 技术在临床检验中有何应用?

笔记

第十八章 放射免疫技术

学习目标

1. 掌握：放射免疫技术的基本概念及类型，RIA 和 IRMA 的测定原理及关键技术。
2. 熟悉：放射性核素的概念及放射性^{125}I 的优点，放射标记物的鉴定与纯化的基本方法，RIA 和 IRMA 的方法类型。
3. 了解：放射性核素放射活性的检测，RIA 和 IRMA 的临床应用与评价。
4. 具有运用放射性免疫技术解决临床实际问题的能力以及在实际工作中进行放射性防护的意识。
5. 能学会制备放射性核素标记抗原和抗体的基本方法。

放射免疫技术是将放射性核素高敏感的示踪特点和抗原-抗体反应的高特异性特点相结合的一种体外测定超微量物质的新技术。它的建立使那些原先认为是无法测定的极微量而又具有重要生物学意义的物质（如激素、维生素、药物、肿瘤标志物、病原微生物、抗原/抗体等）得以精确定量，为检验医学开拓了崭新的检测领域。

放射免疫技术根据其方法学原理的不同主要有经典的放射免疫分析（RIA）和免疫放射分析（immunoradiometricassay，IRMA）两种类型。两类技术均具有灵敏度高、特异性强、重复性好、样品及试剂用量少、操作简便且易于标准化等优点。但由于放射免疫试剂存在半衰期短、放射性废物难以处理等缺点，现在放射免疫分析试验已逐步为酶免疫分析和化学发光免疫分析所取代，目前仅应用于少数特殊项目如醛固酮、促胃液素等的检测。

知识拓展

放射免疫技术的创立历史

1959 年，Yalow 和 Berson 在研究胰岛素和胰岛素抗体的免疫反应时，以放射性碘标记胰岛素来测定糖尿病患者血浆胰岛素的含量，由此创立了放射免疫分析，并于 1977 年获得诺贝尔奖。1968 年，Miles 和 Heles 将放射性核素标记抗胰岛素抗体上，并采用固相吸附的方式除去游离标记抗体，进而检测牛血清中胰岛素获得成功，为区别经典的 RIA，将该方法命名为免疫放射分析或免疫放射度量分析。

第一节 放射性核素与放射标记物的制备

放射性核素作为放射性免疫技术的标记物,选择何种放射性核素以及如何制备放射标记物(将放射性核素与抗原或抗体连接),是建立放射免疫技术的基础。

一、放射性核素的概述

(一)放射性核素的概念与类型

放射性核素是指在自然条件下可发生自发性的转化,由一种放射性核素转变成另一种放射性核素,并同时释放射线(α、β、γ)的物质。放射性核素的这一转变过程称为放射性衰变。放射性核素依据其衰变方式可分为 α 衰变、β 衰变、γ 衰变三类。用于放射免疫技术的主要有 γ、β 两大类,前者主要有 ^{131}I、^{125}I、^{51}Cr 和 ^{60}Co,后者有 ^{14}C、^{3}H、^{32}P 和 ^{35}S。目前最常用的放射性核素是 ^{125}I,其优势体现在:①化学性质比较活泼,标记方法简单,且容易获得高比活性的标记物;②在衰变过程中产生 γ 射线,便于测量且效率高;③半衰期适中(60 天左右),且废弃物较容易处理。但需要指出的是,用 ^{125}I 取代 H,因改变原物质的化学结构而可能使原物质的免疫学活性受到影响,且容易因发生辐射损伤而使标记抗原变性。此外,^{125}I 标记物应用时间较短(6~8 周),致使其作为商品化试剂的产品货架期较短。

现今 ^{125}I 最常用来做体外检测试剂盒应用于临床检验。除 ^{125}I 外,^{131}I 在核医学中应用也十分广泛,铊激活的碘化钠能够以溶液的形式直接用于甲状腺功能检查和甲状腺疾病治疗;还可标记许多化合物,用于疾病诊断,如 ^{131}I 标记的玫瑰红钠盐和马尿酸钠就是常用的肝、胆和肾等的扫描显像剂。

知识拓展

^{125}I 的应用

^{125}I 的应用范围非常广泛,利用其低能内转换电子,可以进行放射自显影,进行甲状腺肿瘤活组织检查;^{125}I 能发射能量适宜的单能光子(即低能 γ 射线),可用它做成简便、精确度高、剂量率低的骨密度精确测定装置;用 ^{125}I 做成的低能光子源还可用于 X 射线荧光分析,来测定元素周期表上从砷到镉许多元素的含量;但 ^{125}I 最广泛的应用还是作为标记试剂来标记各种各样的化合物,尤其是体外放射性免疫分析用的制剂。

(二)放射性核素放射活性的检测

以放射性 ^{125}I 为例,其发射的 γ 射线可采用探测射线的晶体闪烁计数器测量。晶体闪烁计数器包括碘化钠(铊)闪烁晶体、光电倍增管以及计数器三个基本部分。其原理如下:利用射线照射闪烁体(NaI 晶体),导致晶体分子激发,在退激发时,闪烁体发出一定波长的荧光;再由光电倍增管将极微弱的荧光转换成光电子并放大 10^7 倍;从光电倍增管输出的电信号经过放大器放大,经单道分析器甄别处理,并在定标器上显示(注:探测到的放射性信号是仪器输出的电脉冲数,以每分钟为单位计数)。

二、放射标记物的制备、纯化与鉴定

(一)放射标记物的制备

将放射性核素连接在抗原或抗体上形成的放射标记物是进行放射免疫分析的关键试剂之一。用于放射性碘标记的抗原应该是高纯度抗原,蛋白质抗原可直接进行标记,非蛋白质抗原或半抗原(如甾体激素和药物分子)需要进行必要的修饰才能用放射性碘标记。用于放射性碘标记的抗体应具有高亲和力、高效价、高特异性的特点,可以是单克隆抗体,也可以是多克隆抗体。放射性核素标记抗原或抗体的方法主要包括直接标记法(氯胺 T 法)和间接标记法。

1. 氯胺 T 法(ch-T) 是最常用的标记方法,ch-T 是对甲苯磺基酰胺的 N-氯衍生物钠盐,在水中分解成具有氧化性的次氯酸,后者可将 $^{125}I^-$ 直氧化成 $^{125}I_2$,$^{125}I_2$ 可结合于抗原或抗体中的酪氨酸残基上,形成稳定的放射标记物。该方法操作简便,能使较多的 ^{125}I 结合在抗原或抗体上,故形成的放射标

记物具有高比放射性。但需要注意的是,为避免标记过程中损伤被标记物的生物学活性,应使用无还原性的高比放射性碘源(Na^{125}I),且抗原或抗体在 5~20μg,ch-T 用量要低,反应体积要小于 200μl,反应时间为 1~2min,pH 以 7.4~7.6 为宜。

2. 间接标记法 又称连接法,是以 ^{125}I 标记在载体上,纯化后再与蛋白质结合。此法可标记缺乏酪氨酸的肽类及某些蛋白质,如甾体类化合物、环核苷酸、前列腺素等。当用氯胺 T 法标记而引起蛋白质酪氨酸结构改变而损伤其免疫及生物学活性时,也可采用间接标记法。

(二)放射标记物的纯化

放射性核素标记反应后形成的标记物不能直接使用,需除去游离的 ^{125}I 和其他杂质(如过度标记的标记物)。因游离的 ^{125}I 与 ^{125}I 标记抗原(抗体)分子的大小相差悬殊,故采用凝胶层析即可进行分离纯化,如葡聚糖凝胶柱层析分离纯化 ^{125}I 标记物,当标记反应混合液经柱层析时,定量逐管收集洗脱溶液,并用 γ 计数仪测定每管的放射性强度。首先被洗脱的为聚合物杂质,其次是含标记物的主放射峰,最后是游离的 ^{125}I 峰。

视频:放射标记物的制备、纯化与鉴定

(三)放射标记物的鉴定

放射标记物的鉴定包括放射化学纯度、免疫活性和比放射活性三个参数。

1. 放射化学纯度的鉴定 放射化学纯度是指在标记物中结合在抗原(或抗体)上的放射活性占该标记物总放射活性的百分比,通常要求>95%。

2. 免疫活性的鉴定 免疫活性是指标记物与抗原(或抗体)反应的能力,反映标记过程中被标记物免疫活性受损的情况。免疫活性的具体测定方法是用少量的标记抗原加过量的抗体,反应后测定与抗体结合部分的放射性(B),并计算与加入的标记物总放射性(T)的百分比(B/T)。一般情况下,此值应在 80% 以上。该值越大,表示抗原损伤越少;一旦免疫活性改变,也就失去支持放射免疫分析的基础。

3. 比放射活性的测定 比放射活性是指单位质量标记物中所含的放射性强度。标记抗原的比放射活性常用 Ci/μg、Bq/μg 或 Ci/mmol 表示。比放射活性可直接影响竞争性分析的敏感度,标记物的比放射活性越高,方法越敏感。但比放射活性过高,可因辐射损伤大而易致标记物免疫活性受影响,且贮存稳定性差。比放射活性可以通过计算法和自身置换法获得。

(1)计算法:依据标记反应中的放射性核素的利用率来计算(标记率)。

$$比放射活性=投入的总放射性×标记率/被标记物化学量$$

$$标记率(放射性核素利用率)=(标记物总放射性/投入的总放射性)×100\%$$

(2)自身置换法:是间接测定标记物比放射活性的方法,通过比较标记抗原与标准品抗原的免疫活性来测定纯化后标记物的比放射活性。自身置换法测定标记化合物的比放射活性只适用于 RIA 的标记抗原。

第二节　放射免疫分析

放射免疫分析(RIA)是以放射性核素标记的小分子抗原(Ag*)与未标记抗原(Ag)竞争结合特异抗体(Ab)来对待检样品中的抗原进行定量测定的一种技术。因其特别适用于测定小分子抗原、半抗原而被广泛应用于激素、多肽、药物等超微量物质的定量分析。

一、检测原理

RIA 属于竞争性分析,其基本原理是由于 Ag* 和 Ag(待测物 Ag)对特异性抗体具有相同的结合力,当三者同时存在于同一反应体系时,Ag* 和 Ag 相互竞争结合特异性抗体。在这一反应体系中,标记抗原和抗体的量是固定的,故标记抗原-抗体复合物的量随着非标记抗原量的改变而改变。非标记抗原量增加,相应地结合较多的抗体,从而抑制标记抗原与抗体的结合,使标记抗原-抗体复合物减少,游离的标记抗原相应增加,即标记抗原-抗体复合物中的放射性强度与待检标本中抗原的浓度呈反比(图 18-1)。若分别测出抗原-抗体复合物与游离标记抗原的放射性强度,计算结合态的标记抗原(B)

笔记

与游离态的标记抗原(F)的比值(B/F),再用一系列不同剂量的标准抗原进行反应,计算相应的 B/F,可以绘制出一条剂量反应曲线(图 18-2)。待检标本在同样条件下进行测定,计算 B/F 值,即可在剂量反应曲线上查出待检标本中抗原的含量。

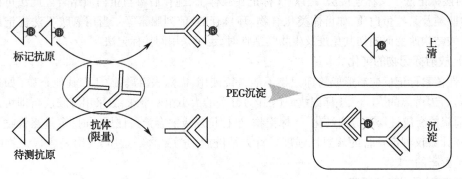

图 18-1　RIA 原理示意图

二、方法类型

RIA 有两种类型,一是平衡法,即标记抗原、标准品抗原(或待检样本)、特异性抗体同时加入反应体系中;二是非平衡法,即标准品抗原(或待检样本)和特异性抗体优先使非标记抗原与特异性抗体达到平衡,然后再加入标记抗原竞争与抗体结合。

三、关键技术

RIA 的实验过程包括抗原-抗体反应、分离技术、放射性测定和数据处理等环节。

(一)抗原-抗体反应

抗原-抗体反应是将抗原(标准品和待检标本)、标记抗原和抗血清按顺序定量加入小

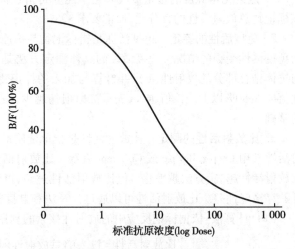

图 18-2　RIA 剂量反应曲线

试管中,在一定条件(温度、时间、pH)下反应一定时间,使竞争抑制反应达到平衡。不同含量的抗原和不同抗体对反应的温度和时间的要求不同。反应温度和时间可依据待检抗原的含量、理化性质和所用抗体亲和力大小等条件进行选择。如待检标本抗原含量较高,理化性质稳定,与抗体的亲和常数较大,可选择较高的温度(15~37℃)进行较短时间的反应;反之,应在低温(4℃)进行较长时间(20~24h)的反应才能形成较为牢固的抗原-抗体复合物。

(二)分离技术

在 RIA 反应中,标记抗原和特异性抗体的含量极其微小,形成的标记抗原-抗体复合物(B)不能自行沉淀,需使用沉淀剂使它彻底沉淀,从而实现其与游离标记抗原(F)分离的目的。只有将 B 和 F 分离,并测得其中一个组分(一般为结合标记物),才能得到剂量反应曲线。因此,分离技术是放射免疫分析的关键环节。理想的分离技术应具有分离彻底、迅速,不影响反应平衡,分离效果不受反应介质的干扰,且操作简便、重复性好等特点。常用的分离技术主要有双抗体法、聚乙二醇沉淀法、活性炭吸附法等。

1. 双抗体法　是 RIA 中最常用的一种沉淀方法,以第二抗体作为沉淀剂。用动物源性动物(如兔)的 IgG 血清(第一抗体)免疫另一种动物(如羊),即可获得羊抗兔 IgG 血清(第二抗体)。在抗原与特异性抗体反应后,加入第二抗体,形成由抗原-第一抗体-第二抗体组成的双抗体复合物,并形成沉淀。但因第一抗体含量甚微,不易离心分离,为此在分离时一般还要加入一定量的与一抗同种动物的血清或 IgG,使之与第二抗体形成可见的沉淀物,提高分离效果。该方法的优点是分离特异性强、重复性好;缺点是二抗与一抗反应需较长时间,且用量较大,增加检测成本。

2. **聚乙二醇(PEG)沉淀法** 该方法是采用PEG溶液作为沉淀剂。PEG沉淀剂的主要优点是制备方便、沉淀完全。缺点是非特异性结合率比双抗体法高,且温度高于30℃时沉淀物容易复溶。

3. **活性炭吸附法** 小分子游离抗原或半抗原被活性炭吸附,大分子复合物则留在溶液中,从而实现分离的目的。葡聚糖-活性炭因在活性炭表面涂上一层葡聚糖,使其表面具有一定孔径的网眼,分离效果更好。此法适用于测定类固醇激素、强心糖苷和各种药物,因为它们相对是非极性的,又比抗原-抗体复合物小,易被活性炭吸附。

此外,将双抗体法与PEG沉淀法相结合的双抗体-PEG法(PR试剂法)保持了两者的优点,节省了两者的用量,而且分离快速、简便,是目前广泛应用的方法。

(三)数据处理

经RIA可测到的数据包括每管加入标记物的总放射强度(T)、结合的标记抗原-抗体复合物(B)的放射强度或游离标记抗原(F)的放射强度。B、F分离后,即可进行放射强度的测定。每次测定均需作标准曲线图,以标准抗原的不同浓度(常以对数值log或ln表示)为横坐标,以各浓度点测量的放射性计数(B或F)或用计算参数[B/(B+F)、B/F或B/B_0]为纵坐标作图,即获得剂量反应曲线(图18-2)。标本应作双份测定,取其平均值,在制作的标准曲线图上查出相应的待检抗原浓度。目前,已普遍采用计算机进行数据处理,自动绘制标准曲线,并打印待检样品抗原的浓度。

四、评价与应用

RIA由于具有灵敏度高、特异性强、精密度高、重复性好、用血量少、可测定小分子量和大分子量物质等优点,在医学检验中应用极为广泛,常用于各种激素(如甲状腺激素、性激素、胰岛素等)、微量蛋白质、肿瘤标志物(如AFP、CEA、CA125、CA19-9等)和药物(如苯巴比妥、氯丙嗪、庆大霉素等)等的测定。现今许多检测项目均有相应的RIA检测试剂盒供应。但由于放射性核素的放射性对人体会产生一定的危害性,且其废物的储存和销毁会对环境造成污染,因此操作时必须加以注意。另外,由于放射性核素的半衰期较短而致其试剂盒的有效期较短,使得RIA在应用中存在诸多的不便。特别是近年来其他标记免疫分析技术如酶免疫分析、化学发光免疫分析等的飞速进展,仪器自动化程度的普及,RIA在将来有被取代的趋势。但目前从所需的设备和检测的费用上来看,放射免疫分析还具有一定的优势,一定时期内还将被医学检验实验室所采用。

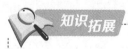

放射性检测的防护

从事放射性工作的人员要具有保证自身和公众的健康和安全、保护环境不受污染的意识。在工作中必须要按《放射卫生防护标准》的要求,本着安全、经济、合理的原则,对实验室采取综合性卫生防护措施。实验室要注意通风,操作时要做好个人的防护,如穿工作服、戴手套、帽子等,并在指定的地点严格按照操作规程进行;测量完毕后,对于放射性的废弃物要按规定处理等。

第三节 免疫放射分析

免疫放射分析(IRMA)是从放射免疫分析(RIA)的基础上发展起来的核素标记免疫测定技术,其特点是用放射性核素标记的抗体直接与待检抗原反应,并用固相免疫吸附剂作为B或F的分离手段,适用于大分子蛋白质(多肽)的检测。

一、检测原理

IRMA属于非竞争性免疫结合反应,其基本检测原理是将放射性核素(^{125}I)标记在抗体上,并用过量的标记抗体与待测抗原进行非竞争性结合反应,并采用固相免疫吸附方式对 B 和 F 进行分离,去除剩余的游离标记抗体,抗原-标记抗体结合物的放射性强度与待检抗原的量成正比,通过检测免疫复合物的放射性,从而得到待检样本的浓度。

二、方法类型

IRMA 主要有单位点法、双位点法以及双标记抗体法三种类型。

（一）单位点法

单位点法只需一个反应位点,用过量的标记抗体与待检抗原进行反应,平衡后用固相抗原结合反应液中剩余的标记抗体,取上清,测定抗原-标记抗体结合物的放射强度。该方法灵敏性和特异性均较差,现已不采用。

（二）双位点法

双位点法又称双抗体夹心法。该方法共采用两种抗体,一种是与固相载体连接的固相抗体,另一种是标记放射性核素(^{125}I)的标记抗体。其基本原理是让固相抗体与标记抗体结合到待测抗原的两个反应位点上,形成固相抗体-抗原-标记抗体复合物(图 18-3),再去除未结合标记抗体(上清液),测定固相上的放射强度,其与待检抗原的浓度成正比,通过绘制标准曲线即可计算出待测样本中抗原的含量。

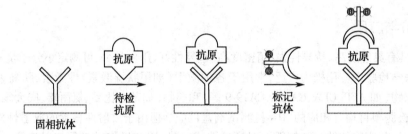

图 18-3　双位点 IRMA 原理示意图

（三）双标记抗体法

该方法要求待测抗原有三个以上抗原决定基,形成至少三个不同结合位点的抗体,其中一个作分离剂,另两个以^{125}I 标记,用作分析抗体,最后形成复合物。双标记抗体法的建立进一步提高了 IRMA 的灵敏度。

三、关键技术

（一）抗原-抗体反应

测定时,待检抗原可先与固相抗体结合,形成固相抗体-抗原复合物于固相载体表面,洗涤除去未发生结合的物质,再加标记抗体,并在一定条件下温育,使抗原抗体结合反应达到平衡。固定抗体与标记抗体还可以同时与待检抗原结合;也可以先加入标记抗体,再加固相抗体的。

（二）分离技术

与 RIA 不同,IRMA 采用固相吸附分离技术。该技术操作简便、省时,其重点不是分离,而是吸附。IRMA 一般采用聚苯乙烯试管作为反应器和固相吸附的材料。固相吸附一般采用物理吸附法:用碳酸盐缓冲液将预包被抗体稀释到 $3 \sim 10 \mu g/ml$,室温过夜,弃包被缓冲液(含有未结合物质和过剩标记物),并洗涤去掉结合不牢固抗体,从而达到分离的目的,然后再加入 1% 牛血清白蛋白溶液,封闭、保存备用。

（三）数据处理

IRMA 的数据处理除数学模型外基本上与 RIA 相仿。在实际工作中,通过不同的数学模型经计算机处理,可形成不同的剂量反应曲线(图 18-4)。由于试验系统不同,各种数据处理方法的拟合度不同,但均应以获得较好相关系数(绝对值接近 1)为标准。

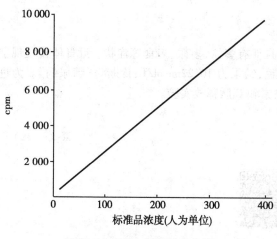

图 18-4　IRMA 剂量反应曲线

四、评价与应用

IRMA 的优点体现在：①效率高、操作简便：一方面是由于采用过量的抗体缩短反应达到平衡所需的时间，另一方面采用固相吸附分离技术，不需离心，从而有效节省检测时间。②灵敏度高：在过量抗体存在的情况下，一个抗原分子可结合多个抗体分子，提高灵敏度。③特异型强：由于不存在竞争结合，而不易产生严重的交叉反应，低剂量区没有不确定因素。④稳定性好：因标记抗体与固相抗体均过量，不易受外界环境的影响，也不易受试验操作、加样误差的影响。

缺点是抗体用量较多，抗体的纯化较难，所以一般采用单克隆抗体。

文档：RIA 与 IRMA 的异同点

文档：放射免疫技术知识结构

目前 IRMA 试剂盒同样取得很大的发展，IRMA 的测定对象主要限于有两个以上抗原决定基的肽类或蛋白质。抗体适用于大分子蛋白质和多肽类激素的检测分析，如肿瘤标志物 CA15-3、人血清催乳素、胃蛋白酶、血清 TSH、凝血因子、降钙素、HBsAg 等，某些难以标记的病毒抗原也可通过 IRMA 进行检测。

本章小结

1. 放射免疫技术的概念及类型　放射免疫技术是应用放射性核素标记抗原或抗体，通过免疫反应进行定量测定的一种技术。有两种经典类型的放射免疫分析（RIA）和免疫放射分析（IRMA），前者是基于竞争性结合反应原理，而后者是非竞争结合。

2. 放射性核素的概念与类型　放射性核素是指在自然条件下能够发生放射性衰变的物质。放射免疫技术应用的放射性核素主要为 γ 衰变、β 衰变，前者主要有^{131}I、^{125}I、^{57}Cr 和^{60}Co，后者有^{14}C、^{3}H 和^{32}P。目前，最常用的放射性核素是^{125}I。

3. 放射性标记物及其制备　放射性标记物是将放射性核素（放射性碘标记）连接在抗原或抗体上形成的，是进行放射免疫分析的关键试剂之一。放射性核素标记抗原或抗体的方法主要包括直接标记法（氯胺 T 法）和间接标记法。其中最常用的是氯胺 T 法（ch-T）。

4. 放射性标记物的纯化与鉴定　放射性标记物通常采用凝胶层析进行分离纯化；放射标记物的鉴定包括放射化学纯度、免疫活性和比放射活性三个参数。

5. 放射免疫分析（RIA）的原理与关键技术　RIA 属于竞争性分析，是以放射性核素标记的抗原（Ag*）与未标记抗原（Ag）竞争结合特异抗体（Ab）来对待检样品中的抗原进行定量测定的一种技术。分离技术是 RIA 的关键技术，其中双抗体法是 RIA 中最常用的一种。

6. 免疫放射分析（IRMA）的原理　属于非竞争性免疫结合反应，其基本检测原理是用过量的标记抗体与待测抗原进行非竞争性结合反应，依据抗原-标记抗体结合物的放射性强度与待检抗原的量成正比，通过检测免疫复合物的放射性，从而得到待检样本的浓度。

7. RIA 和 IRMA 的评价与应用　两者均具有敏感度高、特异性强、精密度高、重复性好等特点。其中，RIA 血量少，可测定小分子量和大分子量物质，常用于各种激素、微量蛋白质、肿瘤标志物和药物等的测定；IRMA 操作简便、效率高，适用于大分子蛋白质和多肽类激素的检测分析；但缺点是抗体用量较多，抗体的纯化较难，所以一般采用单克隆抗体。

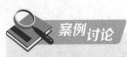

案例讨论

　　患者,男性,52 岁,近半年来体重下降明显,且伴有多饮、多尿、多食等症状。近日体检发现空腹血糖值为 10.0mmol/L,遂去医院复查空腹血糖,结果为 10.22mmol/L,诊断为"糖尿病"。为进一步明确糖尿病的分型,医生建议继续测定胰岛素和 C 肽释放实验。

（文　程）

扫一扫,测一测

思考题

　　1. 放射性核素[125]I 作为免疫分析标记物的优势与劣势体现在哪几方面?

　　2. 试述放射免疫分析技术的评价与应用。

　　3. 试从标记物质、反应速度、反应模式、标准曲线的工作浓度、分析误差、应用等方面比较 RIA 和 IMRA 的异同点。

笔记

第十九章	金免疫技术

学习目标

1. 掌握:金免疫技术的概念和技术类型;金免疫测定技术的类型、原理、技术要点和临床应用与评价;斑点金免疫渗滤试验及斑点金免疫层析试验的基本原理及技术要点。
2. 熟悉:斑点金与免疫金的制备和保存;胶体金的特性及注意事项;金免疫技术的方法学评价及临床应用。
3. 了解:斑点金免疫渗滤试验及免疫层析试验试剂盒的组成。
4. 学会斑点金免疫渗滤试验及免疫层析试验的操作和结果判断。

金免疫技术是固相膜免疫分析技术(solid phase membrane-based immunoassay)的一种,是以胶体金作为标记物,标记已知抗原或抗体,用于检测未知抗体或抗原的一种检测方法。本方法于1971年由Faulk和Taylor首先报道,最初仅应用于免疫电镜技术。现如今本技术已发展为多种方法并应用广泛,如电镜水平、光镜染色、蛋白质染色技术及流式细胞术应用于免疫诊断。测定中,金标记与膜载体配合,形成特定的测定模式。

随着生物化学技术和免疫学技术的不断进步,临床对检测的要求越来越高,不只是准确性和灵敏性,简便性和快速性也非常重要。固相膜免疫技术就是操作简便、设备要求简单、判断容易的检测方法。本章介绍的金免疫技术,目前应用广泛,以其方便快速而被认可。其中,斑点金免疫渗滤试验和斑点金免疫层析试验等是目前主要应用的,具有广泛、简便、快速、安全等特点的检验方法,在流式、电镜、分子生物学以至生物芯片中都可能利用到,在急诊医学、输血医学、现场诊断及个体自我体检等方面得到广泛应用,为临床快速检测及诊断的主要方法之一。

第一节　胶体金与免疫金的制备

一、胶体金的特性

胶体金(colloidal gold)也称金溶胶(gold solution),为金盐还原后的金颗粒悬液。胶体金颗粒由一个基础金核(原子金Au)及包围在外的双离子层构成,紧连在金核表面的是内层负离子($AuCl_2^-$),外层是H^+离子,分散在胶体间溶液中,维持胶体金的悬液状态。

1. **胶体特性**　胶体金颗粒大小范围为$1 \sim 100nm$。微小金颗粒稳定、均匀,呈单一分散状态悬浮在液体中,成为胶体金溶液。因而胶体金具有了胶体的多种特性,特别是对电解质的敏感性。

电解质可以破坏胶体金颗粒的外周水化层,进而打破胶体的稳定状态,使分散的单一金颗粒聚集成大颗粒,最后在液体中沉淀下来。而某些蛋白质等大分子物质有保护胶体金、加强其稳定性的作用。

2. **呈色性和光吸收性** 胶体金颗粒因大小不同而呈色不同,光吸收性也不同。2~5nm 是橙黄色的,10~20nm 是酒红色的,30~80nm 是紫红色的。在可见光范围内具有单一的吸收峰,范围在 510~550nm 范围内,并随着颗粒大小发生变化。

3. **稳定性** 溶胶的稳定性介于小分子离子溶液和粗分散相之间,颗粒做布朗运动,不易受重力影响下沉。溶胶亦是不稳定体系,胶粒溶剂化作用很弱,总面积较大,当胶粒相互碰撞的时候容易自动合并为较大较重颗粒。故影响溶胶稳定性的主要因素有胶体金胶粒间的相互吸引力、胶体金胶粒及其溶剂化层的带电情况、胶体界面的溶剂膜等。

4. **聚沉现象** 当胶体金胶粒带电量减到很小,甚至中和其所带电量,使其去溶剂化膜,胶体之间在更近距离互相接近,导致胶粒间的吸引力超过了排斥力,胶粒聚结,颗粒变大,进而超出胶体范围沉淀出来,这就是胶体的聚沉。引起胶体聚沉的主要因素包括电解质、温度和浓度等。

二、胶体金的制备

1. **制备原理** 胶体金是氯金酸在还原剂作用下聚合成的一定大小的金属颗粒,进而形成带负电荷的疏水胶溶液。常用的还原剂包括柠檬酸钠、鞣酸、维生素 C、白磷和硼氢化钠等。依据还原剂的类型及作用的强弱,可以制备 0.8~150nm 大小不等的胶体金。

2. **技术要点** 目前最常用的方法是使用柠檬酸三钠做还原剂的制备方法。取氯金酸水溶液加热至沸腾,加入适量柠檬酸三钠,同时磁力搅动。观察颜色稳定后,继续煮沸 15min,冷却后用蒸馏水调整至原体积。因加入的柠檬酸三钠的量不同,可获得不同粒径的胶体金颗粒。

3. **注意事项** ①氯金酸易潮解,应干燥避光保存。②氯金酸对金属有强烈的腐蚀性,使用时注意避免接触任何金属器具。③制备胶体金需使用高质量的去离子水。④玻璃容器要求硅化玻璃,否则会干扰胶体金颗粒的生成。

4. **鉴定和保存** 鉴定胶体金的主要指标包括粒径大小、均一程度及有无颗粒凝集等。良好的胶体金是清亮透明的,若制备的胶体金液体浑浊或表面有漂浮物,提示有较多的凝集颗粒。胶体金的性质不稳定,有聚沉的可能,所以制备后 20 天内要进行标记。

三、免疫金的制备

1. **制备原理** 免疫金(immunogold)是指抗原或抗体与胶体金的结合物质。目前认为,这种结合是蛋白质表面携带的正电荷基团与胶体金颗粒表面的负电荷借静电吸附而形成的牢固结合,主要是物理吸附作用,所以不影响蛋白质的活性。

2. **技术要点** ①胶体金对蛋白的吸附主要取决于 pH,在接近蛋白质的等电点或偏碱性的条件下,两者容易形成牢固的结合物。②取不同剂量比的标记蛋白和胶体金进行混合,加入 NaCl 溶液,混匀后静置数小时,以管内颜色保持红色不变的剂量比作为稳定胶体金的最适标记量。③标记过程中,将蛋白溶液逐滴加入胶体金溶液中,同时用磁力搅拌,数分钟后加入稳定剂。④为了除去金标记物中的未标记的蛋白、未充分标记的胶体金及标记过程中形成的聚合物,可采取超速离心法和凝胶过滤法纯化金标记物。

3. **注意事项** ①调节胶体金的 pH 时,应注意胶体金会阻塞 pH 计的电极,应先用 0.1% 聚乙二醇稳定胶体金,再测定。②蛋白质溶液含盐量较高或形成聚合物,影响标记过程,标记前可将蛋白质溶液用低浓度盐水透析数小时并高速离心,除去聚合物。

4. **免疫金的保存** 免疫金溶液使用稀释液调制成工作浓度后保存。稀释液中通常含有稳定剂。缓冲液常用中性的 PBS 或 Tris 缓冲液。多种蛋白质、葡萄糖、PEG 20 000、明胶等均为良好的高分子稳定剂。在结合物内加入 50% 的甘油在 -18℃可保存 1 年以上。

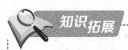

知识拓展

免疫金制备技术要点之 pH 的调整

　　胶体金吸附蛋白质大分子时需调整至不同 pH。常用的调整试剂为 $0.1mol/L$ K_2CO_3 溶液上调 pH，$0.1mol/L$ HCl 下调 pH。例如，标记 IgG 时调制至 9.0，标记 McAb 时调制 8.2，标记亲和层析抗体时调制 7.6，标记 SPA 时调制 5.9~6.2，标记 ConA 时调制 8.0，标记亲和素时调制 9~10 等。

第二节　斑点金免疫渗滤试验

一、检测原理

　　斑点金免疫渗滤试验（dot immunogold filtration assay，DIGFA）是在渗滤装置中以硝酸纤维素膜为载体，包被抗原或抗体后依次添加标本、免疫金及洗涤液，微孔滤膜贴于吸水材料上，溶液流经渗滤装置时与膜上的抗原或抗体快速结合，并起到浓缩作用，达到快速检测的目的。阳性反应为膜上呈现红色斑点。本方法操作简便，不需要仪器设备，一般 5min 内完成。目前临床中用于检测尿液 hCG 的金标早孕诊断试剂就是应用这种方法。

二、方法类型

（一）双抗体夹心法测抗原

　　将纯化后的抗体结合在微孔滤膜中央，当滴加在膜上的液体标本渗滤过膜时，标本中待测抗原被膜上抗体捕获，其余无关蛋白等滤出膜片。后加入的金标抗体，在渗滤中与已结合在膜上的待测抗原相结合，加洗涤液洗涤后，膜中央显示红色斑点（胶体金聚集），即为阳性反应。

（二）间接法测抗体

　　将抗原包被在微孔滤膜上，滴加待测标本，标本中的待测抗体与微孔滤膜上的抗原特异性结合，加洗涤液后，滴加金标二抗，加洗涤液洗涤后，在膜中央显示红色斑点，即为阳性反应。由于血清标本中有非目的 IgG 的干扰，易导致假阳性结果的出现，临床上较少使用。

三、关键技术

（一）试剂盒组成

　　临床上供应的试剂盒的主要组成有：①渗滤装置（图 19-1），是斑点金渗滤试验试剂盒中最主要的成分之一，由塑料小盒、吸水垫料和点加了抗原或抗体的硝酸纤维素薄片三部分组成；②胶体金标记物；③洗涤液；④为了提供质控保证，用于抗原测定的试剂盒还应包括抗原参照品，检测抗体的试剂盒应有抗体阳性对照品。

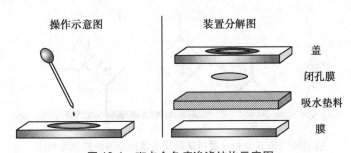

图 19-1　斑点金免疫渗滤结构示意图

（二）技术要点

以双抗体夹心法测抗原为例，具体操作步骤如下：①将反应板平放于实验台面上，于小孔内滴加含待测抗原的标本1~2滴，待完全渗入，待测抗原与膜上的抗体反应而结合在膜上；②于小孔内滴加胶体金标记抗体试剂1~2滴，待完全渗入，使胶体金标记抗体与结合在膜上的待测抗原反应；③于小孔内滴加洗涤液2~3滴，待完全渗入，洗去未结合的胶体金标记抗体；④在膜中央有清晰的淡红色或红色斑点显示者判定为阳性反应，反之则为阴性反应。斑点呈色的深浅相应地提示阳性强度。

四、评价与应用

斑点金免疫渗滤技术操作简便，反应迅速，不需要对操作人员进行技术培训，可快速获得结果，无需特殊仪器，试剂稳定、方便保存，适合"床旁检验"的项目要求。但是本法的灵敏度不及酶标法，在临床应用时应注意。此外，本法不能准确定量，只能作为定性及半定量试验，所以多应用在体内本不存在或存在而含量极低的物质的检测。

第三节　斑点金免疫层析技术

斑点金免疫层析试验（dot immunogold chromatography assay，DICA）的原理与DIGFA基本相同，不同之处在于，液体的移动是基于层析作用的横流，而不是通过直向的穿流。该方法的试剂为试纸条形式，结构简单。近年来使用斑点金免疫层析技术的试剂多达数十种，测定项目包括hCG等激素、肿瘤标志物、心血管病标志物、传染病的抗原和抗体等。

一、检测原理

DICA是胶体金标记技术和蛋白质层析技术相结合，以微孔滤膜为载体的快速固相膜免疫分析技术。与斑点金渗滤试验的过滤性能不同，DICA中滴加在膜一端的标本溶液受载体膜的毛细管作用向另一端泳动，泳动的过程中与固定于载体膜上某一区域的抗体或抗原相遇并发生特异性结合，形成免疫复合物而呈色，被富集或固定在层析条上的特定区域（检测线），无关物则越过该区域而被分离，通过胶体金的呈色条带判读实验结果。

二、方法类型

（一）双抗体夹心法测抗原

如图19-2所示，G处为金标抗体，T处包被抗体，C处包被抗金标抗体，B处为吸水纸。测定时，A端滴加待测标本，通过层析作用，待测标本向B端移动；流经G处时金标抗体复溶，若标本中含有待测特异性抗原，可形成金标抗体-待测抗原复合物；移至T区时，形成固相抗体-待测抗原-金标抗体复合物，金标抗体被固定下来，在T区显示红色线条，呈阳性反应，过剩的金标抗体继续前行，至C区被抗金标抗体捕获，呈现红色质控线条；反之，阴性标本则无反应线条，仅显示质控线条。

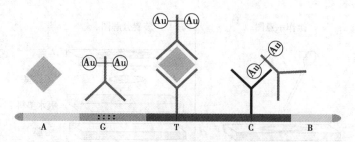

图19-2　斑点金免疫层析试验双抗体夹心法测抗原示意图

（二）竞争法测小分子抗原

如图 19-3 所示,G 处为金标抗体,T 处包被标准抗原,C 处包被抗金标抗体,B 处为吸水纸。测定时,A 端滴加待测标本,若标本中含有待测特异性抗原,流经 G 处时结合金标抗体,形成金标抗体-待测抗原复合物;移至 T 区时,因无足够游离的金标抗体与膜上标准抗原结合,T 区无红色线条出现,实验结果为阳性,游离金标抗体或金标抗体-待测抗原复合物流经 C 区时,与该区的抗金标抗体结合出现红色的质控带;若标本中不含待测抗原,金标抗体与 T 区的标准抗原结合,在 T 处出现红色线条,实验结果为阴性。

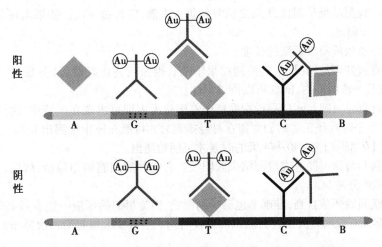

图 19-3　斑点金免疫层析试验竞争法测小分子抗原示意图

三、关键技术

（一）试剂盒组成

临床上使用的试剂盒主要成分为胶体金层析条。试剂盒内所有试剂均为干试剂,组合在一根试纸条上,试纸条底板为单面胶塑料片,层析条为多孔聚乙烯、硝酸纤维素、玻璃纤维素等材料。试纸条两端 A、B 处分别粘贴吸水材料,G 处为干燥固定在玻璃纤维膜等材料上的胶体金结合物,T 处黏附已知的抗体或抗原,C 处黏附质控品（抗免疫金抗体）,T、C 点物质往往以直线的形式包被在膜上。

（二）技术要点

以双抗体夹心法测抗原为例,其操作要点为:①将试纸条标记线一端浸入待测标本中 2~5s,或在标本加样处加一定量的待检标本,平放于水平桌面;②5~20min 内观察结果;③结果判断:仅出现一条红色质控条带为阴性,同时出现红色反应条带和质控条带为阳性,无红色条带出现为试剂失效。

四、评价与应用

金免疫技术操作简便、快速,操作人员不需技术培训,除试剂外无需任何仪器设备,且试剂稳定、便于保存运输等优点,特别适用于急诊检验。与酶免疫技术相比,胶体金本身为红色,不需要加入显色剂,避免接触酶免疫标记技术里的致癌性底物及终止液;而且金标记物更稳定,实验结果可以长期保存而不褪色。但本法灵敏度不及酶标法和酶发光免疫测定技术,在临床应用中应引起重视;该技术不能准确定量,只能作为定性或者半定量试验。目前主要用于检测正常体液中不存在的物质（如诊断传染病中的抗原或抗体以及毒品类药物等）及正常含量极低而在特殊情况下异常升高的物质（如 hCG 等）。

 **知识拓展**

早孕试纸的使用

早孕试纸是初步诊断早孕的一个常用方法,而医院里也常用此法来检验。早孕试纸使用方便快捷,它不是最终的确诊依据,但可作初步筛查,掌握早孕试纸的正确使用方法就显得尤为重要。

早孕试纸的正确的使用方法及注意事项:

1. 注意包装盒上的生产日期,不使用过期的试纸。

2. 在操作之前,仔细阅读使用说明,然后按照说明操作。

3. 如第一次检测结果呈阴性,1周之后月经仍未来潮,应再做一次。如果出现双条带,则需尽快去医院做进一步确诊。

4. 检测时注意尿液浸没试纸的长度。

5. 在近期有过妊娠的情况下,其检测结果不准。因为在终止妊娠后(分娩后、自然流产和人工流产后)的较长一段时间内,hCG 可以持续阳性。

6. 应掌握好测定时间。hCG 一般在受精卵着床数天内即可出现在尿液中,达到一定量,可被检出。因此,对于平时月经正常的妇女需在月经推迟后才可能在尿中检测出 hCG。而月经周期长或排卵异常的妇女,需在停经 40~44 天的时候才可能检测出。

7. 一些疾病和药物可能造成检测结果假阳性。有些肿瘤细胞如葡萄胎、绒癌、支气管癌和肾癌等也可促进体内分泌 hCG。

8. 如果在晚间做怀孕自测,准确率也会受到影响,因为早起的尿液一般有最高的 hCG 值。很多早早孕试纸都没有说明一天中进行测试的最佳时间。一般要求晨起第一次排出的尿液,可测出最准确的结果。

本章小结

1. 金免疫技术　是以胶体金作为标记物的免疫标记技术,常用试验方法类型有斑点金免疫渗滤试验和斑点金免疫层析试验。

2. 斑点金免疫渗滤试验　是将硝酸纤维素膜上包被抗原或抗体,将其置于渗滤装置中,进行免疫结合试验,抗原-抗体反应后,形成大分子胶体金复合物,从而使阳性结果在膜上呈现红色斑点。技术类型有双抗体夹心法和间接法。

3. 斑点金免疫层析试验　是以硝酸纤维素膜为载体,将胶体金标记技术和蛋白质层析技术相结合的免疫分析技术。原理与渗滤试验基本相同,不同之处是液体的移动不是通过直向的穿流作用,而是基于层析作用的横流。技术类型主要有双抗体夹心法和竞争法。

4. 方法学评价　金免疫技术简便、快捷,应用广泛,适合"床边检验"。

(王丽欣)

扫一扫,测一测

思考题

 笔记

1. 简述斑点金免疫渗滤试验的原理及结果判断。

2. 简述斑点金免疫层析试验的原理及结果判断。

3. 简述金免疫技术的方法学评价及临床应用。

第二十章　化学发光免疫技术

学习目标

1. 掌握：化学发光的概念及化学发光产生的条件；化学发光剂的概念及常用的化学发光剂；直接化学发光免疫分析、化学发光酶免疫分析、电化学发光免疫分析、发光氧通道免疫分析的基本原理。

2. 熟悉：直接化学发光免疫分析、化学发光酶免疫分析、电化学发光免疫分析和发光氧通道免疫分析的方法类型、关键技术及方法学评价；化学发光免疫技术的临床应用。

3. 了解：发光的概念及分类、化学发光标记物的制备。

4. 能够结合临床实际，分析临床化学发光免疫技术常见仪器原理及影响因素。

化学发光免疫技术是将具有高灵敏度的化学发光测定技术与高特异性的抗原-抗体反应技术相结合，用于各种抗原、半抗原、抗体、激素、酶、维生素和药物等的检测，是继放射免疫分析技术、酶免疫分析技术、荧光免疫分析技术之后发展起来的一项新的标记免疫测定技术。该技术具有特异性强、灵敏度高、分离简便、快速、试剂无毒、安全稳定、可自动化分析等特点，在临床免疫学检验中应用广泛。

根据标记物及反应原理的不同，化学发光免疫技术大体可分为直接化学发光免疫分析、化学发光酶免疫分析、电化学发光免疫分析、发光氧通道免疫分析四种类型；根据游离物和结合物是否要分离，可分为均相和非均相化学发光免疫分析；根据待测分子的大小可设计成多种反应模式，如夹心法、竞争法等。

第一节　发光的基本知识

一、发光

发光是指分子或原子中的电子吸收能量后，由较低能级的基态跃迁到较高能级的激发态，然后再返回到基态，释放出的能量表现为光的发射。根据形成激发态分子的激发能不同，可将发光分为光照发光、生物发光和化学发光。

1. 光照发光（photoluminescence）　是指发光剂（荧光素）经短波长入射光照射后进入激发态，当回复至基态时发出较长波长的可见光。

2. 生物发光（bioluminescence）　是指发生在生物体内的发光现象。例如，萤火虫的发光，反应底物为萤火虫荧光素，在荧光素酶的催化下，利用 ATP 产能，生成激发态氧化型荧光素，在回复基态时，多余的能量以光子的形式释放出来。

187

3. 化学发光（chemiluminescence）　是指伴随化学反应过程所产生的光的发射现象。某些物质（发光剂）在化学反应时，吸收了反应过程中所产生的化学能，使反应的产物分子或中间态分子中的电子跃迁到激发态，当电子从激发态回复到基态时，以发射光子的形式释放出能量，这一现象称为化学发光。

一个化学反应要产生化学发光现象，必须满足以下条件：①该反应必须提供足够的激发能，并由某一步骤单独提供，因为前一步反应释放的能量将因振动弛豫消失在溶液中而不能发光；②要有有利的反应过程，使化学反应的能量至少能被一种物质所接受并生成激发态；③激发态分子必须具有一定的化学发光量子效率释放出光子，或者能够转移它的能量给另一个分子使之进入激发态并释放出光子。

化学发光的发光类型通常分为闪光型和辉光型两种。闪光型发光时间很短，只有零点几秒到几秒。辉光型又称持续型，发光时间从几分钟到几十分钟，或几小时至更久。闪光型的样品必须立即测量，必须配以全自动化的加样及测量仪。测量辉光型的样品可以使用通用型仪器，也可以配全自动化仪器。

二、化学发光剂

在化学发光反应中，参与能量转移并最终以发射光子的形式释放能量的化合物称为化学发光剂或发光底物。化学发光剂应符合以下几个条件：发光的量子产率高；物理-化学特性要与被标记或测定的物质相匹配；能与抗原或抗体形成稳定的偶联结合物；其化学发光常是氧化反应的结果；在所使用的浓度范围内对生物体没有毒性。化学发光免疫技术中常用的化学发光剂或发光底物有以下几种：

1. **直接化学发光剂**　在发光免疫分析过程中不需酶的催化作用，直接参与发光反应，它们在化学结构上有产生发光的特有基团，可直接标记抗原或抗体。例如，吖啶酯（acridinium，AE）在碱性条件下被 H_2O_2 氧化时，发出波长为 470nm 的光，具有很高的发光效率，其激发态产物 N-甲基吖啶酮是该发光反应体系的发光体。

2. **酶促反应的发光底物**　是利用标记酶的催化作用，使发光剂（底物）发光，这一类需酶催化后发光的发光剂称为酶促反应发光剂。酶促反应发光剂的主要优点是只要更换底物，其他与经典 ELISA 相同。

目前化学发光酶免疫技术中常用的酶有辣根过氧化物酶（HRP）和碱性磷酸酶（ALP）。HRP 的发光底物为鲁米诺及其衍生物和对-羟基苯乙酸。ALP 的发光底物为 3-（2-螺旋金刚烷）-4-甲氧基-4-（3-磷氧酰）-苯基-1,2-二氧环乙烷二钠盐（AMPPD）和 4-甲基伞形酮磷酸盐（4-MUP，荧光底物）。

（1）鲁米诺及其衍生物：鲁米诺（3-氨基苯二甲酰肼）、异鲁米诺（4-氨基苯二甲酰肼）及其衍生物都有化学发光特性。鲁米诺是最早合成的发光物质，在碱性条件（pH8.6）下可被一些氧化剂（如 H_2O_2）氧化，发生化学发光反应，辐射出最大发射波长为 425nm 的光，但发光强度较弱，持续时间较短，本底较高。

鲁米诺和 H_2O_2 在无 HRP 催化时也能缓慢发光，在最后光强度测定中造成空白干扰，因而宜配成两瓶试剂，在用前即刻混合。此外，HRP 发光增强剂如某些酚试剂（如邻-碘酚）或萤火虫荧光素酶，可增强 HRP 催化鲁米诺氧化的反应和延长发光时间，提高检测的敏感度和重复性。鲁米诺多用于化学发光酶免疫分析。

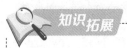

鲁米诺的其他应用

鲁米诺发光是氧化导致的，这意味着有很多氧化物以及能起催化作用的金属也能让鲁米诺发光，而且金属离子浓度与发光强度成正比。利用这一反应可分析含有金属离子的有机化合物，如血红蛋白含有铁，可用鲁米诺检测血迹，且能检测只有百万分之一含量的血。

有机化合物、稀土离子对鲁米诺化学发光反应具有抑制作用，可测定对化学发光反应具有淬灭作用的有机化合物或稀土离子。

可通过耦合反应间接测定无机或有机化合物。例如，葡萄糖-葡萄糖氧化酶（GOD）酶促反应生成的 H_2O_2 与鲁米诺-KIO_4-H_2O_2 的化学发光反应耦合，可采用流动注射化学发光测定葡萄糖。

（2）金刚烷（AMPPD）：碱性条件下，ALP 使 AMPPD 脱去磷酸根基团，形成一种不稳定的中间体 AMPD，其有 2~30min 的分解半衰期，发出波长 470nm 的持续性光，在 15min 时其强度达到高峰，15~60min 内光强度保持相对稳定。

3. **电化学发光剂** 是指通过在电极表面进行电化学反应而发光的物质。例如，化学发光剂三联吡啶钌[Ru(bpy)$_3$]$^{2+}$和电子供体三丙胺（TPA）在阳性电极表面可同时失去一个电子而发生氧化反应。二价的[Ru(bpy)$_3$]$^{2+}$被氧化成三价，成为强氧化剂，TPA 失去电子后被氧化成阳离子自由基 TPA$^+$·，它很不稳定，可自发地失去一个质子（H$^+$），形成自由基 TPA·，成为一种很强的还原剂，可将一个高能量的电子递给三价的[Ru(bpy)$_3$]$^{3+}$，使其形成激发态的三联吡啶钌。激发态的三联吡啶钌不稳定，很快发射出一个波长为 620nm 的光子，回复到基态的三联吡啶钌。这一过程可在电极表面周而复始地进行，产生许多光子，使光信号增强（图 20-1）。三联吡啶钌可直接标记抗原或抗体，反应快速，已广泛用于电化学发光免疫分析系统。

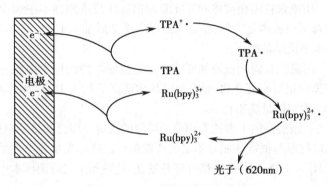

图 20-1 电化学发光原理示意图

三、化学发光标记物的制备

化学发光剂与抗体或抗原结合在一起的复合物称为化学发光标记物。其标记方法很多，大多是利用交联剂与被标记分子结构中的游离氨基、羧基、巯基（—SH）、羟基等基团形成不可逆连接。如吖啶酯类化学发光剂常用 *N*-羟基琥珀酰亚胺活化法，使蛋白质（抗原或抗体）分子中的羧基通过 *N*-羟基琥珀酰亚胺活化，再与发光剂的氨基偶联形成酰胺键的发光标记物。

三联吡啶钌[Ru(bpy)$_3$]$^{2+}$-*N*-羟基琥珀酰胺（NHS）可与蛋白质、半抗原、激素、核酸等多种化合物结合成化学发光标记物。

第二节 直接化学发光免疫分析

一、检测原理

直接化学发光免疫分析（chemiluminescence immunoassay，CLIA）用化学发光剂（吖啶酯）直接标记抗体（抗原），与待测标本中相应的抗原（抗体）和磁颗粒包被的抗体（抗原）发生免疫反应后，通过磁场把结合状态和游离状态的化学发光剂标记物分离开来，然后加入氧化剂（H$_2$O$_2$）和 pH 纠正液 NaOH，吖啶酯在碱性条件下氧化发光，通过对结合物发光强度的测定进行定量或定性检测（图 20-2）。

二、方法类型

（一）分离方法

常用磁颗粒分离技术，即用抗原或抗体包被磁颗粒，与标本中相应抗体或抗原及吖啶酯标记的抗体或抗原通过一定模式的免疫学反应后，最终通过在磁场中冲洗，将结合到免疫复合物中的标记物和游离标记物进行分离的技术。

（二）免疫学反应模式

常用的反应模式主要有以下几种：

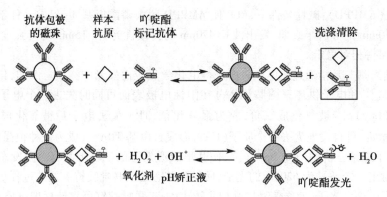

抗体包被　　样本　　吖啶酯
的磁珠　　　抗原　标记抗体　　　　　　　　　洗涤清除

H₂O₂ + OH⁺
氧化剂 pH矫正液　　　　　　　　　吖啶酯发光 + H₂O

图 20-2　直接化学发光免疫分析双抗体夹心法原理示意图

1. **双抗体夹心法**　用磁颗粒固相抗体和吖啶酯标记抗体与待测标本中相应抗原反应,生成磁颗粒抗体-待检抗原-吖啶酯标记抗体复合物,经在电磁场中洗涤后加入 H_2O_2 和 NaOH,吖啶酯分解并发光,其发光量与待测标本中抗原量成正比。

2. **双抗原夹心法**　用磁颗粒固相抗原和吖啶酯标记抗原与待测标本中相应抗体反应,生成磁颗粒抗原-待检抗体-吖啶酯标记抗原复合物,经在电磁场中洗涤后加入 H_2O_2 和 NaOH,吖啶酯分解并发光,其发光量与待测标本中抗体量成正比。

3. **固相抗原竞争法**　该法常用于多肽类小分子抗原的测定。用已知抗原包被磁颗粒制成磁颗粒抗原,和待测样本的相应抗原与恒定的相对不足的吖啶酯标记抗体发生竞争性结合反应,反应平衡后在电磁场中洗涤,加入 H_2O_2 和 NaOH,吖啶酯分解并发光,其发光量与待测标本中抗原量成反比。

三、关键技术

以双抗体夹心法为例,其关键技术如下:

（一）抗原抗体结合反应

将包被已知抗体的磁颗粒和待测标本加入到反应管中,标本中待测抗原与磁颗粒上抗体结合,再加入吖啶酯标记抗体,经过温育,形成磁颗粒抗体-待检抗原-吖啶酯标记抗体复合物。

（二）结合物与游离物的分离

在电磁场中进行 2~3 次洗涤后,将未结合到磁颗粒上的游离物洗去。

（三）化学发光反应

经洗涤的磁颗粒中,加入 H_2O_2 和 pH 纠正液 NaOH,这时吖啶酯不需要催化剂即分解并发光,通过对结合物发光强度的测定进行定量或定性检测。

四、评价与应用

1. 以吖啶酯作为标记物,其化学反应无需催化剂,简单快速,背景噪音低,保证了测定的灵敏性。
2. 发光迅速,发光强度强,在 1s 内完成,为快速的闪烁发光,对信号检测仪的灵敏度要求高。
3. 吖啶酯可直接标记抗原或抗体,结合稳定,不影响标记物的生物学活性和理化特性。
4. 吖啶酯分子量小,使其对结合反应的空间位阻作用减少。

第三节　化学发光酶免疫分析

一、检测原理

化学发光酶免疫分析(chemiluminescence enzyme immunoassay, CLEIA)是用参与催化某一化学发光反应的酶如 HRP 或 ALP 来标记抗原或抗体,在与待测标本中相应的抗体(抗原)发生免疫反应后,经洗涤将结合的酶标记物与游离的酶标记物分离后,加入底物(发光剂),酶催化底物发光,由光检测仪检测发光强度,通过标准曲线计算出待测物的浓度(图 20-3)。

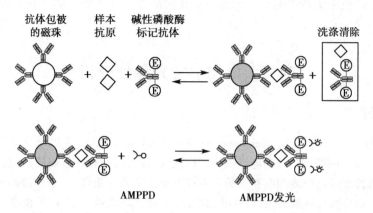

图 20-3 碱性磷酸酶化学发光酶免疫分析双抗体夹心法原理示意图

二、方法类型

（一）根据标记酶不同分类

可分为辣根过氧化物酶标记的化学发光酶免疫分析和碱性磷酸酶标记的化学发光酶免疫分析。前者常以鲁米诺或其衍生物作为发光底物,后者常以 AMPPD 作为发光底物。

（二）根据免疫学反应模式分类

同直接化学发光免疫分析,主要有双抗体夹心法、双抗原夹心法和固相抗原竞争法三种模式,不同之处在于标记物是酶而不是化学发光剂。

三、关键技术

以 ALP 作为标记物的双抗体夹心法测抗原为例,其关键技术如下:

（一）抗原抗体结合反应

将包被已知抗体的固相载体和待测标本进行反应,经温育一定时间后,加入 ALP 标记抗体,温育,形成固相载体-抗体-抗原-酶标抗体复合物。

（二）分离技术

常用的分离技术有以下几种:

1. 磁颗粒分离法　用磁颗粒作为固相载体进行包被,通过在磁场中冲洗,将结合到免疫复合物中的酶标记物和游离酶标记物进行分离的技术。

2. 微粒子捕获法　用无磁性微粒子作为包被载体,然后用纤维膜柱进行酶标记物的结合状态和游离状态的分离。通常将复合物转移到玻璃纤维上,用缓冲液洗涤,未与固相载体结合的游离物被洗涤下去,与固相载体结合的抗原-抗体复合物被保留在纤维膜上。

3. 包被聚苯乙烯珠或孔分离法　在聚苯乙烯反应珠或反应孔上包被已知抗体,经抗原-抗体反应后,通过洗涤反应珠或反应孔的方法将结合状态和游离状态的酶标记物进行分离。

（三）酶促发光反应

加入 AMPPD,孵育一段时间后,ALP 使 AMPPD 脱去磷酸根基团而发出 470nm 的光,由集光器接收,经光电倍增管放大,按标准曲线,可计算出被测抗原的含量。

四、评价与应用

1. 酶催化鲁米诺、AMPPD 等发光剂发出的光稳定,持续时间长,便于记录和测定。

2. 酶标记抗原或抗体结合稳定,试剂有效期长。

3. 属于酶免疫测定范畴,测定过程与 ELISA 相似,只是最后加入的是发光底物并检测其光信号进行定量分析。

4. 有全自动及半自动分析仪。半自动分析操作同 ELISA,其成本相对较低,但手工操作步骤多,误差相对较大,适合中小型医院使用。

5.洗涤要彻底,以免因血清中其他来源的过氧化物酶类物质所产生的非特异性吸附影响测定结果。

第四节　电化学发光免疫分析

一、检测原理

电化学发光免疫分析(electrochemiluminescence immunoassay,ECLIA)是以电化学发光剂三联吡啶钌标记抗体(抗原),以三丙胺(TPA)为电子供体,以磁性微粒为固相载体包被抗原(抗体),通过抗原-抗体反应后,磁性微粒流经电极表面时被安装在电极下面的电磁铁吸住,而未结合的标记物和标本被TPA缓冲液冲走。与此同时,电极加压,启动电化学反应,使三联吡啶钌和TPA在电极表面进行电子转移,产生电化学发光,通过测定电极上发出的光强度对待测的抗原或抗体进行定性或定量分析(图20-4)。

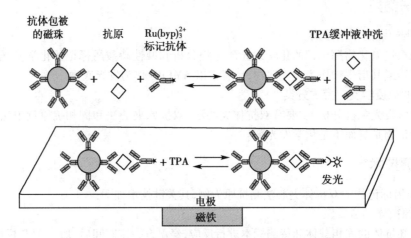

图20-4　电化学发光免疫分析双抗体夹心法原理示意图

二、方法类型

(一)分离方法

常用磁颗粒分离技术。

(二)免疫学反应模式

同直接化学发光免疫分析,主要有双抗体夹心法、双抗原夹心法和固相抗原竞争法等三种模式,不同的是相应抗原或抗体上标记的是三联吡啶钌。

三、关键技术

以双抗体夹心法测抗原为例,其关键技术如下:

(一)抗原-抗体反应

三联吡啶钌标记抗体和生物素(B)标记抗体与待测标本同时加入一个反应杯中孵育反应,反应后形成$[Ru(bpy)_3]^{2+}$-Ab-Ag-Ab-B复合物,再将链霉亲和素(SA)包被磁珠加入反应杯中,再次孵育,使生物素通过与链霉亲和素的结合,将磁珠、抗体连接为一体,形成$[Ru(bpy)_3]^{2+}$-Ab-Ag-Ab-B-SA-磁珠复合体。

(二)结合物与游离物的分离

蠕动泵将形成的$[Ru(bpy)_3]^{2+}$-Ab-Ag-Ab-B-SA-磁珠复合体吸入流动测量室,磁珠被工作电极下面的磁铁吸附于电极表面。同时,游离的Ab也被吸出测量室。

(三)电化学发光过程

蠕动泵加入TPA,电极加电压,启动电化学发光反应过程。该过程在电极表面周而复始地进行,产生许多光子,光电倍增管检测光强度,其与$[Ru(bpy)_3]^{2+}$的浓度呈线性关系,根据标准曲线,可计算出待测抗原的含量。

四、评价与应用

1. 标记物的再循环利用,使发光时间长,信号强度高,易于测定和控制。

2. 具有敏感度高、线性范围宽、反应时间短、试剂稳定性好等特点。

3. 三联吡啶钌分子量小,在一个抗体上可同时标记许多标记物而不影响抗体的免疫活性。

4. 三联吡啶钌可与蛋白质、半抗原、激素、核酸等各种化合物结合,所以电化学发光检测项目广泛。

5. 检测标记物时需要三个电极(一个金/铂激发电极,两个测定电极),需要定期更换,成本较高。

6. 仪器采用的流动比色池,存在交叉污染的潜在可能。

第五节　发光氧通道免疫分析

一、检测原理

发光氧通道免疫分析(luminescent oxygen channeling immunoassay,LOCI)是以纳米微粒为基础的均相化学发光免疫技术。其反应体系的成分主要包括:

1. **感光微粒(纳米级)**　感光微粒是覆盖有亲和素和酞菁染料的乳胶聚苯乙烯微粒,可吸收680nm的光,生成高能单线态氧。

2. **发光微粒(纳米级)**　发光微粒含有烯烃染料和特异性抗体(抗原),可以与单线态氧反应,发出612nm的光信号,但只有感光微粒与发光微粒形成二聚体才能生成化学光信号。复合物释放的化学光在612nm被LOCI检测器读取。不同的波长、单线态氧生成的时机以及LOCI检测器是整个反应灵敏度和特异性的关键。

3. **生物素化抗体(抗原)**　特异性抗体(抗原)与生物素结合后,形成生物素化抗体(抗原),可以与含有亲和素的感光微粒结合。

在均相条件下,待测样品与含有发光材料的发光微粒以及含有感光材料的感光微粒等试剂进行混合,由于在发光微粒和感光微粒表面连接有生物活性分子(抗原或抗体等),可以直接或间接的捕捉待测样本中的相应抗体或抗原,从而将发光微粒与感光微粒连接成复合物。激发光照射后,感光微粒被诱导激活,并释放高能态的活性氧离子。该高能态的活性氧离子在近距离被发光微粒俘获,从而传递能量以激活发光微粒中的发光化合物,数微秒后,发光微粒中的发光化合物释放出高能级红光,用单光子计数器测定这些高能级光子,并通过计算机将光子数换算成靶分子浓度(图20-5)。而当没有相应的抗原-抗体反应,发光微粒与感光微粒不能形成复合物时,虽然在激发照射下活性氧离子从感光微粒中释放,但无法到达发光微粒,即在液相中迅速淬灭,检测时则无高能级红光产生。

二、方法类型

1. 无需分离结合物与游离物,为均相化学发光免疫技术。

2. 免疫学反应模式同直接化学发光免疫分析,主要有夹心法和竞争法两种模式。

三、关键技术

以双抗体夹心法测抗原为例,其关键技术如下:

（一）抗原-抗体反应

包被有特异性抗体的发光微粒、生物素(B)标记抗体与待测标本加入同一个反应杯中孵育反应,反应后形成(发光微粒-Ab-Ag-Ab-B)复合物,再将链霉亲和素(SA)包被感光微粒加入反应杯中,再次孵育,使生物素(B)通过与链霉亲和素(SA)的结合,将感光微粒、抗体连接为一体,形成(发光微粒-Ab-Ag-Ab-B-SA-感光微粒)复合物,从而拉近了发光微粒与感光微粒的距离,使得距离小于200nm。

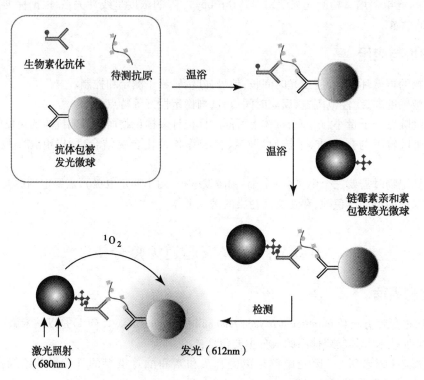

图 20-5　发光氧通道免疫分析双抗体夹心法原理示意图

（二）检测

用 680nm 的光照射反应体系,感光微粒使周围环境中的氧转化为高能单线态氧,高能单线态氧被发光微粒捕获,与化学微粒发生反应,释放出 612nm 光信号,被检测器读取,并通过计算机将光子数换算成靶抗原浓度。

四、评价与应用

1. LOCI 整个能量（光）的产生、传递和放大过程十分稳定,不易受到 pH、离子强度、温度的影响。

2. LOCI 的免疫反应属于均相反应模式,包被有抗体或抗原的感光微粒与发光微粒均匀分布在反应体系中,能更快速、充分地完成免疫反应,反应时间更短。

3. 反应过程无须分离未结合的标本和试剂,降低了反应的系统误差。从激发光→高能态氧离子→发光微粒→光信号四个反应的信号传递过程具有放大效应,且发光迅速,提高了结果的灵敏度。

4. LOCI 检测范围广,酶的活性、受体-配体反应、低亲和力的反应、第二信使水平、DNA、RNA、蛋白质等都能用 LOCI 进行检测。

5. LOCI 能够检测任意结合强度的生物分子,解决了检测低亲和力分子的问题。

第六节　化学发光免疫技术的临床应用

由于化学发光免疫测定技术标记物为非放射性物质,而且还具有快速、准确、特异、可自动化等优点,已广泛应用于肿瘤标志物、各种激素、药物及其他微量生物活性物质的测定。

1. 甲状腺激素　T_3、T_4、hTSH、FT_4、FT_3、抗 TPO、甲状腺球蛋白、抗甲状腺球蛋白抗体等。

2. 生殖激素　β-hCG、催乳素、促卵泡激素、促黄体激素、孕酮、雌二醇、非结合雌三醇、甲胎蛋白、睾酮、硫酸脱氢异雄酮等。

3. 肾上腺/垂体激素 皮质醇、尿皮质醇、人生长激素、甲状旁腺素、促肾上腺皮质激素等。

4. 贫血因子 维生素 B_{12}、叶酸、红细胞叶酸、铁蛋白等。

5. 肿瘤标记物 AFP、CEA、PSA、游离 PSA、CAl9-9、CAl25、CAl5-3 等。

6. 感染性疾病 衣原体抗原、弓形体 IgG 抗体、弓形体 IgM 抗体、风疹病毒 IgG 抗体、风疹病毒 IgM 抗体、巨细胞病毒 IgG 抗体、巨细胞病毒 IgM 抗体等。

7. 糖尿病 胰岛素、C 肽等。

8. 心血管系统 CK-MB 同工酶、地高辛、肌红蛋白(Mb)、心肌肌钙蛋白-I(cTnI)等。

9. 病毒标记物 HIV1/2Ab、HBsAg、HBsAb、HCVAb、HAV IgM、HBcAb、HBcIgM、HBeAg、HBeAb 等。

10. 骨代谢 骨胶原酶、脱氧吡啶啉等。

11. 过敏性疾病 总 IgE、特异性 IgE 等。

12. 治疗药物监测 茶碱、地高辛、环孢素 A、巴比妥等。

本章小结

1. 发光 是指分子或原子中的电子吸收能量后,由较低能级的基态跃迁到较高能级的激发态,然后再返回到基态,释放出的能量表现为光的发射。根据形成激发态的激发能不同,可将发光分为光照发光、生物发光和化学发光。

2. 化学发光 某些物质(发光剂)在化学反应时,吸收了反应过程中所产生的化学能,使反应的产物分子或中间态分子中的电子跃迁到激发态,当电子从激发态回复到基态时,以发射光子的形式释放出能量,这一现象称为化学发光。

3. 化学发光剂 在化学发光反应中参与能量转移并最终以发射光子的形式释放能量的化合物称为化学发光剂或发光底物。化学发光免疫技术中常用的化学发光剂或发光底物有:①直接化学发光剂吖啶酯;②HRP 的发光底物鲁米诺或其衍生物、ALP 的发光底物 AMPPD;③电化学发光剂三联吡啶钌。

4. 化学发光免疫技术的分类 根据标记物的不同及反应原理的不同,化学发光免疫技术大体可分为直接化学发光免疫分析、化学发光酶免疫分析、电化学发光免疫分析、发光氧通道免疫分析四种类型(表 20-1)。

表 20-1 四种不同化学发光免疫分析试验的比较

	直接化学发光	酶促化学发光	电化学发光	发光氧通道
标记物	吖啶酯	ALP/HRP	三联吡啶钌	发光与感光微粒
发光底物	-	AMPPD/鲁米诺	-	-
免疫反应模式	夹心法、竞争法	夹心法、竞争法	夹心法、竞争法	夹心法、竞争法
光信号	闪光	辉光	电激发闪光	激发光
影响结果的因素	少	较多	少	少
反应速度	快速	较快速	快速	快速
检测成本	高	低	高	低
均相/非均相	非均相	非均相	非均相	均相

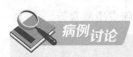

病例讨论

　　患者,男性,62岁,因发热、咳嗽、气喘入院检查治疗。患者双肺部听诊呼吸音粗,可闻及湿啰音。血常规示白细胞 $18.5×10^9$/L,中性粒细胞 0.85,淋巴细胞 0.118,血红蛋白 126g/L,血小板 $139×10^9$/L。肝功、肾功、电解质检查未见异常,胸部 CT 示考虑双肺炎症。患者初步诊断为肺部感染,予以止咳平喘,抗生素抗感染治疗。治疗 3 天,患者发热、咳嗽症状未见好转反而加重。临床医生为求进一步诊断与鉴别诊断,采血完善血清降钙素原(PCT)及肺癌标志物检查。PCT 及肺癌标志物均采用全自动电化学发光免疫分析仪进行检测,结果见 PCT 为 2.61ng/ml(参考值<0.5ng/ml),肺癌标志物中神经元特异性烯醇化酶(NSE)为 32.2μg/L(参考值<12.5μg/L),明显高于参考值上限,其他肺癌标志物指标均未见异常。检验科人员对其结果进行审核时,为排除溶血导致的 NSE 升高,从仪器上取出患者样本观察,结果见其为溶血标本,于是通知临床护士重新采集样本复检。复检结果见 NSE 2.3μg/L,PCT 2.62ng/ml。PCT 明显升高,患者仍然考虑为细菌感染性肺炎。后根据患者痰培养结果更换抗生素治疗,病情好转。

(陆小琴)

扫一扫,测一测

思考题

　　1. 作为化学发光免疫技术的化学发光剂,必须具备的条件是什么?

　　2. 化学发光酶免疫分析的基本原理是什么?

　　3. 三联吡啶钌发光的原理和特点是什么?

学习目标

1. 掌握：免疫组织化学检验技术的定义、种类及基本过程，抗原的修复方法，抗体的选择和保存方法；直接法和间接法酶标记抗体免疫组织化学染色技术的基本原理；荧光免疫组织化学中的标本类型及保存。

2. 熟悉：免疫组织化学技术的标本处理、保存与修复、结果判断；非标记抗体酶免疫组织化学染色的常见类型及原理；亲和组织化学技术的定义及分类；免疫标记电镜技术的基本原理。

3. 了解：常见的亲和组织化学技术的原理、优缺点及应用。

4. 能进行标本采集、固定与保存、抗原的修复操作，能正确选择抗体，能判断免疫组织化学检验结果。

5. 对酶标记抗体、非标记抗体酶免疫组织化学染色的具体方法有充分的了解。

　　免疫组织化学检验技术(immunohistochemistry technique)又称免疫细胞化学检验技术，简称免疫组化技术，是利用标记的特异性抗体(或抗原)与组织细胞内抗原(或抗体)进行的抗原-抗体反应和组织化学的呈色反应，对组织和细胞抗原进行定性、定位、定量测定的免疫检测方法。它结合了免疫反应的特异性、组织化学的可见性和分子生物学技术的敏感性，借助显微镜(包括普通光镜、荧光显微镜和电子显微镜)的显像和放大作用，在细胞、亚细胞水平检测各种抗原或抗体物质，为疾病的诊断、鉴别及发病机制的研究提供了强有力的手段。

第一节　免疫组织化学检验技术基本知识

知识拓展

免疫组织化学检验技术的优势

1. **特异性强**　免疫组化技术是利用标记的特异性抗体(或抗原)与组织细胞内抗原(或抗体)进行的抗原-抗体反应和组织化学的呈色反应，免疫学的基本原理决定了抗原与抗体之间的结合具有高度特异性。

2. **敏感性高**　应用免疫组化技术时，由于标记物的放大作用，尤其是 ABC 法或 SP 法的应用，使抗体稀释上千倍、上万倍后仍可在组织细胞中与抗原结合，这样高敏感性的抗原-抗体反应使免疫组织化学方法越来越方便地应用于常规病理诊断工作。

3. 定位准确、形态与功能相结合　免疫组织化学检验技术通过抗原-抗体反应及呈色反应,可在组织或细胞中进行抗原的准确定位,并可同时对不同抗原在同一组织或细胞中进行定位观察,这样就可以进行形态与功能相结合的研究,对病理学研究的深入是十分有意义的。

根据标记物的不同,免疫组织化学检验技术可分为酶免疫组织化学技术(简称酶免疫组化技术)、荧光免疫组织化学技术、金免疫组织化学技术、亲和组织化学技术、免疫标记电镜技术等。近年来随着分子生物学基因探针、核酸分子杂交、原位 PCR、原位端粒重复序列扩增法、组织芯片、冷冻细胞芯片、显微切割技术、活细胞原位荧光杂交、图像分析等技术的应用,使免疫组织化学技术进入到一个新的发展阶段。

免疫组织化学检测的主要过程包括:①抗原的提取与纯化;②免疫动物或细胞融合,制备特异性抗体;③抗体效价检测及提取;④将标记物与抗体结合形成标记抗体;⑤细胞和组织切片标本的制备;⑥免疫组织化学反应和显色反应;⑦观察并记录结果。

一、标本制作

标本制作是获得良好的免疫细胞组织化学分析的保障,良好的细胞和组织学结构将有助于抗原的准确显示和定位。

(一)标本的主要来源

标本的来源主要有:①活体组织;②各种体液及穿刺液;③培养细胞等。在组织细胞标本制作的过程中,不仅要保证检测的细胞或组织新鲜、形态结构完整,更要保持细胞或组织成分的抗原不被破坏。对活检标本和手术切除标本,取材应在 2h 以内进行,超过 2h 的组织可能有不同程度的自溶,其抗原可能有变性消失,甚至会产生严重的弥散现象。取材的刀口必须锋利,以免组织受挤压;取材的范围包括主要病灶、病灶与正常组织交界区、远离病灶区的正常组织,必要时应先去除表面的坏死组织。

(二)标本的固定与保存

1. 组织材料的固定目的　良好的固定是免疫组织化学结果可靠的重要保证。其目的在于:①防止组织细胞的死后变化,以保持其固有形态;②使细胞内的蛋白质等各种抗原成分转变成不溶性物质,以保持它原有的结构;③使组织中的各种物质沉淀和凝固起来而产生不同的折射率,以便染色后易于鉴别和观察;④固定剂兼有硬化作用,使组织硬化,便于制片;⑤防止细胞过度收缩或膨胀而失去其原有形态结构;⑥经过固定的组织能对染料产生不同的亲和力而着色清晰,便于辨认。

2. 固定剂的选择　用于免疫组织化学的固定剂种类较多、性能各异。最佳固定剂的标准是:①最好地保持细胞和组织的形态结构;②最大限度地保存抗原的免疫活性。蛋白质类抗原可用乙醇或甲醛固定;微生物抗原可用丙酮或三氯化碳固定;类脂质丰富的组织进行蛋白、多糖抗原检测时,需用乙醚、丙酮等有机溶剂除去类脂。其中,10%甲醛和4%多聚甲醛为多年来组织标本的常规固定剂。

(三)切片方法的选择

应用于光镜的免疫组织化学染色的切片厚度一般要求 5μm 左右,用于神经组织研究的切片要求厚度在 20~100μm,以便追踪神经纤维的走行。

1. 冰冻切片　是免疫组织化学染色中最常用的一种切片方法。其最突出的优点是能够较完好地保存多种抗原的免疫活性,尤其是细胞表面抗原更应采用冰冻切片。新鲜的组织及已固定的组织均可作冰冻切片。冰冻时组织中水分易形成冰晶,往往影响抗原定位。因此,为减少冰晶的形成可采取:①速冻,能使组织温度骤降,缩短-30℃降至-43℃的时间,减少冰晶的形成;②将组织置于20%~30%蔗糖溶液1~3天,利用高渗吸收组织中的水分,减少组织含水量。

2. 石蜡切片　为研究形态学的主要制片方法,其优点是组织结构保存良好。在病理和回顾性研究中有较大的实用价值,能切连续薄片,组织结构清晰,抗原定位准确。用于免疫组织化学技术的石蜡切片制备与常规制片略有不同:①脱水、透明等过程应在 4℃下进行,以尽量减少组织抗原的损失;②组织块大小应限于 2cm×1.5cm×0.2cm,使组织充分脱水、透明、浸蜡;③浸蜡、包埋过程中,石蜡应保持在 60℃以下,以熔点低的软蜡最好。

二、抗原的处理

常规石蜡切片标本一般均采用甲醛固定。经甲醛固定的部分组织细胞,免疫组织化学标记敏感性明显降低,其原因为:①甲醛固定过程中形成的醛键封闭了部分抗原决定基;②甲醛在保存过程中形成的羧甲基封闭抗原决定基;③固定时会使蛋白与蛋白之间发生交联,也可能会封闭抗原决定基,阻碍抗原与抗体充分的结合。因此,为提高免疫组化技术的敏感性,最大限度地显示待检抗原,多数抗原需要先进行抗原的暴露或修复。抗原修复原则上应选取阳性强度和阳性率最佳、抗原的定位准确、无非特异性染色的方法。常用的抗原修复方法有酶消化法和热抗原修复法。

(一)酶消化法

酶的种类很多,常用胃蛋白酶、胰蛋白酶、链霉蛋白酶、菠萝蛋白酶、无花果蛋白酶等消化能力不同的酶。一般胃蛋白酶和菠萝蛋白酶主要用于细胞间质抗原的检测,其余的酶均用于细胞内抗原的检测。弱消化用无花果蛋白酶,中度消化用胰蛋白酶,强消化用胃蛋白酶,但在日常工作中用胰蛋白酶消化即可。

(二)热抗原修复法

以高温、高压对常规固定石蜡切片进行抗原修复,可提高抗原抗体的阳性检出率。常用的方法有:

1. **直接煮沸法**　先将配置好的修复液在电炉上加热至沸腾,再将切片浸入修复液中,持续加热15~20min,取出自然冷却至室温。

2. **微波处理法**　先将配置好的修复液用微波高档加温至95~100℃,再将切片移入修复液中,微波保持20min,取出自然冷却至室温。

3. **压力锅法**　将修复液置入压力锅内加温至煮沸,将切片置入修复液,盖上锅盖不加阀,喷气后计时2min,关闭气阀。冷却后取出切片。适用于大批切片的加热处理。

4. **盐酸水解法**　切片放于盐酸水解液中,60℃恒温孵育,取出自然冷却至室温。

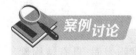

免疫组织化学技术分析

某医院病理科医师在回顾性研究中,由于先前并没有使用防脱载玻片保留组织标本,并且现有组织标本较少,在进行几次免疫组织化学染色时常常脱片,急需解决脱片问题,请帮助他分析原因。

案例分析

三、抗体的处理

抗体是免疫组织化学技术的首要试剂,目前国内外市场可提供有多种特异性抗体,基本能满足日常工作的需要。若为自制的异种抗血清,可用特异性抗原进行亲和层析,去除非特异性抗体,或将抗体稀释处理。

(一)抗体的选择

应选用具有高度特异性和稳定性的优质抗体,还应根据具体情况决定采用单克隆抗体或多克隆抗体。多克隆抗体广泛应用于石蜡包埋的组织切片,其敏感性高,但特异性不如单克隆抗体。单克隆抗体特异性强,但敏感性不够高。

(二)抗体的稀释

抗原-抗体反应须有适当的比例,过量或不足均不能达到预期结果。实际操作中应进行预实验,摸索出抗体的最佳稀释度,以便达到最小背景染色下的最强特异性。

(三)抗体的合理保存

在保存抗体时,要特别注意保持抗体的生物活性。小剂量分装抗体进行低温冻存;如果抗体能在半年甚至一年用完的,4℃存放即可,不会影响效果。稀释抗体时所用的吸器要洁净,防止霉变而影响抗体效价。

四、结果判断

(一)对照染色设计

为了保证免疫组织化学染色的准确性,证明和肯定阳性结果的特异性,排除某些非特异性染色,通常需针对第一抗体设立对照。

1. 阳性对照　用已知抗原阳性的切片与待检标本同时进行免疫组化染色,对照切片应呈阳性结果,为阳性对照。目的是证实所用免疫组化染色流程的有效性,排除假阴性的可能。

2. 阴性对照　用确证不含已知抗原的标本进行免疫组织化学染色,应呈阴性结果,为阴性对照。目的是排除假阳性。

3. 阴性试剂对照　是指用于证实在免疫组织化学染色中所用试剂(尤其是特异性抗体试剂的有效性和可靠性)而设立的同步免疫染色对照,包括空白对照、替代对照、吸收试验和抑制试验等。目的是排除假阳性、证实所用免疫组织化学试剂及其技术方法的有效性和待检实验切片免疫标记阳性结果的可靠性。

4. 自身对照　是指在同一标记切片上的自身组织成分的阴性背景对照。即与靶抗原阳性反应细胞或成分相邻的阴性背景结构的显色,结果应为阴性或着色较浅,需与阳性着色成分呈鲜明对比。目的在于排除内源性干扰产生的假阳性和因抗原弥散移位造成的错误结果。

(二)阳性结果

阳性细胞的显色可位于细胞膜、细胞质和细胞核。免疫组织化学标记具有一定形态特点,包括定性、定位和定量三方面。免疫显色强度和阳性细胞密度是定性、定量指标,阳性细胞的着色形态(如胞膜型、胞核型、胞质型等)及组织分布特点(如局灶型、弥漫型、片块型等)主要是定位指标。阳性表达有强弱、多少之分,哪怕只有少数细胞阳性(只要是抗原所在部位),也应视为阳性表达。

(三)阴性结果

阴性结果不能简单视为抗原不表达,由于染色方法灵敏度有高低之分,有时可因灵敏度不够而导致阴性反应。

(四)特异性显色和非特异性显色的鉴别

1. 分布位置　特异性反应必须分布于特定抗原部位,如细胞质、细胞核和细胞表面,具有结构性。如淋巴细胞中白细胞共同抗原(LCA)应定位在细胞膜上;前列腺特异性抗原(PSA)、癌胚抗原(CEA)应定位在细胞质内;增殖细胞核抗原(PCNA)及 p53 蛋白应定位在细胞核内等。非特异性反应无一定的分布规律,常为坏死及切片刀痕和界面边缘细胞区域,常为成片均匀着色。

2. 显色强度　特异性反应由于细胞内抗原含量不同,显色强度不一。阳性细胞的染色常定位于细胞,并与阴性细胞间有明显间隔;而非特异性反应常不限于单个细胞,常为成片的细胞,细胞之间显色强度相同或者细胞着色和周围组织无明显区别。

3. 其他　在过大的组织块,中心固定不良也会导致非特异性显色,有时可见特异性显色和非特异性显色并存。过强的非特异性显色背景可影响结果判断。

对免疫组织化学标记结果的意义不能绝对化,应结合临床资料、X 线等影像学、实验结果综合分析。

五、质量控制

质量控制是免疫组化技术取得满意结果的必要条件。

(一)试剂质量控制

抗体的质量是免疫组化染色成功的关键。不同厂家生产的同一种抗体特异性和敏感性存在差异、所用的检测试剂盒特异性和灵敏度也各异,故使用前应了解抗体的特异性和敏感性,并且通过预实验观察已知阳性和阴性标本实验结果与实际情况符合与否。试剂的质量控制还包括合适的稀释度、稀释剂、孵育温度和孵育时间等。此外,还应包括对试剂的复溶及试剂的有效性进行质量控制。

(二)操作过程质量控制

1. 实验操作　需严格按照标准化操作步骤进行,关注日间和操作人员间的变化情况。建立标准化的操作程序(SOP),由熟悉 SOP 文件、有资质的人员进行操作;并建立规范、合理的工作流程。

2. 标本的质量控制　标本的采集、留取、保存、固定和处理对免疫组织化学染色至关重要。用于质量控制的标本应包括阴性、阳性或自身组织对照三种类型。质控品的设置可有助于监控标本制备、操作过程、染色步骤、试剂质量等问题引起的误差。有时还需要对标本进行预处理,以消除内源性过氧化物酶对组织化学染色结果的干扰。

（三）仪器设备和器具的质量控制

免疫组织化学染色的相关设备、仪器和器具都需要定期校准。操作所用的吸管、试管、移液器等须进行严格的处理和消毒,以减少污染机会。

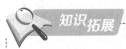

免疫组织化学检验技术在临床病理诊断中的应用

1. 提高病理诊断的准确性　石蜡切片病理诊断仅仅依靠形态学的判断可能误诊。采用免疫组化技术对肿瘤特异性抗原或肿瘤相关抗原进行识别、定位,可以大大提高肿瘤的诊断水平。

2. 确定细胞类型　通过特定抗体标记出细胞内相应抗原成分,以确定细胞类型。如甲状腺球蛋白抗体是甲状腺滤泡型癌的敏感标记,而降钙素抗体是甲状腺髓样癌的特有标记。有些细胞(如表皮内朗格汉斯细胞、黑色素细胞、淋巴结内指突状和树突状网织细胞)光镜下不易辨认,但免疫组织化学标记能清楚显示其形态。

3. 了解肿瘤细胞分化和增生程度　大多数标记物都有其特定的分布部位,如上皮细胞膜抗原(EMA)着色部位在细胞膜上,但未分化乳癌胞浆内也可出现阳性颗粒;角蛋白的含量也与分化程度有关,低分化或未分化癌含量较低、染色较弱。肿瘤细胞增殖的活跃程度直接影响肿瘤的临床治疗和预后,采用免疫组织化学方法可对肿瘤细胞增生抗原进行定位、定量,方法简便。

4. 鉴定病变性质　通过标记 Ig 轻链(κ 型、λ 型)可区分部分 B 细胞性淋巴瘤与 B 细胞反应性增生,前者常表达单一的 Ig 轻链,后者常为多克隆 Ig 轻链。而标记 Bcl-2 蛋白在区别滤泡型淋巴瘤和反应性滤泡增生上有重要意义。在滤泡型淋巴瘤,90%以上肿瘤性滤泡细胞有 Bcl-2 的高表达;而在滤泡反应性增生时,滤泡反应中心的细胞不表达 Bcl-2 蛋白,而套细胞则表达。

5. 确定肿瘤分期　判断肿瘤是原位或是有浸润发生及有无血管、淋巴管转移,对临床选择治疗方案和判断预后有十分重要的意义。常规病理方法判断有困难时,采用免疫组化方法可获得明确结果。如采用层粘连蛋白和Ⅳ型胶原的单克隆抗体可清楚显示基底膜的主要成分,一旦证实上皮性癌突破了基底膜,就不是原位癌,而是浸润癌,其预后是不同的。

6. 发现微小转移灶　常规病理组织学方法要在一个组织中认出单个或几个转移性肿瘤细胞是不可能的,而采用免疫组织化学方法(如用上皮性标志)则有助于微小(癌)转移灶的发现。

第二节　酶免疫组织化学检验技术

酶免疫组织化学检验技术是在一定条件下应用酶标抗体(抗原)与组织或细胞标本中的抗原(抗体)发生反应,催化底物产生显色反应,借助显微镜识别标本中抗原(抗体)的分布和性质,也可通过图像分析技术达到定量的目的。

一、标本制作

酶免疫组织化学检验技术的技术要点与荧光免疫技术相似,常用的标本有组织切片、组织印片和细胞涂片等,其制作方法见本章第一节。常用的酶、显色底物及酶标记抗体的方法见第十五章。

酶免疫组织化学检验技术可分为酶标记抗体免疫组织化学染色法和非标记抗体酶免疫组织化学染色法两种类型。与荧光免疫技术相比,酶免疫组织化学检验技术具有染色标本可长期保存、可用普通光镜和电镜观察结果、可观察组织细胞的细微结构等优点,尤其是非标记抗体酶免疫组织化学染色法的灵敏度更优于荧光免疫技术。

二、酶标记抗体的免疫组织化学染色法

（一）原理

酶标记抗体免疫组织化学染色法是借助交联剂共价键将酶直接连接在抗体上,酶标抗体与组织内特异抗原或抗原-抗体复合物反应后,通过酶对底物的催化作用,生成不溶性有色产物并沉淀在特定位置,达到对抗原定性、定位、定量检测的目的。

（二）技术类型

1. 直接法　将酶直接标记在特异性抗体上,与组织细胞内相应的抗原进行特异性反应,形成抗原-抗体-酶复合物,最后用酶底物显色。

2. 间接法　用已知抗体(Ab1)与标本中相应抗原(Ag)反应,形成 Ag-Ab1 复合物,再用酶标记抗抗体(Ab2＊E)与 Ag-Ab1 反应,使之形成 Ag-Ab1-Ab2＊E 复合物,加酶底物显色。

3. 酶标抗体三步染色法　为间接法的改良法,是在标本抗原上加三层抗体。后两层抗体均可用酶标记抗体,使之形成 Ag-Ab1-Ab2＊E-Ab3＊E 复合物。该法由于所形成的复合物中酶的增加,而使灵敏度得到提高。

（三）方法评价

直接法的优点是操作简便、特异性强,缺点是灵敏度低、制备的抗体种类有限。间接法是用一种酶标记抗抗体与多种特异性抗体结合,可检测多种抗原,实用性和灵敏度均强于直接法,缺点是灵敏度低于非标记抗体酶组织化学染色法和三步法。酶标抗体三步法的灵敏度高于直接法和间接法,但操作烦琐、费时。

案例分析

案例讨论

酶免疫组织化学检验技术分析

某同学在研究组织抗原时,采用酶免疫组织化学检验技术进行检测,但 DAB 染色后切片背景着色深,请帮助他分析原因并改进方法。

三、非标记抗体的酶免疫组织化学染色法

（一）原理

该技术首先用酶免疫动物,制备效价高、特异性强的抗酶抗体(Ab3),将酶与 Ab3 结合形成复合物,然后利用第二抗体(Ab2)作桥,Ab2 既可与 Ab3 的 Fc 段结合,又可与结合在组织抗原上的第一抗体(Ab1)的 Fc 段结合,经酶催化底物的显色反应,达到对抗原的检测。

（二）技术类型

1. 酶桥法　用辣根过氧化物酶(HRP)免疫动物(如兔),制备抗 HRP 的抗体(Ab3),经 Ab2(如羊抗兔)作桥,将结合在组织抗原上的 Ab1(兔抗相应组织抗原的抗体)与 Ab3 连接起来,最后将 HRP 与 Ab3 结合形成 Ag-Ab1-Ab2-Ab3-HRP 复合物,加底物显色(图 21-1)。

视频:酶免疫组织化学(酶桥法)原理

2. 过氧化物酶-抗过氧化物酶法(peroxidase antiperoxidase,PAP 法)　为酶桥法的改良,技术要点基本上与酶桥法相同,但该法将抗酶抗体(抗过氧化物酶抗体)与酶(过氧化物酶)制成了可溶性复合物(PAP),该复合物由 2 个抗酶抗体和 3 个过氧化物酶分子组成,呈五角形,非常稳定(图 21-2)。

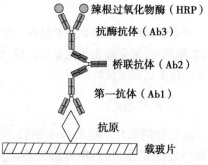

图 21-1　酶免疫组织化学(酶桥法)原理示意图

辣根过氧化物酶(HRP)
抗酶抗体(Ab3)
桥联抗体(Ab2)
第一抗体(Ab1)
抗原
载玻片

笔记

通过桥抗体(Ab2)将特异性识别组织抗原的抗体(Ab1)与 PAP 复合物的抗酶抗体连接起来,此时要求特异性第一抗体(Ab1)与第三抗体(抗酶抗体)为相同种属动物的 IgG(图 21-3)。与酶桥法相比,PAP 法操作简便。

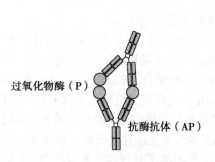

图 21-2 PAP 复合物示意图

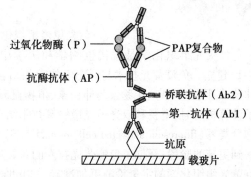

图 21-3 酶免疫组织化学(PAP 法)原理示意图

视频:酶免疫组织化学(PAP法)原理

3. **双桥 PAP 法** 是 PAP 法的改良,通过两次连接桥抗体和 PAP,形成 Ag-Ab1-Ab2-PAP-Ab2-PAP 复合物,在抗原-抗体复合物上结合了比 PAP 法更多的酶分子,大大增强了方法的敏感性。其技术要点与 PAP 法相似。

4. **碱性磷酸酶-抗碱性磷酸酶法**(alkaline phosphatase anti-alkaline phosphatase,APAAP 法) 有些组织细胞含内源性过氧化物酶,这在一定程度上限制了 HRP 的广泛应用,所以以碱性磷酸酶代替 HRP 建立了碱性磷酸酶(AP)-抗碱性磷酸酶(AAP)法。技术要点与 PAP 法相似。

（三）方法评价

该技术既可检测抗原,又可检测抗体。由于酶不是标记在抗体上,而是经抗原(酶)抗体反应与抗酶抗体结合,避免了酶标抗体的缺点,提高了方法的灵敏度,尤其是双桥 PAP 法,是当今免疫组化技术中灵敏度较高的方法。

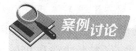

酶免疫组织化学检验技术分析

某同学在研究肿瘤抗原时采用酶免疫组织化学检验技术进行检测,但 DAB 染色后均为阴性结果,后又重复两次也均为阴性结果,请帮助他分析原因。

案例分析

四、临床应用及评价

酶免疫组化技术主要用于组织切片或其他抗原的定性、定位、定量检测。组织切片中各类抗原性物质,如各类蛋白质、酶、激素、细胞、病毒、肿瘤抗原、浆细胞中的免疫球蛋白、各种多肽、细胞表面标志等,均可检测。

由于酶免疫组织化学技术的特点,其在临床诊断中较荧光免疫技术有更广泛的应用前景:①对肿瘤特异性/相关抗原进行识别、定位,可大大提高肿瘤的病理诊断准确性;②对癌基因表达的癌蛋白进行定位和定量检测,以探讨其临床意义;③对肿瘤细胞增生程度的评价,以酶免疫组化法进行定位、定量分析被认为是最为简便、可靠的方法;④发现肿瘤微小病灶的转移;⑤可指导肿瘤的靶向药物治疗等。

第三节 荧光免疫组织化学检验技术

荧光免疫组织化学检验技术是最早建立的免疫组织化学技术,是采用荧光素标记已知抗体/抗原为探针,利用抗原抗体特异性反应原理检测待测细胞或组织内的靶抗原(或抗体),在荧光显微镜下观察。当抗原-抗体复合物中的荧光素受激发光的照射后,会发出一定波长的荧光,进而对组织中的某种抗原进行定性、定位和定量分析。

荧光免疫组织化学检验技术应用

免疫荧光组织化学是现代生物学和医学中广泛应用的技术之一,是由 Coons 和他的同事(1941)建立。免疫荧光技术与形态学技术相结合,发展成免疫荧光细胞(或组织)化学。它与葡萄球菌 A 蛋白(SPA)、生物素与卵白素、植物血凝素(ConA 等)相结合,拓宽了领域;与激光技术、电子计算机、扫描电视和双光子显微镜等技术结合,发展为定量免疫荧光组织化学技术;荧光激活细胞分类器(fluorescin activated cell sorter,FACS)和激光共聚焦显微镜的应用使免疫荧光细胞技术发展到更高的阶段,开创了免疫荧光技术的新领域。细胞显微分光光度计与图像分析仪的结合使免疫荧光组织化学的定量检测更加准确。20 世纪 80、90 年代相继又有新的荧光素出现,如 R-藻红朊、B-藻红朊、C-藻青蛋白、cy2、cy3、cy5、cy7,均在流式细胞仪和激光共聚焦显微镜中广泛应用。

一、标本制作

荧光免疫组化技术主要靠观察标本上荧光抗体的染色结果进行抗原的鉴定和定位,所以标本制作的质量直接关系到检测结果的优劣。在制作标本过程中,要保持抗原的完整性,在染色、洗涤及封埋过程中不要发生溶解、变性或脱落,不要扩散至邻近细胞或组织间隙中去。标本切片尽量要薄,以便于抗原抗体的接触、结合及镜检。要充分洗去标本中干扰抗原-抗体反应的物质,对有传染性的标本要注意生物安全。

常见的临床标本主要有组织、细胞和细菌三大类,按不同标本性质可制作涂片、印片或组织切片等。

(一)载玻片和盖玻片的处理

载玻片和盖玻片要厚薄均匀、洁净及透光性好,在暗视野镜检时载玻片的厚度符合聚光镜的类型。将载玻片和盖玻片充分洗涤后,在清洁液中浸泡过夜,然后再分别用自来水、蒸馏水冲洗和 95% 乙醇浸泡一次。

(二)制片

1. 组织切片　组织材料可制备成冰冻切片或石蜡切片。

(1)冰冻切片:为了使抗原最大量的保存,首选的制备方法是冰冻切片,一般采用冰冻切片机在 $-25 \sim -16$℃ 的低温下进行冷冻组织切片。其优点是能较好地保持组织的抗原性,步骤简单,操作时间较短,切片自发荧光较少,特异荧光强,同时适应于不稳定的抗原,缺点是组织结构欠清晰。

(2)石蜡切片:不但是观察组织结构的理想方法,而且可进行回顾性研究。其优点是组织细胞的精细结构显现清楚,但对抗原的保存量不如冰冻切片,操作烦琐,结构不稳定,非特异性荧光反应强。

2. 印片　组织材料也可制成印片。先用洗净的载玻片轻压组织切面,让载玻片黏上 1~2 层组织细胞后,吹干、固定。对于容易脱落的材料,在印片前于载玻片上滴加少许 2.5% 蛋清,增加黏附性。

3. 涂片　细胞或细菌要制成涂片,涂片应薄且均匀。如标本太浓,先用灭菌生理盐水稀释,混匀后涂片,吹干、固定。培养的细胞待细胞在盖玻片上培养生长成单层细胞,悬浮培养的细胞也可制成涂片;还可将培养的细胞用病毒或患者标本感染,用荧光抗体染色法检查病毒。

(三)标本的固定

标本固定的好坏将明显影响荧光染色效果。固定的主要目的:①防止细胞或切片从玻片上脱落;

②去除妨碍抗原抗体结合的类脂;③便于保存。除活细胞外,其他标本应在染色前以适当的方式固定。丙酮和乙醇是常用的固定剂,尤以冷丙酮对冷冻切片的固定效果好,而95%乙醇加95%冰乙酸对于涂片抗原的固定效果较理想,固定时间5~15min。

（四）标本片的保存

固定好的标本片应尽快荧光染色检查。如需保存,置-20℃下低温干燥保存。一般细菌涂片或器官组织切片经固定后,在4℃以下低温干燥可保存1个月以上;而病毒和某些组织抗原标本数天后就失去其抗原性,故需在-20℃以下保存。

二、荧光抗体标记及染色

荧光抗体是荧光免疫技术的关键试剂,是将荧光素与特异性抗体通过共价键的方式结合而成。其制备过程通常包括抗体的标记、纯化和鉴定三步(详见第十六章第一节)。

在已固定的标本上滴加经适当稀释的荧光抗体,置于带盖的湿盒内,37℃温育30min。检测不耐热抗原以4℃过夜为宜,温育后充分洗涤、干燥、镜检。

三、临床应用及评价

免疫荧光技术快速简便、特异性强、灵敏度高,在临床检验诊断中应用比较广泛。

（一）自身免疫病的辅助诊断

从自身免疫病患者的组织或器官取材后制片,检测组织器官中的自身抗体。其突出的优点是能用简单的方法同时检测抗体以及与抗体起特异反应的组织成分,并且能在同一组织中同时检查抗不同组织成分的抗体。主要用于抗核抗体、抗平滑肌抗体、抗甲状腺球蛋白抗体、抗肾上腺抗体等的检查。

（二）各种病原微生物的快速检查和鉴定

在细菌学方面,主要用于菌种的鉴定及其抗原结构的分析,如脑膜炎奈瑟菌、淋病奈瑟菌、痢疾志贺菌、霍乱弧菌等的鉴定。在病毒诊断领域应用更为广泛,可用于病毒和病毒抗原在感染细胞内的定位,也可用于病毒感染过程的研究。荧光抗体染色法检测梅毒螺旋体抗体是梅毒特异性诊断的常用方法之一。

（三）寄生虫感染的诊断

以间接荧光免疫法的应用最为广泛,是目前公认的最有效的检测疟疾抗体的方法,对肠外阿米巴尤其是阿米巴脓肿也有很高的诊断价值。

（四）白细胞分化抗原的检测

用白细胞分化抗原(CD)相应的单克隆抗体可对血液中B细胞和T细胞等进行鉴定和分群。

此外还应用于HLA、肿瘤组织中的肿瘤抗原、组织中的Ig和补体组分、激素和酶的定位等。

第四节　亲和组织化学检验技术

亲和组织化学(affinity histochemistry)是利用两种物质之间的高度亲和力而建立的一种方法。一些具有双价或多价结合力的物质如生物素(biotin)、葡萄球菌A蛋白(SPA)、植物血凝素(PHA)等,对某种组织成分具有高度亲和力,可与蛋白质、糖类、荧光素和酶等多种类型的大小分子结合形成相应复合物,采用荧光显微镜、酶的显色反应或电子显微镜等技术,在细胞或亚细胞水平进行对应亲和物质的定位、定性或定量分析。用于亲和组织化学的物质有生物素与亲和素、SPA与IgG、链霉亲和素与生物素、凝集素与糖类等。亲和组织化学引入免疫细胞化学后使其敏感性进一步提高,更利于微量抗原(抗体)的定位。

一、生物素-亲和素法

生物素又称维生素H,是一种小分子物质。生物素可与蛋白质、糖类和酶等多种类型的大小分子形成生物素化的产物。亲和素(avidin)也称抗生物素，它是由4个相同的亚基组成的大分子糖蛋白，每个亲和素分子有4个生物素结合位点，两者可牢固结合成不可逆的复合物。由于1个亲和素分子有4个生物素分子的结合位置，可以连接更多的生物素化的分子，形成一种类似晶格的复合体。常用的技术类型有：

（一）标记亲和素-生物素法

标记亲和素-生物素法(labeled avidin-biotin，LAB法)将亲和素与标记物(HRP)结合，一个亲和素可结合多个HRP；将生物素与抗体结合，一个抗体分子可连接多个生物素分子，抗体的活性不受影响。细胞的抗原先与生物素化的抗体结合，继而将标记亲和素结合在抗体的生物素上，如此多层放大，提高了检测抗原的敏感性(图21-4)。

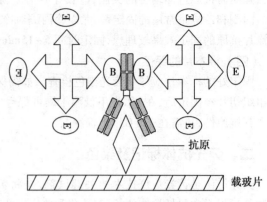

图21-4　LAB法原理示意图

（二）桥连亲和素-生物素法

桥连亲和素-生物素法(bridged avidin-biotin，BAB法)先使抗原与生物素化的抗体结合，再以游离亲和素将生物素化的抗体与酶标生物素搭桥连接，也达到多层放大效果(图21-5)。

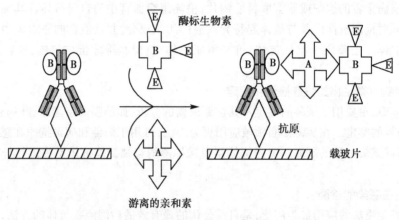

图21-5　BAB法原理示意图

（三）亲和素-生物素-辣根过氧化物酶复合物法

亲和素-生物素-辣根过氧化物酶复合物法(avidin-biotin-peroxidase complex，ABC法)是前两种方法的改进，即先按一定比例将亲和素与酶(辣根过氧化物酶)标生物素结合在一起，形成亲和素-生物素-辣根过氧化物酶复合物(ABC复合物)，当其与检测反应体系中的生物素化抗体（直接法）(图21-6)或生物素化第二抗体（间接法）相遇时，ABC中未饱和的亲和素结合部位即可与抗体上的生物素结合，最终形成晶格样结构的复合体，其中网络了大量酶分子，加底物显色，可大大提高检测抗原的灵敏度。ABC法敏感性强，非特异着色浅淡，背景清晰。由于生物素与亲和素能与多种示踪物质结合，可用于双重或多重免疫染色。

二、葡萄球菌A蛋白（SPA）法

SPA是存在于葡萄球菌细胞壁的一种表面蛋白，具有与人和许多动物（如豚鼠、猪、小鼠、猴等）的IgG Fc结合的能力，而不影响抗体的活性。每个SPA分子可同时结合两个IgG分子，也可一方面与IgG相结合，一方面与标记物如荧光素、过氧化物酶、胶体金和铁蛋白等相结合。SPA对IgG免疫球蛋白亚型的结合有选择性，如SPA与IgG_1、IgG_2和IgG_4有结合力，但不结合IgG_3；只结合IgA_2，而不结合IgA_1。SPA与禽类的血清IgG不结合。

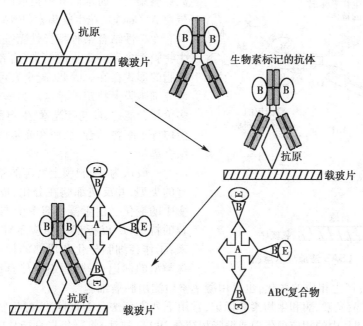

图 21-6 ABC 直接法原理示意图

SPA 可为多种示踪物如荧光素、酶等所标记,应用较广的为酶标记 SPA 和金标记 SPA,标记 SPA 常用的酶为 HRP,可分为直接法和间接法(图 21-7)。SPA 在 PAP 法中可代替桥抗体(图 21-3)。

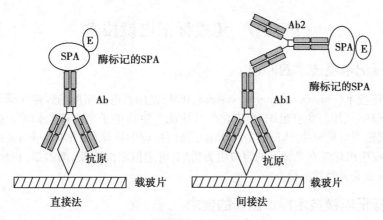

图 21-7 SPA 法原理示意图

三、链霉亲和素-生物素(LSAB)法

链霉亲和素(streptavidin,SA)是从链霉菌培养物提取的一种纯蛋白,不含糖基,有 4 个生物素结合位点,并具有高度的亲和力。生物素与链霉亲和素的结合是已知自然界中最强的非共价相互作用之一,其功能类似亲和素。利用生物素结合的二抗与酶标记的链霉亲和素蛋白就组成酶标链霉亲和素-生物素法(labelled streptavidin biotin,LSAB 法)(图 21-8),又称链霉亲和素-过氧化物酶法(streptavidin-perosidase,SP 法)。

LSAB 法的特点:①特异性强;②分子量小,穿透力强,放大效应远超 ABC 法,故其灵敏度更强;③SA 等电点为 6~6.5,更适合组织,可明显减少背景非特异性染色,使特异性着色更清晰;④操作时间缩短,更简便。

四、凝集素法

凝集素(lectin)是一种从各种植物、无脊椎动物和高等动物中提纯的糖蛋白,因其能凝集红细胞,

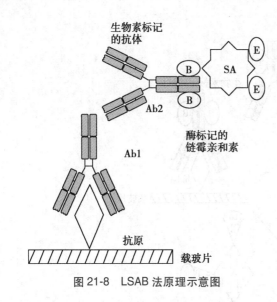

图 21-8　LSAB 法原理示意图

故称凝集素。通常以其被提取的植物命名,如刀豆蛋白 A(ConA)、花生凝集素(PNA)等。一种凝集素具有专一性结合某种特异性糖基的能力,同时所有生物膜都含有一定量的糖类,后者主要以糖蛋白和糖脂的形式存在。因此,凝集素可作为一种探针来研究细胞膜上特定的糖基。另一方面,凝集素具有多价结合能力,能与荧光素、生物素、酶、胶体金和铁蛋白等示踪物结合,从而在光镜或电镜水平显示其结合部位。

一般认为,细胞膜上特定的糖基可用以区别细胞的类型,并反映细胞在分化、成熟和肿瘤细胞病变中的变化。由于凝集素具有与特定糖基专一结合的特点,所以标记了相应示踪物的凝集素可用来:①作为细胞分化和成熟的标记;②作为细胞特殊类型的标记;③肿瘤细胞伴有细胞膜的改变,细胞膜上的糖基也会产生相应的变化,也可用凝集素检测出肿瘤细胞。

凝集素也可用荧光素、酶和生物素等标记,常用下列染色法。①直接法:标记物直接标记在凝集素上,使之直接与切片中的相应糖蛋白或糖脂相结合。②间接法:将凝集素直接与切片中的相应糖基结合,而将标记物结合在抗凝集素抗体上。③糖-凝集素-糖法:是利用过量的凝集素与组织切片中特定的糖基相结合,经冲洗后,凝集素上还存在未被占用的结合部位,未结合部位与有过氧化物酶标记的特异性糖基相结合,形成一个"三明治样"的糖-凝集素-糖的结合物。

第五节　免疫标记电镜技术

一、免疫标记电镜技术的原理

免疫标记电镜技术(immunoelectron microscope,IEM)是用高电子密度的颗粒性标记物(如胶体金、铁蛋白等)标记抗体,或用经免疫组织/免疫化学反应能产生高电子密度产物如辣根过氧化物酶标记抗体,在电子显微镜下对抗原-抗体反应中的高电子密度标记的抗原(或抗体)进行亚细胞水平定位的技术。IEM 较免疫组织化学在光镜下的定位更为精准,可定位至细胞膜、细胞器,在探索病因、发病机制、组织发生等方面有其独特的优点。

二、免疫标记电镜技术标本制备的要求

免疫标记电镜技术标本的制备要求是既要保存良好的细胞超微结构,又要注意保持组织的抗原性。因此,在组织固定与取材时选用固定剂不宜过强。在取材方面,免疫电镜技术较光镜免疫化学技术要求更迅速、更精细。

在免疫染色方面,又分为包埋前染色、包埋后染色和超薄切片染色三种。

(一)包埋前染色

优点是切片染色前不经过锇酸固定、脱水及树脂包埋等过程,抗原未被破坏,易于获得良好的免疫反应;可在免疫反应阳性部位定位作超薄切片,提高电镜下的检出率。特别适用于含抗原量较少的组织。但由于经过一系列的免疫染色步骤,常出现一定的超微结构损伤。

(二)包埋后染色

优点是超微结构保存较好,方法简便,阳性结构有高度的可重复性,还能在同一张切片上进行多重免疫染色。但抗原活性在电镜生物样品处理过程中可能减弱甚至丧失,或者抗原性质发生改变。

(三)超薄切片染色

将组织置于 2.3mol/L 蔗糖液中,以液氮速冻,在冰冻超薄切片机上切片,厚度可略厚于常规树脂切片。冰冻超薄切片由于不需经固定、脱水、包埋等步骤,直接进行免疫染色,所以抗原性保存较好,兼有包埋前染色和包埋后染色的优点。

三、常用的免疫标记电镜技术

（一）免疫胶体金染色法

免疫胶体金技术是以胶体金作为示踪标记物应用于抗原抗体检测的一种新型的免疫标记技术。胶体金在弱碱环境下带负电荷，可与蛋白质分子的正电荷基团形成牢固的结合，这种结合是静电结合，故不影响蛋白质的生物特性。胶体金除可与蛋白质结合以外，还可与许多其他生物大分子结合，如 SPA、PHA、ConA 等。

胶体金既可用于透射电镜（TEM），又可用于扫描电镜（SEM），其最大优点就是可以通过应用不同大小的颗粒或结合酶标等技术进行双重或多重标记。在电镜水平，胶体金技术还可与其他技术结合。如胶体金技术与冷冻蚀刻技术结合，可对细胞膜不同膜蛋白颗粒或细胞膜表面的其他成分进行精细定位；与荧光技术结合，可将荧光素和胶体金同时结合于某种生物大分子，制成探针，同时进行荧光显微镜和电镜定位，使定位方便、准确，提高了工作效率；与分子杂交技术相结合，产生了电镜原位杂交技术，在超微结构水平上精确定出基因位点，为深入研究生物体功能提供了有利的工具。

（二）免疫胶体铁细胞化学染色法

胶体铁是一种阳离子胶体，将抗体分子标记上胶体铁，通过普鲁士蓝反应呈色，胶体铁颗粒有一定大小，具有一定的电子密度，可用在电镜和光镜水平上的抗原（抗体）定位研究。

（三）酶免疫电镜技术

酶免疫电镜技术是利用酶的高效催化作用，对其底物的反应形成不同的电子密度，借助于电子显微镜观察，通过酶的定位对抗原（抗体）进行定位。

本章小结

1. 免疫组织化学检验技术是利用标记的特异性抗体（或抗原）与组织内抗原（或抗体）进行的抗原-抗体反应和组织化学的呈色反应，对组织和细胞原位进行定性、定位、定量测定的一项免疫检测方法。运用该技术可以在细胞、亚细胞水平检测各种抗原物质，可为疾病尤其是肿瘤的诊断、鉴别诊断及发病机制的研究提供强有力的手段。

2. 实际操作中，有关标本制作、抗原的处理、抗体的选择与保存、标记物的选用、结果判断的准确性、质量控制等均可直接影响免疫组织化学技术的应用。根据标记物的不同，免疫组化技术可分为荧光免疫组化技术、酶免疫组化技术、亲和组织化学技术、免疫金（银）组织化学技术、免疫电镜组织化学技术等。

3. 免疫组织化学技术主要应用范畴　①在细胞学方面的应用：对于细胞抗原性物质能准确、敏感地进行检测和定位；②在微生物学方面的应用：在细胞学中主要用于菌种鉴定和抗原结构的研究；③在寄生虫学中的应用：检测人体大多数寄生虫，且具有特异性强和敏感性高等优点；④在临床病理学的应用：确定肿瘤的组织学发生，进行肿瘤的转移性和特异性的鉴别，辅助识别肿瘤的良恶性、癌前病变和癌；⑤自身免疫病中的应用：应用免疫荧光抗体间接法可以检出自身免疫病患者血中的自身抗体。

病例讨论

患者，女性，49 岁，2 个月前无诱因间断出现咳嗽及右侧胸痛，深吸气时明显，无发热、咳痰、咯血及呼吸困难。胸部 X 线片示右侧胸腔积液。胸腔穿刺检查为单核细胞为主的渗出液，抗结核治疗 1 个月后胸痛加重。又查血常规示白细胞 $9.2\times10^9/L$，痰培养抗酸染色阴性，结核抗体阴性。查癌胚抗原（CEA）32.88μg/L，癌抗原 19-9（CA19-9）768.50U/ml，癌抗原 125（CA125）86.23U/ml。胸腔积液涂片未找到抗酸杆菌及肿瘤细胞。

病例分析

（李振江）

扫一扫,测一测

思考题

1. 简述免疫组化技术的全过程。
2. 免疫组化标本固定时,简述好的固定剂应满足哪些要求?
3. 简述非标记抗体酶免疫组化染色中 PAP 法的基本原理。
4. 简述免疫标记电镜技术。
5. 简述酶免疫组化技术的原理及其应用。

笔记

学习目标

1. 掌握：外周血单个核细胞的分离；淋巴细胞及其亚群的分离纯化原理；T 细胞及其亚群的数量和功能检测；B 细胞的数量和功能检测；NK 细胞功能检测的方法和原理。
2. 熟悉：吞噬细胞的分离；中性粒细胞功能检测的方法和原理。
3. 了解：巨噬细胞功能检测的方法和原理。
4. 具备密度梯度离心法分离外周血单个核细胞的能力。
5. 熟悉 T、B 细胞数量及功能检测的操作流程。

　　所有参与免疫应答或与免疫应答相关的细胞及其前体细胞都是免疫细胞，主要包括淋巴细胞（如 T 细胞、B 细胞、NK 细胞等）、单核-巨噬细胞、树突状细胞、中性粒细胞、嗜酸性粒细胞、嗜碱性粒细胞、红细胞和肥大细胞等。临床上各种类型的自身免疫病、免疫缺陷病以及肿瘤等疾病，均可出现免疫细胞数量和功能的变化。因此，采用一定的方法进行免疫细胞的分离、纯化、数量和功能的检测，对临床疾病的诊断、疗效评估、预后判断等方面均具有重要意义。

第一节　免疫细胞的分离与纯化

　　免疫细胞在人体中担任着十分重要的角色。用体外试验对机体免疫细胞分别进行鉴定、计数和功能测定，是观察机体免疫状态的一种重要手段。采用细胞分离技术可将待测免疫细胞从血液或组织中分离出来。细胞分离的目的主要为了检测免疫细胞的数量和功能，观察机体的免疫状态及对免疫细胞进行生物学研究。目前分离免疫细胞的方法很多，主要是基于免疫细胞的理化性状、表面标志和细胞功能等方面的差异而设计的。实际检验工作中，由于实验目的、需分离的细胞种类、数量和纯度等要求不同，选择的分离方法也各异。分离细胞选用的方法应力求简便可行，旨在获得高纯度、高收获率、高活力的细胞。

一、白细胞的分离

　　免疫细胞的样本来源主要有外周血、脾脏、淋巴结、胸腺、骨髓等。在人外周血中，红细胞与白细胞的比例约为（600~1 000）∶1，红细胞相对密度为 1.093，白细胞相对密度为 1.092，这两类细胞的相对密度存在差异，而且两者的沉降速度也不同。目前主要采用自然沉降法和高分子聚合物沉降法两种方法分离外周血中的白细胞。

211

（一）自然沉降法

此法是根据自然情况下红细胞的沉降速度快于白细胞的特性而达到分离白细胞的目的。采集抗凝静脉血于试管内,将垂直的试管在室温下静置 30～60min 后,即可实现白细胞与红细胞的分离。静置后试管中的血液可分为三层:最底层为红细胞层,紧贴红细胞层上面的灰白色层主要为白细胞和血小板,最上层为淡黄色血浆层。使用滴管或微量移液器轻轻吸取富含白细胞的灰白色细胞层,加入磷酸缓冲盐溶液（phosphate buffer saline,PBS）进行洗涤、离心后,然后加入少量蒸馏水或 0.83%氯化铵轻轻振荡混匀,经短时间低渗处理（目的是使红细胞裂解）,再经过反复多次洗涤即可得到具有较高纯度的白细胞悬液。该法简单易行,对白细胞活性影响较小。

（二）高分子聚合物沉降法

此法采用明胶、右旋糖酐、聚乙烯吡咯烷酮（polyvinyl pyrrolidone,PVP）和甲基纤维素等高分子聚合物使红细胞凝集呈串钱状,导致红细胞沉降速度加快,从而实现白细胞与红细胞的快速分离。该法的操作要点是取抗凝静脉血与等量 6%右旋糖酐或 3%明胶溶液混匀,于室温或 37℃将试管垂直静置30min,使红细胞自然沉降,乳白色细胞层为白细胞聚集层,将毛细吸管沿试管壁边缘轻轻插入到乳白色的白细胞聚集层,吸取该层细胞,经洗涤离心后即可获得白细胞悬液。

上述两种分离白细胞的方法比较见表 22-1。沉降法制备的白细胞悬液可用于许多细胞免疫试验。由于悬液中含中性粒细胞、血小板及红细胞较多,会使结果出现较大偏差,所以在淋巴细胞增殖、组织配型等试验中不宜使用。白细胞悬液还可进一步用于其他免疫细胞的分离提取。

表 22-1　两种分离白细胞的方法比较

方法	优点	缺点
自然沉降法	简单易行,可很好地保持白细胞的活性,细胞损伤最小	分离速度较慢,所需时间稍长
高分子聚合物沉降法	分离速度快,白细胞的获得率更高	明胶使白细胞黏性增加,对后续实验会产生一定的影响

二、外周血单个核细胞的分离

外周血单个核细胞（peripheral blood mononuclear cell,PBMC）主要包括淋巴细胞和单核细胞。人PBMC 主要来源于外周血,动物（如大鼠、小鼠）的单个核细胞（mononuclear cell,MNC）多数从脾脏或淋巴结等组织中分离获得。PBMC 是免疫学实验中最常用的细胞材料,也是 T、B 细胞分离纯化的细胞来源。

外周血中单个核细胞的大小和相对密度与其他细胞不同（表 22-2）,利用近于等渗的不同密度分离液进行密度梯度离心,可使各种血细胞按相应的密度梯度分层,从而收获 PBMC。分离液是获得PBMC 的关键,故而它应达到以下标准:①有特定的相对密度;②对细胞无毒;③不溶于血浆和待分离细胞;④基本等渗。常用的分离液有 Ficoll 液和 Percoll 液,其中以 Ficoll 液最为理想。

表 22-2　人外周血中各类血细胞相对密度

细胞种类	相对密度
红细胞	1.093
白细胞	1.092
血小板	1.030～1.035
淋巴细胞和单核细胞	1.075～1.090

（一）Ficoll 分离法

Ficoll 分离法是利用聚蔗糖-泛影葡胺（Ficoll-Hypaque）分层液分离单个核细胞的一种单次差速密

度梯度离心的分离法。

聚蔗糖-泛影葡胺分层液的主要成分是聚蔗糖(商品名为 Ficoll)和泛影葡胺(urografin,商品名为 Hypaque)。Ficoll 的相对分子质量为 40kD,特点为高相对密度、低渗透压和无毒。高浓度的 Ficoll 溶液黏性高,易使细胞聚集,故通常使用 6%的低浓度 Ficoll 溶液,其相对密度为 1.020。泛影葡胺的相对密度为 1.200,在 Ficoll 溶液中加入不同比例的浓度为 34%的泛影葡胺,可增加 Ficoll 溶液的相对密度,即可配制成密度合适的分层液。因为外周血单个核细胞的相对密度在 1.075~1.090 之间,所以分离人 PBMC 以相对密度为 1.077±0.001 的 Ficoll-Hypaque 分层液效果最佳,可作为常规的淋巴细胞分层液。分离不同动物中的单个核细胞所需分层液的相对密度各不相同,故不宜直接采用人的淋巴细胞分离液分离动物的单个核细胞。

Ficoll 分离法的步骤是先将淋巴细胞分层液加入刻度离心管中,然后将肝素抗凝全血以 PBS 或 Hank 液等体积混合稀释后,用吸管沿管壁缓缓加入刻度离心管中,使稀释的血液轻轻叠加在等量的分层液上面,使两者之间形成一个清晰的界面。水平离心机 2 000rpm 离心 20min 后,从离心管底部到液面依次为红细胞沉淀层、粒细胞层、分层液层、白膜单个核细胞层、血浆层(含血小板和破碎细胞)(图 22-1)。红细胞密度大且因遇 Ficoll 液而凝集成串钱状,沉积于试管最底层;粒细胞密度大于分层液,处于红细胞层与分层液之间;中间层为分层液;单个核细胞与分层液密度相当,故而聚集在分层液和血浆层的交界处,呈白雾状;血小板密度小,悬浮于最上层的血浆中。将吸管插入白膜层,沿管壁轻轻吸取单个核细胞加入另一试管,经洗

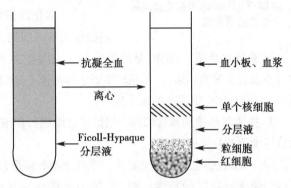

图 22-1 Ficoll 密度梯度离心法分离单个核细胞示意图

涤、离心、加入台盼蓝染液,进行计数、观察细胞活力。台盼蓝染色时,活细胞不着色,死细胞呈蓝色,通常检查 200 个细胞,活细胞率在 95%以上者为佳。

本法操作简便、稳定。单个核细胞纯度可达 95%,淋巴细胞占 60%~70%,细胞活力可达 95%以上。该法是目前分离单个核细胞最理想的方法。其制备的细胞(主要是淋巴细胞)悬液已能满足许多细胞免疫实验要求,也可用于进一步制备 T 细胞、B 细胞及单核细胞。需要注意的是,温度变化可直接影响分层液的相对密度。温度过低,淋巴细胞丢失增加;温度过高(超过 25℃),会影响淋巴细胞活性;故该实验宜在 18~25℃下进行。

(二)Percoll 分离法

Percoll 分离法是利用 Percoll 混悬液分离单个核细胞的一种连续密度梯度离心分离法。Percoll 是经 PVP 处理的大小不一的硅胶颗粒混悬液,具有黏度低和无细胞毒害等优点。用相对密度为 1.135 的 Percoll 原液与约等量双离子强度的磷酸缓冲液均匀混合,高速离心后可形成一个从液面至管底密度逐渐递增的连续密度梯度,可将相对密度不同的细胞分离纯化。将抗凝全血或已制备的单个核细胞悬液轻轻叠加在 Percoll 分层液面上,低速离心 20min 后,可使相对密度不同的细胞按相应密度梯度分布。离心管液面到底部细胞可分为四层:表层为死细胞残片和血小板,中间有两层,上层富含单核细胞,下层富含淋巴细胞,底层为粒细胞和红细胞(图 22-2)。

该法是纯化单核细胞和淋巴细胞的一种较好方法,淋巴细胞纯度高达 98%,单核细胞纯度可达 78%。但本法操作流程较长,步骤较多,需要一定的设备条件,实际使用受到限制。

三、淋巴细胞的纯化及亚群的分离

如前所述,采用密度梯度离心法可获得以淋巴细胞和单核细胞为主的 PBMC 悬液,但其中仍混杂少量的(约 10%)其他细胞群。在人体中,执行免疫功能的细胞主要是淋巴细胞,检测外周血淋巴细胞及其亚群的数量和功能可以判断机体的细胞免疫水平。因此,为了获得更纯的淋巴细胞,需除去单核细胞和其他杂质细胞。在实际工作中,往往还需要对不同的淋巴细胞及其亚群进行进一步的分离纯

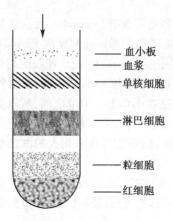

图22-2　Percoll分层液分离单个核细胞示意图

（血小板、血浆、单核细胞、淋巴细胞、粒细胞、红细胞）

化。淋巴细胞分离纯化主要根据细胞的表面标志和功能等的不同来进行。

（一）淋巴细胞的纯化

为获取高纯度的淋巴细胞悬液,需进一步去除PBMC悬液中的红细胞、血小板、单核细胞等杂质细胞。

1. 去除红细胞　主要采用低渗裂解法和氯化铵裂解法去除PBMC悬液中的红细胞。

（1）低渗裂解法:根据红细胞在低渗环境中裂解的原理而设计。加入适量无菌蒸馏水于PBMC悬液中,时间不超过1min,使红细胞快速肿胀裂解,随后加入等量的1.8% NaCl溶液恢复为等渗,经多次洗涤即可去除红细胞。

（2）氯化铵裂解法:在PBMC悬液中加入适量0.83%氯化铵溶液可裂解红细胞,经洗涤即可去除红细胞。

2. 去除血小板　PBMC悬液经过2~3次离心、洗涤即可去除绝大部分混杂的血小板。若外周血中血小板数量异常增多,可采用胎牛血清梯度离心法(因胎牛血清可让单个核细胞通过而阻止血小板通过)去除PBMC中混杂的血小板。

3. 去除单核细胞和粒细胞　根据单核细胞和粒细胞的理化性质和功能特点,建立了以下几种去除单核细胞和粒细胞的方法。

（1）黏附法:也称贴壁黏附法。单核细胞和多形核白细胞在37℃具有黏附玻璃或塑料平皿、玻璃纤维和葡聚糖凝胶的特性(淋巴细胞无此特性),从而达到分离淋巴细胞的目的。操作要点为将PBMC悬液倾倒于玻璃或塑料平皿中,37℃静置1h左右,单核细胞可黏附贴壁,未黏附的悬浮细胞即为淋巴细胞。此法的细胞回收率和纯度会受静置时间的影响。亦可使用玻璃纤维或葡聚糖凝胶Sephadex G10层析柱分离单核细胞和淋巴细胞,具有较强黏附能力的单核细胞可吸附于层析柱中,淋巴细胞则存在于洗脱液中。本法优点为简便易行,对细胞损伤极少。缺点是由于B细胞也有较弱的黏附能力,会损失部分B细胞。

（2）苯丙氨酸甲酯去除法:当单核细胞、粒细胞、NK细胞和CTL等含有溶酶体的细胞,遇到具有亲溶酶体性质的苯丙氨酸甲酯(phenylalanine methyl ester,PME)时,PME渗入细胞溶酶体内被水解为游离氨基酸,使溶酶体因渗透压快速升高而破裂,释放出各种酶类物质导致自身细胞溶解。B细胞和多数T细胞因缺乏溶酶体酶,所以通过此法可获得大多数T细胞和B细胞。本法适用于分离新鲜的细胞,获得的细胞悬液中约99%的单个核细胞为淋巴细胞,活性达95%以上。

（3）羧基铁吞噬法:也称磁铁吸引法。在PBMC悬液中加入羧基铁颗粒,置37℃温箱内不时旋转摇动,单核细胞和粒细胞具有吞噬能力,可以吞噬羧基铁颗粒。利用磁铁吸引羧基铁的原理,用磁铁将单核细胞和粒细胞吸引至管底,上层液即为较纯的淋巴细胞。

（二）淋巴细胞亚群的分离

PBMC悬液通过去除红细胞、血小板、单核细胞和粒细胞后,获得了高纯度的淋巴细胞群。淋巴细胞占外周血白细胞总数的20%~40%,包括许多形态相似而表面标志和功能各异的细胞群,如T细胞、B细胞及NK细胞等。为了深入研究T细胞、B细胞及NK细胞的生物学特性和功能,实际工作中还需进一步分离纯化淋巴细胞亚群。目前,主要根据淋巴细胞亚群的表面标志或功能进行分离纯化。

1. E花环沉降法　成熟T细胞表面表达CD2(又称E受体),可与绵羊红细胞(SRBC)发生结合,形成玫瑰花环样细胞团(E花环)(图22-3)。该法的原理是将PBMC悬液与一定比例的SRBC混合离心,形成E花环的T细胞因密度增大而沉积于试管底部,未形成花环的B细胞和单核细胞则分布于分层液界面,从而实现T细胞、B细胞的分离。将沉降于管底的E花环用低渗液处理即可裂解SRBC,得到纯化的T细胞。

视频:E花环

笔记

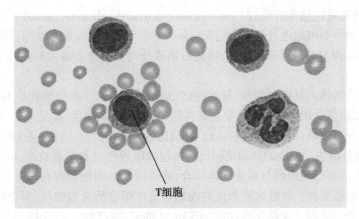

图 22-3　显微镜下 T 淋巴细胞与绵羊红细胞形成的 E 花环

该法的操作要点为将稀释的 PBMC 悬液与一定比例的 SRBC 混合,待 E 花环形成后,用聚蔗糖-泛影葡胺分层液进行密度梯度离心。E 花环因密度增大而沉于管底,悬浮在分层液界面的是未形成 E 花环的 B 细胞群和单核细胞。采用无菌蒸馏水裂解 E 花环中的绵羊红细胞即可获得高纯度的 T 细胞。

该法简便易行,主要用于 T 细胞的分离,可获得纯度高达 95%～99% 的 T 细胞。但反应温度、时间等因素对 E 花环形成率有较大影响,且 SRBC 与 T 细胞结合时可引起 T 细胞活化。

2. **尼龙棉分离法**　本法的原理是利用 B 细胞和单核细胞具有易黏附于尼龙纤维表面的特性,可将 T 细胞和 B 细胞分离。尼龙棉分离法的操作要点为将松散、经过处理的尼龙棉(聚酰胺纤维)均匀地填充在内径 5～6nm 的聚乙烯塑料管内,制成尼龙棉柱,经 Hank 液浸泡平衡;小心将 PBMC 悬液加入柱中,在 37℃ 含 5%CO$_2$ 的饱和水汽二氧化碳培养箱中静置 1～2h;用预热的含 10%～20% 小牛血清细胞培养液洗柱,重复灌洗几次,尽可能将柱中 T 细胞完全分出,收集洗脱液进行离心,即可获得 T 细胞;再用 4℃ 冷培养液边挤压,边冲洗塑料管壁,此时洗脱液中则富含 B 细胞。

该法操作简单快速,不需特殊设备,也不影响淋巴细胞活性,所获得的 T 细胞纯度达 90% 以上,B 细胞纯度可达 80%。该法常用于分离纯化小鼠及人 T 细胞。

3. **免疫磁珠分离法**　该法是利用抗原-抗体反应的特异性与磁珠特有的磁铁响应原理达到分离细胞目的的一种技术,为目前分离淋巴细胞亚群的常用技术。利用人工合成的内含铁成分、外层均匀包裹高分子材料的磁性颗粒,此颗粒外有功能基团,可结合某些特异性单克隆抗体,形成免疫磁珠(immunomagnetic beads,IMB)。当 IMB 与表达相应抗原的细胞群发生结合,利用外加磁场,可将 IMB 结合的细胞与其他细胞分离,从而达到分离、浓缩、纯化细胞的目的。

免疫磁珠分离法按结合的目标不同分为阴性选择和阳性选择。阴性选择是指 IMB 结合的细胞为不需要的细胞,而留在上清液中的未结合细胞为目的细胞。阳性选择是指 IMB 结合的细胞即为目的细胞(图 22-4)。

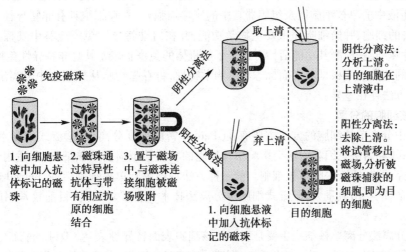

图 22-4　免疫磁珠分离法示意图

目前,利用全自动磁性细胞分选仪(auto-magnetic activated cell sorter,autoMACS)可通过直接和间接细胞分选法对各种类型细胞进行分选。此外,autoMACS可与流式细胞仪联用,同时对细胞进行磁性和荧光标记,先用autoMACS进行磁性分选,再进行流式分选。上述方法尤其适用于稀有细胞的分选和分析。

免疫磁珠分离法的优点是操作简便、分离纯度(可达95%以上)和细胞获得率高(可达90%)、重复性好、可与流式细胞仪联用等。缺点是要想获得均匀性好、超顺磁性、粒度适中、易于结合蛋白质的磁珠很难。该法的分离效果可与流式细胞仪媲美,但比后者操作简便、快速,且无特殊设备要求。

4. 亲和板结合分离法　该法的原理是利用抗体包被原理和亲和层析技术,将相应抗体包被于固相载体上,抗原阳性的淋巴细胞则与相应抗体结合,抗原阴性的细胞则存在于细胞悬液,再应用亲和层析技术分离淋巴细胞亚群。具有抗原阳性的细胞与抗体结合后会被激活,所以用此法更适于去除细胞悬液中的某一细胞亚群。如要分离 CD4$^+$或 CD8$^+$T 细胞,则可用抗 CD4 或 CD8 单克隆抗体吸附。同样,用活化的 C3 包被可分离出有 C3 受体的细胞,用抗 Ig 抗体则可分离 B 细胞。但该法步骤繁多,易发生污染。

5. 流式细胞术分离法　该法是目前比较先进的细胞分离手段和方法。以荧光激活细胞分离仪(FACS)分离法为例,当细胞经过荧光染色后,通过高速流动系统,从喷嘴喷出,细胞经激光照射产生散射光信号和荧光信号,依据光信号转化为电信号的强弱来分析和分选细胞。该法分离细胞准确快速,纯度高,回收率高,能保持细胞活力。随着流式细胞术的不断改进和提高,其应用范围也越来越广泛。各种血细胞具有独特的抗原,通过对不同的细胞表面抗原成分进行标记,进行多参数设置,可正确地判断出该细胞的属性,这对临床上诊断白血病具有重要作用。

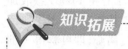

知识拓展

荧光原位杂交技术

荧光原位杂交技术(fluorescence in situ hybridization,FISH)是指用荧光素直接或间接标记探针进行的原位杂交技术,可分为直接荧光原位杂交和间接荧光原位杂交。直接荧光原位杂交直接用荧光素如异硫氰酸荧光素(FITC)等标记核苷酸探针,与组织细胞内靶核酸杂交形成杂交体的方法。用间接标记进行的荧光原位杂交称为间接荧光原位杂交。FISH 技术操作简单,检测快速,广泛应用于各种疾病诊断。目前流式细胞术与 FISH 技术在血液肿瘤、遗传学诊断等方面得到了广泛应用。

四、吞噬细胞的分离

吞噬细胞主要包括两类:一类是小吞噬细胞,即中性粒细胞;另一类是大吞噬细胞,即单核-吞噬细胞系统(包括血液中的单核细胞以及组织器官中的巨噬细胞)。吞噬细胞具有非特异性吞噬杀伤病原体、衰老或损失的细胞、肿瘤细胞等重要生物学功能,并在启动特异性免疫应答中发挥重要作用。因此,分离各类吞噬细胞、检测其功能活性有助于了解机体的免疫状态尤其是非特异性免疫功能状态。

吞噬细胞的分离主要根据其表面标志和生物学特性,将吞噬细胞从外周血中分离出来,但不同吞噬细胞的分离方法存在差异。

(一)单核细胞的分离

从 PBMC 中分离单核细胞的方法主要有:①Percoll 密度梯度分离法;②流式细胞术分离法;③免疫磁珠分离法;④黏附法。因黏附法会影响单核细胞的功能甚至损伤单核细胞,不适用于单核细胞生物学活性的研究试验,适于去除单核细胞。前三种方法均不影响单核细胞活性,Percoll 密度梯度分离法获取细胞数量较少,用血量大,但流式细胞术分离法技术设备要求较高,目前较常用的为免疫磁珠分离法。

免疫磁珠分离法分离单核细胞主要是利用单核细胞表面特异性表达 CD14 的特征,用 CD14 免疫磁珠与待分离的 PBMC 悬液反应,加入磁场,直接分选 CD14$^+$细胞,实现单核细胞与其他细胞的分离。

（二）巨噬细胞的分离

人巨噬细胞的分离采用斑蝥敷贴法。该法的基本原理是中药斑蝥酒精浸液可刺激皮肤并在局部诱发无菌性炎症，导致巨噬细胞渗出。该法的操作要点是将10%斑蝥酒精浸液浸泡后的滤纸贴敷在受试者前臂内侧皮肤表面，4~5h后取下，可见皮肤局部充血，48h后则出现水疱，吸取其中的渗出液（渗出液细胞主要为巨噬细胞）、离心洗涤后即可。此法操作简便，可直接获取较纯的巨噬细胞，不需做进一步体外分离，且细胞损失较少。但对受试者皮肤有一定损伤，有时可引起局部感染，应慎用。

（三）中性粒细胞的分离

由于红细胞、白细胞相对密度不同，两者的沉降速度也存在差异。右旋糖酐能将红细胞凝聚成串，使其快速沉降，白细胞则不受其影响，从而实现外周血中白细胞的分离。

操作要点是首先将抗凝静脉血与6%右旋糖酐溶液按一定比例混合，室温垂直静置一段时间后，红细胞在右旋糖酐作用下凝集成串而快速沉降，白细胞沉降速度慢而位于上层。取上层白细胞，加入适量0.83%氯化铵溶液裂解红细胞，离心后取细胞沉淀，采用Ficoll-Hypaque分离液分离即可获得中性粒细胞。

第二节　淋巴细胞数量及功能检测

外周血白细胞主要包括中性粒细胞、嗜酸性粒细胞、嗜碱性粒细胞、淋巴细胞和单核细胞。正常情况下机体各类淋巴细胞的数量和功能保持相对稳定，当人体感染病原微生物或发生免疫性疾病时，均可引起淋巴细胞数量和功能变化。临床上常根据不同淋巴细胞的表面标志即分化群（cluster of differentiation，CD）进行淋巴细胞及其亚群的数量检测。淋巴细胞功能测定可分为体内试验和体外试验。体外试验主要包括淋巴细胞增殖试验、细胞毒试验以及激活的淋巴细胞具有分泌细胞因子或抗体能力的相关试验。体内试验可通过皮肤实验间接反映T细胞的功能状态。通过对机体淋巴细胞及其亚群的数量和功能测定，可为疾病的诊断、治疗、疗效评估等提供重要依据。

一、T细胞数量及功能检测

T细胞及其亚群细胞表面含有CD2、CD3、CD4及CD8等分子，在临床实际工作中可利用荧光免疫法、免疫组织化学法、流式细胞术等方法进行T细胞及其亚群的数量测定。

T细胞在特异性抗原的刺激下，活化、增殖、分化为效应T细胞，后者可通过分泌细胞因子或细胞毒作用杀伤靶细胞、介导炎症反应，发挥细胞免疫效应。因此，针对上述环节建立了一系列检测T细胞功能的试验。

（一）T细胞数量检测

1. **间接荧光免疫法**　该方法根据T细胞表面的CD3可与抗CD3抗体发生反应，从而反映外周血T细胞数量和亚群的变化。该法操作要点为在PBMC悬液中加入抗CD3抗体，含有CD3的细胞与抗体发生结合，再加入荧光素标记的二抗，形成免疫复合物。采用荧光显微镜对荧光染色阳性细胞计数，或通过流式细胞术进行检测，计算阳性细胞占总计数细胞的百分率。外周血T细胞及其亚群平均参考区间见表22-3。

表22-3　外周血T细胞及其亚群平均参考区间

T细胞及其亚群	平均参考区间
CD3⁺T细胞	54.5%~74.5%
CD4⁺T细胞	25.5%~51.5%
CD8⁺T细胞	10.0%~24.4%
CD4⁺T细胞/CD8⁺T细胞	1.8~2.2

视频：间接荧光免疫法

2. **免疫组织化学法**　该法用酶（或胶体金）标记的特异性抗体与待测细胞结合，酶催化底物显色（或胶体金使银离子还原），光学显微镜下检测着色细胞并计算百分率。本法具有敏感性高、无需特殊仪器等优点,但需注意一些非特异性染色造成的影响。目前常用于检测 T 细胞及其亚群的免疫组织化学法主要包括亲和素-生物素-过氧化物酶复合物法、碱性磷酸酶-抗碱性磷酸酶法和免疫金银染色法等。

(1)亲和素-生物素-过氧化物酶复合物法(avidin-biotin-peroxidase complex method,ABC 法):操作要点是先将一定比例亲和素(或链霉亲和素)与酶标生物素结合在一起,形成 ABC 复合物(或 SABC)。检测时抗 CD 单克隆抗体(一抗)可与 T 细胞表面的 CD 分子结合,加入生物素化的二抗,形成 T 细胞-抗 CD 单克隆抗体(一抗)-生物素化的二抗复合物,然后加入 ABC(或 SABC)复合物时,ABC 中未饱和的亲和素结合部位即可与二抗上的生物素结合,最终形成一种晶格样结构的复合体,网络了大量酶分子,加入底物,酶催化底物使 T 细胞着色,计数着色的阳性细胞数即可得到 T 细胞及其亚群的百分率。

(2)碱性磷酸酶-抗碱性磷酸酶法(alkaline phosphatase anti-alkaline phosphatase method,APAAP 法):PBMC 悬液中的 T 细胞分别与抗 CD3、CD4 和 CD8 的单克隆抗体发生反应,加入 IgG 类二抗进行桥联,IgG 的一个 Fab 段连接抗 CD 分子的抗体,另一个 Fab 段连接在 APAAP 复合物中的抗碱性磷酸酶(anti-alkaline phosphatase,AAP)上,加入底物,碱性磷酸酶(AP)催化底物显色,使 T 细胞着色。计数着色的阳性细胞,计算 T 细胞及其亚群的百分率。该法具有敏感性高、特异性强、结果易判断等优点。

(3)免疫金银染色法(immunogold-silver staining method,IGSS 法):用胶体金标记针对人 CD3、CD4 和 CD8 的一抗(直接法)或二抗(间接法),直接与 T 细胞反应或间接与已结合抗 CD 单抗的 T 细胞反应,加入银显色液,银离子被还原成银原子,围绕金颗粒形成黑色银壳,光学显微镜下计数阳性细胞数,计算 T 细胞及其亚群的百分率。

3. 补体依赖细胞毒作用(complement dependent cytotoxicity,CDC)试验 采用特异性抗淋巴细胞 CD 分子抗体与相应的淋巴细胞 CD 分子发生结合,激活补体,借助补体的细胞毒作用破坏细胞膜的完整性,加入染料,使之染色;无相应 CD 分子的细胞不受损伤,因而不着色。计数着色细胞,并计算 T 细胞及其亚群的百分率。

(二)T 细胞功能检测

1. T 细胞增殖试验 T 细胞表面含有丝裂原受体,在体外受到丝裂原或抗原的刺激作用后,其细胞的代谢和形态可发生变化,出现细胞内酶活化、蛋白质和核酸合成增加、细胞质扩大、核仁明显、染色质松散等现象,由淋巴细胞转变为淋巴母细胞(图 22-5)。这种淋巴细胞增殖又称淋巴细胞转化,据此可判断淋巴细胞对有关刺激的反应性与功能状态。

未转化细胞　过渡型细胞　淋巴母细胞

图 22-5　淋巴细胞转化形态示意图

植物血凝素(PHA)、刀豆蛋白 A(ConA)、美洲商陆(PWM)等有丝分裂原以及破伤风类毒素、白喉类毒素、结核菌素(PPD)和白色念珠菌等抗原性刺激物可用于体外刺激 T 淋巴细胞的转化。不同种属的 T 细胞对有丝分裂原的敏感性不同,人 T 淋巴细胞对 PHA 敏感,鼠源 T 淋巴细胞对 ConA 更敏感。采用特异性抗原刺激只诱导相应抗原致敏的淋巴细胞发生转化,所以其转化率比非特异性转化率低。

目前主要采用形态法、放射性核素 ^{3}H-TdR 掺入法和 MTT 比色法检测 T 细胞的增殖状况。

(1)形态法:将外周血或 PBMC 与适量的 PHA 混合,在 37℃ 条件下培养 72h,取培养细胞做涂片染色,油镜下镜检。根据细胞的大小、核浆比、胞浆的染色性、核结构以及有无核仁等特征(表 22-4),分别计数未转化的淋巴细胞、转化的细胞(包括过渡型母细胞和淋巴母细胞)。每个样本计数 200 个细胞,按如下公式计算淋巴细胞转化率。转化率可在一定程度上反映机体的细胞免疫功能状态。正常人 T 细胞转化率为 60%~80%,小于 50% 可视为降低。

表 22-4　未转化和转化淋巴细胞的形态特征

	未转化的淋巴细胞	转化的淋巴细胞	
		过渡型	淋巴母细胞
细胞直径	6~8μm	12~16μm	12~20μm
核大小、染色质	不增大、密集	增大、松散	增大、松散
核仁	无	有或无	清晰、1~4 个
有丝分裂	无	无	有或无

续表

	未转化的淋巴细胞	转化的淋巴细胞	
		过渡型	淋巴母细胞
细胞质、染色	极少、天青色	增多、嗜碱	增多、嗜碱
胞浆内空泡	无	有或无	有或无
伪足	无	有或无	有或无

$$转化率 = \frac{转化的淋巴细胞数}{转化的淋巴细胞数+未转化的淋巴细胞数} \times 100\%$$

该法简便易行,无需特殊设备,便于基层实验室推广。光学显微镜判断形态学变化时,易受主观因素影响,并因此影响结果的重复性和准确性。

(2)^{3}H-TdR 掺入法:当 T 细胞受到有丝分裂原或特异性抗原刺激后,在向淋巴母细胞转化的过程中可出现 DNA 的合成增加。由于胸腺嘧啶核苷(thymidine,TdR)是 DNA 合成的必需碱基物质,用^{3}H 标记的胸腺嘧啶核苷(^{3}H-TdR)作为 DNA 合成的前体,可掺入到新合成的 DNA 中,可通过测定细胞的放射性强度来反映细胞的增殖状况。

该法的操作要点是将单个核细胞悬液加入含培养液的细胞培养板中,设立实验孔和对照孔。实验孔中加入适量 PHA,于 37℃、5%CO$_2$ 培养 72h。在终止培养前 6~8h,各孔加入适量^{3}H-TdR 后继续培养,终止时用多头细胞收集器将细胞收集在玻璃纤维滤膜上,洗涤后加入闪烁液,利用液体闪烁仪测定各孔放射性核素释放量,记录每分钟脉冲数(cpm),按下列公式计算刺激指数(stimulating index,SI)。刺激指数表示淋巴细胞的增殖能力。

$$SI = \frac{试验孔\ cpm\ 均值}{对照孔\ cpm\ 均值}$$

^{3}H-TdR 掺入法具有敏感性高、客观性强、重复性好等优点。缺点是需要专用设备,有发生放射性核素污染的可能。

(3)MTT 比色法:当细胞受到刺激发生增殖时,活细胞可摄入可溶性黄色染料噻唑蓝溴化四唑[3-(4,5-dimethylthiazol-2-yl)-2,5-diphenyltetrazolium bromide,MTT],MTT 可被细胞内线粒体琥珀酸脱氢酶还原为不溶水的蓝色甲臜颗粒(formazan),并沉积于细胞中。甲臜颗粒的形成量与细胞增殖程度呈正比。将细胞裂解,并用有机溶剂(如二甲基亚砜或盐酸异戊醇等)溶解细胞中的甲臜后,用酶标仪测定细胞培养物的 A$_{570nm}$ 值,可间接反映淋巴细胞的增殖程度。

该法的操作要点是将一定比例稀释后的单个核细胞悬液加入到细胞培养板中,并设立试验孔和对照孔。试验孔中加入适量 PHA,对照孔加入溶解 PHA 的溶剂,于 37℃、5%CO$_2$ 培养 48~72h。在终止培养前 4~6h,每孔加入 5mg/ml MTT 溶液 10μl 后继续培养。终止培养后,离心弃去上清,加入 100~150μl 二甲基亚砜或盐酸异戊醇,最后用酶标仪测定各孔 A$_{570nm}$ 值,计算刺激指数(SI),判定细胞增殖结果。一般 SI≥2 具有意义。

$$SI = \frac{试验孔\ A\ 值}{对照孔\ A\ 值}$$

视频:放射性核素^{3}H-TdR 掺入法

MTT 比色法的敏感性不及^{3}H-TdR 掺入法,但操作简便,无放射性污染,应用广泛。

2. T 细胞介导的细胞毒试验　CD8$^+$T 细胞(CTL)能特异性杀伤靶细胞,导致靶细胞破坏和溶解。

一般采用^{51}Cr 释放法检测 CTL 的细胞毒作用。实验原理是用 Na$_2$^{51}CrO$_4$ 标记靶细胞,若待检 CTL 能杀伤靶细胞,^{51}Cr 则从靶细胞内释放出来,用 γ 计数仪测定靶细胞的^{51}Cr 释放量。靶细胞破坏、溶解的越多,^{51}Cr 释放量就越大,其放射活性也就越强。按下列公式计算^{51}Cr 的特异性释放率,即可判断 CTL 杀伤活性的强弱(图 22-6)。

$$^{51}Cr\ 特异性释放率 = \frac{试验孔\ cpm\ 均值-自发释孔\ cpm\ 均值}{最大释放孔\ cpm\ 均值-自发释孔\ cpm\ 均值} \times 100\%$$

笔记

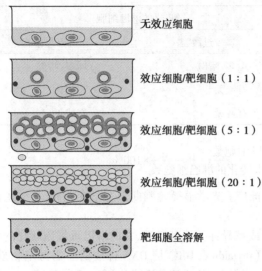

图 22-6 T 细胞介导的细胞毒试验示意图

无效应细胞

效应细胞/靶细胞（1:1）

效应细胞/靶细胞（5:1）

效应细胞/靶细胞（20:1）

靶细胞全溶解

检测 CTL 的细胞毒性是评价机体细胞免疫功能的一种常见指标,可用于评价机体对病毒性疾病、体内细胞免疫功能的状态,尤其适用于 CTL 杀伤肿瘤细胞的能力评价,常作为疾病预后判断和疗效观察的指标之一。

3. MHC-抗原肽四聚体技术　是一种用于直接定量检测特异性 T 细胞的技术。该技术主要通过 TCR 与 MHC-抗原肽的结合来检测抗原性特异性 T 细胞,以此反映机体的细胞免疫状况。

由于可溶性 MHC 单体分子与 TCR 的亲和力低,解离快。因此,通过生物素-亲和素(或抗生物素蛋白)级联放大原理,1 个荧光素标记的亲和素(或抗生物素蛋白)可与 4 个生物素标记的 MHC I 类分子-抗原肽结合形成复合物,即 MHC I 类分子-抗原肽四聚体。该四聚体能同时结合 1 个 T 细胞上的 4 个 TCR,亲和力及灵敏度显著提高(图

22-7)。借助流式细胞仪可测定待测样品中与 MHC I 类分子-抗原肽四聚体结合的特异性 T 细胞的数量及所占比例。此外,该技术还可用于检测特异性 T 细胞的增殖能力。

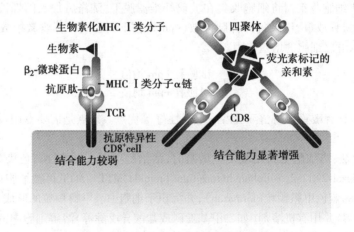

图 22-7　荧光标记的四聚体示意图

生物素化MHC I 类分子

四聚体

生物素

荧光素标记的亲和素

β₂-微球蛋白

抗原肽 —— MHC I 类分子α链

TCR

CD8

抗原特异性
CD8⁺cell

结合能力较弱

结合能力显著增强

四聚体技术与常规的检测抗原特异性 T 细胞的方法相比,具有特异、直接、灵敏和高效等优点。但制备 MHC-抗原肽时需要完全清楚所用抗原肽的序列,所以该法并不适用于所有情况。

4. 淋巴细胞内细胞因子检测　Th1 和 Th2 细胞是两类重要的 CD4⁺Th 细胞亚群,可分泌多种细胞因子。Th1 主要分泌 IL-2、IFN 等细胞因子,参与细胞免疫应答;Th2 细胞主要分泌 IL-4、IL-5 等细胞因子,帮助 B 细胞活化产生抗体,在体液免疫中发挥重要作用。由于 Th1 和 Th2 细胞之间尚未发现可区分的特异性表面标志,目前主要根据淋巴细胞分泌细胞因子的不同来鉴别 Th1 和 Th2。常将 IFN-γ 和 IL-4 分别作为检测 Th1 和 Th2 的特征性细胞因子。

目前普遍采用流式细胞术检测淋巴细胞内细胞因子。该法的基本原理是使用肿瘤刺激剂(PMA)、离子霉素(ionomycin)等刺激物体外激活淋巴细胞,激活的淋巴细胞产生细胞因子,加入蛋白转运抑制剂如莫能霉素(monensin)阻止细胞因子分泌到细胞外,细胞内蛋白转运方式被打乱,细胞因子向高尔基体积聚,细胞因子信号增强,用流式细胞术测定淋巴细胞内的细胞因子种类,并计算 Th1/Th2 的百分率。该法快速、简便、高效、安全、灵敏度高,全血检测更能准确反映体内 Th1 和 Th2 细胞的状况。

5. 体内试验　主要是以皮肤试验为主。通过少量的抗原性物质经皮肤进入人体,观察局部皮肤反应,判断机体细胞免疫的状态。如果此抗原为变应原,则会与致敏的 T 淋巴细胞结合,引发迟发型

超敏反应。常见的皮肤试验包括结核菌素试验和 PHA 皮肤试验。

结核菌素试验是将定量结核菌素(OT 或 PPD)注射到受试者前臂皮内,48~72h 观察局部反应。若注射部位反应较强烈或硬节直径超过 15mm 以上,为强阳性反应,提示可能有活动性感染,应做进一步检查;局部出现红肿硬结且直径 5~15mm 为阳性,表明机体已感染过结核杆菌,但不一定有结核病,因为接种过 BCG 也可呈阳性反应;硬结直径小于 5mm 者或不出现红肿硬结为阴性,提示无结核杆菌感染或机体细胞免疫功能低下。

PHA 皮肤试验是将定量 PHA 注射到受试者前臂皮内,PHA 可非特异性刺激 T 细胞向淋巴母细胞转化,在局部呈现以单个核细胞浸润为主的炎症反应。一般在 6~12h 开始出现红斑硬结,24~48h 达高峰,硬结直径大于 15mm 者为阳性。PHA 皮肤试验敏感性高,比较安全可靠,临床上常用于检测机体的细胞免疫水平。

二、B 细胞数量及功能检测

外周血中 B 细胞约占淋巴细胞总数的 10%~20%。B 细胞不仅是重要的抗原提呈细胞,还能通过产生抗体发挥体液免疫功能。实际工作中 B 细胞的数量检测主要基于 B 细胞表面存在膜免疫球蛋白(mIg)、CD 分子、小鼠红细胞受体等重要标志。B 细胞功能试验主要是检测 B 细胞在特异性抗原作用下的细胞增殖能力和分泌某种抗体的能力。B 细胞增殖能力的检测方法与 T 细胞类似。由于检测抗体的方法比较方便、成熟,故临床上较少开展 B 细胞分泌抗体功能的检查。必要时可采用溶血空斑试验、ELISPOT 等对 B 细胞分泌抗体的功能进行检测。

（一）B 细胞数量检测

1. mIg 的检测　mIg 是 B 细胞特有的表面标志,是鉴定 B 细胞的可靠标志。选用高效价、高特异性和高亲和力的荧光或酶标记的多价抗人 Ig 抗体,检测带有各种类型 Ig 的 B 细胞。目前多采用荧光免疫法、酶免疫组织化学法检测 mIg。正常人外周血中含 mIg$^+$ 的细胞一般为 8%~12%。

2. CD 分子的检测　B 细胞表面具有 CD19、CD20、CD21、CD22、CD29 及 CD5 等分化抗原,其中有些是 B 细胞所共有,有些仅存在于活化的 B 细胞,有些则可作为 B 细胞亚群的分类标志(如 CD5)。针对上述 CD 分子,制备相应的单克隆抗体,通过间接免疫荧光法、免疫组织化学法、流式细胞术等进行检测。正常人外周血中 CD20$^+$ 细胞约占淋巴细胞总数的 8%~12%。

3. IgG Fc 受体的检测　B 细胞表面含有 IgG Fc 受体,极易与抗原-抗体复合物中抗体的 Fc 段发生结合。在一定条件下,用相应抗体致敏红细胞(EA)作指示物,能与带 IgG Fc 受体的 B 细胞结合形成 EA 花环,故称 EA 花环试验。但由于单核细胞、巨噬细胞、NK 细胞以及部分 T 细胞也带有 IgG Fc 受体,故该法特异性较差。

4. 小鼠红细胞受体的检测　部分 B 细胞能与小鼠红细胞形成花环。健康人外周血淋巴细胞形成小鼠红细胞花环率仅为 5%~10%,而慢性 B 细胞白血病患者则可高达 60%~85%。此法简便,临床上可用于鉴定不同类型淋巴细胞白血病。

（二）B 细胞功能检测

1. B 细胞增殖试验　某些分裂原和特异性抗原可刺激 B 细胞使其发生增殖。小鼠 B 细胞功能检测常用细菌脂多糖(LPS)为刺激物,人 B 细胞则采用含 SPA 的金黄色葡萄球菌菌体或抗 IgM 抗体,与检测 T 细胞增殖试验方法相似,可采用 ^{3}H-TdR 掺入法,同样操作和计数 cpm 值等。

2. 经典溶血空斑试验(hemolytic plaque assay)　为体外检测实验动物 B 淋巴细胞产生抗体能力的一种方法。该法的操作要点是将绵羊红细胞(SRBC)免疫的小鼠脾脏制成单细胞悬液后,与高浓度的 SRBC 在琼脂糖凝胶内混匀并倾注于小平皿或玻片上。脾细胞中的抗体生成细胞分泌抗 SRBC 抗体并与其周围的 SRBC 结合,加入补体后可借助补体激活的经典途径导致 SRBC 溶解,形成肉眼可见的溶血空斑。每个空斑中央含一个抗体形成细胞,空斑数量即为抗体形成细胞数。空斑大小表示该抗体形成细胞产生抗体的能力,并可间接反映机体的体液免疫功能。溶血空斑试验具有可直接观察、特异性高、筛选力强等优点,故可用做判定体液免疫功能的指标,还可进一步分析抗体种类及亚群。

3. 酶联免疫斑点试验(ELISPOT)　采用特异性抗原包被固相载体,加入待检细胞,若该细胞可分泌针对已知抗原的抗体,即可与固相抗原结合,再用酶标二抗和显色剂进行显色反应,计数显色的斑点数。一个显色斑点代表一个抗体生成细胞,酶点的大小和显色的程度则反映抗体生成量。

　　ELISPOT 可在单细胞水平上检测抗体生成细胞及其抗体产生量,还可检测生成特异性细胞因子的 T 细胞(图 22-8)。此外,ELISPOT 双色分析可同时测定两种不同抗原刺激分泌的抗体或T 细胞分泌的不同类别的细胞因子。目前 ELISPOT 广泛用于疾病发病机制研究和机体免疫功能状态监测等。

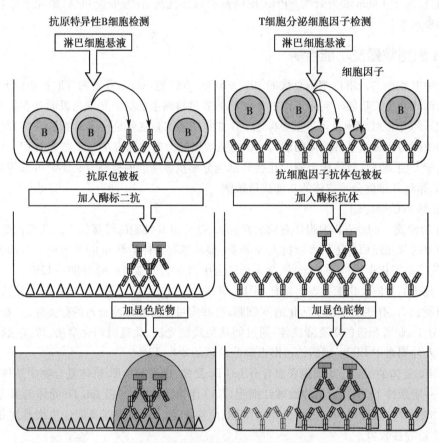

图 22-8　酶联免疫斑点试验示意图

　　4. 体内试验　某些特异性抗原,如白喉类毒素、破伤风类毒素、多价肺炎链球菌菌苗等,可刺激 B 细胞产生抗体,再以抗体的含量评价体内 B 细胞的功能状态。操作要点为将适量抗原进行皮下或肌内注射,并于免疫后 1 周、2 周、3 周分别采血,分离血清检测抗体的效价,以此判断受检者体内 B 细胞的功能状态。如 B 细胞功能减低或缺陷,患者对外来抗原的应答能力减弱或缺如,则仅产生少量或不能产生特异性抗体,故临床上通过测定受检血清中 Ig 量,可判断机体 B 细胞功能。另外,患者血清中一种或多种 Ig 异常增高,则表明 B 细胞产生 Ig 的功能异常增高。

三、NK 细胞数量及功能检测

　　通过对机体 NK 细胞的数量和功能检测,可评价机体非特异性免疫应答的状态。
　　(一)NK 细胞数量检测
　　主要根据 NK 细胞表面 CD3、CD56 和 CD16 等表面标志进行数量测定。测定方法类似于 T、B 细胞的数量检测。
　　(二)NK 细胞功能检测
　　NK 细胞具有非特异性细胞毒作用,可直接杀伤肿瘤细胞和病毒感染的靶细胞。将 NK 细胞和肿瘤细胞共同培养,通过检测肿瘤细胞的存活率可间接反映 NK 细胞的杀伤活性。测定人的 NK 细胞活性多以 K562 为靶细胞株,小鼠 NK 细胞活性检测则常采用 YAC-1 细胞株。NK 细胞活性的测定可采用以下几种方法。

1. **形态学法**　NK 细胞胞浆含有穿孔素、TNF 等杀伤性物质,可杀伤靶细胞并使其细胞膜通透性增加,染料可进入被杀伤的靶细胞内使其着色,而未被杀伤的活细胞则不被染色。操作要点为以人 PBMC 或小鼠脾细胞为效应细胞,与靶细胞按一定比例混匀孵育后,靶细胞受损死亡,导致其细胞膜通透性增加,台盼蓝或伊红 Y 等染料进入死亡细胞使其着色。计数 200 个细胞,根据着色的细胞数计算靶细胞的死亡率,以此反映 NK 细胞的活性。靶细胞死亡率越高,说明 NK 细胞的活性越强。

本法操作简便,易于掌握,但肉眼观察具有一定的主观性,容易出现误差,也无法计数轻微损伤的细胞,重复性稍差。

2. **酶释法**　当靶细胞受到 NK 细胞攻击而发生损伤时,胞质内乳酸脱氢酶(lactate dehydrogenase,LDH)可释放到细胞外,细胞外液 LDH 的释放量与细胞受损伤的程度呈一定的正相关。释放的 LDH 在催化乳酸生成丙酮酸的过程中使氧化型辅酶 I(NAD$^+$)变为还原型辅酶 I(NADH),后者再通过递氢体-吩嗪二甲酯硫酸盐(PMS)还原碘硝基氯化氮唑蓝(INT)或硝基氯化四氮唑蓝(NBT),形成有色的甲基化合物,在 490nm 或 570nm 波长处有一吸收峰,利用酶标仪测定相应的 A 值,从而确定 NK 细胞的细胞毒活性。

本技术的操作要点:①制备靶细胞和效应细胞;②将效应细胞与靶细胞按一定比例混合,加入 96 孔细胞培养板中,为测定孔(设 3 个复孔);③设自然释放孔和最大释放孔两种对照孔,自然释放孔只加靶细胞,最大释放孔则加入靶细胞和 1% TritonX-100;④将上述 3 种样品于 37℃ 孵育 2h 后离心,吸取上清液并加入新配制的 LDH 反应液,室温避光反应 10~15min,用酶标仪测定 A_{490} 或 A_{570},然后通过下列公式计算 NK 细胞的细胞毒活性。

$$NK 细胞的细胞毒活性=\frac{测定孔 A 值-自然释放孔 A 值}{最大释放孔 A 值-自然释放孔 A 值}\times100\%$$

本法快速简便、经济、可定量检测。但由于 LDH 分子较大,只有靶细胞膜被严重破损时才会从胞内释放出来,故敏感性较低。细胞正常生长也有 LDH 的释放,可致培养液中的 LDH 的本底较高,因而影响检测效果。

3. **荧光法**　以荧光素标记靶细胞,在与效应细胞孵育后,离心弃上清,检测剩余活的靶细胞的荧光量,从而确定 NK 细胞的杀伤能力。

目前多采用时间分辨荧光免疫分析法来提高反应的灵敏度。操作要点:用 Eu^{3+} 的螯合物标记靶细胞,与效应细胞共同孵育后,用时间分辨荧光计检测荧光,可除去非特异性荧光本底。该法具有检测时间短、速度快、灵敏度高、特异性强等优点。

4. **放射性核素释放法**　主要包括^{51}Cr 释放法和^{125}I-UdR 释放法两种。

(1)^{51}Cr 释放法:在测定孔中加入效应细胞和用 Na$_2$^{51}CrO$_4$ 标记的靶细胞,并设对照组(自然释放孔和最大释放孔),孵育后离心,与 T 细胞细胞毒作用检测方法类似,取上清液并用 γ 计数仪测定各孔 cpm 值,计算 NK 细胞活性。

$$NK 细胞活性=\frac{测定孔上清液 cpm 均值-自然释放孔上清液 cpm 均值}{最大释放孔上清液 cpm 均值-自然释放孔上清液 cpm 均值}\times100\%$$

本法操作简便快速,可定量。但^{51}Cr 半衰期较短,自然释放率高,所需靶细胞多。

(2)^{125}I-UdR 释放法:^{125}I-UdR 作为 DNA 合成的前体物,可被靶细胞摄取并掺入其 DNA 中。^{125}I-UdR 标记的靶细胞被 NK 细胞杀伤后,^{125}I-UdR 从受损靶细胞核内释放出来,通过测定上清液的 cpm 值,确定 NK 细胞活性。

该法的操作要点是将^{125}I-UdR 标记的靶细胞和效应细胞按一定比例混匀,加入测定孔中,同时设自然释放孔对照,一起孵育,取测定孔培养物离心,去上清液,沉淀细胞用胰酶和 DNA 酶处理后离心取上清液,用 γ 计数仪测定上清液和细胞中的 cpm 值,计算 NK 细胞活性。

$$^{125}\text{I}-UdR\text{ 释放率} = \frac{\text{上清 cpm 值}\times 2}{\text{上清 cpm 值}+\text{细胞 cpm 值}}\times 100\%$$

$$\text{NK 细胞活性} = \text{实验组}^{125}\text{I}-UdR\text{ 释放率} - \text{自然组}^{125}\text{I}-UdR\text{ 释放率}$$

本法自然释放率比^{51}Cr 低且敏感性更高,故被大多数实验室所采用。

5. 流式细胞术(FCM)　以 K562 细胞株作为靶细胞,而碘化丙啶(PI)只能渗透到死亡细胞内并可与靶细胞 DNA 或 RNA 结合,在 488nm 波长激发下发出荧光。同时,NK 细胞的体积大小和对光的散射特性均与靶细胞不同。因此,可利用流式细胞术检测被 NK 细胞杀伤的靶细胞死亡率来反映其活性。

综上所述,检测 NK 细胞活性的方法很多,且各有特点,应根据实验要求和条件进行选择。目前检测 NK 细胞数量和百分率比较常用的方法是 FCM。

第三节　吞噬细胞功能检测

单核-巨噬细胞是机体非常重要的免疫细胞,具有强大的吞噬、杀伤抗原的能力,还可提呈抗原、启动特异性免疫应答。根据不同吞噬细胞的功能特征,可通过不同的方法对其功能进行检测。

一、中性粒细胞功能检测

外周血中中性粒细胞约占白细胞的 60%~70%。中性粒细胞具有很强的吞噬功能,在固有免疫中发挥重要作用。其吞噬过程包括趋化、吞噬和胞内杀伤三个阶段,对上述阶段分别进行检测,可反映中性粒细胞的功能状况。

（一）趋化功能检测

在某些细菌代谢产物、补体活性片段 C3a 和 C5a、某些细胞因子等的作用下,中性粒细胞作定向移动,移动强度反映细胞的趋化能力。测定方法包括体内试验法和体外试验法。

1. 体内试验法　又称皮肤窗法,操作要点是在受检者前臂曲侧中央 3mm 范围内搔刮皮肤,用盖玻片压紧固定,分别于第 2、5、8、12、24、36h 各取样一次,染色观察中性粒细胞聚集开始的时间、聚集程度等。健康者一般 2~3h 后开始聚集,达 50~100 个,6h 可达 1 000 个以上。

2. 体外试验法　主要有滤膜小室渗透法和琼脂糖凝胶平板法。

（1）滤膜小室渗透法:又称 Boyden 小室法。多种细胞因子具有趋化活性,能诱导中性粒细胞、单核-巨噬细胞、淋巴细胞等作定向迁移。该法操作要点是采用特殊的小盒,以一片孔径为 3μm 的微孔滤膜将盒分为上下两层,将白细胞悬液加入上室,下室加入趋化因子,37℃孵育 30min 后,上室的中性粒细胞受下室趋化因子的吸引,由滤膜微孔进入滤膜内,达到时间后,取出滤膜进行清洗、固定、染色后,在高倍镜下观察细胞穿越滤膜的移动距离,判断其趋化功能。

（2）琼脂糖凝胶平板法:将融化的琼脂糖溶液倾注于玻片上制成琼脂糖凝胶平板,在凝胶板上按图 22-9 所示打孔,孔径 3mm,孔间距 2~3mm。中间孔加白细胞悬液,左孔加趋化因子,右孔加对照液,37℃孵育 4~8h 后进行固定和染色。用显微镜测微器测定中性粒细胞向左孔的移动距离 A,向右孔的移动距离 B,计算趋化指数,判断细胞的趋化运动能力。趋化指数越大,中性粒细胞的运动功能越强。

$$\text{趋化指数} = \frac{A}{B}$$

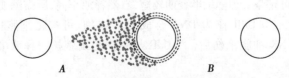

图 22-9　中性粒细胞趋化运动示意图

（二）吞噬功能检测

常用显微镜法测定中性粒细胞的吞噬功能。操作要点是将制备的白细胞悬液与金黄色葡萄球菌或白色念珠菌悬液混合，37℃孵育后涂片、固定和染色。在油镜下观察中性粒细胞对细菌的吞噬情况，计数 100 个细胞中吞噬和未吞噬细菌的中性粒细胞数，并记录吞噬的细菌数。按下式计数吞噬率（phagocytic rate）和吞噬指数（phagocytic index），判断细胞的吞噬功能。

$$吞噬率 = \frac{吞噬细菌的中性粒细胞数}{计数的中性粒细胞数} \times 100\%$$

$$吞噬指数 = \frac{巨噬的细菌总数}{吞噬细菌的中性粒细胞数} \times 100\%$$

（三）杀伤功能检测

1. 溶菌法　将制备的白细胞悬液与经新鲜人血清调理过的金黄色葡萄球菌或大肠杆菌按一定比例混合、孵育。于第 0、30、60、90min 取培养物，用蒸馏水溶解细胞后，取适量接种于固体平板培养基中。37℃培养 18h 后计数菌落数，即可反映中性粒细胞的杀菌能力。

$$杀菌率 = 1 - \frac{30、60 及 90min 菌落数总和}{0min 时菌落数} \times 100\%$$

2. 硝基蓝四氮唑（NBT）还原试验　中性粒细胞在吞噬杀菌时，细胞内氧化代谢显著增加，葡萄糖磷酸戊糖旁路途径被激活，代谢过程中产生大量 H_2O_2，并在过氧化物酶作用下释放大量单体氢，释放出的氢可被吞噬或渗透到中性粒细胞内的 NBT 接受，使淡黄色的 NBT 还原成蓝黑色的甲臜颗粒，沉积于细胞质中。这种胞浆沉积着蓝黑色甲臜颗粒的中性粒细胞称为 NBT 阳性细胞。计数 100~200 个中性粒细胞中的 NBT 阳性细胞，即可反映中性粒细胞杀菌功能，正常参考区间为 7%~15%。

二、巨噬细胞功能检测

巨噬细胞功能检测常用于实验室的基础研究，如疾病发生机制、药物筛检等。

（一）炭粒廓清试验

正常小鼠肝中库普弗细胞可吞噬清除 90% 炭粒，而脾巨噬细胞约可吞噬清除 10% 炭粒。因此，通过给实验小鼠静脉注射适量印度墨汁（炭粒悬液），间隔一定时间反复取静脉血，测定血中炭粒的浓度，根据血流中炭粒被廓清的速度即可判断巨噬细胞的功能。此方法主要用于动物实验研究。

（二）吞噬功能的检测

巨噬细胞对颗粒性抗原具有较强的吞噬功能，若将巨噬细胞与某种可被吞噬而又易于计数的颗粒物质（如鸡红细胞、白假丝酵母菌等）相互作用后，根据细胞吞噬颗粒物质的多少，可计算吞噬率和吞噬指数，了解其吞噬功能。如鸡红细胞吞噬试验，将待检细胞与适量鸡红细胞（CRBC）悬液混合后，孵育、涂片、染色，油镜下检查 200 个巨噬细胞，计算其吞噬率和吞噬指数。

$$吞噬率 = \frac{吞噬 CRBC 的巨噬细胞数}{计数的巨噬细胞数} \times 100\%$$

$$吞噬指数 = \frac{巨噬细胞吞噬的 CRBC 总数}{计数的巨噬细胞数} \times 100\%$$

（三）巨噬细胞促凝血活性测定

活化的巨噬细胞可产生一种与膜结合的凝血活性因子，加速正常血浆的凝固。取经 37℃ 预温的正常兔血浆和 $CaCl_2$ 的混合液，加入已黏附单层巨噬细胞的试管中，置于 37℃，观察并及时记录血浆凝固时间。在细菌 LPS、肿瘤相关抗原或 HBsAg 等作用下，巨噬细胞被活化后，血浆凝固时间明显缩短。该法稳定、操作简便，是检测不同疾病患者巨噬细胞功能的指标之一。

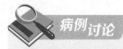

本章小结

　　免疫细胞主要包括淋巴细胞(如T细胞、B细胞、NK细胞等)、单核-巨噬细胞、树突状细胞、中性粒细胞、嗜酸性粒细胞、嗜碱性粒细胞、红细胞和肥大细胞等。临床上的各种类型自身免疫病、免疫缺陷病以及肿瘤等疾病均可出现免疫细胞数量和功能的变化。

　　1. 免疫细胞的分离与纯化包括白细胞的分离、外周血单个核细胞的分离以及淋巴细胞的纯化及亚群的分离。外周血单个核细胞的分离方法包括Ficoll单次差速密度梯度离心法和Percoll连续密度梯度分层液法。外周血单个核细胞在实际工作中还需进一步分离纯化，主要包括去除红细胞、血小板和单核细胞。淋巴细胞亚群的分离可采用E花环沉降法、尼龙棉分离法、免疫磁珠法、亲和板结合分离法和流式细胞术分离法等方法。

　　2. 吞噬细胞主要包括小吞噬细胞(即中性粒细胞)和大吞噬细胞(即单核-吞噬细胞系统，包括血液中的单核细胞以及组织器官中的巨噬细胞)两类。吞噬细胞的分离主要包括单核细胞、吞噬细胞以及中性粒细胞分离。

　　3. T细胞数量检测主要包括间接免疫荧光法、免疫组织化学法等；B细胞数量检测主要通过对mIg、CD分子、IgG Fc受体和小鼠红细胞受体的检测。此外，通过对CD3、CD56和CD16等细胞表面标志可进行NK细胞数量的测定。

　　4. T细胞及其亚群功能测定试验主要包括T细胞增殖试验、T细胞介导的细胞毒试验、MHC-抗原肽四聚体、淋巴细胞细胞因子检测等试验；B细胞功能测定主要开展增殖试验、经典溶血空斑试验、ELISPOT等试验；NK细胞主要进行杀伤功能测定；中性粒细胞包括趋化、吞噬和杀伤功能测定；巨噬细胞主要进行吞噬功能测定，包括炭粒廓清试验以及鸡红细胞吞噬实验等。

病例分析

病例讨论

　　患者，男性，62岁，2个月前逐渐出现乏力、纳差，进食后腹胀。2周前开始出现发热，体温最高在38.0℃以上。腹部超声示脾大。血常规示白细胞$40.8×10^9/L$，淋巴细胞$38.6×10^9/L$，血红蛋白88g/L，血小板$104×10^9/L$；血涂片中表现为小的成熟淋巴细胞。流式细胞术检测细胞免疫分型提示CD5(+)、CD10(-)、CD19(+)、FMC7(-)、CD23(+)、CD43(+/-)、CCND1(-)；FISH检测提示del(11q)异常。

（胡慧琼）

扫一扫，测一测

思考题

1. 为何常用相对密度为1.077±0.001的Ficoll分层液分离外周血单个核细胞？
2. 简述经典溶血空斑试验的原理。

23章 PPT

学习目标

1. 掌握超敏反应概念和 I 型超敏反应的发生机制与防治原则;血清 IgE 的检测方法、临床意义与应用评价。

2. 熟悉 I、II、III、IV 型超敏反应的常见疾病。

3. 了解循环免疫复合物的检测方法。

4. 具备 I 型超敏反应疾病的预防和治疗能力。

5. 能解释常见超敏反应性疾病发生机制、激发试验的原理与结果判定。

6. 能运用酶联免疫吸附试验和免疫印迹技术检测血清特异性 IgE。

超敏反应(hypersensitivity)源于变态反应(allergy),最早由 Clemens von Pirquet 在 1906 年提出,是指机体受同一抗原物质再次刺激后产生的一种异常的病理性免疫反应,导致机体生理功能紊乱或组织细胞损伤,临床表现多种多样。

1963 年,Robert Coombs 和 Philip Gell 依据变应原性质、参与成分、发生机制的不同将超敏反应分为 I、II、III、IV 型。引起超敏反应的抗原也称变应原(allergen)。

第一节　I 型超敏反应及临床检测

I 型超敏反应又称速发型超敏反应(immediate hypersensitivity),临床最为常见。主要特征有:①反应发生快;②由特异性免疫球蛋白 E(IgE)介导;③存在明显的个体差异和遗传倾向;④以机体生理功能紊乱为主要表现。

一、I 型超敏反应发生机制

(一)参与成分

1. 变应原　是 I 型超敏反应的启动者,也称过敏原,经吸入、食入、注射或皮肤接触等途径进入机体,诱导产生 IgE 类抗体。变应原广泛存在,常见有吸入性花粉、尘螨、食物类虾、蟹贝、花生、牛奶、芒果以及青霉素、阿司匹林等(表 23-1),可经口服、注射或吸入等途径进入体内,诱发局部或全身过敏反应。

2. 介导抗体　1966 年日本学者 Ishizaka 夫妇和瑞典学者 Johansson 分离并证明 IgE 为 I 型超敏反应的介质。IgE 主要由呼吸道、消化道上皮中的 B 细胞合成,正常人血清含量极低,过敏患者和寄生虫

笔记

感染者可升高数倍。IgE具有亲细胞特性,能与同种肥大细胞及嗜碱性粒细胞膜上的IgE Fc受体(主要是高亲和力受体FcεRⅠ)牢固结合。这种结合使细胞处于致敏状态,同时可将IgE半衰期从2.5天延长至8~14天。

表23-1 常见过敏原

进入途径	类 别	常 见 物 质
吸入	花粉	蒿属、藜属、禾本科植物、悬铃木属花粉等
	尘螨	粉尘螨、屋尘螨
	真菌	交链孢霉属、曲霉菌、青霉菌属菌丝、孢子
食入	动物类食品	鱼、虾、蟹类、鸡蛋、牛奶、鸡、羊、牛肉等
	植物类	芒果、苹果、花生、豆类、榛子等
注射及其他	药物	青霉素、链霉素、普鲁卡因
	抗血清	破伤风抗毒素
	昆虫毒素	蜜蜂、胡蜂、小黄蜂、蚂蚁等毒素
	动物毛及代谢物	猫、狗唾液以及毛发
	其他	天然乳胶、木料、松香酸等

3. 参与细胞

(1)肥大细胞和嗜碱性粒细胞:肥大细胞主要分布于黏膜下层和皮下小血管周围的结缔组织中。嗜碱性粒细胞主要分布于外周血中,但数量较少。它们表面具有高亲和性FcεRⅠ,结合抗体Fc段;胞内含有类似的嗜碱性颗粒,具有生物学活性。当抗原再次进入机体与抗体可变区结合,导致细胞表面受体桥联,释放胞内颗粒,作用于相应器官产生临床症状。此外,肥大细胞活化后还可合成释放多种细胞因子(表23-2),参与Ⅰ型超敏反应迟发相反应。

表23-2 肥大细胞源性介质的作用

作用方法	介质名称	合成方法	效 应
趋化剂	NCF	预合成	中性粒细胞
	ECF-A	预合成	嗜酸性粒细胞
	TB₄	新合成	单核细胞
		预合成	嗜碱性粒细胞
活化剂	组胺	预合成	血管舒张和血管通透性
	PAF	新合成	小血栓
	类脂蛋白酶	预合成	蛋白水解酶活化C3
	激肽原酶	预合成	作用于激肽→血管舒张→水肿
致痉剂	组胺	预合成	致痉剂使支气管平滑收缩、黏膜水肿和黏液分泌
	PGD₂	新合成	
	LTC₄	新合成	
	LTD₄	新合成	

(2)嗜酸性粒细胞:主要分布于呼吸道、消化道和泌尿生殖道黏膜组织中,在血循环中少量存在。Ⅰ型超敏反应炎性病灶中有大量嗜酸性粒细胞浸润,外周血中该细胞数也显著增高。通常情况下嗜酸性粒细胞不表达高亲和性FcεRⅠ,脱颗粒阈值很高。在一些细胞因子如IL-3、IL-5、GM-CSF激活后,嗜酸性粒细胞可表达高亲和性FcεRⅠ,促进嗜酸性粒细胞脱颗粒。其中一类颗粒与肥大细胞和嗜碱性粒细胞释放的脂质介质类似;另一类是具有毒性作用的颗粒蛋白及酶类物质,主要包括嗜酸性粒细胞阳离子蛋白(eosinophile cationic protein,ECP)、主要碱性蛋白(major basic protein,MBP)、嗜酸细胞过氧化物酶(eosinophil peroxidase,EPO)等,可以杀伤寄生虫和病原微生物,也可引起组织细胞损伤。三类细胞特性见表23-3。

表 23-3 肥大细胞、嗜碱性粒细胞、嗜酸性粒细胞特性

特征	肥大细胞	嗜碱性粒细胞	嗜酸性粒细胞
前体细胞来源	CD34$^+$血液生产细胞	CD34$^+$血液生产细胞	CD34$^+$血液生产细胞
主要成熟部位	结缔组织	骨髓	骨髓
血循环中细胞数量	-	占 0.5% 的血液白细胞	占 2.7% 的血液白细胞
成熟细胞从血液循环进入结缔组织	-	+	+
结缔组织中的成熟细胞	+	+	+
成熟细胞增殖能力	+	-	-
生命周期	几周到数月	几天	几天到几周
生成细胞因子	干细胞因子	IL-3	IL-5
表达 FcεR I	高	高	低
颗粒主要成分	组胺、肝素和或蛋白酶、硫酸软骨素	组胺、蛋白酶、硫酸软骨素	碱性蛋白、嗜酸性阳离子蛋白、水解酶

4. **主要生物活性介质及其作用** 同一细胞可以分泌多种介质,同一介质也可由多种细胞分泌。常见生物活性介质如下:

(1) 组胺(histamine):是存在于肥大细胞和嗜碱性粒细胞中一种预先形成的炎症介质,约占颗粒内容物重量的 10%。组胺可经 IgE 介导释放,也可以在某些理化因素如创伤、电离辐射以及某些药物作用下释放。组胺可增强毛细血管通透性,促进血中大分子物质渗出,从而导致局部充血水肿;使支气管、胃肠道、子宫、膀胱等非血管平滑肌收缩;增加腺体分泌并刺激神经末梢等效应。组胺在体内的半衰期约为 30~60min,可被组胺酶、N-甲基转氨酶和单胺氧化酶作用,转化为各种无活性的代谢产物随尿液排出。

(2) 白三烯(leukotrienes,LTs):是细胞活化过程中由膜磷脂经磷脂酶作用形成花生四烯酸后,在脂氧化酶作用下产生的 LTB$_4$、LTC$_4$、LTD$_4$ 和 LTE$_4$ 的混合物。其中 LTB$_4$ 是一种趋化因子,其余三种过去称为过敏反应物(SRS-A),可使支气管平滑肌收缩、黏液分泌增加。LTs 效应较组胺强且作用持久,是引起支气管哮喘的主要原因。

(3) 前列腺素(prostaglandin,PG):是膜磷脂经磷脂酶作用形成花生四烯酸经环氧化酶作用产生,包括 PGG$_2$、PGH$_2$、PGI$_2$、PGE$_2$、PGD$_2$、TXA$_2$ 与 TXB$_2$ 等。PG 的作用有:①舒血管,以 PGI$_2$ 作用最强;②收缩支气管、胃肠和子宫平滑肌;③增强腺体分泌;④趋化作用;⑤调节免疫炎症,PGE$_2$ 低浓度时抑制腺苷酸环化酶,使 cAMP 浓度降低,导致炎症;高浓度时可使 cAMP 浓度升高,抑制炎症反应。PG 在体内代谢极快,除 PGI$_2$ 外,在肺和肝被迅速降解灭活,其半衰期仅为 1~2min。

(4) 血小板活化因子(platelet activating factor,PAF):是羟基化磷脂在磷脂酶和乙酰转移酶作用后形成的产物。通常 PAF 以未活化形式储存于血小板、嗜碱性粒细胞和其他细胞中,当细胞被激活时,PAF 即被释放。PAF 可凝集和活化血小板,促进组胺、5-羟色胺等释放,导致毛细血管扩张和通透性增加;还可激活中性粒细胞,趋化嗜酸性粒细胞参与炎症反应。研究显示,PAF 含量与过敏反应的严重程度存在相关性。

(二) 发生过程

1. **致敏阶段** 变应原通过呼吸道、消化道等多种途径进入体内,诱导特异性 B 细胞产生应答,刺激机体产生亲细胞抗体 IgE。IgE 通过其 Fc 段与肥大细胞或嗜碱性粒细胞膜上 IgE 高亲和力受体(FcεR I)结合,使机体处于对该变应原的致敏状态。表面结合特异性 IgE 的肥大细胞或嗜碱性粒细胞称为致敏靶细胞。通常靶细胞致敏状态可维持数月或更长时间,如果长期不接触变应原或相似变应原,致敏状态可逐渐消失。

2. **发敏阶段** 当相同变应原再次进入致敏机体时,即可与肥大细胞或嗜碱性粒细胞膜表面的 IgE 发生特异性结合,使靶细胞膜表面 FcεR I 交联,导致细胞脱颗粒,释放组胺、激肽原酶、白三烯等多种生物活性介质。活性介质作用于效应组织和器官,引起平滑肌收缩、毛细血管扩张、通透性增高、腺体分泌增加,使致敏机体出现一系列临床表现。如支气管平滑肌收缩,引起呼吸困难;胃肠

229

平滑肌收缩,引起腹痛腹泻;毛细血管扩张、通透性增加,使血浆渗出,引起组织水肿、血压下降、休克等(图23-1)。

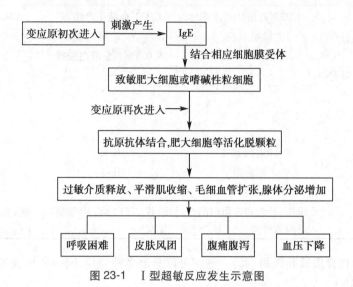

图 23-1 Ⅰ型超敏反应发生示意图

根据效应产生速度和持续时间,可分为早期相反应和晚期相反应。早期相反应通常在接触过敏原后数分钟内发生,可持续数小时,该反应主要由组胺引起,可引起毛细血管扩张和通透性增强、平滑肌收缩和腺体分泌增加等。临床上可表现为皮肤红斑、丘疹、水肿和瘙痒、支气管哮喘、腹痛腹泻,严重时可发生休克。晚期相发生在变应原刺激后6~12h,可持续数天。该反应主要由新合成的脂类介质(如 LTs、PAF)和某些细胞因子(如 TNF-α)等引起。这些细胞因子吸引嗜酸性粒细胞和中性粒细胞浸润,进一步释放一些酶类物质和脂类介质,加重炎症反应,表现为受累部位出现红斑、硬结、发热、瘙痒和烧灼感。

二、Ⅰ型超敏反应常见疾病

Ⅰ型超敏反应性疾病中,变应原可经多途径进入人体,涉及不同系统症状,临床表现如下。

(一)过敏性休克

引起过敏性休克的变应原主要包括药物、昆虫毒素、动物免疫血清和食物,常见于再次接触变应原后数秒或数分钟内发生。这是最严重的一种超敏反应,初为皮肤痒感,随后出现广泛的皮肤红斑或荨麻疹;呼吸道症状主要为胸闷、胸痛、干咳、气急和呼吸困难;胃肠道症状有恶心、呕吐、腹痛和腹泻;严重者可发生循环衰竭、出冷汗、脸色苍白、肢冷、脉细、血压下降,以致昏迷和抽搐,少数病例可在短时间内死于休克或窒息。药物过敏性休克以青霉素引起的过敏性休克最常见,此外链霉素、普鲁卡因、维生素 B_1 和 B_2 等也可引起。

以青霉素为例,作为小分子半抗原,青霉素单独不能刺激机体产生抗体,但其降解产物青霉噻唑醛酸或青霉烯酸可与组织蛋白结合成完全抗原,刺激机体产生 IgE,再次接触青霉素时即可发生超敏反应。少数情况下,初次注射青霉素也可发生过敏性休克,可能与患者以前曾接触过青霉素或青霉素样物质有关。

(二)呼吸道超敏反应

1. 变态反应性鼻炎 也称花粉症,由变应原刺激呼吸系统引起鼻黏膜水肿、分泌增加,出现流涕、喷嚏等症状。主要由吸入植物花粉致敏引起,呈现明显的季节性和地区性特点。因变应原研究相对深入,变态反应性鼻炎是目前脱敏治疗效果较好的一类过敏性疾病。

2. 支气管哮喘 少数人因吸入花粉、尘螨、细菌、动物皮毛等引起支气管哮喘。吸入和食入性变应原以及呼吸道病毒感染是重要诱因,在生物活性介质作用下支气管平滑肌痉挛,引起哮喘和呼吸困难。

3. 消化道超敏反应 有些人食入鱼、虾、蛋、奶等食物或某些药物后,可发生恶心、呕吐、腹痛、腹泻等胃肠道症状。明确病史,排除毒性物质或自身代谢异常后,检测出针对过敏原的特异性 IgE(specific IgE,sIgE)有助于明确消化道超敏反应。

消化道超敏反应症状反复发作可以导致消化道管壁的慢性损伤,如嗜酸性粒细胞食管炎(eosinophilic esophagitis,EoE),这是一种食管壁全层以嗜酸性粒细胞浸润为特征的慢性炎症疾病,临床表现主要为吞咽困难、食管狭窄、食物嵌塞及反流样症状。目前认为该病与食物过敏及吸入过敏原引起的变态反应有关。

4. **皮肤超敏反应** 皮肤症状是 I 型超敏反应最常见的表现,根据皮损特征,常见有:

(1) 荨麻疹:由皮肤、黏膜小血管反应性扩张及渗透性增加而产生的一种局限性水肿,主要表现为边缘清楚的红色或苍白色的瘙痒性皮损、风团。常见于食用鱼、虾、蟹等食物及药物后,多数由 IgE 介导肥大细胞脱颗粒导致。

(2) 特应性皮炎:也称异位性皮炎,其中病变以皮疹为主,特点是剧烈瘙痒。皮疹多形性并有渗出倾向,约 70% 患者有阳性家族史,80%~90% 患者 IgE 水平升高。特应性皮炎患者血清中常可以检测到环境中多种变应原 sIgE,激发试验阳性,用变应原浸出液作皮试呈速发型反应等特点,参照 Gell 及 Coombs 分类方法,归类于 I 型超敏反应。

三、I 型超敏反应防治原则

(一) 避免接触变应原

超敏反应性疾病的防治首先要查找变应原,并避免与之接触。可通过询问病史,设定查找范围,体内激发试验或体外检测患者血清中的 sIgE 确定。前者以皮肤试验多见,主要通过被测变应原溶液接触皮肤,观察皮肤反应,如点刺试验(prick test)、皮内试验(intradermal test)等;后者常用荧光酶联免疫吸附试验检测。

需要注意的是,变应原的制备存在同种不同属的现象,可能造成皮试和 sIgE 不一致。例如,我国皮试常用产黄青霉,但 sIgE 测定时所用的是特异青霉,判断时应了解检测方法和所用试剂。此外,变应原存在地域差异,使用进口检测试剂时,生产国抗原组分与我国患者致敏组分不一定完全符合,应综合分析。明确变应原后,应避免再次接触;对于难以回避的过敏原,可通过脱敏和减敏疗法进行治疗。

(二) 脱敏疗法和减敏疗法

1. **异种免疫血清脱敏** 抗毒素皮试阳性但又必须使用者,可以采用小剂量多次注射方法进行脱敏治疗,紧急时采用。对异种动物血清过敏且又急需应用的患者,可采用小量、多次、短时间间隔(30min)注射异种动物血清。可能机制是小剂量变应原进入体内与致敏靶细胞上的 IgE 结合,与少量致敏靶细胞作用,释放少量生物活性介质,产生效应较弱,不足以引起明显的临床症状。释放的生物活性介质及时被体内某些物质所灭活,作用时间无累积效应。因此,短时间、小剂量多次注射变应原可使体内致敏靶细胞分期分批脱敏,最终达到全部脱敏状态,此时注入大剂量的抗毒素血清则不会发生超敏反应。但这种脱敏是暂时的,经过一定时间后机体又可以重新被致敏。

2. **减敏疗法** 对那些能够检出而难以避免接触的变应原,如花粉、尘螨等,可在明确变应原后,应用小剂量、间隔一定时间、反复多次皮下注射相应变应原的方法进行特异性减敏治疗。可能的机制是通过改变抗原进入机体途径,诱导机体产生大量特异性 IgG 类抗体,竞争性抑制 IgE 作用。

(三) 药物治疗

针对超敏反应发生环节进行药物干预。常见类别有:

1. **抑制生物介质合成和释放的药物** 如色甘酸钠可稳定肥大细胞膜,阻止细胞脱颗粒。

2. **生物活性介质拮抗药** 如苯海拉明、氯雷他定等抗组胺药物可竞争效应器官细胞膜上的组胺受体,阻断组胺的生物学效应。

3. **改善器官反应性药物** 如肾上腺素不仅可以解除支气管平滑肌痉挛,还可使外周毛细血管收缩,升高血压,是过敏性休克急救的重要药物。

此外,针对 IgE 的单克隆抗体通过阻断 IgE 介导的超敏效应,在重症哮喘中效果较好;其他免疫生物疗法也在尝试之中,如通过细胞因子的作用,下调 IgE 的产生等。

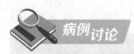

病例分析

患者,女性,17岁,进餐时出现口唇水肿,15min后出现呼吸困难并进行性加重,全身风团样皮疹、瘙痒,随后晕厥,持续1min,当时测血压80/50mmHg,紧急注射肾上腺素后神志恢复,无发热、腹泻。追问病史,患者餐前无任何不适,当天进餐内容为白粥、鸡蛋、锅贴、松柳苗和青菜,同时就餐者未发生类似情况或其他不适。

四、I型超敏反应临床检测

针对特定变应原的特异性IgE和血清中总IgE(total IgE,tIgE)的检测有助于明确过敏原和诊断I型超敏反应相关疾病。主要包括体内激发试验和体外血清学检测。

(一)皮肤激发试验

激发试验(provocation test)是模拟自然发病条件,通过少量可疑变应原刺激相应组织器官如呼吸道、皮肤等,引发较轻程度的超敏反应,以明确变应原的一种体内试验。本章主要介绍皮肤激发试验。

皮肤试验(skin test)简称皮试,是在人体皮肤上进行的体内免疫学试验,通过少量抗原的经皮进入人体,观察局部皮肤反应判断。如果试验抗原为变应原,则皮肤中结合有IgE的肥大细胞就会与其结合,出现皮肤超敏反应。I型超敏反应皮肤激发试验主要分为皮内试验和皮肤点刺试验。

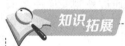

皮肤激发试验操作准备

1. 变应原　如有合格商品可直接购买。可以作为变应原的物质种类繁多,如动物皮毛、家禽羽毛、鸽粪、昆虫、螨类、真菌、花粉、杂草、物理粉尘和各种食品化妆品等。通常依据临床资料、年龄、发病季节和环境因素选择确定皮试变应原,依据不同变应原特性设定皮试变应原浓度。

2. 对照液　为准确评估患者皮肤反应性,皮试应设阳性和阴性对照液比较。

(1)阳性对照:以阳性对照液所致丘疹为标准,判定变应原阳性程度。可以降低技术操作误差和个体皮肤反应性差异对结果判定的影响。临床常用盐酸组胺、磷酸组胺、可待因作为阳性对照液。其中盐酸组胺最常用,皮内试验时浓度为0.054 3mmol/L,平均丘疹直径为10~12mm;点刺试验时浓度为5.43mmol/L(皮内试验浓度100倍),产生的平均丘疹直径4~6mm。

(2)阴性对照:多选变应原稀释液或生理盐水,应呈阴性反应。当患者呈高度敏感出现假阳性反应时,变应原皮试观察到的阳性反应将不具有临床意义。

3. 皮肤　试验部位应清洁,最常用的部位是前臂屈侧或上臂伸侧或背部,以利于试验操作和结果观察。左右两臂一侧试验一侧对照。

当皮肤患湿疹、感染、皮炎或外伤影响观察判定、2周内发生严重全身过敏者,长期应用糖皮质激素停药少于1周、3日内服用过抗组胺药物者,均不宜进行皮肤试验。如服药史不明又无法等待,须根据阳性对照反应程度判断皮肤试验的反应性是否受抑制。

1. 皮内试验(intradermal test)　将试验抗原与对照液各0.01~0.03ml用皮试针头分别注入皮内(不是皮下),使局部产生一个圆形小丘。皮内试验可用于食物、吸入物和一些药物的检测。当同时试验多种抗原时,相互间至少间隔4cm,以免强烈反应时重叠混淆结果。

皮内试验是最常用的皮肤试验,测试剂量控制严格,结果较可靠,有助于准确判断变应原;应用范围广,几乎各类抗原及各型反应都可用皮内试验进行测定,只是不同类型的反应观察结果的时间和判定标准有所不同;当高可疑性抗原出现阴性结果时,可逐渐加大抗原浓度进行重复试验;须注意皮内试验敏感性相对其他皮肤试验高,所用抗原浓度应严格控制,以免出现严重反应(图23-2)。

2. 皮肤点刺试验(prick test)　也称挑刺试验,是一种将抗原导入皮肤更浅表水平的一种简便皮

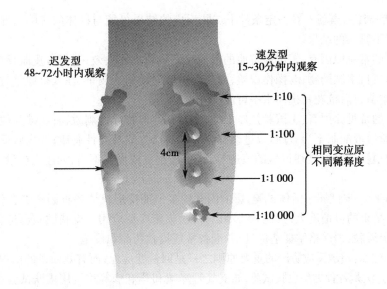

图 23-2 皮肤试验方法及结果示意图

肤试验。将试验抗原与对照液分别滴于试验部位皮肤上,用针尖透过液滴或在皮肤上轻轻地挑刺一下,以刺破皮肤但不出血为度,1min 后拭(吸)去抗原溶液。也可用专用点刺针,沾取抗原液,刺入皮肤。同时试验多种抗原时,须注意不同的抗原液不能交叉混合。

点刺试验具有操作简便、对皮肤刺激小、假阳性少等优点,呼吸道变应原检测和血清 sIgE 检测有较强相关性;敏感性较皮内试验法稍低,所用变应原浓度较皮内试验高 100 倍。

划痕试验是挑刺试验的一个变型,用三棱针或注射器针头在皮肤划一条或多条约 1cm 长的创痕。因为划痕的轻重与长短难于掌握一致,已不常用。

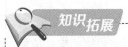

新鲜食物点刺试验

欧盟推荐的食物过敏原检测方法是直接采用新鲜食物作为变应原的皮肤点刺试验。该法避免了加工过程对过敏原的影响和溶剂的非特异性刺激,准确度高;同时易于操作,应用范围更广,对食物过敏 I 型超敏反应有辅助诊断价值。

进行皮肤点刺试验之前,确定被检查者没有使用相关抗过敏药物。设立生理盐水和组胺组分别作为阴性和阳性对照。将新鲜食物弄碎成液汁或果肉,将液汁或果肉等直接点在前臂掌侧面,彼此隔开 3~4cm 左右,针刺入食物并接着迅速以 90° 刺入皮肤,以不出血为宜,15min 读取结果。通过一把透明尺来测量风团及红斑的最长直径和中点正交直径,计算平均直径。如果风团直径≥3mm,则判断为阳性。

3. **结果判定与分级标准** I 型超敏反应在抗原刺激后 20~30min 内观察结果。挑刺试验的阳性反应以红晕为主,皮内试验的阳性反应以风团为主,判定标准见表 23-4。

表 23-4 速发型皮肤试验的结果判断标准

分级	皮 内 试 验	点 刺 试 验
−	无风团反应或小于阴性对照	无风团反应或小于阴性对照
+	风团 3~5mm、红晕<20mm	无风团,阴性对照<红晕≤20mm
++	风团 6~9mm、伴红晕	无风团,红晕>20mm
+++	风团 10~15mm、伴红晕	风团伴红晕
++++	风团>15mm、伴红晕且有伪足	风团伴红晕且有伪足

4. 结果分析与注意事项　在一定条件下皮肤反应的结果可能与机体的实际情况不符,即出现假阳性或假阴性等不真实的结果。

出现假阴性的常见原因有:①试验抗原的浓度过低或者抗原失效;②患者皮肤反应差或者试验前服用免疫抑制剂或抗组胺药物;③操作误差,如皮内试验时注射入皮下、注入抗原量过少等;④时间选择不当,如花粉季节过后抗花粉抗体水平可能下降。

出现假阳性的常见原因有:①试验抗原不纯,含有其他非特异性刺激物;或被其他抗原污染,引起交叉反应;②试验溶液配制不当,过酸或过碱都会对皮肤产生非特异性刺激;③皮肤反应性过强,如被试者患有皮肤划痕症或者有既往过敏的痕迹等;④手法过重或操作不当,如注入少量空气也可出现假阳性。

5. 应用与评价　皮试属于活体试验,影响因素较多但能反应机体各种因素综合作用的综合免疫状态;简单易行,结果的可信度大;其他方法难以替代,临床广泛应用。皮肤试验也是变应原进入机体的过程,存在一定风险,须严格掌握适应证,并准备常规抢救药品和设施。

(1) 寻找变应原:超敏反应防治的重要原则之一是回避变应原,而有效回避的前提是明确变应原。确定变应原常用方法是各种类型皮肤试验,如支气管哮喘和荨麻疹等均可用皮肤试验来帮助诊断。相对于吸入性过敏原,食入性过敏原与皮肤试验的相关性相对弱,可能由于一些食物过敏并非 IgE 所介导,或者食物过敏原类别极为广泛,因区域差异或加工因素抗原提取液与患者变应原不一致所致。

(2) 预防药物过敏:对患者首次注射某批号的青霉素、链霉素或疫苗过敏或其他易过敏药物之前,必须做过敏试验;如果患者呈阳性反应或可疑阳性,就应更换其他抗生素。注射异种血清(如抗破伤风血清和抗狂犬病血清)前也必须做过敏试验,如果呈阳性反应,就需要换用精制抗体或进行脱敏治疗。

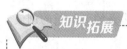

药物过敏筛选实验

药物引起的超敏反应通常在初次用药后经过一段时间发生,或者再次用药短时间内发生,具有明显的个体差异。基于效应细胞释放介质的能力在超敏反应中的重要性,目前药物超敏反应研究的切入点是以组胺为代表的介质释放检测。嗜碱性粒细胞在超敏反应机制上与肥大细胞有许多共同点且易于获得,同时嗜碱性粒细胞在体外对变应原的敏感性和机体反应的严重性呈平行关系,所以可以通过变应原刺激剂刺激后,检测嗜碱性粒细胞释放组胺含量,进行药物过敏筛选试验。

1. 嗜碱性粒细胞组胺释放试验(basophil histamine release test,BHRT)　是制备纯化、洗涤后的嗜碱性粒细胞悬液,通过变应原刺激,测定组胺含量,反映嗜碱性粒细胞的释放能力。组胺含量可以通过荧光分光光度法、放射免疫分析法及酶免疫分析法测定。BHRT 的结果可以从细胞释放一定量的组胺所需的变应原浓度,或在一定浓度变应原作用下细胞释放一定的组胺量来表达。此方法实验灵敏度高,结果可靠,与其他过敏试验相关性好。但嗜碱性粒细胞的纯化和组胺测定价格较高,限制了其应用。

2. 人嗜碱性粒细胞脱颗粒试验(human basophil degranulation test,HBDT)　嗜碱性粒细胞内含有大量的嗜碱性颗粒,可被碱性染料阿新利蓝染成蓝色,易于辨认和计数。当加入过敏原或抗 IgE 抗体后,与结合在嗜碱性细胞表面的 IgE 结合,受体交联,细胞质内颗粒脱出,细胞不再着色。从染色细胞数的减少可判断脱颗粒的情况。目前主要采用试管法,用血细胞计数板计数九大格内嗜碱性粒细胞数,与对照(不加过敏原浸液)比较,嗜碱性粒细胞数减少30%以上时为阳性。此方法操作方便,重复性好,适于普及,与 RAST 和皮肤试验的符合率很高,可用于寻找过敏原及判定脱敏治疗的疗效。

检测时,患者需停抗过敏药物48h 以上,糖皮质激素应停药2周。目前针对特征性膜分子的流式细胞仪项目进行自动检测,减少了人为误差,也有利于大规模开展。此外,针对药物产生的 sIgE 的体内外检测试验也有助于药物过敏的筛选。

须注意的是,机体对某变应原可能同时存在多种类型的反应。例如,在做青霉素皮内试验时,30min 内观察呈阴性反应,但在 5~8h 可能会出现Ⅲ型超敏反应或Ⅳ型超敏反应。皮肤试验要密切观察,将详细注意事项告知患者,取得患者配合。

(二)血清 IgE 检测

1. tIgE 测定

(1)检测方法:正常情况下血清 tIgE 仅在 ng/ml 水平,用常规测定 IgG 或 IgM 的凝胶扩散法检测不出 IgE。血清 tIgE 水平一般用国际单位(U)或 ng 表示,1U = 2.4ng,相当于 WHO 标准冻干血清制剂 0.009 28mg 所含的 IgE 量。目前临床使用较多、敏感性和稳定性较高的检测方法有酶联免疫吸附法、化学发光法和免疫比浊法。

1)酶联免疫吸附法:测定血清 IgE 时常用双抗体夹心法,形成抗人 IgE 抗体-待测 IgE-HRP 标记抗人 IgE 抗体的连接物,通过底物显色进行定量。

2)化学发光免疫法:用化学发光物质标记抗 IgE,与血清中的 IgE 反应后通过化学发光分析、计算 IgE 含量。

3)免疫比浊法:包括散射比浊法和透射比浊法,其原理是血清 IgE 与试剂中抗 IgE 抗体结合,形成可溶性抗原-抗体复合物,影响液相浊度,通过检测该复合物在液相中的浊度,对血清中的 IgE 进行定量。

(2)临床意义:过敏患者 tIgE 水平可高于正常人数千倍,此外药物间质性肺炎、支气管肺曲菌病和某些寄生虫感染时,tIgE 也会升高。需注意的是,有些过敏患者血清 tIgE 水平不高,而 tIgE 水平高的并非都是过敏患者。

(3)应用评价:正常人群血清 tIgE 水平受地域、种族、遗传、年龄、性别、寄生虫感染、测定方法及取样标准等因素影响,含量存在一定差异。因此,分析血清结果时须建立当地人群 IgE 水平的参考区间。化学发光法和免疫比浊法的敏感性高、特异性强、稳定性好,同时检测自动化、耗时短,临床应用较普遍。酶联免疫吸附法方便、实用,不需要特殊仪器,适用于中小型实验室。

2. sIgE 测定 针对 sIgE 的测定是寻找变应原最可靠的方法之一。目前根据纯化的变应原与 sIgE 特异性结合的原理,运用标记免疫分析技术检测 sIgE。

(1)检测方法

1)放射变应原吸附试验(radio allegro sorbent test,RAST):将纯化的变应原与固相载体结合,加入待检血清及参照,如果血清中有针对该变应原的 sIgE,即形成抗原-抗体复合物,再加入同位素标记的抗 IgE 抗体反应,最终形成固相载体化的变应原-sIgE-同位素标记的抗人 IgE 抗体结合物,通过测定固相载体的放射活性,测出待检血清中 sIgE 的含量。

2)酶联免疫吸附试验(ELISA):常用间接法,原理及步骤基本同 RAST,差异是最后加入酶标记的抗 IgE,利用酶底物进行显色,通过颜色深浅计算 sIgE 含量。目前临床常用荧光酶标法,即 β-半乳糖苷酶标记抗人 IgE,作用于底物 4-甲基伞桂-β-半乳糖苷,产生荧光,通过荧光显色系统测定荧光强度更为灵敏。

3)免疫印迹技术(immunoblotting technique,IBT):将多种特异性变应原提取物包被于硝酸纤维素膜条(NC)固相载体上,与待检血清进行反应,当 sIgE 与包被变应原结合后,再加入酶标记的抗 IgE 抗体,形成 NC-变应原-IgE-酶标抗 IgE 结合物,经底物显色,通过与标准膜条比对,测定变应原。免疫印迹技术操作简单,可在膜条中分区域包被多种变应原一次性测定。

(2)临床意义:根据 sIgE 含量,可确定患者变应原种类,评价患者过敏状态、脱敏治疗的疗效,对过敏性疾病的诊断和鉴别诊断有重要意义。鉴于变应原分布的广泛性,一种方法检测 sIgE 阴性并不能完全排除过敏,需结合病史和激发试验综合判断。

(3)应用评价:RAST 是目前公认检测Ⅰ型超敏反应最有效的手段之一,具有特异性强、敏感性高、影响因素少、对患者绝对安全等优点,但存在放射性危害,同时所需设备昂贵,操作相对耗时(通常 24h 才能得出结果),应用受到限制。酶联免疫吸附试验操作简便,其中荧光酶标法灵敏度与特异性与 RAST 相仿,临床应用较多。此外,常规酶标法测试屋尘和一些花粉的结果与 RAST 符合率较高,亦有一定市场。免疫印迹技术无污染,无特殊设备,操作简单,能一次性确定多种变应原,目前在国内广泛应用。

组分过敏原检测

不同食物或植物间变应原组分可能存在相同或相似的结构,导致交叉反应;每一种过敏食物或植物亦存在多种性质不同的变应原组分;不同组分过敏原引起临床表现严重程度亦有差异,可以是轻度唇周水肿,也可直接诱发休克。基于明确过敏原组分的诊断有助于针对性预防和特异性免疫治疗。

例如,花生包括多种致敏组分 Ara h_1 ~ h_{11},目前可检测出 Ara h_1、Ara h_2、Ara h_3、Ara h_8。对于过敏患者而言,Ara h_1、Ara h_2、Ara h_3 一项或几项阳性可以确定是花生过敏;其中最需要关注的是 Ara h_2,该指标阳性提示接触花生易诱发过敏性休克,须严格回避;而如果仅仅是 Ara h_8 阳性,考虑是与其他物质发生的交叉反应,则不需要严格回避花生。因此,国际上在食物过敏的诊断建立后,主张对食物过敏原组分进行进一步检测,以明确过敏原分子。发现导致过敏的关键抗原分子,有助于针对性回避过敏食物,提高生活质量,同时为后续特异性免疫治疗奠定基础。

第二节 Ⅱ型超敏反应及临床检测

Ⅱ型超敏反应又称细胞溶解型(cytolytic hypersensitivity)或细胞毒型超敏反应(cytotoxic hypersensitivity),主要由 IgG 和 IgM 类抗体与靶细胞表面抗原结合后,激活补体系统和炎症细胞所导致的以细胞裂解和组织损伤为主的病理性免疫应答。

一、Ⅱ型超敏反应发生机制

(一)参与成分

1. 抗原 存在于靶细胞表面,与相应抗体结合,诱发Ⅱ型超敏反应,也称靶抗原。正常组织细胞、外界因素作用改变的自身组织细胞,以及被抗原或半抗原吸附修饰的自身组织细胞,均可成为Ⅱ型超敏反应中被攻击的靶细胞。根据靶细胞种类和靶抗原来源可分为以下 4 类:

(1)同种异型抗原:正常存在于组织细胞表面的固有抗原,主要有血型抗原。如 ABO 血型抗原、Rh 抗原和组织相容性抗原等,常见于输血和器官移植。

(2)外来抗原:见于一些药物片段或化学制剂,作为半抗原与细胞或蛋白质结合,刺激机体产生相应抗体。常吸附在血细胞表面,累及正常血细胞成为免疫系统认定的异物。

(3)变性的自身抗原:感染(病原体入侵)与理化因素(辐射、化学制剂)作用下,导致自身细胞或组织抗原变性。以病毒感染为例,病毒进入细胞编码病毒增殖需要的蛋白质,导致自身细胞或组织抗原改变,被免疫系统识别为异物,产生应答。

(4)共同抗原:是指外源性抗原与自身组织细胞抗原有相似的结构,可与同一抗体结合,发生交叉反应。例如,一些链球菌株细胞壁与人肺泡基底膜及肾小球毛细血管基底膜是共同抗原,链球菌感染后,人体产生的抗链球菌的抗体能与正常肺、肾组织结合,发生交叉反应。

此外,当免疫功能异常耐受机制破坏时,正常状态的组织细胞也会成为免疫系统作用的靶点而被破坏。

2. 抗体 主要是 IgG 和 IgM 类。IgG 和 IgM 抗体的恒定区具有结合补体、吞噬细胞和 NK 细胞的结合位点,可以有效激活补体及吞噬细胞介导的吞噬作用。

3. 补体与细胞 补体 C1 ~ C9、单核-吞噬细胞、中性粒细胞以及 NK 细胞等均参与Ⅱ型超敏反应过程。

(二)发生过程

针对上述靶细胞的抗体 IgG 和 IgM 与靶细胞表面抗原结合,主要通过以下三种途径导致靶细胞溶解和破坏:①活化补体,溶解靶细胞,通过经典途径激活补体系统,形成膜攻击复合物,导致靶细胞溶解死亡;②通过调理、免疫黏附作用,吞噬靶细胞,局部补体活化产生过敏毒素 C3a 和 C5a,趋化中性粒细胞和单核细胞,这两类细胞 Fc 受体与 IgG 结合,激活后释放水解酶和细胞因子损伤细胞;③激活 NK 细胞,发生抗体依赖的细胞介导的细胞毒作用,即 ADCC 效应,抗体作为中间桥梁,连结靶抗原和杀伤细胞,导致靶细胞溶解(图 23-3)。

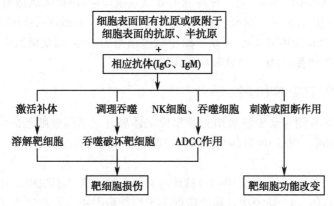

图 23-3 Ⅱ型超敏反应发生示意图

此外,一些抗体也可以与靶抗原结合后仅发挥刺激或阻断作用,导致靶细胞功能异常,不伴随组织损伤,见于特殊类型的Ⅱ型超敏反应。

二、Ⅱ型超敏反应常见疾病

(一)输血反应

输血反应多发生于 ABO 血型不合的输血。如 A 型血误输给 B 型受血者,由于 A 型血的红细胞表面有 A 抗原,B 型血的血清中有天然抗 A 抗体,两者结合后激活补体,造成 A 型血细胞破坏,出现溶血反应。

(二)新生儿溶血症

母子间血型不合是引起新生儿溶血症的主要原因,常发生在母亲为 Rh 阴性血型、胎儿为 Rh 阳性血型时。首次分娩,由于胎盘早剥、出血等原因,胎儿血细胞进入母体;母体识别胎儿血细胞上的 Rh 抗原为异物,发生免疫应答,产生 IgG 类抗 Rh 抗体;再次妊娠且胎儿血型仍为 Rh 阳性时,母体内的 Rh 抗体(IgG)经胎盘进入胎儿体内,与胎儿 Rh 阳性红细胞结合,并通过激活补体和调理吞噬等方式破坏胎儿红细胞,引起流产或新生儿溶血症。

该过程中首次分娩胎儿血细胞刺激母体产生的 IgG 类抗 Rh 抗体是关键因素,可在产后 72h 内给母体注射 Rh 抗体,及时清除进入母体内的 Rh 阳性红细胞,避免抗体产生,可有效预防再次妊娠时发生新生儿溶血症。

(三)药物过敏型血细胞减少症

应用某些药物或因病原微生物感染,可通过Ⅱ型超敏反应机制造成血细胞破坏。某些药物半抗原先与血细胞结合成完全抗原,刺激机体产生相应抗体。临床上常见的有非那西汀、青霉素、奎尼丁、磺胺等药物抗原表位与血细胞膜蛋白结合获得免疫原性,刺激机体产生抗药物抗原表位特异性抗体。当药物再次进入体内吸附在血细胞上,与已形成的抗体结合,激活补体和杀伤细胞,即可造成靶细胞破坏。

(四)自身免疫性溶血性贫血

某些刺激如流感病毒、EB 病毒感染,或长期服用某些药物如甲基多巴后,能使红细胞膜表面抗原发生改变,诱发机体产生针对自身红细胞的抗体。这种抗体与红细胞表面变性的抗原结合,通过激活补体、调理吞噬和 ADCC 等作用,导致红细胞溶解,发生自身免疫性溶血性贫血。

(五)肺出血肾炎综合征

肺出血肾炎综合征又称 Goodpasture 综合征,典型表现是明显的肺出血、肾小球肾炎和抗基底膜抗体阳性。一些致病因素导致肺毛细血管基底膜损伤,刺激产生抗基底膜Ⅳ型胶原抗体,在补体等因素作用下引起肺泡免疫反应。由于肺泡基底膜和肾小球基底膜间存在共同抗原决定簇,针对肺泡基底膜的抗Ⅳ型胶原抗体又能与肾小球基底膜结合,激活补体或通过调理作用继发性损伤肾小球。

（六）自身免疫性甲亢

自身免疫性甲亢又称 Graves 病,是一种特殊的Ⅱ型超敏反应,即抗体刺激型超敏反应,该患者体内可产生针对甲状腺细胞表面的甲状腺刺激素(thyroid stimulating hormone,TSH)受体的 IgG 类自身抗体。此种自身抗体与 TSH 受体结合后,不是导致甲状腺细胞的破坏,而是刺激甲状腺细胞功能异常,表现为合成分泌大量甲状腺素,导致甲状腺功能亢进。

三、Ⅱ型超敏反应临床检测

Ⅱ型超敏反应临床检测主要围绕血细胞及相应抗体展开。不同血细胞抗体大多属于不完全抗体,其检测方法基本相同。现以 Rh 抗体和抗球蛋白的检测作简要介绍。

（一）检测项目

1. **Rh 抗体检测**　常用酶介质法。Rh(D)抗体与有相应抗原的红细胞相遇时,便会与之结合。由于多为 IgG 型不完全抗体,两个抗原决定簇的跨度小于红细胞因排斥力产生的间距(250nm),所以不能连接相邻的红细胞,无法形成肉眼可见的凝集现象。而酶介质可以破坏红细胞膜表面唾液酸糖肽,削弱红细胞膜表面负电荷,降低排斥力,缩小红细胞之间的距离,促进 IgG 型不完全抗体连接两个红细胞位点,呈现凝集现象。常用的酶介质是 1% 木瓜酶或菠萝蛋白酶。

2. **抗球蛋白检测**　常采用抗球蛋白试验(AGT),即 Coombs 试验,包括直接 Coombs 试验和间接 Coombs 试验(见第十二章)。

（二）临床意义

Rh 血型抗原主要有 5 种,即 D、C、c、E、e,其中 D、E 抗原出现频率较高。临床上报道溶血程度严重的多数由 D 抗原导致。汉族人中 Rh 阴性者极少,约为 0.34%。当 Rh 阴性个体接受了 Rh 阳性抗原刺激(如输血、妊娠、器官移植等),可产生 Rh 抗体。若该抗体遇到相应抗原阳性的血细胞就会与之结合,造成血细胞的破坏,发生溶血反应。因此,贫血患者 ABO 血型一致的输血中,如果贫血现象始终得不到缓解甚至出现溶血情况,均应检测患者血清中有无 Rh 抗体。如 Rh 抗体阳性,应改输与 ABO 血型一致的 Rh 阴性血。

Rh 阴性母亲再次妊娠时需检测 Rh 抗体。一般妊娠 16 周应做首次 Rh 抗体检测,若结果为阴性,则每 6~8 周复查一次;若结果为阳性,应于第 20 周重复检测,以后隔 2~4 周重复一次,直至分娩。抗体效价上升提示胎儿可能受累。对抗 D 抗体来说,抗体滴度自 1:2 开始即有意义,以 1:16 作为临界效价,等于或高于临界水平的效价提示有重度溶血性贫血的可能性。

若溶血性贫血患者的 Coombs 试验检测结果阳性,说明体内存在抗红细胞抗体。该试验有助于自身免疫性溶血性贫血的诊断。

（三）应用评价

Rh 抗体检测既可用于 Rh IgG 型不完全抗体检测,也可用于 Rh 血型系统抗原检测。直接 Coombs 试验是检测致敏红细胞的一种方法,用于检测红细胞表面不完全抗体,可应用于新生儿溶血症、溶血性输血反应、自身免疫性溶血性贫血等疾病的辅助诊断中。间接 Coombs 试验主要用于检测血清中的不完全抗体,如输血、输入血制品、器官移植、妊娠等过程中产生的免疫性血型抗体,也用于交叉配血。

第三节　Ⅲ型超敏反应及临床检测

Ⅲ型超敏反应又称免疫复合物型(immune complex type)或血管炎型超敏反应。由抗原、抗体形成中等大小可溶性免疫复合物(immune complex,IC)沉积于组织,激活补体和中性粒细胞而产生的血管炎性病变。

一、Ⅲ型超敏反应发生机制

（一）参与成分

1. **抗原与抗体**　引起Ⅲ型超敏反应的变应原按其来源不同可分为两类：①内源性抗原，如类风湿关节炎的变性IgG、系统性红斑狼疮患者的自身组织抗原以及肿瘤抗原等；②外源性抗原，如病原微生物、异种血清、寄生虫等。对应抗体主要也是IgG和IgM类。

2. **抗原-抗体复合物**　也称免疫复合物，由上述可溶性抗原与相应抗体结合形成。其沉积于组织中激活补体系统，聚集中性粒细胞，活化巨噬细胞，导致组织损伤。抗原-抗体复合物的形成与沉积过程受复合物大小、结构、数量等因素影响。

（二）发生过程

1. **可溶性免疫复合物的形成与沉积**　正常情况下，免疫复合物的形成是机体清除抗原的一种方式；异常情况下，免疫复合物的不适当沉积可致病。通常大分子免疫复合物容易被吞噬细胞吞噬，小分子免疫复合物通过肾小球滤过，随尿液排出；分子量约为1 000kD的中等大小可溶性免疫复合物既不易被吞噬细胞吞噬，又不能被肾小球滤除，长时间在血液中循环，易在肾小球毛细血管基底膜、关节滑膜等弯曲、压力较高的毛细血管迂回处沉积。

2. **免疫复合物沉积后所致的组织损伤**　免疫复合物激活补体，产生过敏毒素C3a、C5a，吸引中性粒细胞向免疫复合物沉积部位聚集。中性粒细胞吞噬免疫复合物，释放溶酶体酶，造成沉积部位血管性炎症和周围组织损伤。血小板活化，释放5-羟色胺等，导致血管扩张、充血和水肿；同时血小板聚集，形成微血栓，造成局部组织缺血；激活巨噬细胞释放炎症因子，引起以充血水肿、局部坏死和中性粒细胞浸润为特征的炎症反应和组织损伤（图23-4）。

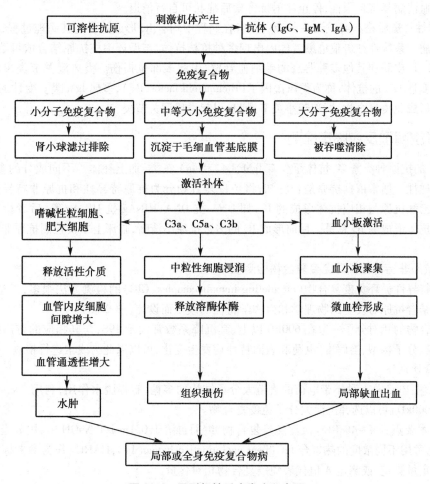

图23-4　Ⅲ型超敏反应发生示意图

二、Ⅲ型超敏反应常见疾病

（一）局部免疫复合物病

1. **Arthus 反应**　Maurice Arthus 用马血清皮内免疫家兔，几周后发现再次重复注射同样血清后在注射局部出现红肿反应，3~6h 反应达高峰。红肿程度随注射次数增加而加重，注射 5~6 次后，局部出现缺血性坏死，反应可自行消退或痊愈，即 Arthus 反应。

2. **类 Arthus 反应**　常见于胰岛素依赖的糖尿病患者局部反复注射胰岛素后可刺激机体产生 IgG 类抗体，再次注射胰岛素时与相应抗体形成的可溶性免疫复合物沉积组织中，出现红肿、出血、坏死等炎症反应。

3. **对吸入抗原的反应**　多表现为与职业有关的超敏反应性肺炎。如患者吸入嗜热放线菌孢子或菌丝后，6~8h 内出现严重呼吸困难，即是吸入的抗原与特异性 IgG 抗体结合形成的免疫复合物所致。如养鸽者病（吸入鸽干粪中的血清蛋白质）、皮革者肺（吸入牛皮蛋白质）都是由于反复吸入人工环境中的抗原性物质而产生的抗原-抗体复合物介导的职业病。

（二）全身免疫复合物病

1. **链球菌感染后的肾小球肾炎**　化脓性链球菌感染后 2~3 周，机体免疫应答产生的抗体与链球菌可溶性抗原结合，形成中等大小免疫复合物，沉积于肾小球基底膜，激活补体，趋化中性粒细胞释放溶酶体酶，引起急性肾小球肾炎。

2. **血清病**　见于初次大量注射抗毒素血清后 7~14 天，患者出现发热、皮疹、关节肿胀、一过性蛋白尿等症状。其病因是第一次注入抗原（马血清）刺激机体产生相应抗体，抗体与尚未完全排除的抗原结合，形成中等大小的免疫复合物，随血流运行到全身各处，沉积在肾小球基底膜、关节滑膜等处，造成损伤。血清病具有自限性，停止注射抗毒素后症状可自行消退。

3. **系统性红斑狼疮和类风湿关节炎**　两者在病程中均有 IC 形成并参与其病理过程，属于慢性免疫复合物疾病。系统性红斑狼疮患者体内出现多种抗核抗体，与循环中核抗原结合成可溶性 IC，沉积于肾小球、关节、皮肤和其他多种器官的毛细血管壁，引起多部位损伤。类风湿关节炎患者体内经常出现抗自身变性 IgG 的抗体，称为类风湿因子（rheumatoid factor，RF），多属 IgM 类。变性的 IgG 与类风湿因子结合形成免疫复合物，沉积于小关节滑膜，引起类风湿关节炎。

三、Ⅲ型超敏反应临床检测

形成 IC 的抗原种类繁多，抗体至少有 IgM、IgG 和 IgA 三类，加上补体等不同成分的参与，赋予免疫复合物多样性。通常依据抗原是否已知，将免疫复合物分为抗原特异性和抗原非特异性两类。前者检测的是已知抗原与相应抗体形成的 IC，如 DNA-抗 DNA、HBsAg-抗 HBsAg 等，后者检测的是未知抗原与相应抗体形成的 IC 总量。目前形成 IC 的多数抗原不清晰，临床上主要检测抗原非特异性免疫复合物。

（一）抗原非特异性循环免疫复合物检测技术

抗原非特异性循环免疫复合物（circulating immunocomplex，CIC）的检测方法很多，可达几十种，一般按抗体在结合抗原后发生的物理学和生物学特性的改变而设计（表 23-5）。

免疫复合物的相对分子一般在 600kD 以上，其沉降系数常大于 19S，与其相应的游离抗原和抗体相比，分子量、分子构型、溶解度、电荷和表面特性均发生变化，可以以此为线索进行检测。

1. **PEG 比浊法**

（1）原理：PEG 是一种不带电荷的直链大分子结构的多糖，有强脱水作用，利用 2%~4%PEG（相对分子量 6 000kD）可以选择沉淀大分子免疫复合物。

（2）技术要点：2%~4%PEG 沉淀免疫复合物，继而再溶于 0.1mol/L NaOH 中，用分光光度计测定 A_{280nm} 值。通常用不同浓度的热聚合 IgG（heat agglutination human IgG，HAHG）作为参考标准品绘制标准曲线进行定量测定，或测定 A 值代表免疫复合物相对含量。

（3）影响因素：2%PEG 只能沉淀较大分子循环免疫复合物，4%PEG 能沉淀较小分子循环免疫复合物，超过 5%PEG 选择性沉淀循环免疫复合物特性消失。实验受温度变化影响极大，室温每升高

1℃,沉淀物 A_{280nm} 值下降 0.02,故需进行温差校正,包括离心、洗涤等环节的温度控制。低密度脂蛋白可引起浊度增加,故应空腹采血。高 γ 球蛋白血症和标本反复冻融等也容易使浊度增加。

表 23-5　抗原非特异性循环免疫复合物的检测方法

类别	原理	方法	敏感性(μg/ml)	备注
物理法	分子大小	1. 超速离心	—	适用于研究
		2. 分子超滤	—	适用于研究
		3. 凝胶过滤	30	适用于研究
	溶解度	1. PEG 沉淀	20	简单,粗定量
		2. PEG 比浊		
补体法	固定补体	抗补体实验	0.1	常用特异性差
	结合 C1q	1. C1q 固相法	0.1	C1q 不易精制
		2. C1q 液相法	10	不易普及
		3. C1q 偏离实验	1~5	
抗球蛋白法	胶固素	胶固素结合实验	1	敏感,稳定
	结合 RF	1. mRF 凝胶扩散实验	100	定性,不敏感
		2. mRF 固相抑制实验	1~20	不易普及
细胞法	结合 Ig	抗抗体法	2~3	不易普及
	Fc 受体	血小板凝集实验	1~4	需新鲜制备
	补体受体	1. Raji 细胞法	6	需维持细胞株
		2. 花环抑制实验	10	影响因素多

(4)方法评价:PEG 比浊法是目前最普及简便的方法,敏感度达 20μg/ml HAHG。但本方法容易受多种大分子蛋白质干扰,特异性相对差。此外,本法另一用途可以沉淀 IC,供分析特异性 IC 中的抗原或抗体。

2. 基于补体的检测　抗原抗体形成免疫复合物暴露抗体上的补体结合位点,结合补体系统中的识别单位 C1q,引起一系列补体激活过程,以此建立补体参与检测方法。

(1)ELISA 法:利用免疫复合物容易与 C1q 结合的特性,将待检血清加入已包被 C1q 微量反应板中,当受检血清中免疫复合物与 C1q 结合后,依次加入酶标记的抗人 IgG 和显色底物,形成 C1q-CIC-酶标记抗人 IgG-底物,根据酶解底物颜色深浅,用酶标仪检测复合物含量。

本法具有敏感性高(0.1μg/ml)、重复性好的优点。但 C1q 制品不易精制且纯品不稳定,只能检测出与补体结合的 CIC。

(2)抗补体试验:类似补体结合试验,待检血清 56℃灭活 30min,破坏已与免疫复合物结合的补体,暴露抗体上的补体结合点,加入定量外源补体温育后,加入致敏羊红细胞作为指示系统。如标本中含有免疫复合物,则出现溶血现象,溶血程度与标本中免疫复合物含量成正比。通过梯度稀释待测血清,观察 50%溶血终点,计算免疫复合物含量。

抗补体的任何因素均能干扰本实验。血清应新鲜、无细菌污染及溶血。本法灵敏度高,但特异性较差,只能检测出与补体结合的免疫复合物,任何干扰补体反应的物质都能造成假阳性结果。

3. 抗球蛋白技术——mRF 凝胶扩散试验

(1)原理:IgG 或 IgM 类自身抗体与免疫复合物中 IgG 的 Fc 段结合而不与游离 IgG 结合,其中单克隆类风湿因子(mRF)与免疫复合物亲和力较强。mRF 凝胶扩散试验是将 mRF 和 CIC 在琼脂凝胶中扩散,结合形成沉淀,进行 CIC 定性或定量检测。

(2)技术要点:制备琼脂糖凝胶,打孔,加待检血清,以 HAHG 作为阳性对照。

(3)方法评价:本法敏感度较低(100μg/ml HAHG),mRF 来源受限,操作费时,难以常规应用。

4. 细胞技术——Raji 细胞法

（1）原理：Raji 细胞是从 Burkitt 淋巴瘤分离建株，与 B 细胞系类似，在体外繁殖传代，细胞表面有高密度的 C1q、C3b、C3d 等补体且不易脱落，能吸附已结合补体的免疫复合物，加入荧光标记或放射性核素标记的抗人 IgG 抗体，可测定免疫复合物含量。

（2）技术要点：①将一定量待检血清、标准品（HAHG）和 Raji 细胞混合、孵育，使 CIC 或 HAHG 与 Raji 细胞形成复合物。洗涤，洗去未结合物。②加入 ^{125}I 标记抗人 IgG，孵育，形成 Raji 细胞-循环免疫复合物 ^{125}I 标记 IgG 复合物，洗涤未经结合的 ^{125}I 标记抗人 IgG。③用 γ 计数仪检测沉淀细胞 cpm。④根据 HAHG 绘制标准曲线，从标准曲线上查出循环免疫复合物含量。

Raji 细胞表面除了补体受体，还有 Fc 受体，鼠 IgG 和兔 IgG 一般不通过 Fc 端与 Raji 细胞结合，人 IgG 与之结合较弱，对免疫复合物测定结果影响很小，检测时一般不需要预处理，可省略 Fc 受体封闭步骤。实验中 Raji 细胞培养条件能改变 Raji 细胞表面受体的数量及亲和性，影响检测敏感性。待检血清中若存在抗淋巴细胞的抗体，亦能与 Raji 细胞反应，如 SLE 血清中的抗 DNA 也能与 Raji 细胞反应，使测定结果偏高。

（3）方法评价：此法敏感性相对较高（6μg/ml HAHG），实用性较强。缺点是需用放射性核素标记抗人 IgG，Raji 细胞培养较困难。Raji 细胞不易长期稳定的保持其特性不变，培养条件会改变 Raji 细胞表面受体的数量和亲和性。

（二）循环免疫复合物检测方法评价及应用

理想的检测循环免疫复合物的方法应敏感性高，重复性好，操作简便可行，同时还应有相对特异性，能检出各种类型和大小的免疫复合物。但在实际工作中多数方法易受到非特异性干扰，可控性弱，重复性差；存在正常参考值范围大，并且各种方法之间缺乏良好的可比性与相关性；检测范围相对局限等不足。此外，以 HAHG 为标准品绘制标准曲线定量免疫复合物代表性有限，易出现实验偏差，需要理想的标准品用于定量实验。

除了方法学本身的因素，免疫复合物形成复杂性也是重要原因。IC 总量的变化常在自身免疫性疾病病程中连续动态观察到。如在生理状态下免疫复合物是由各种抗原与相应抗体所构成的，维持动态平衡；在病理状态下往往是单一种类的免疫复合物增高，而此种单一成分增高到足以影响复合物的总体水平情况下才能被检出。因此，欲提高免疫复合物对诊断的敏感性，除方法本身稳定、可靠，还需结合基础研究，明晰免疫复合物形成过程。

现阶段已经明确系统性红斑狼疮、类风湿关节炎、部分肾小球肾炎和血管炎等疾病为免疫复合物病，CIC 检测对这些疾病仍是一种辅助诊断指标，对判断疾病活动和治疗效果有一定意义。

（三）沉积于组织中的 IC 检测

固定或沉积于局部病变组织的 IC 测定常用免疫组化技术，如荧光免疫组化技术检测标本组织中的 Ig 和补体，荧光显微镜下观察荧光染色的 IC 沉积物的分布和性质，了解受累组织的成分、构型和特定部位，可为疾病的严重程度评估和治疗方案选择提供依据。例如，在发现紫癜、关节痛、蛋白尿、血管炎和浆膜炎等情况时，考虑免疫复合物病的可能性，进行 CIC 和组织沉积 IC 的检测。膜性肾小球肾炎伴有连续性、颗粒性、上皮细胞下的 IgG 沉积，则提示预后不良。

第四节　Ⅳ型超敏反应及临床检测

Ⅳ型超敏反应是指主要由效应 T 细胞介导，通过分泌效应分子，引起以单核细胞浸润和组织细胞损伤为特征的炎症反应。此型超敏反应以发生慢为特点，再次接受相同抗原刺激需经 24～72h 出现炎症反应，也称迟发型超敏反应（delayed hypersensitivity，DTH）。

一、Ⅳ型超敏反应发生机制

（一）参与成分

1. 变应原　主要有胞内寄生菌（结核杆菌、布鲁菌）、病毒、真菌（白色念珠菌、毛癣菌等）、寄生虫（利什曼原虫、疟原虫、弓形虫、猪囊虫等）等以细胞为基本形式存在的抗原，以及多种化学物质（二硝基氟苯、油漆、燃料、铬、环氧树脂、各种化妆品等)、药物(青霉素、磺胺、氯丙嗪等)与组织蛋白结合形成的抗原。

2. **细胞** 主要是 T 细胞(CD4$^+$Th1 细胞、CD8$^+$Tc 细胞)、单核-巨噬细胞等。

3. **细胞因子及效应分子** 主要有趋化因子、IFN-γ、TNF-β、IL-2、IL-3 和 GM-CSF 等,以及由 CD8$^+$Tc 细胞产生的穿孔素和颗粒酶等介质,是Ⅳ型超敏反应的重要效应分子。

（二）发生过程

1. **效应 T 细胞的形成** 变应原进入人体经抗原提呈细胞(APC)加工处理后,以抗原肽-MHC Ⅰ/Ⅱ类分子复合物的形式刺激具有相应抗原受体的 CD4$^+$Th 细胞和 CD8$^+$T 细胞活化,在 IL-2 和 IFN-γ 等细胞因子作用下增殖分化形成 CD4$^+$Th1 细胞(T_{DTH})和 CD8$^+$Tc 细胞;部分活化 T 细胞贮存为记忆 T 细胞。

2. **效应 T 细胞介导的炎症反应和细胞毒作用**

（1）CD4$^+$Th1 细胞的作用:当 CD4$^+$Th1 细胞再次与 APC 表面相应的变应原接触时,可通过释放趋化因子、IFN-γ、TNF-β、IL-2、IL-3 和 GM-CSF 等多种细胞因子,在变应原存在部位形成以单核细胞和淋巴细胞浸润和组织损伤为主要特征的炎症反应。

（2）CD8$^+$Tc 细胞的作用:CD8$^+$Tc 细胞与具有相应变应原的靶细胞再次特异性结合后,通过释放穿孔素和丝氨酸蛋白酶等细胞毒性物质,直接溶解破坏靶细胞或诱导靶细胞表达 Fas 与致敏 Tc 细胞表面的 Fas 配体(FasL)结合,导致靶细胞凋亡(图 23-5)。

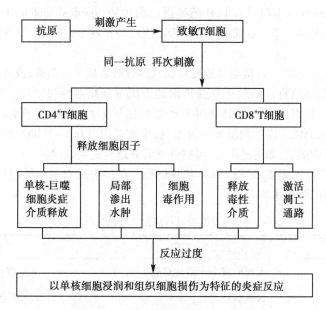

图 23-5 Ⅳ型超敏反应发生示意图

Ⅳ型超敏反应与细胞免疫应答的参与成分相同。从生理角度看,有利于机体清除抗原性异物,发挥抗感染作用的过程,称为细胞免疫应答;从病理角度看,同一过程对机体造成的组织损伤和炎症反应的过程则为 Ⅳ型超敏反应。

此外,Th2 细胞通过介导Ⅳ型超敏反应,参与慢性哮喘(也称非控制性哮喘)的发生。该过程可能与 Th2 细胞和嗜酸性粒细胞释放的效应分子导致组织重塑、气道水肿变窄有关。

二、Ⅳ型超敏反应常见疾病

（一）传染性Ⅳ型超敏反应

胞内寄生菌、病毒和真菌感染等可使机体发生Ⅳ型超敏反应。由于此型超敏反应由病原体感染引发,以异常细胞形式存在,会激发机体免疫系统针对病原体产生细胞免疫应答;应答过强,造成组织损伤,即为超敏反应;因病原体具有传染性,故称为传染性超敏反应。如结核杆菌引起的继发感染可出现干酪样坏死、液化及空洞形成等。

（二）接触性皮炎

当某些人的皮肤与某些变应原如染料、油漆、农药、化妆品、磺胺、二硝基氟苯、环氧树脂等小分子半抗原接触后，可与表皮细胞内角质蛋白或皮肤朗格汉斯细胞表面成分结合，成为完全抗原，激活免疫细胞，形成针对小分子半抗原的效应T细胞。当再次接触相同变应原时，就可在该部位发生接触性皮炎，多在24h后出现局部皮肤红肿、皮疹、水泡，48~96h炎症达高峰，严重者甚至可发生剥脱性皮炎。

（三）移植排斥反应

进行同种异型组织或器官移植时，由于供体与受体组织之间的组织相容性抗原不同，移植物的HLA刺激受者机体，活化T细胞产生Ⅳ型超敏反应，于2~3周后移植物被排斥、坏死、脱落。

三、Ⅳ型超敏反应临床检测

Ⅳ型超敏反应主要采用皮肤试验检测，通过皮内注射、皮肤斑贴等方法使变应原进入已致敏机体，体内致敏T细胞再次接触变应原后，释放多种细胞因子，导致单核细胞和淋巴细胞浸润，造成局部炎症反应。通过24~48h后局部皮肤出现红肿、硬结、水泡等现象来判断机体细胞免疫功能状态或者变应原是否引起机体Ⅳ型超敏反应。

（一）检测项目

1. 结核菌素皮肤试验　可判断机体有无结核杆菌感染，同时了解宿主免疫状态。使用一定浓度的旧结核菌素（old tuberculin, OT）或结核杆菌纯蛋白衍生物（purified protein derivative, PPD）作为抗原，于前臂内侧皮内注射，48~72h后观察局部是否出现红肿和硬结，参考表23-6判断是否发生迟发型超敏反应。

2. 斑贴试验（patch test）　在接触导致皮疹而具体过敏物质又不明确，或者进行化妆品安全性评价时使用。通过将试验抗原直接贴敷于皮肤表面的方法寻找接触性过敏原。试验抗原依据不同剂型，采用不同的方法，软膏直接涂抹，固体物可用蒸馏水混合或浸湿后涂敷于皮肤，水溶液则浸湿纱布后敷贴于皮肤。所用抗原浓度以不刺激皮肤为原则，涂敷范围以0.5~1.0cm为宜。涂敷后盖以油纸或玻璃纸，用纱布或绷带固定；如明显不适，可打开查看并进行适当处理。

斑贴试验于48h第一次读数，间隔30min待斑试器压痕消失后判定结果，并于第3天或第4天第二次读数，阳性结果以红肿和水疱为主。

表23-6　迟发型皮试和斑贴试验结果判定标准

反应程度	迟发型皮试	斑贴试验
-	无反应或小于阴性对照	无反应或小于阴性对照
+	仅有红肿	轻度红肿、瘙痒
++	红肿伴硬结	明显红肿、时有红斑
+++	红肿、硬结、小疱	红肿伴皮疹、水疱
++++	大疱或/和溃疡	红肿、水疱伴溃疡

（二）临床意义

1. 寻找变应原　斑贴试验主要用于寻找接触性皮炎的变应原。

2. 结核菌素试验　阳性反应，提示机体已感染过结核杆菌或卡介苗（BCG）接种成功；强阳性，提示活动性肺结核；阴性反应，提示机体未感染过结核分枝杆菌或者患者免疫力低下，此时需考虑感染初期、老年人、重度结核或艾滋病、肿瘤等导致的免疫力低下。

（三）应用评价

结核菌素皮试不但可以判断机体是否对变应原过敏，而且可以用于评价宿主细胞免疫状态。斑贴试验结果受斑贴物剂量和体积、观察时间、抗原浓度和斑贴器等影响，主要用于检测Ⅳ型超敏反应，敏感程度虽然不太高，但假阳性较少，可信度大。

本章小结

超敏反应指机体再次接触相同抗原刺激时所发生的生理功能紊乱或组织细胞损伤,目前分为四型。不同类型的超敏反应具有不同的发生机制,可引起不同的临床疾病。从发生机制来讲,Ⅰ、Ⅱ、Ⅲ型超敏反应属于体液免疫应答,由抗体介导,可经血清被动转移;Ⅳ型超敏反应属于细胞免疫应答,由T细胞介导,可经细胞被动转移。临床上超敏反应往往不是单一型,常为混合型,由多种机制共同参与,故均需明确病史,根据实际情况进行综合分析和判断,选择合适的检测项目(表23-7)。

表 23-7　四种类型超敏反应及临床常用检测项目小结

类型	Ⅰ(过敏型)	Ⅱ(细胞毒型)	Ⅲ(免疫复合物型)	Ⅳ(迟发型)
主要参与成分	IgE 肥大细胞、嗜碱性粒细胞	IgG、IgM、补体 巨噬细胞、NK细胞、单核细胞	IgG、IgM、补体 中性粒细胞、血小板、肥大细胞、嗜碱性粒细胞	Th1、CTL 单核-巨噬细胞
代表疾病	过敏性休克(药物、血清)、过敏性鼻炎、支气管哮喘、特应性皮炎	输血反应、新生儿溶血症、药物过敏性血细胞减少症、Graves病、肺肾综合征	Arthus反应、血清病、免疫复合物型肾炎、系统性红斑狼疮、类风湿关节炎	接触性皮炎、传染性超敏反应、移植排斥反应
常用检测项目	体内激发试验、血清sIgE检测	血型抗体检测	循环免疫复合物检测	结核菌素试验、斑贴试验

(莫　非)

扫一扫,测一测

思考题

1. 以青霉素引起的超敏反应为例,说明Ⅰ型超敏反应的发生机制与防治原则。
2. 简述药物过敏性血细胞减少症的发生机制。
3. 举例说明四种类型超敏反应发生特点。
4. 简述皮肤激发试验的概念、主要类型与临床应用。
5. 简述特异性IgE检测方法与临床应用。

第二十四章　自身免疫病及检验

学习目标

1. 掌握：自身免疫病的概念、基本特征，抗核抗体的类型、临床意义及检测方法，类风湿因子的检测方法及临床意义。
2. 熟悉：自身免疫病的分类、自身抗体检测实验选择的原则。
3. 了解：自身免疫病的发病机制。
4. 具有为临床服务的意识，对自身抗体检测的临床应用有充分的了解。
5. 能做到熟练、准确地检测自身抗体。

第一节　自身免疫病概述

一、基本知识

（一）自身耐受与自身免疫

免疫耐受（immune tolerance）是机体对某种抗原刺激所表现的特异性的免疫无应答状态。免疫耐受的形成与抗原的性质、剂量、抗原进入机体的途径、机体的免疫状态及免疫抑制剂的使用情况等因素有关。

根据 Burnet 克隆选择学说，免疫系统在胚胎期或新生期尚未完全发育成熟，抗原刺激不会引起机体产生免疫应答，但会抑制相应的淋巴细胞克隆，被抑制的淋巴细胞群称为禁忌克隆。胚胎期免疫系统接触到的自身物质均建立了免疫耐受，故出生后免疫系统对这些自身物质不会产生免疫应答，表现为自身耐受（autoimmune tolerance），这是维持机体内环境稳定的重要因素。

当某些情况下，自身耐受被破坏，机体免疫系统会对自身的组织、细胞成分产生免疫应答，诱导产生自身抗体（针对自身组织、细胞成分的抗体）或/和自身反应性 T 淋巴细胞，该现象称为自身免疫（autoimmunity）。正常情况下，微弱的自身免疫可以促进体内衰老、死亡细胞及受损组织的清除，帮助吞噬细胞完成免疫自稳功能，以维持机体内环境的稳定。生理性的自身免疫会随年龄的增加而愈发明显。

（二）自身免疫病

当某些原因使自身免疫应答过强或持续时间过长时，所产生的自身反应性 T 淋巴细胞或/和自身抗体对表达相应抗原的组织细胞发动免疫攻击，从而导致相应的组织细胞损伤或器官功能障碍，由此引发的疾病称为自身免疫病（autoimmune disease，AID）。

二、自身免疫病的基本特征

不同的自身免疫病有各自独特的临床表现,但具有以下共同特征:

1. 患者血液中常可检测出高效价的自身抗体或/和自身反应性T淋巴细胞。

2. 自身反应性T淋巴细胞或/和自身抗体作用于表达靶抗原的组织细胞,造成相应组织器官的损伤和功能障碍。

3. 某些实验动物中可复制出相似的疾病模型,并能通过自身抗体或自身反应性T淋巴细胞使疾病在同系动物中转移。

4. 有一定的遗传倾向。

5. 一般病程较长,多为反复发作和慢性迁延,少数表现为自限性,疾病转归与自身免疫反应的强度密切相关。

6. 多数病因不明,常呈自发性或特发性,部分与感染或服用某类药物有关。

7. 发病与性别和年龄有关,女性多于男性,老年多于青少年,且发病率随年龄增长而上升。

8. 免疫抑制剂对自身免疫病的治疗有效,但不能完全根治。

不是所有的自身免疫病都同时具备上述特点,其中前两项最重要,其余各项可作为临床诊断自身免疫病的参考依据。

三、自身免疫病的分类

自身免疫病目前尚无统一的分类标准。自身免疫病从不同的分类角度可以分为不同的类型,根据发病部位的解剖系统分为结缔组织病、内分泌疾病、消化系统疾病、神经系统疾病等,根据病因明确与否分为原发性和继发性,根据病情缓急分为急性和慢性,根据组织器官损伤特点分为器官特异性自身免疫病和非器官特异性自身免疫病。器官特异性自身免疫病的病变常局限于某一特定器官,患者体内可检测出针对该器官组织成分的特异性抗体,而非器官特异性自身免疫病常为全身性或系统性的,患者体内常检测出针对多种器官组织成分的抗体。器官特异性和非器官特异性自身免疫病的分类见表24-1。

表 24-1 器官特异性和非器官特异性自身免疫病的分类

类别	疾病名称	自身抗原
非器官特异性	系统性红斑狼疮	胞核成分(DNA、DNP、Sm 等)
	干燥综合征	胞核成分(SS-A、SS-B)
	类风湿关节炎	变性 IgG、类风湿相关核抗原
	混合性结缔组织病	胞核成分(RNP)
		胞浆成分(线粒体、微粒体)
	系统性硬化症	胞核成分(拓扑异构酶Ⅰ、着丝粒蛋白 B)
器官特异性	Graves 病	促甲状腺激素受体
	桥本甲状腺炎	甲状腺球蛋白、甲状腺微粒体
	萎缩性胃炎	胃壁细胞
	Addison 病	肾上腺皮质细胞
	重症肌无力	乙酰胆碱受体
	溃疡性结肠炎	结肠上皮细胞
	原发性胆汁性肝硬化	胆小管细胞、线粒体
	胰岛素依赖性糖尿病	胰岛细胞
	自身免疫性溶血性贫血	红细胞
	特发性血小板减少性紫癜	血小板

第二节 自身免疫病的发病机制

很多自身免疫病的发病原因及机制尚不明确。一般认为是由于多种病因导致机体产生了针对自身物质的自身抗体或/和自身反应性 T 淋巴细胞,再通过各种途径导致免疫炎症的发生,从而引起组织损伤或靶器官的功能异常。

一、自身抗原的形成

(一)隐蔽抗原的释放

正常情况下,机体的某些组织细胞成分由于解剖位置的特殊性,从未与免疫系统接触过,如眼晶状体、精子、甲状腺球蛋白、脑组织等,机体也没有建立对这些组织细胞成分的免疫耐受,这类物质称为隐蔽抗原(sequestered antigen)。当某些原因如感染、手术、外伤时,隐蔽抗原释放入血或淋巴液,与机体的免疫系统接触,可诱导自身免疫应答,导致自身免疫病的发生。如甲状腺球蛋白释放入血后可引起桥本甲状腺炎,眼晶状体蛋白释放入血后可引起晶状体过敏性眼炎。

(二)自身抗原的改变

在某些生物因素(如病原微生物感染)、物理因素(如高温、电离辐射)和化学因素(如某些药物)的影响下,自身组织细胞的抗原性质发生改变,从而使机体产生自身免疫应答,诱发自身免疫病。如自身变性 IgG 可诱导机体产生抗变性 IgG 抗体,导致类风湿关节炎的发生;多种药物可改变红细胞的抗原性质,诱导机体产生抗红细胞抗体,导致自身免疫性溶血性贫血的发生。

(三)分子模拟

外源性抗原(微生物和寄生虫)的某些成分,其分子结构与机体某些组织的抗原结构相类似,当这些外源性抗原进入人体诱发的免疫应答,可以针对机体相应的组织发生交叉反应,引发自身免疫病,称为分子模拟(molecular mimicry)。如大肠杆菌 O14 型与人结肠黏膜具有共同抗原存在,故大肠杆菌感染可引起溃疡性结肠炎;溶血性链球菌与人肾小球基底膜及心肌间质具有共同抗原成分,故链球菌感染后可引起肾小球肾炎或心肌炎。

(四)表位扩展

抗原往往含有多个表位,依据抗原表位刺激机体产生免疫应答的强弱分为优势表位和隐蔽表位。在抗原接触免疫细胞时,优势表位可首先激发免疫应答,若抗原未被及时清除,免疫系统可相继对隐蔽表位产生免疫应答,此现象称为表位扩展(epitope spreading)。在自身免疫病的发生发展过程中,表位扩展可使隐蔽抗原受到新的免疫攻击,使病情不断加重且迁延不愈。

二、免疫细胞和免疫调节功能异常

(一)胸腺功能异常

淋巴细胞在胸腺内的发育过程中通过阴性选择,即识别基质细胞提呈的自身肽-MHC 组成的复合物而发生凋亡,故经过阴性选择的淋巴细胞对自身组织成分不产生免疫应答。当胸腺功能异常时,某些淋巴细胞可逃避阴性选择,从而对自身组织成分产生免疫应答,引起自身免疫病。

(二)淋巴细胞异常活化

正常情况下机体存在少数处于无应答状态的自身反应性淋巴细胞,当这些淋巴细胞接收到足够强的信号刺激时,可产生针对自身抗原的应答,引起自身免疫病。

(三)B 细胞多克隆激活

有些情况下,机体对自身抗原的耐受是因为 T 细胞对自身抗原的耐受所引起,而 B 细胞仍然保持着对自身抗原的应答性。一些外源性或内源性 B 细胞活化剂,如细菌脂多糖、淋巴因子、抗 Ig 抗体等直接作用于 B 细胞,引起多克隆 B 细胞活化,针对自身抗原的 B 细胞也被活化,从而导致自身免疫病的发生。

笔记

（四）调节 T 细胞的功能异常

调节 T 细胞（regulatory T cells，Tregs）是一类控制体内自身免疫反应性的 T 细胞亚群，通过免疫抑制作用而维持机体自身免疫耐受。当 Tregs 的免疫抑制功能异常时，可诱发自身免疫病的发生。

（五）MHC Ⅱ类分子表达异常

正常情况下，大多数组织器官不表达 MHC Ⅱ类分子。但在某些因素的作用下，一些组织细胞表面可异常表达 MHC Ⅱ类分子，从而将自身成分提呈给 Th 细胞，引起自身免疫应答，导致自身免疫病的发生。如原发性胆汁性肝硬化患者的胆管上皮细胞和糖尿病患者的胰岛 β 细胞均异常表达 MHC Ⅱ类分子。

三、遗传因素

很多自身免疫病的发生与个体所携带的 MHC 基因型有关，某些型别的 MHC 分子适合提呈自身成分的抗原肽，所以这类个体易患某些自身免疫病。如 90% 以上的强直性脊柱炎（ankylosing spondylitis，AS）患者为 HLA-B27 型，HLA-DR5 与桥本甲状腺炎（Hashimotos thyroiditis，HT）的发生有关，HLA-DR4 与类风湿关节炎（rheumatoid arthritis，RA）的发生有关。

四、生理因素

自身免疫病的发生与年龄、性别有关，其发病率随年龄的增长而呈现上升趋势，女性的发病率高于男性。

五、自身免疫病的病理损伤机制

自身免疫病是由自身抗体或/和自身反应性 T 淋巴细胞所引起，通过特异性的体液免疫应答或细胞免疫应答导致组织器官的损伤。

（一）自身抗体的作用

自身抗体与靶细胞表面的抗原结合后，通过 Ⅱ 型超敏反应机制直接导致自身细胞的破坏。

1. 抗细胞表面抗原的抗体

（1）通过激活补体及吞噬细胞的调理作用，导致相应细胞的溶解或破坏。如血细胞表面抗原刺激机体产生的自身抗体，与相应血细胞上的抗原结合后，可以通过激活补体产生膜攻击复合物、与吞噬细胞表面的 Fc 受体结合促进吞噬细胞的吞噬作用，导致血细胞的溶解与破坏，从而引起自身免疫性溶血性贫血、特发性白细胞减少症、特发性血小板减少性紫癜等。

（2）自身抗体的 Fc 段与 NK 细胞表面的 Fc 受体结合，通过 ADCC 作用导致靶细胞的破坏，如自身免疫性甲状腺炎。

2. 抗细胞表面受体的抗体　通过刺激或阻断细胞表面受体的作用而致病。如弥漫性毒性甲状腺肿患者体内产生针对促甲状腺激素受体（TSHR）的自身抗体，该抗体与 TSHR 结合后，可刺激甲状腺细胞产生过量的甲状腺激素，从而引起甲状腺功能亢进；重症肌无力患者体内产生针对乙酰胆碱受体的自身抗体，该抗体与乙酰胆碱结合后，可破坏运动终板，使神经肌肉间的信号传导障碍，导致患者肌肉运动无力。

（二）循环免疫复合物的作用

循环免疫复合物形成并沉积在相应部位的组织间隙，影响这些组织器官的正常生理功能，并激活补体系统，引起炎性细胞浸润，导致组织损伤，属于 Ⅲ 型超敏反应的损伤机制。如 RA 患者体内产生抗变性 IgG 的自身抗体，与变性 IgG 结合形成免疫复合物，沉积在全身小关节滑膜毛细血管壁，引起炎症反应。

（三）自身反应性 T 细胞作用

自身抗原成分可使自身反应性 T 细胞活化，产生细胞免疫应答，通过 Th 细胞介导的迟发型超敏反应性炎症和 Tc 细胞介导的细胞毒作用，导致自身组织器官的损伤，属于 Ⅳ 型超敏反应的损伤机制。如胰岛素依赖性糖尿病患者体内自身反应性的 Tc 细胞对胰岛 β 细胞的破坏。

系统性红斑狼疮

系统性红斑狼疮(systemic lupus erythematosus,SLE)是一种累及多系统、多器官并有多种自身抗体出现的自身免疫性疾病。遗传、感染、环境、性激素、药物等综合因素所致的免疫紊乱导致了该病的发生,免疫复合物介导的血管炎是其基本病理改变。临床表现差异较大,患者可出现皮肤黏膜、关节肌肉、浆膜、肾脏、心脏、肺脏、消化系统、神经系统、血液系统等多脏器受累。除临床表现外,血液中自身抗体谱、免疫球蛋白、补体亦有助于该病的诊断。

第三节　自身免疫病检验

大多数自身免疫病患者血清中都会出现一种以上的自身抗体,检测这些自身抗体对疾病的诊断、病情判断和疗效评价方面具有重要的临床价值。

一、抗核抗体检测

抗核抗体(antinuclear antibodies,ANA)是一组以真核细胞的各种核成分作为靶抗原的自身抗体的总称。ANA主要是IgG,也有IgM、IgA、IgD和IgE,它主要存在于血清中,在关节滑膜液、胸腔积液和尿液等其他体液中也可检测到。ANA无器官和种属特异性,可与不同来源的细胞核反应。未经治疗的系统性红斑狼疮患者绝大多数都有高滴度的ANA,是SLE的筛选指标,ANA阴性对排除SLE具有较高的价值。ANA在其他自身免疫病患者体内也可检出,但一般滴度较低。

(一)ANA的类型及临床意义

细胞核成分复杂,根据细胞核内抗原分子的理化特性和分布的不同,将ANA谱分为抗DNA抗体、抗组蛋白抗体、抗非组蛋白抗体及抗核仁抗体四大类,每一大类又有下属的亚类(图24-1)。

$$
\text{ANA谱}\begin{cases}
\text{抗DNA抗体　抗ssDNA、抗dsDNA} \\
\text{抗组蛋白抗体　抗H1、抗H2A、抗H2B、抗H3、抗H4抗体} \\
\text{抗非组蛋白抗体　抗DNP、抗Sm、抗SSA、抗SSB、抗RANA、抗Rib、AunA等} \\
\text{抗核仁抗体　抗Th/Th0抗体、抗U3RNP-抗体等}
\end{cases}
$$

图24-1　ANA谱的分类

1. **抗DNA抗体**　分为两大类:①抗双链DNA(double stranded DNA,dsDNA)抗体,又称抗天然DNA(native DNA,nDNA)抗体,是SLE患者的特征性标志抗体,诊断特异性可达95%以上,是SLE的诊断标准之一。抗dsDNA抗体的滴度与SLE患者疾病活动程度密切相关,活动期增高,缓解期降低,动态测定抗体滴度对药物治疗效果判断很有帮助。②抗单链DNA(single stranded DNA,ssDNA)抗体,又称为抗变性DNA(denatured DNA,dDNA)抗体,可见于多种疾病,特异性较差。

2. **抗DNP抗体**　又称抗核蛋白抗体。核蛋白(deoxyribonucleoprotein,DNP)由DNA和蛋白质组成。DNP有不溶性和可溶性两种,可分别刺激机体产生相应的抗体。不溶性DNP抗体通常不被DNA和组蛋白完全吸收,而是在补体的协同下作用于细胞核中的DNP组分,导致DNA裂解形成肿胀的均匀体,再被吞噬细胞吞噬形成狼疮细胞,主要见于SLE,活动期阳性率高于非活动期。可溶性DNP抗原存在于各种关节炎患者的滑膜液中,相应抗体也出现在RA患者的滑膜液中。

3. **抗ENA抗体**　可提取性核抗原(extractable nuclear antigens,ENA)可用盐水或磷酸盐缓冲液在细胞核中提取,属于酸性核蛋白抗原,是由许多小分子RNA和多肽组成。ENA主要包括RNP、Sm、SSA、SSB、Scl-70、Jo-1等,其对应的抗体在多种自身免疫病中具有诊断价值。

(1) 抗U1-RNP抗体:U1-RNP由U1RNA和蛋白质组成。抗U1-RNP抗体是诊断混合性结缔组织病(mixed connective tissue disease,MCTD)的重要血清学依据,阳性检出率可达95%以上。在SLE、干燥综合征(Sjogren syndrome,SS)、进行性系统性硬化症(progressive systemic sclerosis,PSS)等疾病中亦

有一定的阳性率。

（2）抗 Sm 抗体：该抗体因首次在一名姓 Smith 的患者血清中发现而得名。抗 Sm 抗体几乎仅见于 SLE，也是 SLE 的血清标志性抗体之一，对 SLE 的诊断具有很高的特异性，是 SLE 的诊断依据之一。但其敏感性较低，故该抗体阴性并不能排除 SLE，若与抗 dsDNA 抗体同时检测，可提高 SLE 的诊断率。

（3）抗 SSA/Ro 抗体和抗 SSB/La 抗体：SSA 和 SSB 分别为干燥综合征的 A 抗原和 B 抗原，其对应的两种抗体是 SS 最常见的自身抗体。其中抗 SSB/La 抗体的特异性高于抗 SSA/Ro 抗体，两种抗体同时阳性可提高 SS 的诊断率。抗 SSA 和抗 SSB 抗体在部分 SLE 患者中也可以检测出。抗 SSA 抗体还可通过胎盘从母体进入胎儿体内，导致新生儿狼疮综合征的发生。

（4）抗 Scl-70 抗体：该抗体几乎只见于 PSS 患者，是 PSS 的标志性抗体，其他自身免疫病中极少检出，正常人均为阴性。

（5）抗 Jo-1 抗体：又称 PM-1 抗体，是多发性肌炎（polymyositis，PM）和皮肌炎（dermatomyositis，DM）的标志性抗体。

（6）抗组蛋白抗体：组蛋白是一种与 DNA 结合的碱性蛋白，由 H-1、H-2A、H-2B、H-3 和 H-4 五个亚单位组成，每一个亚单位都可诱导机体产生其相应的抗体，这些抗体被统称为抗组蛋白抗体（anti-histone antibody，AHA）。AHA 常见于药物（普鲁卡因胺、肼苯哒嗪、异烟肼等）诱导性狼疮，部分 SLE 和 RA 患者亦可检出。

（7）抗核小体抗体：核小体（nucleosome）是真核生物细胞核染色体的基本单位，细胞凋亡是体内核小体的来源。当 SLE 患者的吞噬细胞对凋亡细胞的清除能力减低时，核小体可在患者体内大量蓄积，刺激 B 细胞活化产生抗核小体抗体（anti-nucleosome antibody，AnuA）。AnuA 对 SLE 的诊断特异性可达 95%，并且与疾病的活动度密切相关，是 SLE 的又一特征性标志抗体，其产生早于抗 dsDNA 抗体和抗组蛋白抗体，故对 SLE 的早期诊断具有重要的价值。

（二）ANA 的检测方法

常用的 ANA 的检测方法有间接免疫荧光试验、ELISA、免疫印迹试验等。

1. 间接免疫荧光试验　血清总 ANA 的检测常用间接免疫荧光试验（indirect immunofluorescence assay，IFA）。该方法多采用灵长类肝组织切片或印片及 Hep-2 细胞作为细胞核抗原基质固定于载玻片，加入待测血清后，血清中的 ANA 与抗原基质结合形成免疫复合物，再加入 FITC 标记的二抗，形成固相抗原-待测抗体-标记二抗复合物，在荧光显微镜下观察细胞核荧光着色情况和荧光图形。有荧光着色者为阳性，进一步观察其荧光图形，常见的 ANA 荧光图形有四种。①均质型：细胞核呈现均匀的荧光着色，核仁部位有时不着色，处于分裂期的细胞荧光染色体增强，与之有关的 ANA 包括抗 DNA 抗体、AHA 和 AnuA。高滴度均质型 ANA 主要见于 SLE，低滴度均质型 ANA 可见于 RA、传染性单核细胞增多症、慢性肝脏疾病、药物诱发的狼疮患者等。②颗粒型：亦称斑点型，细胞核内呈现颗粒状的荧光，处于分裂期的细胞染色体无荧光，与之有关的抗体主要包括抗 U1-RNP 抗体、抗 Sm 抗体、抗 SSA 抗体、抗 SSB 抗体等，高滴度的颗粒型 ANA 主要见于 MCTD，SLE、SS、PSS 等其他自身免疫病亦可见到。③核膜型：亦称周边型，细胞核周边荧光着色形成荧光环，或在均匀的荧光背景上核周边显示荧光增强，高滴度主要见于原发性胆汁性肝硬化。④核仁型：荧光着色主要在核仁区，分裂期细胞的染色体无荧光着色，与之有关的抗体包括抗 RNA 多聚酶Ⅰ抗体、抗 Scl-70 抗体等，高滴度对硬皮病的诊断有一定的价值，部分 SLE 患者也可出现。

抗 dsDNA 抗体最常用的检测方法也是 IFA。以绿蝇短膜虫为抗原基质，其动基体内含有大量纯的 dsDNA，没有其他抗原的干扰，当待测血清中含有抗 dsDNA 抗体时，荧光显微镜下可看到动基体内有清晰的荧光。当待测血清 1:10 稀释后，动基体内荧光染色阳性具有诊断价值。IFA 检测抗 dsDNA 抗体具有特异性高的优点，且短膜虫抗原基质来源方便，可人工养殖。

2. ELISA　该法检测 ANA 时以 Hep-2 细胞核提取物作为抗原基质，采用 ELISA 间接法，检测可实现自动化，受人为影响因素小。但该法只能判断 ANA 的有无，无法判断 ANA 荧光图形。抗 dsDNA 抗体、AnuA 等抗体的检测也可采用 ELISA 间接法。

3. 免疫印迹试验　目前抗 ENA 抗体谱的检测常采用免疫印迹试验，其基本原理是将商品化的吸附有 ENA 抗原的硝酸纤维素膜与待测血清结合，若待测血清中有抗 ENA 抗体，可特异性结合硝酸纤

视频:间接免疫荧光试验原理

图片:全自动间接免疫荧光仪

维素膜上相应的抗原区带,然后加入酶标记的二抗,形成固相抗原-待测抗体-酶标二抗复合物,加入底物后会在相应位置显色,参照抗原区带的位置可分辨出抗 ENA 抗体的类型。该试验能在同一固相载体上同时检测多种自身抗体,灵敏度高,特异性强,操作简单,目前已广泛应用于抗 ENA 抗体谱的检测(图 24-2)。

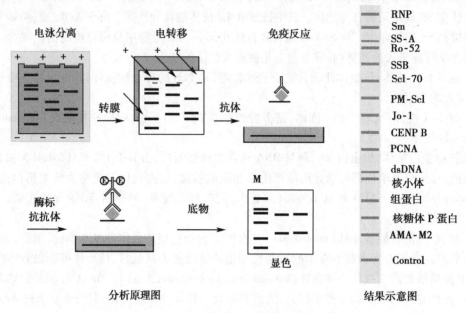

图 24-2 免疫印迹试验原理示意图

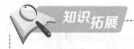

类风湿关节炎

类风湿关节炎是一种以对称性、多关节炎为主要表现的慢性、全身性自身免疫性疾病。女性多于男性,该病的发病越来越年轻化。基本病理改变为滑膜炎,关节滑膜异常增生,形成绒毛状突入关节腔,对关节软骨、软骨下骨、韧带、肌腱等组织进行侵蚀,引起关节软骨、骨和关节囊破坏,最终导致关节畸形和功能丧失。除此之外,患者还可出现间质性肺炎、血管炎、心包炎、血液系统受累等关节外表现。临床上常用的血清学检查有类风湿因子、抗环瓜氨酸肽抗体等。

二、类风湿因子检测

类风湿因子(rheumatoid factor,RF)是一种针对体内变性 IgG 的自身抗体,主要是 19S 的 IgM,也有 7S 的 IgG 及 IgA。它与正常 IgG 的结合能力较差,但易与变性 IgG 或免疫复合物中的 IgG 结合。RF 主要见于 RA 患者,约 70%~90% 的血清中和 60% 的滑膜液中可检测出 IgG 类 RF。

抗原刺激机体产生的抗体大多数为 IgG 型,当与相应抗原结合形成免疫复合物时,自身会发生变性。此外,在炎症的发生发展过程中 IgG 也可发生变性,亦会刺激机体产生抗 IgG 抗体。滑膜液中 IgG 类 RF 与变性 IgG 结合形成中等分子大小的免疫复合物,容易沉积在关节滑膜等部位,激活补体,在炎性因子的作用下形成免疫炎性损伤。

(一)RF 检测方法

1. 间接胶乳凝集试验 IgM 型 RF 最常用的检测方法之一,检测试剂为吸附在聚苯乙烯胶乳颗粒上的 IgG,若待测血清中含有 RF,可与胶乳颗粒结合并出现凝集现象。该法灵敏度和特异性均不高,只能定性或半定量,而且只能检测血清中的 IgM 型 RF。

2. 免疫比浊法 诊断试剂为变性 IgG,将待测血清用稀释液稀释成一定浓度,与诊断试剂作用后,用透射比浊仪或速率散射比浊仪测定血清中的 RF。该法检测 RF 准确、快速,敏感性高,并能进行定量分析,但仍局限在检测血清中的 IgM 型 RF。

3. ELISA　可用于各种类型 RF 的检测。将 IgG 作为抗原包被在固相载体上,然后加入待测标本,标本中的 RF 与固相抗原结合,再加入酶标记的抗人 IgG、抗人 IgA 或抗人 IgM 抗体,反应完成后,加入底物观察显色反应。可因加入的酶标记抗体不同而检测不同类型的 RF。

（二）RF 的临床应用

RF 在 RA 患者中的检出率较高,高滴度的 RF 有助于 RA 的早期诊断,且滴度与临床表现相关。RF 并非诊断 RA 的特异性抗体,在 SLE、SS、PSS 等自身免疫病患者和部分老年人中也有 RF 的检出,但滴度一般都比较低(<40U/ml),随着 RF 滴度的增加,对 RA 诊断的特异性也增高。

三、其他抗体检测

（一）抗环瓜氨酸肽抗体

抗环瓜氨酸肽(antibodies against cyclic citrullinated peptides,anti-CCP)抗体是针对丝集蛋白中瓜氨酸的自身抗体,主要为 IgG 型。抗 CCP 抗体对 RA 具有较高的诊断特异性,可达 96%,明显高于 RF,而且阳性患者更容易发生关节损害。抗 CCP 抗体在疾病早期就可阳性,具有很高的阳性预测值。

目前抗 CCP 抗体的检测主要采用 ELISA 法,以合成的环瓜氨酸肽作为抗原包被在微孔板上。

（二）抗角蛋白抗体

抗角蛋白抗体(anti-keratin antibody,AKA)主要见于 RA 患者,对 RA 的早期诊断具有较高的价值,与 RF 联合检测,可提高诊断效能。AKA 是判断 RA 预后的一个标志性抗体,高滴度的 AKA 提示疾病较为严重。

AKA 的检测常采用间接免疫荧光试验,选用大鼠食管中段黏膜组织切片为基质。

（三）抗甲状腺球蛋白抗体及抗甲状腺微粒体抗体

抗甲状腺球蛋白抗体(anti-thyroglobulin antibodies,ATGA)和抗甲状腺微粒体抗体(anti-thyroid microsome antibodies,TMA)在桥本甲状腺炎(HT)的诊断中具有重要的价值。ATGA 和 TMA 阴性可排除 HT,而在 HT 患者中 ATGA 的阳性率为 36% ~ 100%,TMA 的阳性率为 85% ~ 100%,两种抗体联合检测阳性率可达 98%。部分正常人可检测出滴度较低的 ATGA 或 TMA,Graves 病、Addison 病等其他自身免疫病患者也可出现 ATGA 和 TMA。

过去 ATGA 和 TMA 的检测多以甲状腺组织为抗原基质,采用间接免疫荧光试验进行检测,目前常以纯化的甲状腺球蛋白和甲状腺过氧化物酶为抗原,采用电化学发光法进行自动化检测。

（四）抗胰岛素抗体

抗胰岛素抗体可与体内胰岛素结合形成免疫复合物,使胰岛素在体内的活性减低甚至是无效,导致胰岛素依赖性糖尿病(1 型糖尿病)的发生。抗胰岛素抗体主要为 IgG,其他类型也可见到。抗胰岛素抗体可采用 ELISA 法进行检测,其检验结果有助于糖尿病的分型诊断。

（五）抗中性粒细胞胞浆抗体

抗中性粒细胞胞浆抗体(anti-neutrophil cytoplasmic antibodies,ANCA)是一组以人中性粒细胞胞浆成分为靶抗原的自身抗体,与临床多种小血管炎性疾病的发生密切相关。ANCA 是原发性小血管炎的血清学标志物,其滴度与疾病的活动性呈正相关,ANCA 滴度的升高常在疾病复发前出现,动态监测对疾病复发的早期诊断有重要意义。继发性血管炎、非血管炎性疾病、SLE、RA、自身免疫性肝脏疾病等患者体内也可出现 ANCA。

ANCA 的检测包括总 ANCA 的测定和特异性 ANCA 的测定。总 ANCA 的检测通常采用间接免疫荧光试验,特异性 ANCA 的检测最常用 ELISA。

（六）抗内皮细胞抗体

抗内皮细胞抗体(anti-endothelial cell antibodies,AECA)是与内皮细胞结合的自身抗体,多为 IgG 型,也有 IgM 和 IgA 型。AECA 常见于以内皮细胞损伤为特征的疾病中,如原发性血管炎、继发于全身性自身免疫病的血管炎、器官移植等。

AECA 的检测主要采用 IFA,也可采用 RIA、ELISA、IBT 进行检测。

（七）抗心磷脂抗体的检测

含有磷脂结构的抗原物质刺激机体产生的自身抗体称为抗磷脂抗体(anti-phospholipid antibodies,

APLA），分为 IgG、IgM 和 IgA 型，以 IgG 型最常见。抗心磷脂抗体（anti-cardiolipin antibodies，ACLA）、抗磷脂酰丝氨酸抗体、抗磷脂酸抗体等都属于 APLA。其中 ACLA 是 APLA 中最具代表性的，特异性强，与疾病的关系也最为密切。

ACLA 阳性或滴度持续升高，主要见于抗磷脂综合征（anti-phospholipid syndrome，APS）患者。SLE 患者中 ACLA 的阳性检出率也很高，此类患者更易发生血管炎、心脏及中枢系统的损伤。血清及脑脊液中 ACLA 的检测对神经精神性狼疮患者的诊断有重要的价值。

（八）抗平滑肌抗体

抗平滑肌抗体（anti-smooth muscle antibody，ASMA）是自身免疫性肝炎（autoimmune hepatitis，AIH）的血清学标志物，高滴度对 AIH 具有较高的诊断价值。AIH 患者血清中 ASMA 以 IgG 型为主，而 AIH 与原发性胆汁性肝硬化重叠时，IgG 和 IgM 常同时出现。其他肝脏疾病如肝细胞癌、急性病毒性肝炎等极少有 ASMA 出现。

ASMA 的检测常采用 IFA，主要以大鼠或猴肝组织作为基质，以平滑肌微丝中的肌动蛋白为靶抗原。待测血清中的抗体与靶抗原作用后，再加入 FITC 标记的二抗，待反应完成后，在荧光显微镜下观察平滑肌组织纤维的荧光。

（九）抗线粒体抗体

抗线粒体抗体（anti-mitochondria antibodies，AMA）对原发性胆汁性肝硬化（primary biliary cirrhosis，PBC）的诊断具有较高的敏感性和特异性，但与 PBC 的损伤程度、疾病的活动情况及预后无关。其他慢性肝脏疾病如慢性活动性肝炎、原因不明性肝硬化等，AMA 也可呈阳性。

AMA 的检测常采用 IFA，以大鼠肝组织、肾组织或 Hep-2 细胞作为基质，真核细胞线粒体内膜面为靶抗原，在荧光显微镜下阳性者可在细胞质内见到较粗的颗粒型荧光。

（十）抗乙酰胆碱受体抗体

抗乙酰胆碱受体（acetylcholine receptor，AchR）抗体是针对乙酰胆碱受体的自身抗体，可以与横纹肌细胞上的 AchR 结合并破坏运动终板，使神经肌肉间的信号传导受阻，从而引起骨骼肌运动无力，导致重症肌无力（myasthenia gravis，MG）的发生。抗 AchR 抗体是 MG 的标志性抗体，约 90% 的 MG 患者可检测到抗 AchR 抗体。

目前抗 AchR 抗体的检测多采用 ELISA，微量反应板上包被有 α-银环蛇毒素，与含 AchR 的骨骼肌匀浆作用，加入待测血清和酶标抗体，待反应完成后加底物观察显色反应。

（十一）抗精子抗体

正常情况下，精子属于隐蔽性抗原，但在感染、手术或外伤时，精子可与机体的免疫系统接触，诱导机体产生抗精子抗体。高滴度的抗体可使精子的活力下降，甚至引起精子的破坏，从而导致男子不育症的发生。女性检出抗精子抗体，可能与不孕症有关。

抗精子抗体的检测可采用 ELISA 法、免疫荧光法、精子制动试验、精子凝集试验等。

四、自身免疫病其他项目的检测

（一）细胞检查

1. 淋巴细胞检测　自身免疫病大多与自身抗体有关，但部分疾病不存在相关的自身抗体，其发病与致敏淋巴细胞密切相关，还可能与免疫调节异常或其他因素有关，对自身免疫病的临床诊断亦有一定的参考价值。

（1）特异性致敏淋巴细胞：溃疡性结肠炎、外周神经炎、实验性变态反应脑脊髓炎等疾病的发生可能与自身反应性致敏淋巴细胞有关。以器官特异性抗原作为诱导剂，通过淋巴细胞转化试验或吞噬细胞移动抑制试验等方法检测致敏淋巴细胞。此外，皮肤试验也能反应机体的致敏情况，但有诱导致敏性或诱导变态反应的危险。致敏淋巴细胞的检测结果，需结合临床或其他检查进行综合分析。

（2）淋巴细胞数量和比例：免疫缺陷病或免疫失调时易发生自身免疫病，故而检测淋巴细胞数量和亚群比例有一定的临床价值。主要对淋巴细胞的总数、T、B 细胞分类与计数、CD4/CD8 亚群比例等进行检测。

2. 狼疮(lupus erythematosus,LE)细胞试验 LE细胞为胞浆内含有大块状聚合DNA的中性粒细胞。狼疮患者血清中的抗核抗体可诱导LE细胞的形成,所以被称为LE因子。若将患者血清与正常人的中性粒细胞一起培养,可诱使后者转变成LE细胞,此即狼疮细胞试验。

75%~80% SLE患者LE呈阳性,RA、结节性动脉炎、多发性硬化症、硬皮病、部分肝炎、皮肌炎和变态反应性疾病等偶尔亦可呈阳性反应。但某些药物亦可诱发LE细胞试验阳性。

(二)免疫复合物和补体检测

某些活动期的自身免疫病可出现循环免疫复合物增加以及血清补体水平的下降,这两项指标的检查对诊断部分自身免疫病和判断疾病的活动情况有一定的意义。

(三)细胞因子检测

自身免疫病患者常因T细胞亚群的失衡,导致诸多细胞因子(CK)的异常活化与表达,这些CK在自身免疫病的免疫病理损伤中有重要作用。临床已开始用生物合成的抗CK抗体治疗某些自身免疫病。故而检测CK对研究疾病的发生机制、了解病情、指导治疗均有意义。

第四节 自身抗体检测实验选择的原则

自身抗体的检测主要用于自身免疫病的辅助诊断、进展分析、指导临床治疗及预后评估。因此,在自身免疫病免疫学检验项目的选择上,应根据疾病的发病机制和临床表现进行针对性的选择,特别是特异性自身抗体的检测尤为重要。

一、自身抗体检测的基本原则

自身免疫病患者体内自身抗体的表达形式往往是复杂多样的,这就给临床诊断带来了不确定性。有些自身抗体在AID的诊断中敏感性高,但特异性不高,只能作为筛选试验,不具备诊断价值。而有些自身抗体虽然敏感性低,但与某种AID的相关性强,对该病诊断的特异性高,而在其他AID中的敏感性和特异性均较低,可作为确诊性指标。对疑似AID的患者,在进行自身抗体检测时一般遵循以下原则:①注意筛选试验和确诊性试验的合理组合;②根据临床症状的提示选择性检测相关的自身抗体;③不要盲目地全面检测自身抗体。

对疑似自身免疫病的患者,通常以ANA作为筛选试验。ANA阳性时,再根据临床需要选择其他针对特异性靶抗原成分的自身抗体进行检测,以达到明确诊断的目的。以SLE诊断为例,对自身抗体检测的筛选和确诊试验如图24-3。

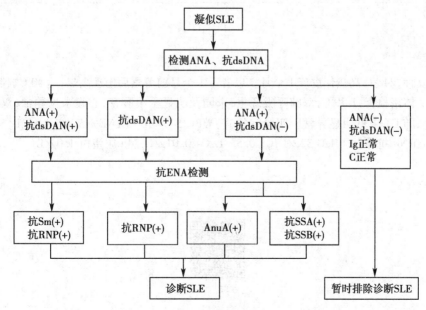

图24-3 SLE自身抗体检测的筛选和确诊试验示意图

由于某种 AID 可出现多种自身抗体,而同种自身抗体也可存在于多种 AID 患者体内,所以在 AID 的诊断上应科学、合理地选择自身抗体检测项目,这就需要检验技师密切配合临床医生,根据自身抗体检测的基本原则,尽早对疾病作出明确诊断。

二、实验方法选择及结果确认

IFA 是自身抗体检测的首选方法,即筛选试验。大多数自身抗体的靶抗原是自身细胞核或细胞膜、细胞质内容物。以细胞组织成分为抗原基质,系统性 AID 常以 Hep-2 细胞作为检测基质,器官特异性 AID 常采用特异性组织切片为检测基质,加入待测血清后,血清中的待测抗体与抗原基质结合,再加入荧光素标记的二抗,最终根据荧光在细胞上的着色部位进行定位分析。当需要对自身抗体进行抗原特异性分析时,可选择 ELISA 和 IBT 法,这两种方法均需采用特异性的纯化抗原包被载体来检测相应的特异性抗体。但有些自身抗体所对应的特异性抗原不易纯化或尚未明确,故 ELISA 和 IBT 法检测自身抗体存在一定的误差。有条件的实验室可采用 2~3 种不同原理的实验相互验证,为自身免疫病的诊断提供真实、可靠的信息。

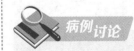
本章小结

自身免疫病是由自身免疫应答引起的一组疾病,患者体内产生高效价的自身抗体或/和自身反应性 T 细胞,最终导致自身组织器官的损伤或者功能障碍。其发病机制尚未完全明确,目前认为与自身抗原的形成、免疫细胞和免疫调节功能异常、遗传和生理等因素有关,其免疫病理损伤机制为 Ⅱ、Ⅲ、Ⅳ 型超敏反应。

自身抗体是自身免疫病诊断的重要标志,IFA 是自身抗体检测的筛选试验,ANA 阳性者应进一步检测特异性自身抗体,为自身免疫病的诊断、临床分型、疗效观察及预后判断等提供客观可靠的信息。

抗 dsDNA 抗体、抗 Sm 抗体、AnuA 是 SLE 的特征性标志抗体。RA 患者常见的自身抗体有 RF、抗 CCP 抗体、抗角蛋白抗体等。ENA 抗原都有其各自的特异性,在不同的自身免疫病患者体内可检测出不同的抗 ENA 抗体,是自身免疫病实验室诊断的确诊试验。

自身抗体检测项目选择时,要注意筛选与确诊试验的合理组合,以达到筛查或确诊的目的。在协助临床诊断时,同时结合患者的临床表现、自身抗体浓度变化及其他免疫学检测指标的变化情况综合考虑。

病例讨论

病例分析

患者,女性,24 岁,高热伴皮疹 1 个月。患者于 1 个月前劳累后出现高热,达 40℃,伴面部蝶形红斑、脱发。体格检查:T 39℃,双肺呼吸音粗,未闻及明显干湿啰音,心腹未见异常,双下肢轻度指凹性水肿,肺 CT 未见明显异常。实验室检查:WBC $5.5×10^9$/L,NE% 70%,ANA 1:320,抗 ds-DNA、抗 Sm、RNP 抗体(+),IgG 32g/L,C3 0.5g/L,C4 0.01g/L,24h 尿蛋白 4.0g/L。

(代荣琴)

扫一扫,测一测

思考题

1. 机体为什么会发生自身免疫病？可能的原因有哪些？
2. 试述自身免疫病检测的应用原则。

第二十五章　免疫缺陷病及检验

25章 PPT

学习目标

1. 掌握:免疫缺陷病的概念、特点与分类;继发性免疫缺陷病的常见诱因;AIDS 的免疫学特征;B 细胞免疫缺陷及 T 细胞免疫缺陷的检测。

2. 熟悉:AIDS 的致病机制及临床特点。

3. 了解:吞噬细胞及补体系统免疫缺陷的检测。

4. 具有熟练进行 AIDS 检验技术操作的能力。

5. 能正确解释 HIV 抗体检测结果。

免疫缺陷病(immunodeficiency disease,IDD)是由先天遗传因素或后天其他原因造成免疫系统中任何一个成分的缺失或功能不全,致使机体出现免疫应答障碍,进而导致一种或多种免疫功能缺陷或不全的相关临床综合征。具体可表现为免疫细胞、免疫分子或信号转导的缺陷,致使机体免疫功能低下或缺失,对各种感染的易感性增加,并可伴发自身免疫病或超敏反应性疾病,甚至出现多系统受累或诱发恶性肿瘤。

IDD 按其发病原因不同分为原发性免疫缺陷病和继发性(或获得性)免疫缺陷病两类。原发性免疫缺陷病与遗传因素或先天性免疫系统发育有关,继发性免疫缺陷病与感染、恶性肿瘤或其他诱发性疾病等有关。IDD 根据缺陷的主要成分不同,可分为细胞免疫缺陷病、体液免疫缺陷病、联合免疫缺陷病、吞噬细胞功能缺陷病和补体缺陷病五大类型。

原发性免疫缺陷病和继发性免疫缺陷病均具有某些共同特点,主要包括以下几个方面:

1. **反复感染**　患者对各种病原体的易感性增加,易发生反复、持续、难以控制的感染,这是免疫缺陷最主要、最常见的表现和后果,往往是造成死亡的主要原因。患者年龄越小,感染频率越高,病情也越重。感染部位以呼吸道最常见。不同的免疫缺陷类型呈现不同的感染特点。如体液免疫缺陷病、吞噬细胞缺陷病和补体缺陷病时,以化脓性球菌感染为主,如葡萄球菌、链球菌和肺炎球菌等,患者表现为败血症、化脓性脑膜炎、气管炎、肺炎、中耳炎和肉芽肿等;细胞免疫缺陷病时,以胞内寄生病原体为主,如结核病、真菌病、布鲁菌病和重症病毒感染等;联合免疫缺陷病多由化脓性球菌感染为主,也可并发胞内寄生病原体感染,患者出现全身性重症细菌或病毒感染。

2. **并发恶性肿瘤**　IDD 尤其是 T 细胞免疫缺陷患者恶性肿瘤的发生率比正常人高 100~300 倍,且以淋巴系统肿瘤和白血病较多。

3. **伴发自身免疫病**　IDD 患者伴发自身免疫病的概率较高,比例高达 14%,而正常人群自身免疫病的发病率仅为 0.001%~0.01%。

4. **遗传倾向**　多数原发性免疫缺陷病具有遗传倾向,包括常染色体遗传和性染色体隐性遗传。

5. 临床表现多样　IDD 患者因其免疫系统受损的组分不同,故临床表现各异,也可同时累及多器官多系统,症状复杂,即使同一种免疫缺陷病的不同患者也可表现不一。

第一节　原发性免疫缺陷病

原发性免疫缺陷病(primary immunodeficiency disease,PIDD)又称先天性免疫缺陷病(congenital immunodeficiency disease,CIDD),是一类因遗传因素或先天性免疫系统发育不良而导致免疫功能障碍所引起的疾病,常发生在婴幼儿,表现为反复感染,甚至威胁生命。原发性免疫缺陷病按其所累及的免疫成分不同,可分为特异性免疫缺陷(如 T 细胞或 B 细胞缺陷、联合免疫缺陷)和非特异性免疫缺陷(如补体缺陷和吞噬细胞缺陷)。不同 PIDD 的发病机制、临床特征和免疫特征各不相同,分别介绍如下。

一、原发性 T 细胞免疫缺陷病

原发性 T 细胞免疫缺陷病(primary T lymphocytes deficiency disease)是一类由于 T 细胞的发生、发育、分化和功能障碍所致的遗传性缺陷病,包括 T 细胞或其前体细胞的缺陷,主要表现为机体细胞免疫功能的缺陷。T 细胞缺陷会影响效应 T 细胞(即 CTL)的功能,也可影响 B 细胞和单核-巨噬细胞的功能,故多数患者既有细胞免疫功能的缺陷,又常伴有体液免疫功能的缺陷。有些患者血清免疫球蛋白水平正常,但机体无法对抗原刺激产生特异性抗体。原发性 T 细胞免疫缺陷病主要包括先天性胸腺发育不全综合征和 T 细胞信号转导的缺陷等。

(一)先天性胸腺发育不全综合征

先天性胸腺发育不全综合征又称 DiGeorge 综合征,是一组典型的原发性 T 细胞缺陷病,同时伴有甲状旁腺功能低下。发病机制主要为妊娠早期胚胎咽囊分化发育障碍,致使起源于该部位的某些器官如胸腺、甲状旁腺、主动脉弓等发育不全。机体主要免疫学及临床特点为患儿表现为外周血 T 细胞数量减少或可正常、T 细胞功能缺陷、B 细胞与抗体功能正常或下降,心脏和大血管或颜面畸形,出现病毒、真菌、原虫等反复感染,血钙降低致新生儿 24h 内出现手足抽搐。

(二)T 细胞信号转导的缺陷

由于 T 细胞表面某种受体及膜蛋白表达异常或缺失,患者外周血中 T 细胞数目正常,但细胞活化及功能缺陷,致使 T 细胞出现信号转导的缺陷。如 TCR-CD3 复合物表达缺失或功能受损,致使信号转导异常;协同刺激分子(如 B7)表达缺失;某些细胞因子(如 IL-2、IL-4、IFN-γ 等)缺失;某些细胞因子受体(如 IL-lR、IL-2R 等)表达缺失等,T 细胞无法正常活化,不能增殖,也不能分化为效应细胞。

二、原发性 B 细胞免疫缺陷病

原发性 B 细胞免疫缺陷病(primary B lymphocytes deficiency disease)是一类 B 细胞先天性发育不全或 B 细胞无法接受 T 细胞传递的信号而不能正常激活,致使机体抗体产生减少的一类疾病。患者外周血 B 细胞减少或缺陷,T 细胞数量正常,Ig 水平降低或缺失。主要临床表现为反复化脓性感染。下面介绍几种常见的原发性 B 细胞免疫缺陷病。

(一)X 连锁无丙种球蛋白血症

X 连锁无丙种球蛋白血症(X-linked agammaglobulinemia,XLA)是一种 X 连锁隐性遗传病,多见于男性婴幼儿,是最常见的原发性 B 细胞免疫缺陷病。该病于 1952 年由 Bruton 首次报道,故又称 Bruton 综合征。其发病机制是位于 X 染色体上的 Bruton 酪氨酸激酶基因突变,影响 B 细胞发育过程中的信号转导,使 B 细胞发育停滞于前 B 细胞时期,外周血成熟 B 细胞和浆细胞数几乎为零,血清中各类 Ig 含量明显降低甚至测不到,但患者的 T 细胞数量和功能正常。

患儿出生时受母体抗体保护,免疫力尚可,但随着体内抗体的逐渐消耗,6 个月后易反复发生化脓性细菌如金黄色葡萄球菌、肺炎链球菌等感染,但对胞内寄生微生物如病毒、胞内寄生菌等不易感。

(二)选择性 IgA 缺陷

选择性 IgA 缺陷是最常见的一种选择性 Ig 缺陷,为常染色体显性或隐性遗传。发病机制是具有

IgA 受体的 B 细胞发育障碍而不能分化成具有分泌 IgA 功能的浆细胞。患者血清 IgA 水平异常低下（<50mg/L），SIgA 缺乏，其他各类 Ig 水平正常。

该病临床表现差别较大，多数患者无明显症状或仅表现为呼吸道、消化道和泌尿道反复感染，症状较轻，极少数患者出现严重感染且伴有自身免疫病。

（三）性联高 IgM 综合征

此病较罕见，为 X 性联隐性遗传，其发病机制是 X 染色体上 CD40L 基因发生突变，致使 T 细胞 CD40L 的表达发生缺陷，与 B 细胞 CD40 的相互作用出现障碍，导致 B 细胞活化增殖和 Ig 类别转换出现异常，只产生 IgM 而无法产生其他类型的免疫球蛋白。故血清 IgM 升高而 IgG、IgA、IgE 水平低下，外周血和淋巴组织中有大量分泌 IgM 的浆细胞。

患儿易发生反复感染，特别是呼吸道感染，肝、脾及淋巴结肿大，比低水平免疫球蛋白缺陷病表现更严重。

三、原发性联合免疫缺陷病

原发性联合免疫缺陷病为一组胸腺、淋巴组织发育不全并伴有 Ig 缺乏的遗传性疾病，机体内细胞免疫应答和体液免疫应答均不能产生。患者出生后 6 个月发育停滞，易患严重感染而危及生命。此病发病率较低，约为十万分之一，发病机制可以是常染色体隐性遗传或 X 连锁隐性遗传。

（一）性联重症联合免疫缺陷病

性联重症联合免疫缺陷病（X-linked SCID，X-SCID）属 X 连锁隐性遗传，约占 PIDD 的 50%。主要发病机制是 IL-2 受体 γ 链基因突变。因 IL-2 受体 γ 链是构成多种细胞因子受体（如 IL-2R、IL-4R、IL-7R、IL-9R 等）共同的亚单位，其缺失直接导致多种细胞因子受体表达障碍，影响 T、B 细胞发育成熟及功能障碍，从而发生联合免疫缺陷病。

患者主要表现为生长停滞，严重感染。T 细胞缺乏或显著减少，B 细胞数量正常但功能异常，Ig 生成减少和类型转换障碍。

（二）腺苷脱氨酶缺乏症

腺苷脱氨酶缺乏症（adenosine deaminase，ADA）为常染色体隐性遗传，由腺苷脱氨酶缺陷引起，约占 PIDD 的 20%。其发病机制是第 20 对染色体的 ADA 基因突变，导致 ADA 缺失，进而导致核苷酸在淋巴细胞内代谢异常，产生对早期 T、B 细胞的毒性作用，使 T、B 细胞发育受阻，出现缺陷。

患者易发生感染，T、B 细胞数量减少，血清 Ig 减少，红细胞 ADA 减少。

四、原发性吞噬细胞缺陷病

原发性吞噬细胞缺陷病（primary phagocytes deficiency disease）是由于吞噬细胞的数量、趋化或/和黏附功能、杀菌活性等异常而导致的一类疾病。机体对病原体的易感性增高，主要表现为反复的化脓性细菌或真菌感染，严重者危及生命。本组疾病主要包括单核-巨噬细胞和中性粒细胞的缺陷。

（一）中性粒细胞数量减少

临床上根据中性粒细胞数量减少的程度，将其诱发的疾病分为粒细胞减少症和粒细胞缺乏症，前者外周血中性粒细胞绝对值低于 $1.5 \times 10^9/L$，后者中性粒细胞绝对值低于 $0.5 \times 10^9/L$，几乎为零。其发病机制与 G-CSF 基因突变有关，导致粒细胞分化障碍。

中性粒细胞数量减少导致机体免疫力低下，患儿多在出生后 1 个月内即开始发生各种细菌的反复感染。

（二）慢性肉芽肿病

慢性肉芽肿病（chronic granulomatous disease，CGD）多数为性联隐性遗传，少数为常染色体隐性遗传。发病机制是由于 NADPH 氧化酶缺陷，使得吞入细胞内的微生物不能被杀死，反而继续存活、繁殖，并随吞噬细胞游走，在全身播散，造成反复的慢性感染。中性粒细胞数量减少，杀菌能力减弱，持续感染可刺激 CD4+T 细胞增生，形成肉芽肿。

患者多在 2 岁以内发病，主要表现为反复发生全身各部位的化脓性感染和真菌感染，致病菌多有葡萄球菌、大肠杆菌、沙门菌属、白色念珠菌等。患者淋巴结、皮肤、肝、肺、骨髓等器官有慢性化脓性肉芽肿或伴瘘管形成。

（三）白细胞黏附缺陷病

此病是一种白细胞功能受损的常染色体隐性遗传病，发病机制有两种类型。一种是由于 CD18 基因突变，致使中性粒细胞不能与内皮细胞黏附、移行并穿过血管壁到达感染部位；另一种是由于岩藻糖转移酶基因突变，导致白细胞与内皮细胞间的黏附受阻，此种较罕见。

患者主要表现为反复性或进行性软组织感染，皮肤黏膜慢性溃疡，伤口愈合差。常见病原菌有金黄色葡萄球菌、肠道革兰阴性菌和真菌等。外周血中性粒细胞异常增高，感染时尤为明显。白细胞黏附功能降低，CTL 及 NK 细胞杀伤功能亦减弱。

（四）Chediak-Higashi 综合征

Chediak-Higashi 综合征为是一种较罕见的常染色体隐性遗传病，其发病机制是中性粒细胞内 cAMP 异常增高，致使出现特征性异常的粗大溶酶体颗粒，故本病又称先天性白细胞颗粒异常综合征。中性粒细胞数量减少，趋化和杀菌能力降低。

患者主要表现为眼皮肤白化症状、严重的免疫缺陷、出血倾向及外周神经病变等，常因严重化脓性感染或出血而死亡。本病目前尚无有效治疗方法，故产前诊断尤为重要。

五、原发性补体缺陷病

原发性补体缺陷病是所有 PIDD 中发病率最低的。此病多数为常染色体隐性遗传，少数为常染色体显性遗传。在补体系统中，C1~C9 任一组分、补体调节分子及补体受体均可发生缺陷。补体缺陷者临床表现主要为反复化脓性细菌感染。根据缺陷成分不同，原发性补体缺陷病分为以下三种类型。

（一）补体固有成分缺陷

补体固有成分缺陷多见于常染色体隐性遗传，几乎所有补体成分均可能发生缺陷。血清补体含量降低，补体系统无法被正常激活，机体对病原体的清除能力下降，对免疫复合物的清除功能发生障碍，患者易发生化脓性感染和自身免疫病及血管性疾病。如 C1、C2、C4 缺陷时，常引发类风湿关节炎、肾小球肾炎、系统性红斑狼疮等疾病。

（二）补体调节分子缺陷

补体调节分子缺陷为常染色体隐性或显性遗传，补体调节蛋白降低，补体可被异常激活，C2a 增加，患者易感染。如 C1NH 基因缺陷所致的遗传性血管神经性水肿较常见，该病为常染色体显性遗传，由于 CINH 缺乏，不能控制 C2 的裂解，机体产生过多的 C2a，使血管通透性增高，临床表现为反复发作的皮肤黏膜水肿，若喉头水肿，可致窒息死亡。此外，补体调节异常，如膜结合补体调节蛋白缺乏，可导致 PNH，患者主要表现为慢性血管内溶血、血红蛋白尿和含铁血黄素尿。

（三）补体受体缺陷

补体受体缺陷为常染色体隐性或显性遗传。如 CR1 受体在运输和清除免疫复合物中非常重要，当红细胞上 C3b 受体减少时，免疫复合物便沉积于组织而致病，在 SLE 患者中红细胞上 CR1 受体数目降低且 CR1 水平与疾病活动性有关。CD35/CD11/CD21 缺陷，免疫复合物形成增加，机体也易患自身免疫病。

第二节　继发性免疫缺陷病

继发性免疫缺陷病（secondary immunodeficiency disease，SIDD）又称获得性免疫缺陷病（acquired immunodeficiency disease，AIDD），是由后天因素造成的一类免疫缺陷病，常继发于某些原发性疾病，或由于使用某些药物所致，机体的免疫功能可以暂时性损伤，也可能持久性损害。

一、继发性免疫缺陷病的常见原因

常见 SIDD 的诱因如下：

（一）肿瘤

恶性肿瘤常可进行性抑制患者的免疫功能，尤其是淋巴组织的恶性肿瘤，如淋巴瘤、白血病、骨髓瘤、胸腺瘤等。患者如有放疗、化疗、消耗等情况,更易伴有免疫缺陷。

（二）感染

多种细菌、病毒、真菌、原虫感染等均可导致机体免疫功能下降,其中以 HIV 感染所致的获得性免疫缺陷综合征最为严重。

（三）营养不良

营养不良为 SIDD 最常见的原因。各种营养物质(如蛋白质、糖类、脂肪、维生素等)摄入不足可影响免疫细胞发育和成熟,降低机体免疫应答能力而致免疫缺陷。

（四）药物

长期应用免疫抑制剂、抗肿瘤药物和某些抗生素均可抑制免疫功能。

（五）其他

如创伤、手术、脾切除、电离辐射等,均可引起机体免疫功能低下。

二、获得性免疫缺陷综合征

获得性免疫缺陷综合征(acquired immunodeficiency syndrome,AIDS)又名艾滋病,是由 HIV 感染引起继发性免疫缺陷的一组综合征。因 HIV 主要侵犯 CD4$^+$T 细胞,患者以 CD4$^+$T 细胞减少为主要特征,并易伴发机会性感染、恶性肿瘤和中枢神经系统退行性病变。其传播途径主要包括性接触传播、血液传播及母婴传播等。目前在世界范围内仍无根治 AIDS 的有效药物,也无预防该病的有效疫苗,全球感染人数不断上升,故本病危害性极大。

知识拓展

高校大学生获得性免疫缺陷综合征流行情况

国家统计局 2010 年 AIDS 数据显示,我国 AIDS 患者中约 80% 为中青壮年。2016 年 1 月至 9 月的统计数据显示,新发现 15~24 岁青年学生艾滋病感染者为 2 321 例,为 2010 年同期的 4.1 倍。大中学生艾滋病感染人数平均每年增长率达 35%,且 65% 的学生感染发生在 18~22 岁的大学期间。即使国家采取多种措施加大艾滋病的防治力度,但其高发病率仍然值得警惕。要改变艾滋病在大学生中的感染和发病趋势,应该增加自身和社会对艾滋病的关注度,普及艾滋病防治知识,从意识形态上帮助大学生认识艾滋病,从而降低其感染率。

（一）病原学

HIV 为逆转录病毒科慢病毒属,是引起 AIDS 的病原体。HIV 目前已经发现的有两型,即 HIV-1 和 HIV-2。两者基因结构相似,但核苷酸和氨基酸序列差异较大。全球 AIDS 大多由 HIV-1 所致,症状较重;HIV-2 只在西部非洲地区流行,症状相对较轻。

HIV 为 RNA 有包膜病毒,电镜下病毒呈球形,成熟颗粒直径 100~120nm。核衣壳呈圆锥状,核心除含两条相同的单正链 RNA,还有逆转录酶、整合酶、蛋白酶和 RNA 酶 H,衣壳由具高度特异性的 P24 蛋白组成,是确定 HIV 感染的重要指标。病毒最外层为脂蛋白包膜,镶嵌有病毒编码的 gp120 和 gp41 两种糖蛋白。其中 gp120 构成包膜表面的刺突,是 HIV 与宿主细胞表面 CD4 分子结合的部位;gp41 为跨膜蛋白,可介导病毒包膜与宿主细胞膜的融合(图 25-1)。HIV 在体内增殖快,易变异,容易逃脱宿主免疫系统的攻击。

（二）致病机制

AIDS 的传染源是 HIV 无症状携带者和 AIDS 患者。病毒存在于感染者血液、精液、阴道分泌液、乳汁、唾液和脑脊液中,主要通过性接触、血液及母婴三大途径。HIV 侵入人体后,选择性侵犯 CD4$^+$T 细胞,并在其中大量增殖,引起 CD4$^+$T 细胞变性、坏死、大量减少。患者细胞免疫功能缺损,并继发体液免疫功能缺陷,最终因各种机会感染及肿瘤而死亡。

1. HIV 侵犯 CD4$^+$靶细胞的机制　CD4 是 HIV 糖蛋白的特异性受体,故 HIV 主要侵犯 CD4$^+$T 细胞。此外,表达 CD4 的其他细胞,如单核-巨噬细胞、树突状细胞、神经胶质细胞等也是其重要的靶细

笔记

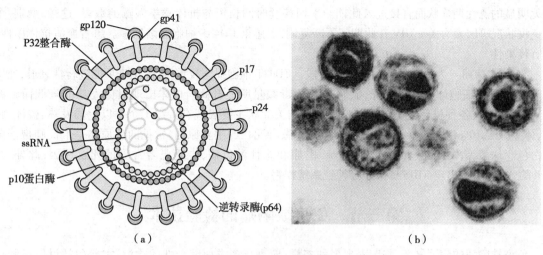

gp120　gp41

P32整合酶

p17

p24

ssRNA

p10蛋白酶

逆转录酶(p64)

（a）　　　　　　　　　　（b）

图 25-1　HIV 病毒颗粒结构
a. 示意图；b. 电镜图。

胞。HIV 先通过 gp120 吸附到细胞表面的 CD4 分子上，同时也与靶细胞表面的趋化因子受体（CXCR4 和 CCR5）结合，再由 gp41 介导病毒包膜与宿主细胞膜融合，病毒穿入细胞内，然后经脱壳、生物合成、装配与释放，完成病毒复制，在此过程中通过多种直接或间接途径损伤 $CD4^+T$ 细胞，最终导致细胞死亡。

2. HIV 逃避免疫攻击的机制　HIV 感染机体后，可通过不同途径逃避免疫系统识别与攻击，在体内长期存活并不断复制。

（三）免疫应答

在 HIV 感染过程中，机体免疫系统受到进行性破坏，但在不同阶段机体可通过体液免疫和细胞免疫应答机制阻止病毒复制。

HIV 感染后，可诱导机体产生高效价的抗 HIV 多种蛋白的抗体，如抗 gp120 的中和抗体、抗 p24 衣壳蛋白抗体、抗 gp41 抗体等。中和抗体对 HIV 有抑制作用，在急性期可降低血清中的病毒抗原数量，阻断病毒向淋巴器官播散，但不能清除细胞内病毒。HIV 感染也可诱导机体产生细胞免疫应答，包括特异性 CTL 和非特异性 NK 细胞的杀伤作用，特别是 CTL 对 HIV 感染靶细胞的杀伤尤为重要，但也不能彻底清除潜伏感染的病毒。两种应答机制均不能将病毒清除，故 HIV 一旦感染，将终身携带。

（四）免疫学特征

1. $CD4^+T$ 细胞　外周血 $CD4^+T$ 细胞数量显著减少、功能严重受损，$CD4^+/CD8^+T$ 细胞比值降低甚至倒置（<0.5）。

2. Th1 细胞与 Th2 细胞平衡失调　HIV 感染的无症状期间以 Th1 细胞占优势，分泌 IL-2 刺激 $CD4^+T$ 细胞增殖；至 AIDS 期则以 Th2 细胞占优势，分泌 IL-4 和 IL-10 抑制 Th1 细胞分泌 IL-2，从而减弱 CTL 的细胞毒效应。

3. APC 功能降低　HIV 感染巨噬细胞和树突状细胞后，可破坏其抗原处理和提呈能力，但不易将其杀死，反而使之成为 HIV 的庇护所。HIV 感染的巨噬细胞是导致晚期 AIDS 患者血中高水平病毒的主要来源。

4. B 细胞功能异常　HIV 可激活多克隆 B 细胞，患者表现为高 Ig 血症和产生多种自身抗体，其原因为 gp120 属于超抗原，能激活多克隆 B 细胞。

（五）临床特点

HIV 感染机体后，根据患者发病过程分为急性期、无症状潜伏期和艾滋病期三大时期。

1. 急性期　HIV 入侵机体后大量复制，诱发机体产生病毒血症。患者出现发热、乏力、咽炎、淋巴结肿大、肌肉痛、关节痛、皮疹等类似感冒的症状，但一般 2～3 周后症状自然消失，进入无症状期。急性期血液中检测到 P24，但 HIV 抗体难以检测到。

2. 无症状潜伏期　此期病情发展缓慢，持续时间较长，一般为 8～10 年。可从急性期转变而来，

笔记

或无明显的急性期症状而直接进入此期。本期持续时间长短与机体感染病毒的数量、途径、型别、个体免疫状况等因素有关。HIV 在此期间不断复制,受感染 CD4$^+$T 细胞逐渐增多。患者血清抗体阳性,具有传染性。

3. 艾滋病期　为感染 HIV 后的终末阶段。CD4$^+$T 细胞损伤较重,机体免疫功能进行性衰退,外周血 CD4$^+$T 淋巴细胞计数明显下降,血浆 HIV 病毒载量明显升高。机体出现因免疫功能降低而致的 HIV 相关症状、各种机会性感染及肿瘤。HIV 相关症状主要表现有持续 1 个月以上的发热、盗汗、腹泻,体重减轻 10% 以上等。机会性感染是 AIDS 患者死亡的主要原因,常见的病原体是卡氏肺孢子菌和白色念珠菌等;AIDS 患者易伴发 Kaposi 肉瘤和恶性淋巴瘤,也是患者常见的死亡原因;此外,约 60% 的 AIDS 患者出现 AIDS 痴呆症等神经系统损害。

第三节　免疫缺陷病的检验技术

免疫缺陷病的病因复杂,临床表现多种多样,应进行多方面综合性的检测,主要包括淋巴细胞计数、外周血象检查、细胞免疫、体液免疫、吞噬细胞和补体等方面的检验。

一、淋巴细胞计数和外周血象检查

免疫缺陷病患者淋巴细胞数量正常或低下,最简便而直接的免疫缺陷检查是淋巴细胞计数,可采用直接计数或百分比法测定。成人外周血淋巴细胞正常值为 $(1.5 \sim 3) \times 10^9/L$,小儿略高于成人。不管哪种年龄阶段,如淋巴细胞低于 $1.2 \times 10^9/L$,应考虑为细胞免疫缺陷病。

PIDD 常伴有不同程度的贫血、中性粒细胞和血小板的减少,这可能与机体产生自身抗体有关。免疫缺陷病患者体内可查出多种抗体,如抗红细胞抗体、抗粒细胞抗体和抗血小板抗体。吞噬细胞缺陷患者常伴有中性粒细胞数量减少,T 细胞免疫缺陷患者可并发嗜酸性粒细胞或单核细胞增多症,偶见血小板增多症。

二、T 细胞免疫缺陷病检验

T 细胞数量和功能异常均可导致免疫功能发生缺陷。因 T 细胞既可介导细胞免疫又参与体液免疫,故患者既有细胞免疫功能缺陷又伴有体液免疫功能缺陷。T 细胞免疫缺陷病的检验包括 T 细胞功能的检测和数量的检测。

（一）T 细胞功能检测

1. 皮肤试验　其原理是迟发型超敏反应(DTH),根据 T 细胞产生 TDH 的能力判断机体的细胞免疫功能。正常机体对某种抗原建立细胞免疫后,再次以相同抗原做皮肤试验时,局部常出现以红肿为特征的迟发型超敏反应,主要病理表现为淋巴细胞浸润并伴有中性粒细胞浸润。如细胞免疫功能低下者,则反应微弱或呈阴性。

常用的皮试抗原是存在于自然环境中易致敏的物质,如结核菌素、白色念珠菌素、链激酶-链道酶(SK-SD)、毛发菌素和腮腺炎病毒等。由于不同机体之间的个体差异,是否接触某种抗原或接触多少,以及试剂本身质量及操作误差等因素的影响,皮试时应选择几种抗原同时试验。如果 3 种以上抗原皮试均阳性,提示机体 T 细胞功能正常;少于 2 种阳性或在 48h 内反应直径小于 10mm 者,提示机体免疫缺陷或反应性降低;2 岁以内儿童皮试时,可能由于从未致敏而呈现阴性反应,所以判断时只要有 1 种抗原皮试阳性,即可证实 T 细胞功能正常。

2. T 细胞增殖实验　又称淋巴细胞转化实验,检测淋巴母细胞转化率,其高低可判断 T 淋巴细胞对有关刺激的反应性与功能状态。

T 细胞缺陷越严重,细胞增殖应答能力越低下甚至消失。由于新生儿出生后不久即可表现出对 PHA 的反应性,因而出生 1 周后若出现 PHA 刺激反应,即可排除严重细胞免疫缺陷的可能。

3. T 细胞介导的细胞毒试验　本试验反映 CTL 的特性。CTL 对靶细胞有直接杀伤作用,当致敏 T 细胞再次遇到相应靶细胞抗原时,可破坏和溶解该靶细胞。试验方法是首先选用适当的靶细胞(常用可传代的已建株的人肿瘤细胞如人肝癌、食管癌、胃癌等细胞株),经培养后制成一定浓度的细胞悬液,然后按照一定比例与待检淋巴细胞混合,共同温育一定时间,观察肿瘤细胞被杀伤的情况,以判断T细胞功能。该方法亦是评价机体细胞免疫水平的常用指标。

（二）T细胞数量及亚群检测

淋巴细胞及其亚群的检测对缺陷病的诊断具有重要价值。T和B细胞都缺乏者,提示联合免疫缺陷;以T细胞减少为主者,提示细胞免疫缺陷,并伴有不同程度的体液免疫缺陷;以B细胞减少为主者,提示体液免疫缺陷,一般对细胞免疫影响不大。根据以上情况,可对大多数免疫缺陷病有一个初步的判断。常用试验介绍如下:

1. E花环试验　其结果可代表T细胞数量的变化,并可粗略地判定有无T细胞免疫缺陷或联合免疫缺陷病。E受体是T细胞特有的表面标志,正常情况下人外周血淋巴细胞能形成花环的比例约60%~80%,此试验通常用于检测T细胞数量以及判断机体的细胞免疫状况。

2. 免疫荧光法　用荧光素标记淋巴细胞表面CD系统单克隆抗体,通过间接免疫荧光法检测淋巴细胞表面标志或鉴定细胞亚群。CD3是外周血所有T细胞的表面标志,$CD3^+$为T细胞,$CD4^+CD8^-$和$CD8^+CD4^-$为T细胞亚群。正常人外周血$CD3^+$细胞的平均值为60%~80%,$CD4^+CD8^-$和$CD8^+CD4^-$细胞的平均值分别为55%~60%与20%~30%,$CD4^+/CD8^+$比值约为2:1。

3. 流式细胞术　可对T细胞及亚群精确分类。根据外周血T细胞及其亚群的比例及动态变化,从而了解机体的免疫状态,不但能用于细胞免疫缺陷病的诊断,还可研究其发病机制,指导临床疾病的治疗。

三、B细胞免疫缺陷病检验

B细胞数量的减少、功能的障碍及缺陷均可导致体内Ig水平降低或缺陷。B细胞免疫缺陷病的检验主要包括B细胞数量和功能的检测,及B细胞转化为浆细胞所产生的Ig检测等。

（一）血清Ig的测定

血清Ig测定是检测体液免疫功能最常用的方法。Ig测定方法很多,常规定量检测IgG、IgM和IgA常采用免疫比浊法和单向免疫扩散法;IgD和IgE由于含量甚微,可采用灵敏度较高的RIA和ELISA等技术测定;IgG亚类可用ELISA和免疫电泳法测定。由于目前还未发现由IgD和IgE缺陷所致疾病,故通常检测IgG、IgM、IgA这三类即可代表血清Ig的水平。如发现三类Ig水平均明显低下,可考虑体液免疫功能缺陷。

判断B细胞免疫缺陷病时应注意以下问题:①患者多为婴幼儿,应注意Ig的水平随年龄的变化,掌握其生理水平及变化规律;②Ig总量的生理范围较宽,不同方法测得的数值差异较大,所以对于Ig水平低于正常值下限者,应在一段时间内反复检测综合评价,才能正确判断受试者有无体液免疫缺陷。

（二）同种血型凝集素（IgM）效价测定

同种血型凝集素即ABO血型抗体,此种天然抗体为IgM型。通过检测同种血型凝集素效价是判定机体体液免疫应答能力的一项简单而有效的方法。一般情况下,除婴儿和AB型血外,其他人均有1:8(抗A)或1:4(抗B)或更高的天然抗体滴度。性联无丙种球蛋白血症、重症联合免疫缺陷症和选择性IgM缺陷症患者可用此法进行判定,但是AB血型者正常情况下机体也不产生抗A和抗B抗体,其体液免疫缺陷不能用此法进行判定。

（三）特异性抗体产生能力测定

根据抗体产生的一般规律,正常人接种疫苗后5~7天机体可产生特异性抗体(IgM),若再次免疫会使抗体滴度明显增高(IgG)。利用这一规律,在接种疫苗后通过抗体产生情况用于判断机体是否存在体液免疫缺陷。常用的抗原为伤寒菌苗和白喉类毒素,可在注射后2~4周测定机体产生抗体的滴度,了解抗体的反应性,伤寒菌苗抗体可用直接凝集反应来测定抗体产生,白喉类毒素抗体可在接种后4周通过锡克试验测定。特异性抗体产生能力测定也是判断体液免疫缺陷的一种有效方法。

（四）噬菌体试验

目前普遍认为,人体清除噬菌体的能力是检测机体抗体应答能力的最敏感的指标之一。正常人包括新生儿均可在注入噬菌体后5天内将其全部清除;而抗体形成缺陷者,清除噬菌体的时间则明显推迟。

（五）B 细胞表面膜免疫球蛋白（SmIg）的检测

SmIg 是 B 细胞表面的特征性标志，检测 SmIg 不仅可以反映 B 细胞的数量，还可以根据 SmIg 的类别判断 B 细胞的成熟情况。所有体液免疫缺陷者都有不同程度的 B 细胞数量或成熟比例方面的异常。

（六）CD 抗原检测

B 细胞表面亦存在着多种 CD 抗原，如 CD10、CD19、CD20、CD22 等，这些 CD 抗原出现在 B 细胞发育成熟的不同时期。如 CD10 只出现在前 B 细胞，CD19、CD20 从原始至成熟的 B 细胞都存在，而 CD22 只表达在成熟 B 细胞，可根据这些 B 细胞表面标志了解 B 细胞数量、亚型及分化情况。

需要注意的是，T 细胞缺陷、单核-巨噬细胞缺陷时也可伴有不同程度的抗体产生障碍，并且症状还可能比较突出而被较早发现，所以在检查时不要只局限于抗体测定，需综合分析患者病情。

四、吞噬细胞免疫缺陷病检验

吞噬细胞功能障碍、数量减少等均会导致机体非特异性免疫缺陷，主要表现为吞噬细胞趋化性减弱或丧失，如懒白细胞病；调理、吞噬和杀伤功能减弱或丧失，如慢性肉芽肿病等。评价吞噬细胞免疫缺陷的方法主要有以下几种：

（一）中性粒细胞计数

在机体中性粒细胞减少情况下，当婴儿外周血中性粒细胞 $<1.0\times10^9/L$，儿童 $<1.5\times10^9/L$，或成年人外周血中性粒细胞 $<1.8\times10^9/L$ 时，若不存在外界因素的影响，应考虑遗传因素的作用。

（二）趋化功能检测

中性粒细胞在趋化因子的作用下，定向移动至细菌周围，使细菌易黏附在中性粒细胞上，进而中性粒细胞膜内陷，经胞饮作用将细菌吞入并形成吞噬小泡，与细胞内的溶酶体融合成吞噬溶酶体，将细菌杀伤。但若机体的趋化因子减少或吞噬细胞本身对正常趋化因子无反应时，可致吞噬细胞吞噬减弱，机体易感染。趋化功能检测主要判断中性粒细胞运动状况，以了解其趋化功能，常用试验包括体内试验与体外试验。体内试验如皮窗试验，体外试验如 Boyden 小室法和琼脂糖平板法，均可用于判断白细胞的趋化功能，对吞噬细胞功能缺陷、家族性白细胞趋化缺陷症等有重要诊断价值。

（三）吞噬和杀伤功能检测

主要检测中性粒细胞或单核细胞的吞噬和杀菌功能。方法是将待检细胞悬液与一定量的细菌或胶乳粒子混合温育一定时间后，取样涂片、染色、镜检，根据其吞噬和杀菌情况即吞噬率和吞噬指数，判断中性粒细胞或单核细胞的吞噬和杀菌功能。本实验常用于检测有吞噬功能障碍的病症，如慢性肉芽肿病患者由于吞噬细胞缺少过氧化物酶而无法将细菌杀死，故其吞噬率基本正常，但杀菌率明显下降。

（四）四唑氮蓝还原试验（NBT 还原试验）

主要检测了解中性粒细胞的胞内杀菌能力，是一种简便、敏感的检测吞噬细胞还原杀伤能力的试验。其原理是细菌感染时中性粒细胞能量消耗剧增，耗氧量增加，糖代谢活跃，糖氧化过程中所脱的氢可被吞噬的或渗透到中性粒细胞胞浆内的 NBT 染料接受，使淡黄色的 NBT 还原成蓝黑色的甲臜，以折光性强的点状或斑块状颗粒沉积于细胞内，镜检 NBT 阳性细胞数量，以此推断中性粒细胞的杀菌功能。本方法常用于检测儿童慢性肉芽肿病和严重的葡萄糖 6-磷酸脱氢酶缺乏症。正常参考值是 5%～10%，细菌感染时增高。

（五）黏附分子测定

近年来可通过单克隆抗体检测细胞表面的黏附分子（如 CD18、CD11b、CD11c、CD621 等），更精确地研究吞噬细胞功能。

五、补体免疫缺陷病检验

补体系统是机体连接固有免疫和适应性免疫的重要桥梁，是机体免疫调控网络的重要环节，在维持机体免疫自稳方面发挥着重要作用。补体免疫缺陷病时，补体系统的检测包括总补体活性检测和单个补体组分的测定。一般情况下,CH50、C3、C4、C1q 和 B 因子等几项检测可大致反应机体补体缺陷的情况,但遗传性血管神经性水肿患者的确诊以必须检测 C1 抑制物为准。

六、AIDS 检验技术

AIDS 的准确检测是防治其广泛传播的重要手段,已经被列为常规医疗检测的范围。近年来随着检验技术的不断创新和研究进展,AIDS 检测技术的简易性、快速性和灵敏性逐步提高。HIV 感染常用的诊断方法主要包括病毒抗原、抗病毒抗体、免疫细胞数目和功能的检测等。由于 HIV 属于第二类高致病性病原微生物,其相关的免疫学检测应在符合生物安全实验室要求的艾滋病检测实验室中进行。

（一）HIV 抗原检测

常用 ELISA 法检测 HIV 的核心抗原 p24。p24 抗原出现于抗体产生之前,多见于急性感染期和 AIDS 晚期,而潜伏期常为阴性。p24 抗原对窗口期感染的早期诊断有帮助意义,但由于 p24 量太少,阳性率一般较低,目前常用解离免疫复合物法或浓缩 p24 抗原来提高其敏感性。p24 抗原的定量检测可作为早期或晚期病毒量的间接指标,免疫荧光法和放射免疫法也可用于其测定。

（二）HIV 抗体检测

HIV 感染后 2~3 个月可出现抗体,并终身存在,所以血清中 HIV 抗体是判断 HIV 感染的间接指标,最常用于 HIV 感染的诊断、血液筛查、不同人群感染率及流行趋势检测等,是目前最成熟、最有效和最易行的 HIV 感染分析方法。HIV 抗体检测包括初筛试验和确认试验。

1. 初筛试验 以 ELISA 最常用,其次有胶乳凝集法和免疫金层析法等,可对血液、唾液和尿液标本进行常规或快速检测。《全国艾滋病检测技术规范》规定,初筛实验如为阴性反应,即报 HIV 抗体阴性;对呈阳性反应的标本,筛查实验室应使用原有试剂和另外一种不同原理或不同厂家的试剂进行重复检测,如两种试剂复测均呈阴性反应,则报告 HIV 抗体阴性,如均呈阳性反应或一阴一阳,需送国家卫生部门批准的确认实验室进行确认。

2. 确认试验 初筛试验检测阳性者因存在假阳性的可能,需做确认试验,以确定患者是否感染 HIV。确认试验首选方法为免疫印迹法(又称蛋白印迹法)。基本步骤为先将 HIV 蛋白抗原裂解,通过 SDS-PAGE 按其分子量大小将各抗原组分得到分离,再转印至硝酸纤维素薄膜上(膜条上转印有 HIV 全病毒抗原)。将割成膜条的硝酸纤维素薄膜与待检样品充分反应,如样品中含有 HIV 抗体,则与膜条上的抗原结合,再加上酶标抗人 IgG 抗体,温育洗涤后,经过底物的显色反应,形成肉眼可见的不同区带。结果判定依据为:①HIV 抗体阳性,至少有两条膜带(gp41/gp120/gp160)或至少一条膜带与 p24 带同时出现;②HIV 抗体阴性,无 HIV 抗体特异性条带的出现;③HIV 抗体可疑,出现 HIV 特异性条带,但带型不足以确认为阳性者。

（三）T 细胞计数

HIV 感染机体后主要侵犯 CD4$^+$T 细胞,故患者免疫系统损伤的主要表现是外周血 CD4$^+$T 淋巴细胞的丢失,绝对数量的减少,同时 CD8$^+$T 淋巴细胞数量相对增加,CD4$^+$T 和 CD8$^+$T 细胞的比例失调。因此,CD4$^+$T 细胞计数是反映 HIV 患者免疫系统损伤程度的最明确指标。CD4$^+$T 细胞的数量与 AIDS 患者的病程进展息息相关,其数值越低,预后越差。目前常用检测方法是应用流式细胞仪(FCM)进行 CD4$^+$T 细胞计数及占淋巴细胞的百分率测定。

CD4$^+$T 淋巴细胞计数检测的主要意义如下。①病情进展监测:一般每 6~12 个月进行一次 CD4$^+$T 淋巴细胞检测,通过 CD4$^+$T 淋巴细胞计数的高低,判断患者的病情进展情况。②机会性感染的风险评估:机会性感染是艾滋病患者死亡的主要原因,CD4$^+$T 淋巴细胞可评估患者机会性感染的风险,辅助判断是否需进行预防性治疗。如 CD4$^+$T 细胞计数 $<0.2\times10^9$/L 时,应立刻进行卡氏肺孢子菌的预防治疗;$<0.1\times10^9$/L 时,易感染巨细胞病毒和结核杆菌。③抗病毒治疗疗效评价:CD4$^+$T 细胞计数 $<0.5\times10^9$/L 时,为抗反转录病毒药物治疗的指征,通过抗病毒治疗前后患者 CD4$^+$T 淋巴细胞数值的变化,可评价其抗病毒治疗效果,如 CD4$^+$T 细胞数量持续下降,应更换治疗方案。

（四）核酸检测

目前常用定量反转录聚合酶链反应(RT-PCR 法)测定血浆中 HIV RNA 的拷贝数,即病毒载量,用于监测疾病进展和评价抗病毒疗效。本法通过检测血液中是否存在病毒核酸,诊断有无病原体感染,并可在发现血清学变化之前检测 HIV 感染,而且比 P24 抗原检测方法更灵敏,可解决 HIV 感染的"窗口期"问题。此方法也可检测感染细胞中的前病毒 DNA,有利于急性感染的诊断,灵敏度和特异度较高。

(五)病毒分离和培养

从患者的淋巴细胞、血液、精液及其他体液中均可分离出 HIV,阳性率较高,反复多次分离时阳性率可达 100%。分离的病毒可用 $CD4^+T$ 细胞培养,或用未感染者外周血单核细胞与患者单核细胞作混合培养。HIV 生长缓慢,经 7~14 天培养后出现 CPE(主要是多核巨细胞)者表明有病毒生长,也可检测培养液中逆转录酶活性或 p24 抗原,分离到或培养出 HIV 均是 HIV 感染确诊的依据。此操作方法复杂,实验条件及技术要求较高,一般只用于 HIV 相关的科学研究。

以上所述都是免疫缺陷病的实验室检验,在进行临床免疫缺陷病诊断时,尚需结合患者的性别、年龄、病史、感染类型和其他临床表现等进行全面综合分析。

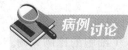

本章小结

1. 免疫缺陷病是机体免疫系统先天发育不全或后天损伤所致的疾病,分为原发性免疫缺陷病和继发性免疫缺陷病两类。

2. 免疫缺陷病的共同特点是反复感染、并发恶性肿瘤和自身免疫病、有遗传倾向和患者间临床表现多样化。

3. 原发性免疫缺陷病主要类型有原发性 T 细胞免疫缺陷病(先天性胸腺发育不全综合征、T 细胞信号转导的缺陷)、原发性 B 细胞免疫缺陷病(X 连锁无丙种球蛋白血症、选择性 IgA 缺陷、性联高 IgM 综合征)、原发性联合免疫缺陷病(性联重症联合免疫缺陷病、腺苷脱氨酶缺乏症)、原发性吞噬细胞缺陷病(中性粒细胞数量减少、慢性肉芽肿病、白细胞黏附缺陷病和 Chediak-Higashi 综合征)、原发性补体缺陷病(遗传性血管神经性水肿和阵发性夜间血红蛋白尿等)。

4. 获得性免疫缺陷综合征(AIDS)是最常见的继发性免疫缺陷病,由 HIV 感染引起。HIV 主要侵犯 $CD4^+T$ 细胞以及表达 CD4 分子的巨噬细胞等,通过直接或间接途径损伤受感染的 $CD4^+T$ 细胞。

5. 免疫缺陷病检验技术主要涉及细胞免疫、体液免疫、吞噬细胞和补体等方面的数量和功能检测,其中 AIDS 检验技术主要包括 HIV 抗原、抗体、$CD4^+T$ 细胞计数等内容。

病例讨论

病例分析

患者,男性,37 岁,咳嗽、消瘦 4 个月余,近期加重伴发热 1 个月余。体格检查:体温 38.7℃,颌下、颈部、腹股沟部触及蚕豆大小淋巴结,X 线示间质性肺炎。经询问病史,患者 6 年前曾遭遇一次严重的交通事故,有输血史。实验室检查:WBC $2.9×10^9/L$,RBC $3.2×10^9/L$,$CD4^+T$ 细胞减少,$CD4^+/CD8^+$ 为 0.7(正常范围为 1.8~2.2)。

(张业霞)

扫一扫,测一测

思考题

1. 什么是免疫缺陷病？其分类有哪些？
2. 什么是获得性免疫缺陷综合征？其主要免疫学特征是什么？
3. 某患者反复发生呼吸道和胃肠道感染，医生怀疑其为体液免疫功能缺陷，为明确诊断应做哪些检查？

第二十六章　免疫增殖病及检验

 学习目标

1. 掌握：免疫增殖病的概念；常见的单克隆丙种球蛋白病的临床免疫学特征；单克隆丙种球蛋白病的检测方法；免疫电泳技术的原理和方法。
2. 熟悉：免疫增殖病的免疫损伤机制。
3. 了解：免疫增殖病的分类。
4. 学会免疫球蛋白定量检测和分类鉴定方法。

免疫增殖病（immunoproliferative disease）主要是由于淋巴细胞异常增殖所致。根据增殖细胞表面存在的不同表面标志可以将免疫增殖病分为淋巴细胞白血病、淋巴瘤和浆细胞病。免疫增殖病的重要临床表现包括免疫功能的异常和免疫球蛋白质和量的变化。通过异常免疫球蛋白的检测，可以为该类疾病的诊断提供重要依据。检测异常免疫球蛋白已经成为临床免疫检验的重要检测内容。

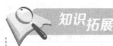 **知识拓展**

免疫系统与免疫增殖病

免疫系统由免疫器官、免疫细胞和免疫分子所构成，是机体免疫功能的物质基础。免疫系统的异常增生可以导致机体免疫功能紊乱和障碍，进而导致疾病。免疫增殖性疾病的发生是由于淋巴细胞发生恶性增殖所致。正常情况下，淋巴细胞受特异性抗原刺激后增殖分化，扩增的淋巴细胞克隆受机体反馈机制的抑制。当淋巴细胞一旦逃脱机体正常的反馈控制就会出现异常增殖，这种失控的增殖状态是一种免疫病理状态，会引起免疫增殖病。在淋巴细胞分化成熟的任一阶段，均有可能过度增殖转化为免疫增殖病。

第一节　免疫增殖病概述

一、免疫增殖病的概念

免疫器官、免疫组织或免疫细胞（淋巴细胞、浆细胞、单核-巨噬细胞）异常增生（包括良性增生或恶性增生）引起机体病理损伤所致的一组疾病称为免疫增殖病，多属于血液病学的范畴。

 笔记

二、免疫增殖病的分类

依据增殖细胞的形成、疾病的临床表现及增殖细胞的表面标志的不同等,可将免疫增殖病分为不同类型。目前临床最常用的分类依据是增殖细胞的表面标志,据此可将免疫增殖病分类(表26-1)。

表26-1　免疫增殖病的分类

增殖细胞	疾病	增殖细胞	疾病
T细胞	急性淋巴细胞白血病(20%)	B细胞	Burkitt淋巴瘤
	淋巴母细胞瘤		其他多数淋巴细胞瘤
	部分非霍奇金淋巴瘤		传染性单核细胞增多症
	Sezary综合征	裸细胞	急性淋巴细胞白血病(80%)
	蕈样霉菌病		部分非霍奇金淋巴瘤
B细胞	慢性淋巴细胞白血病	组织-单核细胞	急性单核细胞白血病
	原发性巨球蛋白血症		急性组织细胞增多症
	多发性骨髓瘤	其他(分类不统一)	毛细胞白血病
	重链病和轻链病		其他霍奇金病

三、免疫球蛋白病

免疫增殖病中最常见的是B细胞或浆细胞异常增殖所引起的外周血免疫球蛋白的异常增加或尿中出现异常免疫球蛋白,临床上称为免疫球蛋白病。免疫球蛋白病包括良性增生和恶性增生两类。良性增生多见于多克隆增殖性疾病,由产生各种免疫球蛋白的B细胞全面增殖所致,多为良性反应性增殖或继发于某一疾病,如慢性肝病、肝硬化、自身免疫病(如SLE)、慢性感染、恶性肿瘤、获得性免疫缺陷症及淋巴母细胞性淋巴结病等。恶性增生主要指单克隆增殖性疾病,是一个B细胞在某一分裂阶段发生突变,然后急剧分化、增殖,并大量表达某种单一的免疫球蛋白所致。

单克隆免疫球蛋白异常增殖也可继发于某些疾病和表现为良性增生,某些淋巴系统的增殖性疾病也可分泌单克隆免疫球蛋白。故对单克隆免疫球蛋白增殖病可做进一步归类(表26-2)。

表26-2　单克隆丙种球蛋白病的分类

分类	疾病
原发性恶性单克隆丙种球蛋白病	多发性骨髓瘤
	原发性巨球蛋白血症
	孤立性浆细胞瘤
	淀粉样变性
	重链病
	轻链病
	恶性淋巴瘤
	慢性淋巴细胞白血病
继发性单克隆丙种球蛋白病	非淋巴网状系统肿瘤
	单核细胞白血病
	风湿性疾病
	慢性炎症
	冷球蛋白血症
	原发性巨球蛋白血症性紫癜
	丘疹性黏蛋白沉积症
	家族性脾性贫血
原发性良性单克隆丙种球蛋白病	一过性单克隆丙种球蛋白增多病
	持续性单克隆丙种球蛋白增多病

第二节　免疫增殖病的免疫损伤机制

以浆细胞恶性增殖为例,其免疫损伤机制如下。

一、浆细胞异常增殖

浆细胞异常增殖通常是指单克隆浆细胞异常增生并伴有单克隆免疫球蛋白或其多肽链亚单位合成异常。浆细胞异常增殖的原因与其他有关肿瘤和血液病类似,可以概括为内因与外因相互作用的结果。

二、正常体液免疫抑制

正常的体液免疫是B细胞活化后增殖分化为浆细胞并产生效应的过程,在这一过程中细胞因子的有序调控至关重要。细胞因子IL-4启动休止期的B细胞进入DNA合成期;IL-5促进B细胞继续增殖;IL-6促使B细胞分化成浆细胞并产生抗体,正常条件下IL-6可反馈抑制IL-4控制B细胞的增殖分化。浆细胞瘤或其微环境能够产生过量IL-6,促使淋巴细胞合成IL-4减少,从而抑制了正常B细胞的活化增殖过程。

另外,大量的浆细胞瘤细胞可分泌大量的无抗体活性的免疫球蛋白,其Fc段与正常B细胞及其他有Fc受体的细胞结合,使这些细胞表面被无活性的免疫球蛋白封闭,从而影响对其他生物信息的接收,并可阻断B细胞的增殖、发育和影响抗原提呈,最终抑制正常的体液免疫。

三、异常免疫球蛋白增殖所造成的病理损伤

浆细胞异常增殖产生大量无正常免疫活性和抗体功能的单克隆免疫球蛋白或其片段,多为重链或轻链,含量远高于正常的免疫球蛋白。这些恶性增殖的免疫球蛋白或其片段沉积于组织后引起组织变性和淋巴细胞浸润,导致相应器官的功能障碍,如肾损伤、淀粉样变性。单克隆免疫球蛋白浓度过高,导致血液黏稠度增加,产生一系列直接或间接的病理损伤,如视力障碍、脑血管意外及高黏血症等。

四、溶骨性病变

浆细胞瘤大多伴有溶骨性破坏,所以也称骨髓瘤。既往认为浆细胞瘤的骨髓破坏是由于瘤细胞向骨髓中浸润生长的结果,现在研究发现骨损害组织中并无大量浸润生长的浆细胞,而破骨细胞的数目明显增多,还发现在发病早期就有骨质吸收增加,故考虑溶骨性破坏是由于骨质形成细胞调节功能紊乱所引起。目前认为,患者体内高水平IL-6是使破骨细胞数量增多和功能亢进的重要因子,溶骨性破坏与浆细胞的恶性增殖有非常密切的关系,是骨髓瘤患者疾病恶化的重要原因之一。

第三节　单克隆丙种球蛋白病的临床免疫学特征

单克隆免疫球蛋白病的突出特点是患者血清存在异常增多的单克隆免疫球蛋白,该类球蛋白电泳位置在球蛋白区域(丙种球蛋白),故亦称丙种球蛋白增殖病。由于是单克隆细胞增殖而来,其产生的免疫球蛋白理化性质十分均一,但无抗体活性和其他免疫活性,所以称这类免疫球蛋白为M蛋白(monoclonal protein)。M蛋白可以是IgG、IgM、IgA、IgE或IgD,也可以是κ或λ轻链中的任何一型。M蛋白的轻链分子量较小,可通过肾小球从尿中排出,这种现象早在1847年就由Bence-Jones测知,故命名为本周蛋白(Bence-Jones protein)。异常增高的免疫球蛋白在诊断单克隆免疫球蛋白病中具有重要的临床意义。

浆细胞病是由单克隆浆细胞增生引起的恶性肿瘤或有可能发展为恶性的一组疾病。增生的单克隆浆细胞来源于B淋巴细胞,合成和分泌过量的单克隆免疫球蛋白是浆细胞病共有的特征。浆细胞病包括多发性骨髓瘤、巨球蛋白血症、重链病、意义未明的单克隆丙种球蛋白血症和原发性淀粉样变性等。

一、多发性骨髓瘤

多发性骨髓瘤(multiple myeloma,MM)是一种骨髓浆细胞异常增殖的恶性肿瘤。其特征是早期出现溶骨病变,伴有骨痛、高钙血症和病理性骨折。由于具有合成和分泌免疫球蛋白的浆细胞发生恶变,大量单克隆的恶性浆细胞增生引起,故又称浆细胞骨髓瘤。肿瘤多侵犯骨质和骨髓,产生溶骨性病变。本病多发生于40~70岁的中老年人,98%患者的发病年龄大于40岁。

MM起病缓慢,患者早期由于瘤细胞较少,无特殊临床症状,这个时期约持续1~2年,称为临床前期。此期仅表现为血沉增快、血中可检出M蛋白、浆细胞增多及不明原因的蛋白尿。当瘤细胞数量达到一定程度时,可出现骨质损伤或骨髓抑制,出现骨痛,以腰骶痛为多见,有时误诊为风湿。后期疼痛剧烈,骨骼可有局部隆起,形成肿块,有时出现病理性骨折。造血器官损害主要表现为贫血。骨痛和贫血作为多发性骨髓瘤的首发症状和就诊原因,继而可以出现大量M蛋白及其多肽链引发的临床表现,主要表现为感染;由高黏血症引发的微循环灌流不足,造成头晕、耳鸣、手足麻木、视力障碍等;也可出现肾功能的损害,其中感染和肾衰竭是本病的重要死因。多发性骨髓瘤的临床表现和病理变化可归纳为:①骨髓瘤细胞大量增生,浸润和破坏骨组织,造成骨质疏松和溶骨性病变,引起骨痛和病理性骨折;②骨髓瘤细胞大量增生,引起造血器官损伤,导致贫血、粒细胞和血小板减少;③骨髓瘤细胞产生大量的M蛋白,引起血液黏度增加、肾功能损害,可发生肾病综合征,严重时出现肾功能衰竭,血液黏度的增加还会影响中枢神经系统的功能,出现昏迷以及神经功能障碍;④骨髓瘤细胞浸润其他组织,如累及脊髓和神经根受压时,引起运动功能障碍甚至截瘫等。不同类型多发性骨髓瘤的发生率及临床特点有所不同(表26-3)。

表26-3 不同类型的多发性骨髓瘤

类型	发生率(%)	本周蛋白尿阳性(%)	临 床 特 点
IgG	50~60	50~70	典型症状
IgA	20~25	50~70	高黏综合征较多见
IgD	1~2	90	骨髓外病变多见,溶骨性病变多见,44%淀粉样变性
IgE	0.01	少见	
非分泌型	1~5	无	溶骨性病变较少,神经系统损害较多见

多发性骨髓瘤的特点为:①血清中有大量M蛋白或尿中有大量本周蛋白;②骨髓象浆细胞异常增生,或组织活检证实有浆细胞瘤;③广泛的骨质疏松或原发性的溶骨性病变。确诊多发性骨髓瘤尚须作进一步的免疫学检测和分型。

二、原发性巨球蛋白血症

原发性巨球蛋白血症(primary macroglobulinemia)是由淋巴细胞和浆细胞无限制地增生,产生大量单克隆IgM所引起,以高黏血症、肝脾大为主要特征,好发于老年人,男性多于女性,中位年龄65岁。

本病发病原因不明,其临床和病理学表现与MM有所不同,骨损害不常见,主要表现髓外浸润。患者除有贫血和肝、脾、淋巴结肿大及反复感染等一般症状外,疾病发展类似淋巴瘤,多表现以五聚体IgM过多所致的血液高黏性综合征。大多数患者无症状。较多见的症状包括乏力、虚弱、皮肤和黏膜出血、视力减退,以及一些其他神经症状,如头痛、眩晕、嗜睡,甚至昏迷和全身抽搐等。由于高血容量,可导致患者外周循环损害,出现心、肺功能异常。也有些患者主要表现为反复发生的细菌感染。检查时可发现全身淋巴结肿及肝脾大、紫癜、视网膜静脉充血和局限性狭窄等症状,5%患者发生淀粉样变性。

本病患者血清IgM水平往往超过3g/L,占血清总蛋白的30%以上。骨髓象可见淋巴细胞、浆细胞和介乎两者之间的浆细胞样淋巴细胞明显增多,还有多量带SmIgM的淋巴细胞。另外,有些IgM分子具有冷球蛋白的特征,患者可伴有雷诺现象;还有约40%患者出现本周蛋白尿。

三、重链病

重链病(heavy chain diseases,HCD)是突变的浆细胞所产生的重链异常增多或质量异常不能与轻链装配,导致血清重链过剩,致使血清和尿液中出现大量游离的无免疫功能的免疫球蛋白重链所引起的疾病。根据重链的不同可进行免疫分型,以α、γ、μ型多见,δ型极为罕见,四种重链病的临床表现和特征见表26-4。

表26-4　四种重链病的特征

特点	αHCD	γHCD	μHCD	δHCD
好发年龄	10~30岁	平均年龄50岁	成年(中老年)	70岁
临床特点	吸收不良综合征、散在性腹部淋巴结肿大(肠型),呼吸道炎症肺部病变(肺型)等	肝脾或淋巴结肿大、细菌感染、贫血等	内脏淋巴结肿大等	肾脏损害等
组织特征	小肠和肠系膜淋巴结有淋巴样细胞浸润	易变,多形态淋巴样细胞在淋巴结和骨髓中浸润	骨髓浆细胞有空泡,常以淋巴样细胞出现	骨髓中有浆细胞出现
免疫学电泳	β-α区蛋白带明显增宽,M带多不明显,80%有自由α链	β-α₂区有不均一的小M峰,血清和尿中有自由γ链	β-γ区可见M带,血清中有自由μ链	β-γ区有较小M带,血清中有自由δ链
本周蛋白	无	无	多数有,属κ链	无
骨质破坏	无	罕见	约1/3有	有
预后	良好	不良,死于细菌感染	慢性淋巴细胞型较好	可死于肾衰竭

四、轻链病

轻链病(Light chain diseases,LCD)是由于异常的浆细胞产生过多的轻链,而重链的合成相应减少,过多游离轻链片段在血清或尿液中大量出现而引起的疾病。过多的轻链在肾脏及其他内脏组织沉积,导致肾损害和淀粉样变性,轻链蛋白沉积于组织器官是淀粉样变性发生的主要原因。本病患者血液和尿中可查到大量的轻链蛋白。根据轻链蛋白类型,可将本病进一步分为λ型和κ型,λ型肾毒性较强。本病发病年龄较轻,患者常以发热、贫血、严重的肾功能损害为主要症状,多数患者溶骨性损害严重。典型的免疫学检查发现,血清中轻链水平增加,免疫球蛋白水平仅轻度降低或处于正常低限,但免疫球蛋白κ/λ型比值明显异常,血清和尿液中往往可同时检测出免疫球蛋白轻链。

以上四种疾病的病理特点及临床表现有许多相似之处,其实质是浆细胞恶变后,其合成分泌的异常免疫球蛋白或片段的性质不同而出现的一组疾病,主要特点见表26-5。

表26-5　四种浆细胞疾病的比较

疾病	多发性骨髓瘤	巨球蛋白血症	重链病	轻链病
性别	男60%	男80%	男100%	男50%
视力障碍	+	++	−	+
淋巴结肿大	少见	多见	多见	多见
肝脾肿大	少见	多见	多见	少见
溶骨性改变	多见	少见	不见	少见
肾功能损害	++	+	−	++
M蛋白种类	IgG,IgA,IgD或IgE	IgM	重链(γ,α或μ)	轻链(κ,λ)
诊断后平均生存期	2年	4年	<1年	κ型:>2年 λ型:<1年

五、良性单克隆丙种球蛋白病

良性单克隆丙种球蛋白病(benign monoclonal gammopathy)又称良性单克隆丙种球蛋白血症,是指患者血清或尿液中出现高水平的单克隆免疫球蛋白或轻链,但排除恶性浆细胞病,其自然病程、预后和转归暂时无法确定的疾病。

本病病因不明,约占有M蛋白患者的一半以上,发病率随年龄增长而增高。本病一般无症状,50岁以上发病率约为1%,70岁以上为3%,90岁以上可高达15%。这些患者只有很少数最终出现MM。与上述恶性病不同,本病的血清M蛋白水平一般不太高,不超过20mg/ml,不呈进行性增加;血中抗体水平及活性基本正常;血中及尿中不出现游离的轻链及重链。临床上不伴发淋巴细胞恶性增生的症状,不出现骨损害和贫血等。骨髓中浆细胞数不超过骨髓细胞总数的10%,且形态正常。仅少数患者有可能转变为恶性浆细胞病,如血中或尿中出现本周蛋白,则很可能是一个危险信号。良性和恶性单克隆丙种球蛋白病鉴别见表26-6。

表26-6 良性和恶性单克隆丙种球蛋白病鉴别

鉴别要点	良性单克隆丙种球蛋白病	恶性单克隆丙种球蛋白病
症状	无症状或原有基础疾病的症状	骨髓瘤或淋巴瘤的症状
贫血	一般无,但可因其他疾病而伴发	几乎都出现
骨损伤	除转移性骨疾病外,不常见	溶骨性损伤很普遍
骨髓象	浆细胞<10%,形态一般正常	浆细胞>10%,形态正常或异常
M蛋白	低于20g/L,保持稳定	常高于20g/L,随病情而增高
正常Ig	增高或正常	降低
游离轻链	一般呈阴性	常出现在血清和尿中

六、其他有关病症

(一)冷球蛋白血症

冷球蛋白血症(cryoglobulinemia)是因血中含有冷球蛋白,在低温条件下冷球蛋白沉积从而引起血液循环障碍而产生的一系列皮肤和全身症状。冷球蛋白是指温度低于30℃时易自发形成沉淀,加温后又可溶解的免疫球蛋白。冷球蛋白血症多继发于某些原发性疾病,如感染、自身免疫病及某些免疫增殖病。根据免疫化学成分,冷球蛋白分为3型。

Ⅰ型:为单克隆型,主要是IgM类,偶有IgG,罕有IgA或本周蛋白,约占总数的25%。本质上是一类特殊的M蛋白血症,常伴发于MM、原发性巨球蛋白血症或慢性淋巴细胞白血病等。

Ⅱ型:为混合单克隆型,由两种或多种免疫球蛋白组成,其中之一为单克隆来源。主要是IgM(类风湿因子)类,偶有IgG或IgA,约占总数的25%。这些冷球蛋白常结合于自身IgG Fc段,呈IgG-IgM等复合物状态。本型除少数为自发性混合冷球蛋白血症外,多伴发于类风湿关节炎、干燥综合征、淋巴增殖疾病和慢性感染等。

Ⅲ型:为混合多克隆型,其冷球蛋白为多克隆、多类型的免疫球蛋白混合物,约占总数的50%。常伴发于系统性红斑狼疮、类风湿关节炎、传染性单核细胞增多症、干燥综合征、感染性疾病(如巨细胞病毒感染、病毒性肝炎、链球菌感染、麻风、黑热病等)。

冷球蛋白血症随冷球蛋白类型不同,临床表现多变。除原发疾病的临床表现外,部分病例可无症状,患者常有因冷球蛋白沉淀所引起的高血黏度、红细胞凝集、血栓形成等病理表现。常见症状有雷诺现象(即寒冷性肢端发绀)、皮肤紫癜、坏死、溃疡、寒冷性荨麻疹、关节痛、肾损害、神经系统病变(如感觉麻木、运动障碍等)以及肝、脾等器官损害。

(二)淀粉样变性

淀粉样变性(amyloidosis)是指患者体内产生的淀粉样物质沉积于一处或多处组织器官的细胞间,压迫组织并影响其功能的一组疾病。临床上可分为系统性(主要是淋巴细胞和浆细胞相关的淀粉样变性)和非系统性(即器官或系统的局限性淀粉样变性)。淀粉样沉淀物可来源于免疫球蛋白轻链(特别是可变区)、淀粉样蛋白A(可能是免疫球蛋白经过吞噬细胞溶酶体酶的蛋白水解作用转变而来)、甲状腺激素结合蛋白和β_2微球蛋白。淀粉样物质主要是多糖蛋白复合体,在光镜下为无定形均匀的嗜伊红性物质,用刚果红染色,偏光镜观察,可见特异的绿光双折射或红绿双折射现象。

本病比较少见,且多伴发其他免疫增殖病、自身免疫病或慢性感染等。其临床表现和病程取决于淀粉样物质沉积的部位、沉积量、受累器官和系统损伤的程度及原发病的状况。常见受累器官包括心脏(心脏扩大、心衰及心律失常)、肝脏(肝大)、肾脏(蛋白尿)、肺(局限性肺结节、气管支气管损伤或肺泡沉积)、消化道(食管动力异常、舌肥大)及皮肤(半透明改变)等。大部分(80%)原发性系统性淀粉样变性患者血清和尿中有M蛋白成分,最常见为游离单克隆轻链。临床上怀疑为淀粉样变性患者,其确诊需要依赖组织活检及刚果红染色证实。

第四节　单克隆丙种球蛋白病的检测方法

单克隆丙种球蛋白病的检测可用于疾病的早期发现、病情监控和预后判断,其诊断主要依靠血液学、影像学和免疫学手段,其中以免疫学检测尤为重要,常用的免疫学方法如下。

一、血清蛋白区带电泳

蛋白区带电泳是测定血清(或尿液)标本中M蛋白的一种定性实验,常采用醋酸纤维素膜和琼脂糖凝胶电泳两种方法。目前采用自动化电泳分析仪可将标本点样、电泳、染色及定量扫描等过程自动完成,具有较高的稳定性。通过区带电泳,标本中不同性质的蛋白可被分开形成不同的区带。正常血清蛋白可分为白蛋白、α_1球蛋白、α_2球蛋白、β球蛋白及γ球蛋白。M蛋白的化学结构高度均一,其电泳迁移率十分一致,形成狭窄而浓缩的集中带,即为M区带。不同类型的M蛋白在电泳后所处位置略有不同,常分布在α_2至γ区,扫描后可见一单克隆免疫球蛋白尖峰。因此,根据形成的不同区带与正常的电泳图谱进行比较分析,不仅可发现患者标本中异常的M蛋白,而且根据M区带的电泳位置可大致反映出M蛋白的类型(如IgG型常位于α区至γ区,IgA型常位于γ_1与β区,IgM型常位于β_2或γ区,IgD型常位于β或γ区)。正常人血清γ区带较宽且着色较淡,扫描图显示一低矮蛋白峰,单克隆丙种球蛋白增高时常在γ区(有时在β或α区)呈现浓密狭窄的蛋白带,经扫描显示为高尖蛋白峰(高宽比>2:1)。多克隆丙种球蛋白增高时,如慢性感染、自身免疫病及肝病等,其电泳图谱在γ区带宽而浓密,扫描图显示为宽大的蛋白峰,易与M蛋白相区别。

有些疾病(如非分泌型骨髓瘤)往往呈现低丙种球蛋白血症的特征,患者血清蛋白区带电泳中不能检出M区带,常需要采用其他检测方法来明确诊断(图26-1)。有些重链病或轻链病患者血清的M

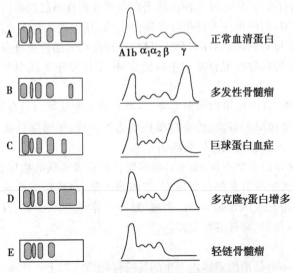

图 26-1　血清蛋白区带电泳和图谱示意图

蛋白峰并不明显,而有些溶血标本或富含类风湿因子的血清可出现类似 M 蛋白峰的电泳区带,故需要结合其他检测进一步分析加以区别。

二、免疫球蛋白定量检测

血清免疫球蛋白定量测定对诊断免疫增殖病具有重要价值。目前免疫球蛋白定量测定方法有单向琼脂免疫扩散法和免疫比浊法。前者较为简便,但敏感性偏低,已很少应用。后者具有敏感、快速、准确的特点,并已有专门的自动化分析设备,而且可对轻链进行检测,已成为免疫增殖病的诊断、病情判断及疗效观察的重要手段。若患者某一类型的免疫球蛋白明显高出正常值,应考虑 M 蛋白的存在,宜进一步做亚型分析及轻链检测。对轻链比例的分析往往可以较准确地判断出有关疾病,正常血清中 κ/λ 比例约为 2:1,当 κ/λ 比例大于 4:1或小于 1:1时,应考虑 κ 型或 λ 型 M 蛋白血症。

三、免疫球蛋白的分类鉴定

对于经血清蛋白区带电泳和免疫球蛋白定量测定,已基本证实有免疫球蛋白的异常增高的患者,如需确定其增高的 M 蛋白类型,常采用各种类型的特异性抗血清,通过不同类型的电泳或免疫扩散实验来鉴定。

(一)免疫电泳

血清标本先经区带电泳分成区带,继而用特定的抗血清进行免疫扩散,阳性样本的 M 蛋白将在适当的部位形成异常沉淀弧。根据抗血清的种类、电泳位置及沉淀弧的形状,可对 M 蛋白的免疫球蛋白类型和其轻链型加以判定。常采用抗 IgG、IgA、IgM、κ 和 λ 轻链等 5 种类型抗血清进行实验,以抗正常人血清作为对照。M 蛋白与相应抗体发生反应所出现的沉淀弧较普通沉淀弧宽,呈凸出的弓形或船型,不难辨认。如有下列情况,可作出判断或提示(图 26-2):

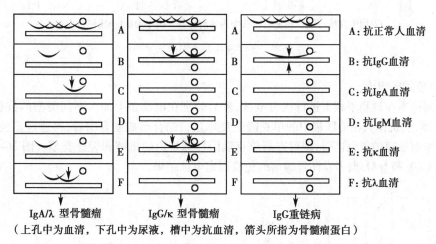

IgA/λ 型骨髓瘤 IgG/κ 型骨髓瘤 IgG 重链病

A:抗正常人血清
B:抗IgG血清
C:抗IgA血清
D:抗IgM血清
E:抗κ血清
F:抗λ血清

(上孔中为血清,下孔中为尿液,槽中为抗血清,箭头所指为骨髓瘤蛋白)

图 26-2 正常及某些患者免疫电泳图谱示意图

1. 待测血清标本与某类型免疫球蛋白重链及轻链抗血清产生相同迁移率的特殊沉淀弧,提示存在相应的 M 蛋白,多见于 IgG、IgA 或 IgM 型多发性骨髓瘤或原发性巨球蛋白血症等。

2. 在同一抗轻链血清的反应中,同时出现二条毗邻的特殊沉淀弧,则可能是除 M 蛋白以外还存在游离轻链,偶尔也可见两种 M 蛋白。此时应进一步检测尿中的本周蛋白。

3. 患者血清只与一种抗重链血清(IgG、IgA、IgM 之一)产生一种特殊沉淀弧,但与两型抗轻链血清的反应中均无特殊沉淀弧出现,将血清标本经 β-巯基乙醇处理后仍无变化,提示可能是重链病,需进一步鉴定。

4. 患者血清仅与一种抗轻链血清产生一种特殊沉淀弧,而与其他抗血清均不产生特殊沉淀弧,该情况可能是:①伴有肾功能不全的轻链病,游离轻链较少从尿中排出而滞留于血液中;②轻链以四分子多聚体形式存在,分子量大,不易从尿中排出而滞留于血液中;③尚未发现的新重链的免疫球蛋白。

对于非分泌型丙种球蛋白病,因其血清中特异类型的免疫球蛋白含量一般不会太高,沉淀弧偏近抗体槽,常常影响分析,故需对该类血清标本进行不同稀释后再作试验。有时 M 蛋白的四级结构会影响轻链抗原决定基与抗血清结合,这时需在血清标本中加入 β-巯基乙醇(10μl/ml 血清)还原处理,否则轻链不能检出,易误诊为重链病。检测游离轻链时,由于其分子量小、扩散快,需每隔 10min 观察一次结果,并注意标本浓度不宜过高,否则难以获得满意结果。如用免疫电泳仍不能完全确定 M 蛋白类型,可进一步应用免疫选择电泳或免疫固定电泳来鉴定。

(二)免疫选择电泳

制备含抗 κ 或 λ 血清的薄层琼脂板,打孔并加入待测标本进行火箭电泳,待形成相应的火箭样沉淀峰后,于孔的两侧各挖一槽,加入抗某类免疫球蛋白血清或另一型抗轻链血清,温育扩散后,根据沉淀弧形成的情况进行分析鉴定。图 26-3 为 α 重链病和 IgA 骨髓瘤的结果。

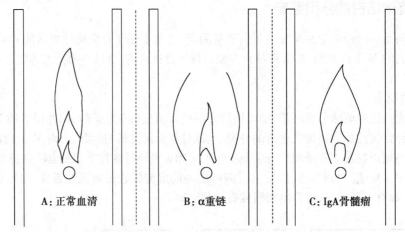

A:正常血清　　　B:α重链　　　C:IgA骨髓瘤

(琼脂中含抗κ及抗λ抗血清,孔中为血清标本,槽中为抗IgA重链抗血清)

图 26-3　免疫选择电泳图谱示意图

(三)免疫固定电泳

先将待测标本在琼脂平板上进行区带电泳,然后分别在电泳条上加入不同类型的抗免疫球蛋白(或轻链)抗体,当抗体与相应区带中的单克隆免疫球蛋白结合形成复合物后,再通过漂洗与染色,可清晰显示出浓而狭窄的着色区带,即可判断单克隆丙种球蛋白的重链和轻链类型。图 26-4 和图 26-5 分别显示了 IgGλ 和 IgAλ 型多发性骨髓瘤的免疫固定电泳结果。

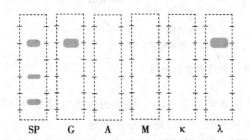

图 26-4　IgGλ 型多发性骨髓瘤的免疫固定电泳图谱示意图

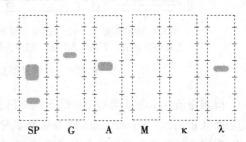

图 26-5　IgAλ 型多发性骨髓瘤的免疫固定电泳图谱示意图

四、本周蛋白检测

本周蛋白对诊断轻链病是必不可少的检测项目,其对多发性骨髓瘤、原发性巨球蛋白病、重链病等疾病的诊断、鉴别和预后判断均有一定帮助。本周蛋白在 pH 5.0 的条件下,加热至 50~60℃时出现沉淀,继续加热至 90℃后又重新溶解,故可利用这一特点采用加热沉淀法来检测本周蛋白。该法虽然简便易行,但敏感度低,并且不能确定轻链的型别。

对疑为本周蛋白阳性的标本,应进一步做确证实验,可以直接采用定量方法对尿中 κ 和 λ 型轻链进行定量分析,也可将标本浓缩 50 倍后进行免疫固定电泳分析。轻链病患者尿中可测得本周蛋白,但由于其分子量较小,易迅速自肾排出,故血中常常呈阴性,检测时应该注意。

五、冷球蛋白检测

冷球蛋白在 4℃ 时发生沉淀,在 37℃ 时又可溶解,可利用这种可逆性沉淀与溶解的特性对其进行测定。取可疑患者外周血,分离血清并置 4℃ 冰箱中,一般在 24~72h 内可出现沉淀,再将沉淀置 37℃温育,可使其复溶,若 1 周后仍不出现沉淀者,方可判断为阴性。冷球蛋白沉淀物可进一步离心后采用分光光度法进行定量检测。

进行冷球蛋白检测时,应注意以下事项:①某些单克隆冷球蛋白在低于 10℃ 时可发生沉淀,故标本采集时接触患者的器具(如注射器和试管等)须预温,整个操作过程(如离心)中要注意保温;②部分冷球蛋白在 4℃ 条件下可迅速沉淀,但有一些则需数天,故 1 周仍不出现沉淀者方可判为阴性;③大部分正常人血清也含有少量的多克隆冷球蛋白(80μg/ml 以下);④冷纤维蛋白原、肝素沉淀蛋白及 C 反应蛋白-蛋白复合物等也可发生冷沉淀,实验时应加以注意。

本章小结

1. 免疫增殖病是指由于免疫器官、免疫组织或免疫细胞异常增殖而引起的疾病。一般来说,免疫球蛋白多克隆异常增殖多为良性反应性增殖或继发于某些疾病;而免疫球蛋白单克隆异常增殖多为恶性增生性疾病。

2. 单克隆丙种球蛋白病是指患者血清存在异常增多的单克隆免疫球蛋白。由于是单克隆细胞增殖而来,其理化性质十分均一且多无免疫活性,所以又称这类免疫球蛋白为 M 蛋白。常见单克隆丙种球蛋白病有多发性骨髓瘤、原发性巨球蛋白血症、重链病、轻链病、良性单克隆丙种球蛋白血症、冷球蛋白血症、淀粉样变性。

3. 本周蛋白的轻链分子量较小,容易从尿中排出,这种现象最早由 Bence-Jones 发现,故命名为本周蛋白。

4. 单克隆丙种球蛋白病的检测方法较多,一般应综合两种以上的检测方法互相验证。对可疑病例,一般先进行血清蛋白区带电泳分析、免疫球蛋白(包括轻链)定量检测或尿本周蛋白定性作为初筛实验。对于阳性者宜进行免疫电泳、免疫固定电泳、免疫选择电泳、免疫球蛋白亚型定量等检测进一步确证。

病例讨论

患者,男性,45 岁,骨盆骨折住院。X 线检查发现多部位溶骨性病变。实验室检查:骨髓浆细胞 25%,血沉 50mm/h,血红蛋白为 80g/L,尿本周蛋白阳性,血清蛋白电泳呈现 M 蛋白,血清免疫球蛋白含量 IgG 8g/L、IgA 12g/L、IgM 0.2g/L。

该患者可能患有何种疾病?需进一步做什么检查以确诊疾病?

病例分析

（谢　璟）

扫一扫,测一测

思考题

1. 简述多发性骨髓瘤的临床表现和病理变化。
2. 试述恶性与良性单克隆免疫球蛋白病的鉴别诊断。
3. 诊断单克隆免疫球蛋白病临床上常做哪些免疫学检测？
4. 什么是本周蛋白？其检测方法是什么？

第二十七章　器官移植及免疫学检验

　　器官移植是 20 世纪最令人瞩目的医学成就之一,也被誉为 21 世纪医学之巅。自 1954 年美国波士顿医生默里成功进行了世界上第一例同卵双胞胎之间的移植手术至今,器官移植经历了理论、技术及伦理等考验,逐步成熟,并为越来越多的人所接受。目前全球有 150 万人接受了器官移植。当前临床上广泛开展的有角膜、皮肤、肝、肾、心脏、骨髓等移植。器官移植已成为治疗各种脏器和造血系统终末期疾病唯一的手段。

第一节　器官移植的基本知识

一、移植的概念

　　移植(transplantation)是在医学上应用自体或异体健康细胞、组织或器官置换病变的或功能缺失的细胞、组织、器官,以替代或补偿机体所丧失的结构或/和功能的现代医疗手段。被移植的部分称为移植物(graft),提供移植物的个体称供者(donor),接受移植物的个体称受者(receptor)或宿主。

二、移植的类型

　　根据移植物的来源及遗传背景的不同,可将移植分为四类(图 27-1):
　　1. **自体移植**(autograft)　是指移植物取自受者自身。如烧伤后植皮,供受者为同一个体。此类移植不会发生排斥反应,若无继发感染,均能成功。
　　2. **同系移植**(syngraft)　是指遗传背景完全相同或基本近似个体之间的移植。如同卵双胞胎间的移植。此类移植一般也不会引起排斥反应。
　　3. **同种(异基因/异体)移植**(allograft)　是指同种内遗传基因不同的个体间的移植。由于抗原结构的差异,移植后通常会出现排斥反应。临床移植多属此类型。
　　4. **异种移植**(xenograft)　是指不同物种个体之间的移植。如将猪的心脏移植给人,由于抗原结构差异大,排斥反应强烈,移植物较难存活。

视频:移植的类型

281

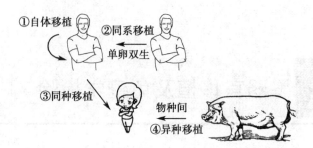

图 27-1　移植的基本类型

三、移植排斥反应

移植排斥反应是移植物与宿主之间诱导产生的免疫应答,导致移植物功能丧失或受者机体损害的过程。此过程决定着临床移植的成败。

（一）诱导移植排斥反应的抗原

移植排斥反应的本质是一种特殊的免疫应答过程,由相应的抗原诱导,引起移植排斥反应的抗原称为移植抗原(transplantation antigen)或组织相容性抗原(histocompatibility antigen)。移植抗原主要有以下几种:

1. 主要组织相容性抗原　同种异体移植中,HLA 是引起移植排斥反应最强烈的抗原,其中 HLA Ⅰ、Ⅱ类分子是最重要的移植抗原,尤其是 HLA-DR 位点的抗原,其次为 HLA-A 和 HLA-B,而 HLA-DQ、HLA-DP 和 HLA-C 与移植排斥反应无明显关系。

2. 次要组织相容性抗原　实验表明,供受者间 HLA 完全相同时,移植后仍会发生强度弱、速度慢的排斥反应,提示个体间除 HLA 外还存在一些抗原参与排斥反应,这类抗原称为次要组织相容性抗原(minor histocompatibility antigen,mHA)。mHA 主要包括两类:①性染色体编码的 mHA,即 Y 染色体基因编码的某些产物,主要表达于精子、表皮细胞及脑细胞表面。临床上在 HLA 抗原匹配的情况下,女性受者对男性供者移植物的排斥则是由该抗原所诱发。②常染色体编码的 mHA,包括 HA-1～HA-5等,其中某些表达于机体所有组织细胞,某些仅表达于造血细胞和白血病细胞。

3. ABO 血型抗原系统　ABO 血型抗原具有较为广泛的组织分布,除红细胞外,几乎所有人体组织器官的血管内皮细胞表面均有 ABO 抗原物质分布。因此,在进行器官移植时应力求供受者之间 ABO 血型一致。

4. 组织特异性抗原　是指特异地表达于某一器官、组织、细胞上的抗原,是独立于 HLA、ABO 抗原系统之外的一类抗原系统。目前已被关注的组织特异性抗原有血管内皮细胞特异性抗原、肾特异性抗原、胰腺特异性抗原、肝脏特异性抗原、心脏特异性抗原、骨髓特异性抗原和皮肤特异性抗原等。组织特异性抗原具有多态性,在移植排斥反应中的作用逐渐受到重视,但对其研究的深度远不如 HLA。

（二）T 细胞识别同种异型抗原的机制

参与同种异体移植排斥反应的关键细胞是 T 细胞,对移植物表面 HLA 的识别存在直接和间接两种方式(图 27-2)。

1. 直接识别　当移植物与受者血管接通后,移植物中供者的 APC 细胞可进入受者体内,供者 APC 细胞可与受者 T 细胞接触,将与自身 MHC 分子结合的外源性抗原肽或自身抗原肽提呈给受者 T 细胞,诱导移植排斥反应。在此识别过程中无需受者 APC 细胞对抗原进行加工、处理和提呈,在短时间内即可引发反应。因此,直接识别在急性排斥反应的早期发挥重要作用。

2. 间接识别　是指受者 APC 对移植物的脱落细胞或 MHC 抗原进行摄取、加工处理,与自身 MHC 分子结合,提呈给受者 T 细胞,使之活化。间接识别在急性移植排斥反应中晚期和慢性排斥反应中发挥重要作用。

（三）移植排斥反应的效应机制

1. 细胞免疫应答效应　T 细胞介导的细胞免疫应答在移植排斥反应中发挥重要作用。受者

笔记

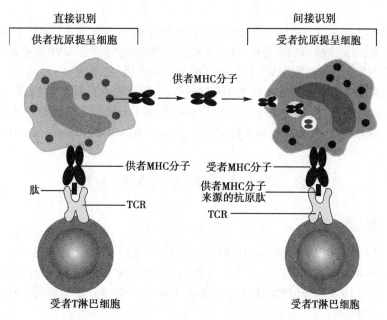

图 27-2 同种异型抗原的直接识别和间接识别示意图

CD4$^+$T 细胞直接或间接识别移植抗原,分化为效应 Th1 细胞,释放多种细胞因子,引起迟发型超敏反应性炎症损伤。受者 CD8$^+$T 细胞可直接识别移植物内的血管内皮细胞和实质细胞,分化为效应 Tc 细胞,通过释放穿孔素和颗粒酶、表达 FasL 等方式直接杀伤靶细胞,损伤移植物。

2. **体液免疫应答效应** 移植抗原可诱发体液免疫应答,产生相应的抗体,后者通过调理作用、ADCC 作用、激活补体等方式损伤移植物血管内皮细胞,并通过介导凝血、血小板聚集、释放促炎症介质和溶解移植物细胞等多种方式,参与移植排斥反应。

3. **非特异性免疫应答效应** 移植物在受者体内首先引发的是非特异性免疫应答,随后才是特异性免疫应答。非特异性免疫效应包括炎性细胞因子和 NK 细胞介导的损伤、外科手术所致的机械性损伤、移植物摘取和植入过程的缺血、缺氧所致组织损伤等。

（四）移植排斥反应的类型

移植排斥反应根据攻击的对象分为宿主抗移植物反应（host versus graft reaction,HVGR）和移植物抗宿主反应（graft versus host reaction,GVHR）。前者见于各种实体的器官移植,后者多见于骨髓移植。

1. **宿主抗移植物反应（HVGR）** 是指受者对供者移植物发生的排斥反应。其强弱程度取决于移植物与受者间组织相容性抗原的匹配程度,差异越大,反应越强烈。根据排斥反应发生的时间、免疫损伤机制和组织病理改变等,HVGR 分为超急性排斥反应、急性排斥反应和慢性排斥反应三种类型。

（1）超急性排斥反应（hyperacute rejection）:是指移植器官与受者血管接通后数分钟至 24h 内发生的排斥反应。该反应是由于受者体内预先存在抗供者组织抗原的抗体（如 ABO 血型抗体、HLA 抗体等）,预存抗体与抗原形成的复合物,激活补体系统,导致移植物发生不可逆性缺血、变性和坏死。常见于反复输血、多次妊娠、长期血液透析和再次移植的个体。目前临床无治疗该型排斥反应的有效手段,一旦发生,应立即切除移植物。

（2）急性排斥反应（acute rejection）:是同种异体移植中最常见的一类排斥反应,一般在术后几天至 2 周左右出现,约 80%~90% 在术后 1 个月内出现。其发生机制主要为细胞免疫,Th1 细胞介导的迟发型超敏反应是造成移植物损伤的主要机制,CTL 可直接杀伤表达异型抗原的移植物细胞。体液免疫在急性排斥反应中也起重要作用。急性排斥反应的发生率极高,患者多有发热、移植部位胀痛和移植器官功能衰退等临床表现。及早给予适当的免疫抑制剂治疗,此型排斥反应大多可获得缓解。

（3）慢性排斥反应（chronic rejection）:是指发生于移植后数月至数年的缓慢、进行性、不可逆并最终导致移植物功能丧失的排斥反应。其特点主要是移植物正常组织结构的丧失和纤维化,血管平滑肌细胞增生,移植物血管的破坏。慢性排斥反应的机制尚未完全清楚,目前认为是由免疫和非免疫两种机制引起。

2. 移植物抗宿主反应(GVHR) 是指残留于移植物中的免疫细胞进入宿主血循环中,并迁移至宿主各组织器官,识别宿主抗原后被激活,继而造成宿主组织器官损伤。GVHR 主要见于骨髓移植,此外也可见于某些富含淋巴细胞的器官(如胸腺、脾、小肠和肝脏)移植及免疫缺陷个体接受大量输血等。在同种异体移植时,GVHR 的发生依赖于下列条件:①移植物中有大量免疫活性细胞;②宿主和移植物组织相容性抗原不符;③宿主处于免疫功能极度低下的状态,没有能力对移植物发动 HVGR。GVHR 一旦发生,很难逆转,严重时称移植物抗宿主病(graft versus host disease,GVHD)。

第二节 组织配型及配型方法

一、HLA 分型

人类 HLA 抗原不合是引起器官移植后排斥反应的主要原因,移植物的存活率很大程度上取决于供者与受者之间 HLA 型别相合的程度。因此,术前必须对供受者的 HLA 进行分型检测,选择 HLA 型别相近的供体。目前 HLA 的分型检测技术包括血清学分型、细胞学分型和基因分型。

(一)血清学分型法

常采用补体依赖细胞毒作用(complement dependent cytotoxicity,CDC)试验进行检测。其原理为将待检淋巴细胞与一系列已知抗 HLA 标准分型血清混合后,抗体特异性结合表达相应 HLA 抗原的淋巴细胞,在补体的作用下,细胞膜破损,死亡的细胞可被台盼蓝等染料染色,而活细胞由于细胞膜完整,不着色,根据死亡细胞的百分比,判定其 HLA 的型别。能用血清学方法检测的 HLA 抗原称为 SD 抗原,包括 HLA-A、B、C、DR、DQ。在 T、B 淋巴细胞膜上都存在 HLA-A、B、C 抗原,所以 HLA-A、B、C 分型可使用 T 淋巴细胞或总淋巴细胞(包括 T、B 淋巴细胞)。HLA-DR、DQ 抗原只存在于 B 淋巴细胞膜上,所以 HLA-DR、DQ 分型需分离外周血中的 B 淋巴细胞。血清学分型法操作简便,结果可靠,无需特殊仪器,是曾经应用广泛的方法。由于 HLA 分子结构每年都有新的等位基因被发现和确定,血清学方法无法获得能够分辨出所有特异性的标准抗血清,且不同批号抗血清结果间存在差异,近年来基于荧光抗体染色的流式细胞术用于 HLA 血清学分型,较光学显微镜下观察更具有客观性。

(二)细胞学分型法

细胞学分型法是以混合淋巴细胞培养(mixed lymphocyte culture,MLC)或称混合淋巴细胞反应(mixed lymphocyte reaction,MLR)为基本技术的 HLA 分型法。两个基因型不同个体的淋巴细胞在体外进行混合培养时,可相互刺激,导致双方淋巴细胞活化、增殖和分化,进而表现为形态学的变化和细胞的增殖。根据此原理,可利用一种已知 HLA 型别的淋巴细胞对未知型别的细胞进行 HLA 分型。MLC 有单向和双向之分。

1. 单向 MLC 将已知 HLA 型别的淋巴细胞用丝裂霉素 C 或 X 线照射预处理,使其失去增殖能力,作为刺激细胞。与待检的淋巴细胞混合进行培养时,刺激细胞可刺激后者发生增殖,用 ^{3}H-TdR 掺入法进行检测,以刺激指数(SI)作为指标,从而判定待检细胞的 HLA 型别。

2. 双向 MLC 将供、受者的淋巴细胞在体外进行混合培养,由于两者 HLA 不同,能相互刺激对方细胞增殖,用 ^{3}H-TdR 掺入法检测细胞增殖强度,以刺激指数(SI)作为判断淋巴细胞反应强度的指标。双向 MLC 不能判定 HLA 型别,只能说明供者与受者之间 HLA 的配合程度。

能用细胞学分型法检测的抗原称为 LD 抗原,包括 HLA-D、DP。因分型细胞来源困难,实验方法繁琐,试验耗时较长,限制了其在临床上的使用,不适于临床常规检验。

(三)基因分型法

由于 HLA 的个体遗传学差异,本质上是编码这些基因产物的 DNA 不同。随着分子生物学技术的发展,HLA 的基因分型技术也应运而生。目前以 PCR 技术为基础的 HLA 基因分型已全面取代血清学和细胞学方法。目前 HLA 基因分型的主要方法包括以下几种。

1. 限制性片段长度多态性(restriction fragment length polymorphism,RFLP)分析技术 RFLP 是最早建立的 HLA 基因分型技术。其基本原理是个体间抗原特异性来自氨基酸顺序的差别,后者由编码基因的碱基序列不同所决定,此种碱基差异造成限制性内切酶识别位置及酶切位点数目的不同,用一组限制性内切酶消化、识别、切割这些位点,产生数量和长度不一的DNA酶解片段,经电泳、转膜后,用特异性探针与酶解片段进行杂交,即可确定HLA的基因型别。也可先对DNA片段进行体外PCR扩增,然后再进行RFLP分析,即PCR-RFLP。

2. 聚合酶链反应寡核苷酸探针杂交(polymerase chain reaction-sequence specific oligonucleotide probing,PCR-SSOP)技术　本法是以PCR为基础,将凝胶上扩增的HLA基因DNA转移至NC膜或尼龙膜上,然后与用放射性核素、酶或地高辛等标记的寡核苷酸探针进行杂交,若待检DNA与探针序列互补,则两者结合,从而确定HLA的基因型别。PCR-SSOP是鉴定HLA Ⅱ类抗原应用最广泛的方法。

3. 序列特异性引物聚合酶链反应(polymerase chain reaction-sequence specific primer,PCR-SSP)技术　根据各型别HLA核苷酸碱基序列差异,设计出一套HLA等位基因的序列特异性引物,对待测DNA进行PCR扩增,因Taq DNA聚合酶没有3′→5′核酸内切酶活性,引物3′端最后一个碱基是否与模板配对决定着能否扩增产物。扩增产物借助常规的琼脂糖凝胶电泳,根据是否存在特异产物的电泳条带直接对HLA进行分型。

4. 聚合酶链反应单链构象多态性(polymerase chain reaction-single strand conformation polymorphism,PCR-SSCP)分析　用PCR扩增特定的靶序列,经变性,使之成为两条单链,然后在无变性剂的中性聚丙烯酰胺凝胶中电泳。单链DNA如果存在碱基差异,即使一个碱基不同,也会表现出电泳迁移率的不同,据此可将不同型别的HLA区分开,从而达到分型的目的。

5. 基于序列的HLA分型法(sequence based typing,SBT)　首先用PCR扩增HLA的DNA片段,对扩增产物进行纯化和测序,将此序列与HLA基因库的DNA已知序列进行比较,即可获得HLA的基因型别。SBT是目前最为准确、可靠、直观和彻底的基因分型方法,不仅能进行序列识别和分型,更有助于发现新的基因型,是WHO推荐的标准分型技术。

6. 多荧光微珠免疫分析　其基本原理是将用于检测HLA抗原等位基因的特异性寡核苷酸探针预先包被在微磁珠表面,用标记有生物素的特异性引物分别扩增HLA-A、B、DR等基因座位的特异性片段,对扩增后生物素化的PCR产物进行变性、中和后,与已知的寡核苷酸探针进行杂交,洗脱没有结合的DNA片段,与探针结合的标记有生物素的DNA片段与荧光素标记的亲和素结合,多荧光微珠在流式细胞仪上进行结果判读,若扩增的DNA片段能与探针结合则发荧光,不结合则无荧光。该法可在几秒内检测上千个分子,对HLA多个位点进行分型。此方法适用于骨髓库、脐血库的HLA配型及工作量较大的HLA配型实验室。

7. 基因芯片　首先用PCR扩增获得HLA的DNA片段,用放射性核素或荧光素标记扩增的DNA分子,再与预先点在固相支持物表面的成千上万个代表不同基因的寡核苷酸探针进行杂交,通过放射自显影或荧光检测,杂交结果通过计算机软件处理分析后获得杂交信号的强度及分布模式图,从而反映样品中HLA的基因型别。

各种HLA基因分型技术各有优势,不能相互替代,应根据用途的不同选择相应的方法。就临床组织器官移植而言,采用中分辨率DNA分型技术是最佳选择,一方面有利于快速筛选,另一方面能够降低匹配难度。对于科研而言,常选用高分辨率的DNA分型技术。

二、红细胞血型抗原

人红细胞血型抗原是重要的组织相容性抗原。ABO血型不合会诱导超急性排斥反应,导致移植物被切除,尤其在肝、肺移植时血型抗原的配合比HLA抗原的配型更为重要。移植前应检测供者与受者的血型是否相符,至少也要符合输血原则。

三、交叉配型

移植前如果受者血清中预存有抗供者淋巴细胞的抗体,移植后80%可发生超急性排斥反应,所以必须做交叉配型,这在骨髓移植中尤为重要。交叉配型常采用补体依赖的细胞毒试验(CDC),根据反应时参与的细胞不同,有以下几种具体的方法。

（一）淋巴细胞交叉配型

淋巴细胞交叉配型可分为外周血淋巴细胞交叉配型、T淋巴细胞毒性交叉配型和B淋巴细胞毒性交叉配型。如将供者外周血淋巴细胞和受者血清混合，在补体的参与下，观察细胞毒性（淋巴细胞被破坏）的百分率，无论抗体是针对HLA Ⅰ类还是Ⅱ类分子，只要细胞毒性超过10%，即淋巴细胞交叉配型试验阳性，应另选供者；若小于10%，则为阴性，表明供受者相配。值得注意的是，T淋巴细胞毒性交叉配型试验阳性，无论反应水平高低，都视为器官移植的禁忌证。

（二）流式细胞术交叉配型

将供者淋巴细胞与受者血清共育后，再加入荧光素标记的抗人IgG/IgM，用流式细胞仪进行检测，若受者血清中含有抗供者淋巴细胞的抗体，则供者的淋巴细胞会发荧光。该法检测时间短，并且可同时检测淋巴细胞亚型，分辨出受者体内IgG和IgM抗体。

（三）自身交叉配型

自身交叉配型是应用受者自身的血清和细胞进行细胞毒性试验。若有自身抗体存在，在与供者进行交叉配型时易出现假阳性结果。根据自身交叉配型的结果判断供受者交叉配型的准确性，但自身抗体阳性并不作为移植的禁忌。

交叉配型阳性，表明受者预存有抗供者的抗体。在进行器官移植时，若交叉配型为阳性，即使组织配型合适，也不宜进行移植；若组织配型差，但交叉配型为阴性，仍可实施移植。因此，在选择供体时既要进行组织配型，也要进行交叉配型。

第三节　避免移植排斥反应的免疫学检验及意义

临床器官移植术的建立已有数十年历史，经历一系列考验后，逐步走向成熟，并被越来越多的人所接受。成功实施器官移植的关键是避免或减弱宿主对移植物的排斥反应，其中组织配型的意义重大。

一、HLA抗原配型

现已知移植器官是否能长期存活与供受者的HLA抗原密切相关，HLA等位基因的匹配程度是决定供受者间组织是否相容的关键因素。一般认为，供受者HLA-A、HLA-B和HLA-DR的配型最重要。供受者相配的位点数越多，移植物存活概率越高。随着进一步科学研究和临床实践总结，HLA配型根据移植物类型不同而更加细化。骨髓移植对HLA配型要求很高，供受者HLA必须完全一致。在同种肾移植中，HLA-DR座位对移植排斥最为重要，其次为HLA-B、HLA-A座位。通常认为，在应用高效免疫抑制剂的前提下，肝移植时进行HLA配型的意义不大。中国造血干细胞捐献者资料库（俗称骨髓库）统一采用DNA分型，针对骨髓捐献者HLA多位点等位基因进行检测，并将该数据和相关个人资料输入计算机数据库。需要进行骨髓移植的患者同样做相应的HLA型别鉴定，与骨髓库内数据进行比对。

二、其他组织相容性抗原配型

次要组织相容性抗原型别鉴定包括供体的性别选择和其他次要组织相容性抗原的分型。mH抗原主要是Y染色体编码的产物，宜尽可能选择同性别供者。一般临床输血的ABO选配原则也适用于移植，不管是活体移植还是尸体移植物。在分子水平对次要组织相容性抗原进行分型，对选择骨髓移植供体具有肯定性意义。

三、新的组织配型策略

研究发现，构成同种异体移植排斥反应的靶分子的氨基酸残基配型最为关键，其由数量较少的HLA亚型决定，有可能成为组织器官移植配型新的生物学标志。

组织配型的前提条件是应该有足够容量的器官库，目前除了骨髓库外，尚缺少类似的器官库，常常需要根据移植物来选择受者。组织配型是一个重要的选择条件，在此条件下很难做到最优选择，所以什么是次优选择也是要研究的问题。

四、受者体内抗 HLA 抗体筛选

若受者体内预存有抗供者 HLA 抗体,移植后有产生超急性排斥反应的可能,所以移植前需对受者体内抗 HLA 抗体进行筛选。筛选常用的方法有 CDC 试验、酶联免疫吸附试验和流式细胞术。

（一）CDC 试验

将受者血清与一组已知 HLA 的无关淋巴细胞混合,受者血清中若有抗 HLA 抗体,此抗体可与淋巴细胞表面的 HLA 抗原结合,激活补体,淋巴细胞膜受损,计算死细胞百分率,由此判断受者体内是否有抗 HLA 抗体。

（二）酶联免疫吸附试验

将已知 HLA 特异性抗原包被酶标板,加入受者血清孵育一段时间后,加入酶标记抗人 IgG/IgM 单克隆抗体,再加入酶作用的底物显色,根据颜色的深浅,可测定出受者体内抗 HLA 抗体的特异性和滴度。该法是目前临床常用方法。

（三）流式细胞术

将纯化的人 HLA 分子(包括常见的和稀有的)包被在不同的磁性微球上,加入受者血清孵育后,再加入荧光素标记抗人 IgG,然后在流式细胞仪上分析受者血清中存在的 HLA 抗体及其滴度。

其实,受者体内抗 HLA 抗体检测除了用于预防超急性排斥反应的发生外,与移植物功能延迟、急性排斥反应和慢性排斥反应的发生关系依然密切,所以临床上要求对受者的抗 HLA 抗体水平及特异性进行定期检测。

第四节　移植后的免疫监测

移植排斥反应是否发生,主要依靠受者的症状和体征、移植物功能状态及实验室检测等综合指标。移植术后若发生排斥反应,受者体内的细胞免疫和体液免疫均会发生一系列变化,术后对受者进行免疫监测有助于早期发现排斥反应和检测排斥危象,以便及早采取有效的措施。

一、免疫细胞生物学活性监测

（一）T 细胞亚群及功能检测

临床上常用免疫荧光法和流式细胞术检测受者外周血中 T 细胞及其 $CD4^+$、$CD8^+$ 亚群数量及比值。受者在急性排斥反应症状出现前 1~5 天,T 细胞和 $CD4^+$/$CD8^+$ 比值上升,一般认为比值大于 1.2 时预示急性排斥反应即将发生,小于 1.08 时则感染可能性较大。但是只用 $CD4^+$、$CD8^+$ 亚群数量及比值来反映受者移植术后的免疫状态并非十分可靠。通过分析 $CD4^+$、$CD8^+$ T 细胞亚型情况,能更贴切地反映受者移植术后的免疫状态。此外,目前认为检测 T 细胞上的 CD30 和 CD69 是移植受者新的免疫状态指标,可预测排斥反应的早期发生。

4 小时 T 细胞转化试验可检测受者致敏 T 细胞,取外周血单个核细胞,不经培养,直接加入 ^{3}H-TdR,置 CO_2 培养箱温育 4 小时,掺入法测定受者外周血致敏 T 细胞,是一项预报急性排斥危象较为满意的试验。

（二）NK 细胞活性检测

移植后由于免疫抑制剂的使用,杀伤细胞的活性受抑制。检测时,灭活供者淋巴细胞,将其作为刺激细胞,与受者的淋巴细胞混合反应,受者淋巴细胞作为反应细胞,观察刺激细胞被破坏的情况。若采用受者外周血总淋巴细胞作为反应细胞,检测结果是 CTL 和 NK 细胞的共同作用所致,如果分选出外周血中的 NK 细胞作为反应细胞并对其活性进行动态监测,则意义更大。

二、特异性体液免疫测定

（一）血清抗体的检测

受者抗体水平的检测对各类排斥反应均有诊断意义,尤其是急性及超急性排斥反应,主要包括对

抗供者 HLA 抗体、抗供者组织细胞抗体、抗血管内皮细胞抗体、B 细胞细胞毒抗体、冷凝集素等的检测。根据抗原不同,可采取 CDC 试验、交叉配型等方法进行检测。

（二）血清补体的检测

补体在急性排斥反应中发挥重要作用,发生排斥反应时补体消耗增加,导致血清中总补体或单个补体含量及活性的降低。血清补体活性的检测可采用溶血试验,含量的检测可采用免疫比浊试验。此外,也可用免疫电泳、免疫标记技术等对补体裂解片段如 C3a、C3b 等进行测定,帮助了解补体的活性。

三、细胞因子监测

移植排斥反应的发生与多种细胞因子的参与密切相关,现常用于临床的检测项目有 IL-1、IL-2、IL-4、IL-6、IL-2R 和 IFN-γ 等。在移植排斥反应中,上述细胞因子水平均增高。目前主要采用 ELISA 和其他免疫标记技术检测细胞因子的含量。由于没有一个定量的标准能确定细胞因子浓度升高到何种水平时与排斥反应发生有关,使得细胞因子检测在临床应用中受到限制。

第五节　移植的结局及对策

一、免疫抑制剂的使用

免疫抑制剂是指可以降低机体对抗原物质反应性的化学或生物制剂。移植排斥反应是移植物存活的最大障碍,免疫抑制剂药物的合理应用很大程度上决定着临床移植术的成败。临床上常用的免疫抑制剂如下:

（一）化学性免疫抑制剂

传统的免疫抑制剂有多种,如硫唑嘌呤、环磷酰胺、糖皮质激素等,可通过不同机制抑制免疫。但这些免疫抑制剂的选择作用不严格,可全面抑制机体的免疫功能,易继发严重的免疫缺陷症。新型的免疫抑制剂有环孢素 A(cyclosporin, CsA)、他克莫司(tacrolimus, 又名 FK-506),麦考酚吗乙酯(myco-phenolate mofetil, MMF)、西罗莫司(sirolimus)等,其中 CsA 是临床应用最为广泛的免疫抑制剂。

（二）生物性免疫抑制剂

1. 多克隆/单克隆抗体　多克隆抗体包括抗淋巴细胞球蛋白(anti-lymphocyte globulin, ALG)、抗胸腺细胞球蛋白(anti-thymocyte globulin, ATG),是针对人淋巴细胞或胸腺细胞表面多种抗原决定基的抗体的混合物,通过与相应细胞表面抗原结合,破坏细胞,达到免疫抑制作用。单克隆抗体包括细胞性单克隆抗体和细胞因子及其受体单抗。细胞性单克隆抗体是针对单一抗原表位的单克隆抗淋巴细胞抗体,如 OKT3,只针对表达相应抗原的淋巴细胞亚群起作用。抗细胞因子或细胞因子受体抗体可在不同环节阻断细胞因子参与排斥反应,如抗 LFA-1、抗 TNF 及抗 IL-2 受体抗体等。

2. 融合蛋白　如 CTLA4-Ig 融合蛋白可阻断 B7 与 CD28 的结合。

3. 反义寡核苷酸　阻断相应细胞因子、黏附分子和细胞分化抗原的表达。

（三）中草药类免疫抑制剂

我国的天然药物资源非常丰富,某些中药有不同程度的免疫抑制作用,如雷公藤等。实验表明,雷公藤可明显抑制机体的细胞和体液免疫,且肝肾毒性较小。

二、移植免疫学面临的主要问题和解决方案设想

进入 21 世纪,各种器官移植得到全面迅速发展,器官移植数量大幅增加,移植效果明显改善,但仍有许多问题亟待解决,包括移植排斥反应,供体器官不足,需要开发新的高效、低不良反应的免疫抑制剂,建立供器官评估体系和受者免疫状态检测体系等。为此科学家们进行了很多尝试,也提出了一些设想。

（一）移植免疫耐受的诱导方法

同种异体移植由于供受者间遗传背景的不同,术后一般都会发生排斥反应,免疫抑制剂的应用虽有一定效果,但有不同程度的不良反应。如果能够诱导受体针对移植物的特异性免疫耐受,即将供者器官、组织移植给受者后,在不使用或短时间不使用免疫抑制措施的情况下,移植物能够健康、有功能

地长期存活,不发生排斥反应,但对其他抗原的免疫应答仍然正常,则为防治移植排斥反应的最佳方案,这也成为当今移植免疫学研究领域的热点和方向。目前移植免疫耐受的诱导方法有:

1. **诱导形成嵌合现象**　接受异体或异种移植物一段时间后,受者体内出现供者细胞,移植物内出现受者细胞,这种供、受者细胞相互移行、相互存在的现象称为嵌合现象。在缺乏免疫力的受者中,如接受免疫抑制治疗的成年受者,通过接种异体细胞可以诱导耐受。

2. **阻断共刺激分子致 T 细胞无能**　给受者输入大剂量可溶性 CTLA-4,阻断移植物细胞表面 B7与受者 T 细胞表面 CD28 的结合,因而抑制了 T 细胞活化、增殖以及 IL-2 的分泌,使机体对特定抗原无反应,诱导了抗原特异性免疫耐受。此外,阻断 CD40-CD40L、CD2-LFA-3 等膜分子的相互作用,可造成T 细胞功能障碍。

3. **诱生或过继免疫抑制性细胞**　体外诱生免疫抑制性细胞,过继给移植受者,可促进免疫耐受的产生。目前研究较多的是 Treg 和抑制性 DC。Treg 是人体内重要的具有负性调节功能的细胞,可通过在体外诱导 Treg 细胞活化、增殖后输入移植受者体内,或采取一定措施在受者体内诱导 Treg 扩增。抑制性 DC 在体外通过药物诱导产生,此不成熟 DC 细胞具有诱导耐受能力,将其于移植前输入受者体内,可减少移植排斥反应的发生。

4. **免疫清除诱导治疗**　抑制或清除活化 T 细胞可以延长移植物存活时间。目前 T 细胞治疗仍是移植诱导治疗最有效的方法。用于移植免疫诱导治疗的药物有抗胸腺细胞免疫球蛋白和人源化CD52 单抗。

5. **T 细胞疫苗的研制**　将供者抗原刺激受者 T 细胞,制备出移植物特异性 T 细胞克隆,将此克隆作为疫苗回输入受者体内,诱导抗独特型抗体的产生,此抗体可对移植物特异性 T 细胞进行破坏,可诱导出针对移植物的免疫耐受。

(二)研究异种移植

研究发现,在异种动物中猪的器官在解剖学与生理学指标方面与人相近,且猪在无菌环境中能大量、经济的饲养,成为目前异种器官移植最理想的动物。在人和猪之间进行异种移植时,除 MHC 与人体不同外,在猪血管内皮细胞表面表达特有的 α-1,3-半乳糖分子(galactosidase,Gal),其可刺激人体产生相应的抗体,造成血管内皮细胞的破坏,进而激活血小板形成血栓及发生炎症反应,导致移植物缺血坏死。科学家们尝试"敲掉"猪细胞中负责产生这种糖分子的基因,再加入一些人的基因,构建并繁殖表达人类蛋白的转基因猪,这样培育出的猪器官移入人体后可明显延缓超急性排斥反应的发生。

目前异种移植仍然面临诸多难题。例如,现今临床上使用的免疫抑制剂不能预防异种移植时发生的排斥反应;感染动物的微生物可能会在人体内被激活;异种器官与人类器官生理系统的不相容性;动物器官本身的寿命与移植后人体所需使用时长的矛盾;移植动物的器官是否会出现动物习性;不同国家的文化传统、宗教信仰、价值观念的差异所引发的伦理问题等。相信随着移植免疫学、再生医学、转化医学的深入研究,生物技术的进一步发展和人工智能时代的到来,突破这些难关甚至是更多移植新类型的出现仅仅是时间问题。

本章小结

移植是在医学上应用自体或异体健康细胞、组织或器官置换病变的或功能缺失的细胞、组织、器官,以替代或补偿机体所丧失的结构或/和功能的现代医疗手段。根据移植物的来源及遗传背景的不同可分为自体移植、同系移植、同种(异基因/异体)移植和异种移植。诱导移植排斥反应最主要的抗原是主要组织相容性抗原。T 细胞介导的细胞免疫应答在移植排斥反应中发挥重要作用。移植排斥反应可分为 HVGR 和 GVHR,前者又可分为超急性、急性和慢性排斥反应。组织配型及配型方法有 HLA 分型、红细胞血型抗原和交叉配型。供受者间 HLA 配型、ABO 血型抗原系统和受者体内抗 HLA 抗体的检测在避免移植排斥反应的发生中具有重要的意义。移植后对受者可从细胞免疫、体液免疫和分子免疫进行监测。器官移植的未来仍然面临许多问题,许多解决方案的提出还需要深入研究。

病例分析

患者,男性,32 岁,患尿毒症,医生建议进行肾移植,20 天前同胞妹妹与其配型成功,并实施肾移植术,几天前患者肾肿胀、压痛、发热、乏力、尿量减少,体重增加及血压升高。生化检查示血肌酐及尿素氮水平升高,内生肌酐清除率降低,尿蛋白增多。彩色多普勒超声检查发现肾肿大,血管阻力增加,肾扫描发现肾血流量减少。

（胡　荣）

扫一扫,测一测

思考题

1. 简述移植排斥反应的类型。
2. 避免移植排斥反应的免疫学检验有哪些?
3. 进行器官移植后可从哪些方面进行免疫监测?

第二十八章　肿瘤标志物检验

学习目标

1. 掌握：肿瘤抗原、肿瘤特异性抗原、肿瘤相关抗原及肿瘤标志物的概念和分类；常见肿瘤标志物检测的临床意义。

2. 熟悉：肿瘤标志物的免疫学检测方法和影响因素；肿瘤标志物的联合检测。

3. 了解：机体的抗肿瘤免疫效应。

4. 具有正确采集和处理肿瘤标志物检验的标本的能力；常见肿瘤标志物检验项目检测能力。

5. 能做到对肿瘤标志物联合检测项目的正确选择和初步评价。

　　肿瘤是危害人类健康最严重的疾病之一，其死亡率高居各种疾病的第二位，在我国呈上升趋势。肿瘤免疫学（tumor immunology）是研究肿瘤的发生、发展、与机体免疫的关系，以及应用免疫学原理对肿瘤进行免疫诊断和免疫防治的一门学科。内容包括肿瘤的免疫原性、机体的抗肿瘤免疫效应和肿瘤的免疫逃避机制、肿瘤的免疫学检验、肿瘤的免疫治疗等。肿瘤的免疫学检验即通过免疫学方法检测肿瘤标志物，实现对肿瘤的早期筛选、辅助诊断、疗效考核、病情监测和预后判断等目的。

第一节　肿瘤标志物概述

一、肿瘤抗原

　　肿瘤抗原（tumor antigen）是指细胞癌变过程中出现的新抗原（neoantigen）或肿瘤细胞过度或异常表达的抗原物质的总称。肿瘤抗原大多存在于肿瘤细胞表面，少数在胞浆和胞核内表达。某些肿瘤抗原能诱导机体的抗肿瘤免疫应答，是肿瘤免疫诊断与防治的分子基础。目前在动物的自发性肿瘤、实验动物模型及人类肿瘤细胞表面都已发现了多种肿瘤抗原。肿瘤抗原的分类方法众多，通常根据以下方法分类。

（一）根据肿瘤抗原的特异性分类

1. **肿瘤特异性抗原（TSA）**　是指只在肿瘤细胞表面表达而在正常细胞不存在的新抗原。这类抗原最先在近交系小鼠的肿瘤移植排斥实验过程中发现和证实，故又称肿瘤特异移植抗原（tumor specific transplantation antigen，TSTA）或肿瘤排斥抗原（tumor rejection antigen，TRA）。

　　对人肿瘤细胞是否表达 TSA 曾有争议，但现已证实在人类肿瘤细胞表面有 TSA 的表达，如 P15 基因（人黑色素瘤）、p210（白血病）等。TSA 只被 CTL 识别，而不被 B 细胞识别，所以 TSA 是诱发 T 细胞免疫应答的主要肿瘤抗原。

2. 肿瘤相关抗原(TAA)　是指并非肿瘤细胞特有,在肿瘤细胞和正常细胞均可表达的抗原物质,其含量在细胞癌变时明显增高,而在正常细胞仅微量表达。TAA 常为糖蛋白或糖脂成分,常可被 B 细胞识别并产生相应的抗体。TAA 只表现出量的变化而无严格的肿瘤特异性,但其实验室检查对某些肿瘤的诊治和预后评估有一定价值。

（二）根据肿瘤抗原产生的机制分类

1. 化学或物理因素诱发的肿瘤抗原　动物实验证实,某些化学致癌剂(如二乙基硝胺、甲基胆蒽、氨基偶氮染料等)或物理因素(如 X 线、紫外照射、放射性粉尘等)可致某些基因突变而诱发肿瘤,表达肿瘤抗原。此类肿瘤抗原具有高度的异质性,特异性高,但免疫原性较弱。用同一化学致癌剂或同一物理方法诱发的肿瘤,在不同宿主甚至同一宿主的不同部位,其肿瘤抗原的免疫原性也互不相同。大多数人类肿瘤抗原不属此类,而且免疫学检验技术难以诊断此类肿瘤。

2. 病毒诱发的肿瘤抗原　又称病毒相关的肿瘤抗原。人类肿瘤的研究及动物实验均证实,某些肿瘤可由病毒(DNA 病毒或 RNA 病毒,尤其是反转录病毒)引发。如属于 DNA 病毒的 EB 病毒(EBV)和人乳头状瘤病毒(HPV)的感染可分别引发鼻咽癌、B 淋巴细胞瘤和宫颈癌,乙型肝炎病毒(HBV)和丙型肝炎病毒(HCV)感染可诱发原发性肝癌;而属于 RNA 病毒的 Ⅰ 或 Ⅱ 型人嗜 T 细胞病毒(HTLV- Ⅰ / Ⅱ)的感染可诱导成人 T 细胞白血病(ATL)。同一病毒诱发的不同类型肿瘤,无论其组织来源或动物种类如何不同,均可表达相同的肿瘤抗原,且有较强的免疫原性。现已发现几种病毒基因编码的抗原,如猿猴空泡病毒 40(Simian vacuolating virus 40,SV40)转化细胞表达的 T 抗原以及人腺病毒诱导肿瘤表达的 ELA 抗原。

3. 自发性肿瘤抗原　自发性肿瘤是指一些无明确诱因的肿瘤,大多数人类肿瘤属于此类。自发性肿瘤抗原有 TSA 和 TAA 两种类型,其大多数可能是突变基因的产物。研究证明,小鼠的自发性肿瘤和人肿瘤细胞表面均具有 TSA。TAA 可被 B 细胞识别诱发体液免疫应答,而 TSA 可被 CD8$^+$ CTL 识别诱发细胞免疫应答。

4. 正常细胞成分的异常表达

（1）分化抗原:是组织细胞在分化发育的不同阶段表达或消失的正常成分。肿瘤细胞可表达在其他正常细胞表达的分化抗原,如胃癌可表达 ABO 血型抗原。分化抗原虽不能激发抗肿瘤免疫应答,但可用于判断肿瘤细胞的组织来源及肿瘤的靶向治疗。

（2）胚胎抗原:是指在胚胎发育阶段由胚胎组织产生的正常成分,在胚胎后期减少,出生后逐渐消失或微量表达,而发育成熟的组织一般不表达。细胞癌变时,胚胎抗原可重新合成且含量增高,但因在胚胎期出现过,其免疫原性弱,机体已形成免疫耐受而难以引发免疫系统杀伤肿瘤细胞。胚胎抗原是最早用于肿瘤免疫学诊治的抗原,其中甲胎蛋白(α-fetoprotein,AFP)和癌胚抗原(carcino-embryonic antigen,CEA)是人类肿瘤中研究最深入的两种胚胎抗原,可分别有助于原发性肝癌和结直肠癌的诊断。

（3）过度表达的抗原:正常细胞癌变后,可引起多种信号转导分子的过度表达。这些信号分子可为正常蛋白,亦可为基因突变产物,但因其过度表达具有抗凋亡作用,可使肿瘤细胞长期存活,如 ras、c-myc 等基因产物。

（4）细胞突变产生的独特型抗原:仅表达于少数肿瘤细胞,如慢性 B 细胞白血病的癌细胞可表达 BCR 独特型决定簇,后者可作为诊断标志物。

二、肿瘤标志物

（一）肿瘤标志物的定义

肿瘤标志物(tumor marker,TM)是指在恶性肿瘤发生和发展过程中由肿瘤细胞合成、分泌,或是由机体对肿瘤细胞反应而产生或升高的、可预示肿瘤存在的一类物质,存在于血液、体液、细胞或组织中。肿瘤抗原可以是 TM,但 TM 不一定是肿瘤抗原。TM 包括蛋白质(上皮黏蛋白、胚胎蛋白、糖蛋白等)、酶、激素、病毒和肿瘤相关基因及其结构改变等。TM 主要用于肿瘤的辅助诊断、高危人群筛查、判断肿瘤大小和临床分期、肿瘤诊疗监测、肿瘤疗效判断等,也可作肿瘤复发预测及定期随访的指标。

TM 分类和命名尚未统一,常可分为胚胎抗原类、糖链抗原类、酶类、激素类、蛋白质类及其他产物类。

（二）理想的肿瘤标志物

理想的肿瘤标志物应具备以下条件：

1. 特异性强，对肿瘤与非肿瘤鉴别的准确性可达 100%，能鉴别诊断良恶性肿瘤。

2. 敏感性高，能在极早期发现和诊断肿瘤，不漏诊。

3. TM 在体液中的浓度应与肿瘤大小、临床分期密切相关，并可据此判断预后。TM 半衰期短，可根据其水平的升降监测治疗效果及肿瘤是否复发或转移；治疗后很快下降，能较快反映体内肿瘤的实际情况。

4. TM 浓度和肿瘤转移、恶性程度有关，能协助肿瘤分期和预后判断。

5. 存在于体液特别是血液中，易于检测。

6. 与预后有关，具有可靠的预测价值，即 TM 浓度越高，预后越差。

（三）影响 TM 浓度的因素

血液和其他体液中的 TM 浓度和浓度变化受以下因素影响：

1. 产生 TM 的肿瘤细胞的总数量、肿瘤的质量、肿瘤的扩散及肿瘤的分级。

2. TM 的合成速度。

3. 肿瘤细胞或细胞表面的 TM 的释放速度。

4. 个别肿瘤不携带或不表达 TM，非分泌型肿瘤虽表达 TM 但不释放入体液。

5. 若肿瘤的血供较差，到达血循环的 TM 较少。

6. 大量肿瘤细胞崩解可引起 TM 浓度增加，TM 浓度与肿瘤大小明显不成比例。

7. 若机体出现代谢障碍，如肝、肾功能衰竭，某些 TM 浓度将不成比例升高。

第二节　机体的抗肿瘤免疫效应机制

肿瘤发生与否与机体的免疫功能密切相关。当机体的免疫功能低下或受抑制时，肿瘤的发生率增高。Burnet 等提出的免疫监视（immunologic surveillance）学说认为，机体的免疫系统通过细胞免疫能识别并特异地及时杀伤机体的突变细胞，使突变细胞在肿瘤形成之前被清除。当机体免疫监视功能低下，因突变细胞不能被及时有效地清除时，则有肿瘤的形成。

机体抗肿瘤免疫应答的类型、强度受到肿瘤的免疫原性、机体的免疫功能及其他因素的影响。对免疫原性强的肿瘤，适应性免疫应答起主要作用；免疫原性弱的肿瘤，固有免疫应答则可能更重要。机体的抗肿瘤免疫效应机制包括固有免疫效应和适应性免疫效应。在体内，机体的抗肿瘤免疫应答是体液免疫和细胞免疫相互协调、共同作用的结果，细胞免疫在抗肿瘤免疫应答中占主导地位，体液免疫常起协同作用。

一、抗肿瘤的体液免疫效应机制

机体的免疫系统针对肿瘤抗原产生特异性抗体，通过体液免疫应答发挥抗肿瘤效应。体液免疫应答在机体抗肿瘤方面不起主要作用，甚至有免疫促进作用。机体抗肿瘤的体液免疫机制是在抗肿瘤细胞的抗体与肿瘤细胞表面的特异抗原结合后，再经由以下途径发挥效应（图 28-1）。

（一）激活补体系统溶解肿瘤细胞

细胞毒性抗体（IgM）、某些 IgG 亚类（IgG_1、IgG_3）与肿瘤细胞表面的抗原特异结合后，在补体参与下可致肿瘤细胞溶解，此即补体依赖的细胞毒作用（complement dependent cytotoxicity，CDC）。CDC 主要杀伤呈分散状态的悬浮肿瘤细胞或少量经体液转移的实体瘤细胞，可在一定程度上防止肿瘤转移。

（二）抗体依赖的细胞介导的细胞毒作用（ADCC）

IgG 类抗体能使巨噬细胞、中性粒细胞、NK 细胞等多种免疫效应细胞发挥 ADCC 作用，直接杀伤并溶解肿瘤细胞。该类细胞介导型抗体较 CDC 抗体产生快，在肿瘤形成早期的患者血清中即可检出。

（三）抗体的免疫调理作用

具有调理作用的主要是 IgG 抗体。吞噬细胞通过其表面的 Fc 受体，与结合在肿瘤细胞表面的 IgG 的 Fc 段反应，可增强对结合了 IgG 类抗体的肿瘤细胞的吞噬和清除，从而发挥抗体的调理作用。

（四）抗体抑制肿瘤细胞生长

转铁蛋白有促进某些肿瘤细胞生长的作用，其抗体可通过封闭肿瘤细胞的转铁蛋白受体，阻碍转

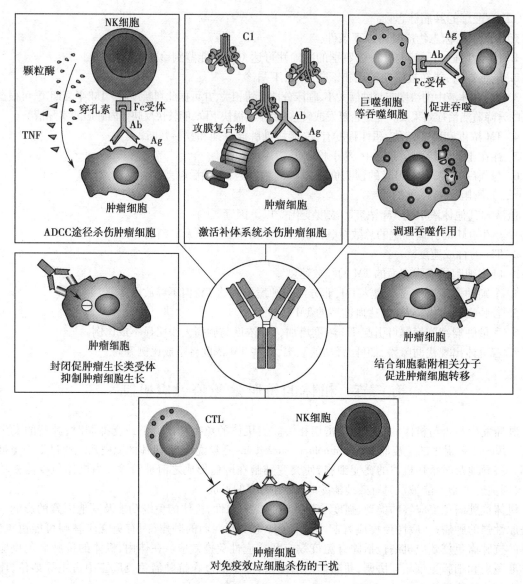

图 28-1　抗肿瘤的体液免疫效应机制示意图

铁蛋白的功能发挥,使肿瘤细胞的生长受到抑制。

（五）抗体干扰肿瘤细胞的黏附作用

抗体与肿瘤细胞抗原结合后,通过修饰其表面结构,使肿瘤细胞的黏附特性改变甚至丧失,从而抑制肿瘤细胞的生长与转移。

理论上,抗体可通过上述方式发挥抗瘤效应。但在某些情况下,抗体也可促进肿瘤的发生发展:①某些抗瘤抗体具有封闭抗体的效应,通过与瘤细胞表面的抗原结合,阻碍效应细胞识别和攻击肿瘤细胞,这将有利于肿瘤细胞的持续生长;②增强抗体(enhancing antibodies)可干扰细胞免疫对肿瘤的杀伤效应,直接促进肿瘤细胞的生长和转移。

二、抗肿瘤的细胞免疫效应机制

细胞免疫是抗肿瘤免疫的重要机制,参与抗肿瘤免疫的细胞主要有 T 细胞、NK 细胞、巨噬细胞、树突状细胞等。

（一）T 细胞

T 细胞介导的免疫应答在控制有免疫原性的肿瘤细胞的生长中发挥重要作用。目前认为,CD8$^+$ CTL 是机体抗肿瘤免疫应答的最主要效应细胞,具有高度的特异性。其抗肿瘤机制为:①分泌型杀伤,通过分泌穿孔素、颗粒酶、淋巴毒素、TNF 等杀伤肿瘤细胞;②非分泌型杀伤,通过 CTL 上的 FasL 与肿瘤细胞表面的 Fas 结合,启动肿瘤细胞的凋亡(图 28-2)。CD4+Th1 细胞的抗肿瘤效应机制主要通过:①释放多种细胞因子(如 IL-2、IFN-γ 等)激活 NK 和巨噬细胞,并同时增强 CD8+CTL 的杀伤效应;②释放 IFN-γ、TNF,促进肿瘤细胞表达 MHC Ⅰ 类分子,增强肿瘤细胞对 CD8+CTL 杀伤的敏感性,TNF 可直接破坏某些肿瘤细胞;③促进 B 细胞增殖、分化并产生抗体,通过机体的体液免疫机制杀伤肿瘤细胞;④少数 CD4+T 细胞可识别某些 MHC Ⅱ-抗原肽,直接杀伤肿瘤细胞。

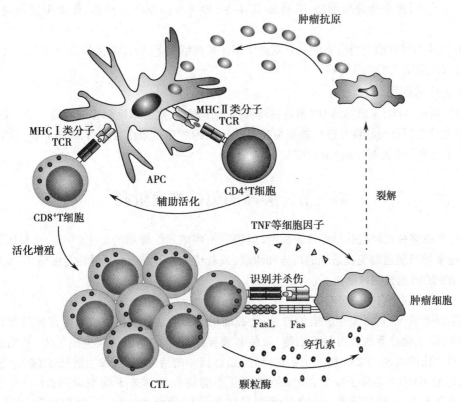

图 28-2 CD8+CTL 的抗肿瘤免疫效应机制示意图

(二)NK 细胞

NK 细胞不需预先致敏即可非特异性杀伤肿瘤细胞,其杀伤作用无 MHC 限制性和肿瘤特异性。NK 细胞是机体抗肿瘤的第一道防线,在肿瘤早期发挥重要作用。NK 细胞的抗肿瘤作用机制为:①通过释放颗粒酶和穿孔素,引起肿瘤细胞的溶解破坏;②肿瘤细胞的 Fas 与 NK 细胞的 FasL 结合,启动肿瘤细胞凋亡;③释放 NK 细胞毒因子(NKCF)、肿瘤坏死因子(TNF)等细胞因子杀伤肿瘤;④通过 AD-CC 作用杀伤肿瘤细胞;⑤NK 的杀伤作用受激活性受体(KAR)和抑制性受体(KIR)的调节(图 28-3)。肿瘤 MHC Ⅰ 类分子与抗原的复合体的表达低下,可降低或关闭 NK 的杀伤作用;反之,则启动和促进 NK 细胞的杀伤作用。

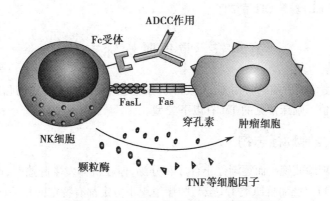

图 28-3 NK 细胞的抗肿瘤作用机制示意图

（三）巨噬细胞（Mφ）

在抗肿瘤免疫应答中，Mφ可作为APC提呈肿瘤抗原，亦可作为效应细胞参与杀伤肿瘤细胞。巨噬细胞杀伤肿瘤细胞的机制为：①活化的Mφ与肿瘤细胞结合后，可通过释放溶酶体酶等直接杀伤肿瘤细胞；②处理和提呈肿瘤抗原给T细胞，使T细胞激活，产生特异性的抗肿瘤细胞免疫应答；③Mφ表面上有Fc受体，可通过ADCC作用杀伤肿瘤细胞；④活化的Mφ可分泌TNF、NO等细胞毒性因子，间接杀伤肿瘤细胞；⑤释放IL-1等，激活B细胞产生抗体，促进T细胞和NK抗瘤效应。

Mφ在机体的抗肿瘤免疫应答中具有双重作用。某些情况下，肿瘤局部浸润的Mφ不仅无杀瘤效应，反而可促进瘤细胞的生长转移。

（四）树突状细胞（DC）

DC是主要的APC，未成熟的DC具有吞噬和胞饮作用，成熟后却反而丧失吞噬功能。DC并不直接杀伤肿瘤细胞，但可诱导特异性抗肿瘤免疫：DC捕获的肿瘤抗原主要通过MHCⅡ提呈给Th，也可通过MHCⅠ类分子交叉提呈给CD8$^+$CTL。

第三节　肿瘤的免疫逃逸机制

虽机体存在多种抗肿瘤的免疫效应机制，但仍有一些原发性肿瘤的发生、发展，这是因为肿瘤细胞亦可通过多种机制逃避免疫系统的攻击和清除，或者使机体不能产生抗肿瘤免疫应答，此即免疫逃逸。肿瘤细胞的逃逸机制可能如下：

（一）与肿瘤细胞有关的因素

若发生以下情况，均可发生肿瘤的逃逸：①肿瘤细胞不表达肿瘤抗原或发生抗原调变（antigenic modulation）（宿主免疫系统攻击肿瘤细胞，致使其表面的肿瘤抗原表位减少或丢失，从而逃逸免疫系统识别和杀伤的现象）；②肿瘤细胞生长迅速，超过机体的清除能力，发生肿瘤细胞"漏逸"；③肿瘤细胞表达的MHCⅠ类分子减少，导致肿瘤抗原不能被提呈并被T细胞识别；④肿瘤细胞合成分泌的某些细胞因子如TGF-β、IL-10等抑制机体的抗肿瘤免疫应答；⑤肿瘤细胞表达FasL，经FasL/Fas途径介导肿瘤特异性的T细胞凋亡；⑥肿瘤细胞不表达或仅低表达B7，T细胞因缺乏协同刺激信号而不能活化，丧失其功能。⑧肿瘤细胞过表达原癌基因bcl、下调Fas，使肿瘤细胞抗凋亡。

（二）与机体有关的因素

机体的免疫功能因多种原因低下，或机体存在"增强抗体"或"封闭因子"，干扰了机体免疫系统对肿瘤抗原的识别、攻击及清除。例如，①肿瘤细胞缺乏有效的肿瘤抗原表位，难以触发和启动足够的抗肿瘤免疫效应；②肿瘤细胞表达的MHC分子发生改变，影响对肿瘤抗原的提呈；③肿瘤细胞不能正常表达B7等免疫细胞活化必需的共刺激分子和黏附分子；④肿瘤患者血清中存在着封闭因子，可阻止CD8$^+$CTL与肿瘤细胞的结合，抑制CTL对瘤细胞的特异性杀伤；⑤肿瘤细胞产生某些免疫抑制因子；⑥肿瘤细胞表达FasL，诱导CTL的凋亡。

第四节　常见肿瘤标志物

检测TM是实验室诊断肿瘤的常用方法，故科学合理地应用TM，在肿瘤的临床诊断及个体化治疗中具有重要的应用价值。临床常见的TM有以下类型。

一、胚胎抗原类肿瘤标志物

胚胎抗原类物质随胎儿娩出而逐渐停止合成和分泌，但在机体发生肿瘤时，胚胎抗原类物质会重新生成和分泌（表28-1）。胚胎抗原类TM虽与肿瘤组织不一定都有特定的相关性，但与肿瘤的发生存在内在联系，故被视作较常见的TM。

表 28-1　胚胎类肿瘤标志物

名称	化学性质	相关肿瘤
甲胎蛋白	糖蛋白 70kD	肝细胞、胚细胞(非精原细胞瘤)
β-癌胚抗原	80kD	结肠
癌胚铁蛋白	糖蛋白 600kD	肝
癌胚抗原	糖蛋白 22kD	结肠、直肠、胰腺、肺、乳腺
胰癌胚抗原	糖蛋白 40kD	胰腺
鳞状细胞抗原	糖蛋白 44~48kD	肺、皮肤、头和颈部
组织多肽抗原	细胞角蛋白 8、18、19	乳腺、结肠

（一）癌胚抗原（CEA）

1. 来源与性质　CEA 由 Gold 和 Freedman 于 1965 年首先在胎儿及结肠癌细胞中发现,是相对分子质量为 180kD 的多糖蛋白复合物。一般情况下,CEA 由胎儿的胃肠道上皮细胞、肝、胰腺等细胞合成,常在妊娠前 6 个月内含量增高,出生后含量低下。

2. 检测方法与参考值　目前常用 ELISA、CLIA、ECLIA、金标记免疫渗滤/层析、RIA、时间分辨荧光免疫分析法及流式荧光免疫检测技术等检测方法,其中以 ELISA 法最常用。正常健康成人血清 CEA 含量≤5.0ng/ml(ELISA),或<2.5μg/L(CLIA),或<3.4ng/ml(ECLIA)。

3. 临床意义

（1）CEA 为非器官特异性肿瘤相关抗原,空腔脏器(如胃肠道、呼吸道、泌尿道)的肿瘤均可分泌 CEA。CEA 在肿瘤发生时重新生成并进入血液和淋巴循环,引起血清 CEA 的异常增高。当 CEA>60μg/L 时,可见于结肠癌、直肠癌、胃癌和肺癌。CEA 升高,表明有病变残存或进展。如肺癌、乳腺癌、膀胱癌和卵巢癌患者血清 CEA 量会明显升高,大多显示为肿瘤浸润,其中约 70% 为转移性癌。一般来说,术后 6 周 CEA 水平恢复正常,否则提示有残存肿瘤;若 CEA 浓度持续升高或超过正常 5~6 倍,均提示预后不良。连续随访、定量检测血清的 CEA 含量对肿瘤病情判断更具意义。

（2）其他体液如胰液和胆汁内 CEA 的定量检测,可用于诊断胰腺癌或胆道癌;浆液性渗出液的 CEA 定量检测,可作为细胞学检查的辅助手段;尿液 CEA 定量检测,可作为膀胱癌预后判断的参考指标。血清 CEA 定量结合甲状腺降钙素测定,有助于甲状腺髓样癌的诊断和复发的估计。

（3）临床应用建议:①不建议将 CEA 用于对健康人群进行早期结直肠癌的筛查。②术前 CEA 水平可与其他因素一起联合用于手术方案的选择,对于 CEA 水平升高的患者需评估是否存在远处转移,不建议根据术前 CEA 水平选择患者辅助化疗方案。③对于临床分期为Ⅱ期或Ⅲ期的结直肠癌患者,在接受手术治疗或因转移灶接受全身性治疗后,应每 3 个月检测 1 次 CEA 水平,持续 3 年。对进展期结直肠癌患者进行全身性治疗时,需常规定期监测 CEA 水平。在排除了治疗等因素引起的假阳性升高后,CEA 浓度的增高(如>30%)提示肿瘤进展。

（二）甲胎蛋白（AFP）

1. 来源与性质　1964 年 Tatarinov 在肝细胞癌患者血清中检测到 AFP。AFP 主要由胎肝合成,其次是卵黄囊,而胃肠道黏膜和肾脏合成较少。AFP 是由 590 个氨基酸组成的糖蛋白,其相对分子质量平均为 70kD。AFP 可分为肝型和卵黄囊型,这两种 AFP 对刀豆素 A(ConA)和小扁豆凝集素(LCA)等凝集素的结合能力不同。LCA 同时能与肿瘤来源的肝型和卵黄囊型 AFP 结合,AFP 按照其与 LCA 亲和力大小分为 AFP-L$_1$、AFP-L$_2$ 和 AFP-L$_3$ 三种异质体。其中 AFP-L$_1$ 主要存在于良性肝脏疾病,AFP-L$_2$ 多由卵黄囊肿瘤产生,亦可见于孕妇血清,AFP-L$_3$ 为肝癌细胞所特有,与 LCA 亲和力最强。妊娠妇女血和尿中的 AFP 含量会持续增高,妊娠 6 周开始合成,12~15 周达高峰。胎儿血浆中的 AFP 值可达 3mg/ml,随即逐渐降低,出生后 AFP 含量降至 50μg/L,1 岁末婴儿其浓度已与成人水平接近。

2. 检测方法与参考值　目前 AFP 的常用检测方法有 ELISA、CLIA、ECLIA、TRIFA、RIA、金标记免疫渗滤法及液相芯片技术。AFP 参考值:健康成人<20μg/L(CLIA)。

3. 临床意义

（1）AFP 是目前唯一推荐在临床常规使用的肝细胞癌 TM。AFP 是原发性肝癌的最灵敏、最特异的肿瘤标志，其他新兴的 TM 对肝细胞癌的诊断和监测作用仍需进行大规模的临床研究验证。血清 AFP>500μg/L 或含量不断增高，应高度警惕。肝癌患者血清 AFP 变化速率和程度与肿瘤组织的分化程度有一定的相关性，分化程度较高的肿瘤，AFP 含量常>200μg/L。治疗前的 AFP 浓度检测可与其他预测因素联合评估肝细胞癌患者的预后情况。较高的 AFP 浓度，提示预后不良。

（2）用不同的植物凝集素（PHA）可检测和鉴别组织来源不同的 AFP 的异质体。如小扁豆凝集素（LCA）亲和交叉免疫电泳自显影法可检测 LCA 结合型的 AFP 异质体。

（3）血清 AFP 水平的检测对肝癌以外的其他恶性肿瘤（如睾丸癌、畸胎瘤、胃癌、胰腺癌等）监测亦有重要价值。某些非恶性的肝脏病变，如病毒性肝炎、肝硬化，AFP 水平亦可升高，故须动态观察 AFP 含量和 ALT 活性变化来鉴别诊断。

（三）胰癌胚抗原

1. 来源与性质　胰癌胚抗原（pancreatic oncofetal antigen，POA）抽提自胎儿胰腺，是相对分子质量为 40kD 的糖蛋白，但在血清中以 900kD 的复合形式存在，可降解为 40kD 的成分。

2. 测定方法与参考值　常用 ELISA（双抗体夹心法）或放射免疫法检测。正常人血清 POA<7kU/L（RIA）或小于 2kU/L（ELISA）。

3. 临床意义　胰腺癌时，POA 的阳性检出率为 95%，其血清含量>20kU/L，肝癌、大肠癌、胃癌等恶性肿瘤患者的 POA 亦升高，但阳性率较低。POA 的特异性不高，但其可用于观察胰腺癌切除的疗效，作为胰腺癌复发监测的指标。

二、糖链抗原类肿瘤标志物

糖链抗原（carbohydrate antigen，CA）是肿瘤细胞膜的糖蛋白中糖基异常形成的抗原物质，可分为高分子黏蛋白类（表 28-2）和血型类抗原（表 28-3）两大类。正常细胞表面的糖脂或糖蛋白在细胞信息的传递、生长和分化过程中起重要的作用。当细胞恶变时，糖基转化酶失去活性或胚胎期的转化酶重新激活，导致细胞表面糖结构发生改变和抗原性质改变而产生 TM。CA 是用各种肿瘤细胞株制备单克隆抗体来识别的 TAA 大多为糖蛋白或黏蛋白，CA 后的数字代表产生该抗原的肿瘤细胞系编号。

表 28-2　糖类高分子黏蛋白抗原肿瘤标志物

名称	性质	癌肿	常用单克隆抗体
CA125	糖蛋白>200kD	卵巢、子宫内膜	OC125
CA15-3	糖蛋白 400kD	乳腺、卵巢	DF3 和 115D3
CA549	高相对分子质量糖蛋白	乳腺、卵巢	BC4E549、BC4n154
CA27.29	高相对分子质量糖蛋白	乳腺	B27.29
类黏蛋白	糖蛋白 350kD		b-12
肿瘤相关抗原 DU-PAN-2	黏蛋白 100~500kD	胰腺、卵巢、胃	DU-PAN-2

表 28-3　血型类抗原肿瘤标志物

名称	性质	癌肿	常用单克隆抗体
CA19-9	唾液酸化 Lexa	胰腺、胃肠、肝	116NS19-9
CA19-5	唾液酸化 Lea 和 Leag	胃肠、卵巢	116NS19-5
CA50	唾液酸化 Lea	胰腺、胃肠、结肠	Colo-50
CA72-4	唾液酸化 Tn	卵巢、乳腺、胃肠、结肠	B27.3.cc49
CA242	唾液酸化 CHO	结肠、直肠、胰腺	C242
鳞状细胞抗原	糖蛋白	子宫颈、肺、皮肤、头颈部	SCC

笔记

（一）CA125

1. **来源与性质**　CA125 是相对分子质量为 200kD 的黏蛋白型跨膜糖蛋白,主要存在于胎儿体腔上皮分化来的心包膜、腹膜和胸膜等组织,亦可表达于健康女性的输卵管、卵巢、子宫内膜和宫颈上皮细胞。

2. **检测方法与参考值**　目前常用 ELISA、CLIA 和 ECLIA 的双抗体夹心法检测。正常人血清 CA125≤35kU/L(CLIA、ECLIA)。

3. **临床意义**

（1）CA125 是诊断卵巢癌并检测其复发最敏感的指标,是上皮性卵巢癌与子宫内膜癌的良好 TM,可用于卵巢包块的良恶性鉴别。在浆液性子宫内膜样癌、透明细胞癌、输卵管癌及未分化卵巢癌患者亦可出现明显升高,但其在黏液卵巢癌不表达。当卵巢癌复发时,在临床确诊前几个月即可检测到 CA125 增高,尤其是卵巢癌转移患者,血清 CA125 明显高于正常参考值。CA125 测定结合盆腔检查可提高试验的特异性。动态观察血清 CA125 浓度有助于卵巢癌的预后评价和治疗控制。治疗后,CA125 可显著降低,若不能恢复至正常范围,则应考虑残存肿瘤。95% 的残存肿瘤患者的血清 CA125>35kU/L。

（2）CA125 升高亦可见于多种良性妇科疾病,如卵巢囊肿、子宫内膜病、宫颈炎及子宫肌瘤等。约 1% 的健康妇女、3%~6% 良性卵巢疾患或非肿瘤患者(包括孕期起始 3 个月、行经期、子宫内膜异位、子宫纤维变性、肝病、急性输卵管炎、胸腹膜感染和心包感染)等,血清 CA125 浓度可轻微上升。

（二）CA15-3

1. **来源与性质**　CA15-3 是相对分子质量为 300~500kD 的糖蛋白类抗原,其抗原决定基由糖和多肽两部分组成,可分别为自肝转移乳腺癌细胞膜制成的单克隆抗体(DF-3)和自人乳脂肪球膜上糖蛋白 MAM-6 制成的小鼠单克隆抗体(115-D8)识别,故将其命名为 CA15-3。

2. **检测方法与参考值**　常用 ELIA、CLIA、ECLIA 等方法检测。健康成人血清 CA15-3<30U/ml(ELISA),或<31.3U/ml(CLIA),或≤25U/ml(ECLIA)。

3. **临床意义**

（1）CA15-3 是一种由腺体分泌的多形态上皮糖蛋白,在多种腺癌(乳腺癌、肺腺癌、膜腺癌等)细胞中表达。约 30%~50% 乳腺癌患者,CA15-3 明显升高;CA15-3 亦是监测乳腺癌术后复发情况及转移的最佳指标。CA15-3 与 CA125 联合检查,用于卵巢癌复发的早期诊断。CA15-3>100kU/L 时,可认为有转移性病变,其含量变化与疗效密切相关。

（2）肺癌、结肠癌、卵巢癌、肝癌等患者血清的 CA15-3 亦可升高,应予以鉴别,特别要排除妊娠引起的含量升高。

（三）CA19-9

1. **来源与性质**　CA19-9 又称胃肠癌相关抗原,为一种低聚糖类肿瘤相关的糖类抗原,是人 Lewis 血型系统的一种被修饰的 Lewis(A)半抗原(为 Lea 血型抗原物质与唾液酸 Lexa 的结合物),仅出现于 Lewis 血型抗原阳性患者(约 95%~97%)。其相对分子质量脂质部分为 36 000,黏蛋白部分约 100 万。CA19-9 主要分布于胎儿结肠、小肠、胰、脾、胃、肝细胞中,正常成人胃肠道器官和肺组织也可检测出,但浓度极低。在唾液、精液、胃液、羊水、尿、胰腺、胆囊和十二指肠的分泌物等含黏蛋白的体液中,CA19-9 的含量极高,故只能以血清或血浆为检测标本。CA19-9 是细胞膜上的糖脂质,在血清中以唾液黏蛋白形式存在,主要分布于胎儿膜腺、胆囊、肝脏及肠等部位和正常成年人胰腺、胆管上皮等处,其在正常人血清中含量较低。

2. **检测方法与参考值**　目前常用 ELISA、CLIA 和 ECLIA 的双抗体夹心法检测。正常人血清 CA19-9 含量<37kU/L(CLIA、ELISA),或≤27U/ml。

3. **临床意义**　CA19-9 是一种胃肠道肿瘤相关抗原,在胰腺癌和胆管癌中阳性率最高。CA19-9 的检测值有助于鉴别诊断胰腺癌,敏感性达到 70%~87%,诊断胆管癌 CA19-9 的敏感性为 50%~75%。

（1）CA19-9 是胰腺癌、胆囊癌及胆管癌的首选肿瘤标志物,子宫内膜癌及宫颈管腺癌也有一定阳性表达。CA19-9 为胰腺癌和结直肠癌的标志物。85%~95% 胰腺癌患者 CA19-9 为阳性。当 CA19-9<1 000kU/L 时,有一定手术意义,肿瘤切除后 CA19-9 浓度降低;如术后 CA19-9 再上升,则可提示肿

瘤复发。胆囊癌、结直肠癌、胆管癌、肝癌、胃癌也有很高的阳性检出率。肿瘤的大小和CA19-9的检测值之间无相互关系,但血清CA19-9水平>10 000U/ml的患者几乎都存在肿瘤的远处转移。对于胃癌,建议同时检测CA72-4和CEA,对于结直肠癌建议只检测CEA。极少数CEA阴性的病例检测CA19-9才有价值。若再联合检测AFP和CEA,可进一步提高阳性检出率。

（2）胰腺炎和黄疸等良性病变患者的CA19-9亦可呈一过性增高,其浓度大多<120kU/L,须加以鉴别。应注意的是,CA19-9不适于在人群中进行肿瘤筛查,其血清水平亦不能作为是否存有肿瘤的绝对证据,其检测结果的判断还应结合临床与其他检查。

（四）CA50

1. 来源与性质　CA50是一种以唾液酸脂和唾液酸糖蛋白为主的糖蛋白,亦是一种肿瘤抗原和非特异性的广谱TM,与CA19-9有一定交叉抗原性。CA50存在于细胞膜内,唾液酸Lea血型物质、唾液酸-N-四氧神经酰胺为其表位。CA50广泛存在于胰腺、胆囊、肝脏、胃、结直肠、子宫、膀胱等处,故被视为胰腺、结直肠癌的标志物。

2. 检测方法与参考值　常用RIA、ELISA双抗体夹心法、CLIA、TRFIA等方法检测。参考值:正常成人<20kU/L(RIA法)。

3. 临床意义　CA50并非某一特定器官的肿瘤标志物,在多种恶性肿瘤中可有不同的阳性检出率,主要用于胰腺癌、结肠癌、直肠癌、胃癌的辅助诊断,其中胰腺癌患者升高最明显。应用CA50单抗建立的IRMA技术可用于肿瘤的早期诊断,胰腺癌、胆囊癌等患者血清的阳性检出率高达90%,CA50对肝癌、胃癌、结直肠癌、卵巢肿瘤的诊断亦有较高价值。在胰腺炎、结肠炎和肺炎时,CA50亦会升高,但炎症消退后下降。

三、酶类肿瘤标志物

酶或同工酶(表28-4)是最早出现并使用的TM之一。肿瘤组织或细胞可诱导其他组织细胞产生异常含量的酶;肿瘤细胞代谢旺盛,导致其细胞膜的通透性增加,肿瘤细胞内的酶因此进入血液;肿瘤导致酶的灭活和排泄受阻;肿瘤组织的压迫和浸润,使某些已排出的酶反流回血,上述原因均可导致酶类TM在血液中的异常升高。

表28-4　酶类肿瘤标志物

名　称	相对分子质量	同工酶	相关肿瘤
前列腺特异性抗原	34kD		前列腺
碱性磷酸酶	95kD	7个	骨、肝、白血病、肉瘤、卵巢等
肌酸激酶	83kD	4个	前列腺、肺、结肠、卵巢等
谷胱甘肽转移酶	80kD	多种	肝、胃、结肠
乳酸脱氢酶	135kD	5个	肝、淋巴瘤、白血病
γ-谷氨酰转移酶	90kD	12个	肝
神经元特异性烯醇化酶	73kD	2个	肺(小细胞)、神经母细胞瘤、类癌、黑色素瘤、嗜铬细胞瘤
α-L-岩藻糖苷酶	230kD	8个	肝
核糖核酸酶		2个	卵巢、肺、大肠等
5-核苷酸酶		6区带	肝
淀粉酶	45kD		胰腺等
醛缩酶	160kD	3个	肝

酶类TM根据其来源可分为:①组织特异性酶,组织损伤或变化而使细胞储存的酶释放入血(如前列腺特异性抗原PSA);②非组织特异性酶,主要是瘤细胞代谢加强尤其是无氧酵解增强时大量释放入血的酶(如己糖激酶)。

在酶类 TM 的分析中,同工酶的分辨和检出是提高 TM 临床应用的重要环节。

（一）前列腺特异性抗原

1. 来源与性质　前列腺特异性抗原(prostate specific antigen,PSA)是从前列腺组织中分离出的丝氨酸蛋白酶,相对分子质量 34kD,生理条件下主要由前列腺导管上皮细胞合成,分泌入精浆,微量进入血液循环。

2. 检测方法与参考值　目前常用 ELISA、CLIA 和 ECLIA 等方法检测总 PSA(tPSA),CLIA 检测结合 PSA(c-PSA),ELISA、CLIA 和 ECLIA 检测游离 PSA(f-PSA)。t-PSA 在正常男性血清含量<2.5μg/L(RIA 法、EIA 法),或<4ng/ml(ELISA、CLIA)。

3. 临床意义

（1）PSA 是前列腺癌最理想的 TM,用于前列腺癌的筛查、分期及预后评估、疗效判断、复发监测。PSA 检测通常采用 4μg/L 的临床临界值,降低此临界值可提高检测的敏感性,但除非联合应用其他标志物,否则相应的特异性会随之降低;反之,提高此临界值将会漏诊早期前列腺癌患者。目前尚无足够充分的依据推荐采用年龄特异的 PSA 值参考范围。当血清 t-PSA 水平轻度升高(4.0~10.0μg/L)且直肠指检为阴性时,推荐使用%f-PSA 检测,来确定是否有必要进行前列腺穿刺活组织检查来明确诊断。

（2）采血应在对前列腺进行任何操作之前、待操作引起的 PSA 升高消除之后以及前列腺的炎症消退之后进行。血标本采集后应在 3h 内离心,放置 24h 内进行检测的标本需冷藏保存,尤其游离 PSA 较总 PSA 更加不稳定。超过 24h 的标本需冷冻保存(至少-20℃,最好-30℃以下)。长期保存的标本需储存于-70℃以下。

（3）推荐 PSA 用于监测前列腺癌患者治疗后的疾病状态。若肿瘤局限在前列腺内,根治性的前列腺切除术成功后,血循环中的 PSA 应降低至检测不到的水平。持续检测到 PSA,则表明手术切除不完全或者存在转移灶:①术后 PSA 持续增高,提示了疾病的复发;②单次的 PSA 检测结果不足以诊断复发,需连续复查多次 PSA 出现持续升高趋势才提示复发,建议 PSA 检测值在患者最低值后出现升高超过 2.0μg/L 以上定义为"生物化学复发";③PSA 对化疗及激素治疗的预后评估敏感性欠佳。

（二）α-L-岩藻糖苷酶

1. 来源与性质　α-L-岩藻糖苷酶(α-L-fucosidase,AFU)为溶酶体酸性水解酶,广泛分布在人体组织细胞、血液和体液中,参与糖蛋白、糖脂和寡糖的代谢。其相对分子质量 230kD,单个亚基相对分子质量 50kD。

2. 检测方法与参考值　AFU 正常参考值为 5~40U/L(连续监测法)。

3. 临床意义　原发性肝癌患者血清 AFU 活力显著高于其他各类疾病(包括良恶性肿瘤)。AFU 是对原发性肝细胞性肝癌临床诊断的又一敏感、特异的新 TM。AFU 活性动态曲线对判断肝癌疗效、估计预后和预报复发均有着极重要的作用。但需注意,血清 AFU 活力在某些转移性肝癌、肺癌、乳腺癌、卵巢或子宫癌患者间有重叠,在肝硬化、慢性肝炎、消化道出血等非肿瘤性疾病也可轻度升高。若联合检测 AFU 和 AFP,可提高原发性肝癌的诊断率至 90% 以上。AFU 同工酶对正常人、肝炎、原发性肝癌的鉴别诊断亦具有一定的临床价值。

（三）神经元特异性烯醇化酶

1. 来源与性质　神经元特异性烯醇化酶(neuron-specific enolase,NSE)是糖酵解途径中催化甘油分解的最后的酶,有 α、β、γ 三种免疫学性质不同的亚基,二聚体为其活性形式。γ 亚基同工酶存在于神经元和神经内分泌组织中。α 亚基同工酶定位于胶质细胞,称为非神经元特异性烯醇化酶(NNE),NSE 和 NNE 的相对分子质量分别为 78kD 和 87kD。

2. 检测方法与参考值　检测方法有 CLIA。正常参考范围为成人<16.3μg/L(CLIA)。

3. 临床意义　NSE 是神经母细胞瘤和小细胞肺癌最主要的 TM。

（1）NSE 对神经母细胞瘤患者的早期诊断有较高的临床价值,其尿中的 NSE 也有一定程度升高,治疗后血清 NSE 降至正常水平。血清 NSE 水平的测定对于监测疗效和预报复发均具有重要参考价值,比测定尿液中儿茶酚胺的代谢物更有意义。

（2）小细胞肺癌(SCLC)是源于神经内分泌系统的恶性肿瘤,它表现出神经内分泌细胞的特性而表达过量的 NSE,SCLC 患者血清 NSE 的阳性检出率高达 65%~100%。现已公认 NSE 可作为 SCLC 高特异性、高灵敏性的 TM。

四、激素类肿瘤标志物

有激素分泌功能的细胞癌变时,其分泌的激素量异常升高。正常情况下不能生成激素的细胞癌变后,肿瘤细胞所产生的激素亦会升高,这些内分泌激素也可作为 TM(表 28-5)。

表 28-5　激素类肿瘤标志物

名　称	化学性质	相　关　肿　瘤
儿茶酚胺类		嗜铬细胞
ACTH(促肾上腺皮质激素)	4.5kD	库欣综合征、肺(小细胞)
ADH(抗利尿激素)	3.5kD	肺(小细胞)、原发性类癌等
CT(降钙素)		甲状腺髓质
GH(生长激素)	21kD	垂体腺瘤、肾、肺
hCG(人绒毛膜促性腺激素)	45kD	胚胎绒毛膜、睾丸(非精原细胞癌)
hPL(人胎盘催乳素)	22kD	滋养层、性腺、肺、乳腺
PTH(甲状旁腺素)	8.7KD	肝、肾、乳腺、肺等
PRL(催乳素)	22kD	垂体腺瘤、肾、肺
胰高糖素(glucagon)	3kD	胰高糖素瘤、嗜铬细胞瘤
TGF(转化生长因子)		鳞瘤、肾、乳腺

(一)降钙素

1. 来源与性质　降钙素(calcitonin,CT)为甲状腺滤泡细胞 C 细胞合成分泌的单链多肽激素,又称甲状腺降钙素。由 32 个氨基酸组成,相对分子质量 3.5kD。人类 CT 的半寿期只有 4~12min,正常情况下其靶器官为骨、肾和小肠,主要抑制破骨细胞的生长,促进骨盐沉积,增加尿磷,降低血钙、血磷。

2. 检测方法与参考值　CT 的正常参考值<100ng/L(RIA)。

3. 临床意义　甲状腺髓样癌患者血清的 CT 必定会升高,故 CT 可作为观察其临床疗效的指标。肺癌、乳腺癌、胃肠道癌及嗜铬细胞瘤患者,亦可因高血钙或异位分泌而导致血清 CT 水平增加;另外,肝硬化、肝癌也偶可出现血清 CT 增高。

(二)人绒毛膜促性腺激素

1. 来源与性质　人绒毛膜促性腺激素(hCG)为胎盘滋养层细胞分泌的糖蛋白类激素,在正常妊娠妇女血中可测出。其相对分子质量为 45kD,有 α、β 两个亚基,α 亚基相对分子质量约为 13 000,α 亚基的生物特性与垂体分泌的卵泡刺激素(FSH)、黄体生成激素(LH)的 α 亚基相同。β 亚基为特异性链,相对分子质量约为 15 000,是较好的 TM。

2. 检测方法与参考值　可用 ECLIA、ELISA 检测。参考值区间:男性 hCG≤2.0mU/ml,绝经后女性≤6.0mU/ml,非妊娠妇女≤2.0mU/ml(ECLIA);男性与未绝经女性<5.0mU/ml,绝经女性<10.0mU/ml(ELISA)。

3. 临床意义　β-hCG 是公认的诊断滋养层细胞肿瘤敏感性最高的 TM,100% 滋养体瘤和绒毛膜上皮细胞癌的 β-hCG 异常升高,可高达 100 万 U/L。当胎盘绒毛膜细胞恶变为恶性葡萄胎时,hCG 亦会明显增高。乳腺癌、睾丸癌、卵巢癌及子宫内膜异位症、卵巢囊肿等非肿瘤状态时,hCG 均会增高。

(三)儿茶酚胺类及其衍生物

儿茶酚胺类激素(catecholamines,CA)由肾上腺髓质的嗜铬细胞产生和分泌,包括肾上腺素(E)、去甲肾上腺素(NE)和多巴胺(DA)等。

1. 变肾上腺素(metanephrine)　为儿茶酚胺的甲氧化代谢产物,儿茶酚胺的形成都是在肾上腺髓质的嗜铬细胞及交感神经末梢形成,检测尿中的变肾上腺素可间接了解 CA 的分泌。

高效液相的紫外检测是变肾上腺素测定最有效的方法,正常参考值为 0.30~1.50μmol/24h 尿。变肾上腺素浓度增高是分泌型嗜铬细胞瘤的主要标志物,比儿茶酚胺和香草扁桃酸更稳定。

2. 香草扁桃酸(3-甲氧-4 羟苦杏仁酸,VMA)

(1) 来源与性质:VMA 为肾上腺素(epinephrine,E)、去甲肾上腺素(norepinephrine,NE)经单胺氧化酶(monoamine oxidase,MAO)和儿茶酚胺-O-甲基转移酶(catechol-O-methyltransferase,COMT)甲基化和脱氨基的降解产物。VMA 主要从尿中排出。

(2) 检测方法与参考值:HPLC 的电化学检测为常用方法,其正常参考值随年龄增长而增加,成人为 5.0~35.0μmol/24h 尿。

(3) 临床意义:VMA 常被认为是神经母细胞瘤、神经节瘤和嗜铬细胞瘤的 TM。约 70% 神经母细胞瘤有 VMA 增高,IV 期神经瘤患者的 VMA/HVA 比值可作为预后评价指标,儿童神经母细胞瘤的 VMA 亦可作为一项重要指标。此外,VMA 还可作为嗜铬细胞瘤临床诊断的首选标志物,但需同时检查尿中儿茶酚胺和变肾上腺素的水平。

3. 高香草酸(3-甲氧-4-羟苯乙酸,HVA)　为多巴胺的主要代谢产物,由儿茶酚在肝内经羧化和氨基氧化而成。

常采用 HPLC 电化学检测方法,正常参考值与 VMA 相似,亦随年龄增长而增加,成人为 15~40μmol/24h 尿。尿中 HVA 的增加与多巴合成量有关。神经母细胞瘤、儿童交感神经肿瘤患者的 HVA 常被选作临床诊断和随访的主要标志物。

五、蛋白质类肿瘤标志物

蛋白质类肿瘤标志物是最早发现的肿瘤标志物(表 28-6),如 β_2 微球蛋白、免疫球蛋白。这类肿瘤标志物特异性稍差,但检测方法相对容易,常作为常规检测项目在临床使用。

表 28-6　蛋白质类肿瘤标志物

名称	化学性质	相关肿瘤
β_2-微球蛋白	12kD	多发性骨髓瘤、B 细胞淋巴瘤、慢性淋巴细胞白血病、Waldenstrom 巨球蛋白血症
C 多肽	3.6kD	胰岛素瘤
铁蛋白	450kD	肝、肺、乳腺、白血病
本周蛋白	22.5~45kD	游离轻链病、多发性骨髓病
免疫球蛋白	160~900kD	多发性骨髓瘤、淋巴瘤
铜蓝蛋白	126~160kD	肝、胃肠、胰腺
甲状腺球蛋白	670kD	甲状腺癌

(一) 细胞角蛋白 19 片段(CYFRA21-1)

1. 来源与性质　细胞角蛋白组成上皮细胞的中层丝状结构,细胞角蛋白丝状结构本身不易溶解,但随着蛋白变性,能形成可溶性细胞角蛋白成分,并释放进入体液循环。在病理条件下,上皮细胞发生恶性变,蛋白酶激活,可加速细胞降解,大量细胞角蛋白片段因此释放入血。

细胞角蛋白 19(cytokeratin 19,CYK-19)为角蛋白家族中最小的成员,广泛分布于正常组织表面,如层状或鳞状上皮中。病理条件下其可溶性片段(CYFRA21-1)释放入血并可与两株单克隆抗体 KS19.1 和 BM19.21 发生特异性结合。

2. 检测方法与参考值　ELISA 或 ECLIA 检测。正常人血清<1.8ng/ml(ELISA),或 CYFRA21-1<3.3ng/ml(ECLIA)。

3. 临床意义　CYFRA21-1 是非小细胞肺癌(NSCLC)的首选肿瘤标志物,主要用于非小细胞性肺癌(NSCLC)的病程监测。CYFRA21-1 是 NSCLC 最敏感的 TM,但其检测值在肾功能衰竭患者中可出现假性升高;也适用于监测横纹肌浸润性膀胱癌的病程。CYFRA21-1特异性较好,可鉴别诊断肺部良性疾病(如肺炎、结节病、结核病、慢性支气管炎、支气管哮喘、肺气肿)。CYFRA21-1水平在个别良性肝脏疾病和肾衰竭轻微上升(<10ng/ml),与性别、年龄或吸烟习惯无相关性,不受妊娠影响。

肺癌的临床诊断主要根据临床症状、影像学或内镜检查及外科手术。肺部不能明确诊断的病灶,但若伴有CYFRA21-1增高(>30ng/ml),提示患原发性支气管肺癌的可能性相当高。血清高水平CYFRA21-1,提示肿瘤晚期和预后较差。

血清CYFRA21-1水平正常或轻微上升,不能排除肿瘤存在的可能。患者治疗中,血清CYFRA21-1水平快速下降到正常范围内,提示治疗有效。血清CYFRA21-1水平持续性保持、轻微改变或缓慢下降,提示肿瘤可能切除不完全。在疾病进展过程中,CYFRA21-1水平的升高往往早于临床症状及影像学检查。

(二)β_2微球蛋白

1. 来源与性质　β_2微球蛋白(β_2 microglobulin,β_2m)是由血小板、淋巴细胞和多形核白细胞产生的一种小分子球蛋白,可从肾脏患者尿中分离出,由99个氨基酸组成,相对分子质量仅为1.2kD,因电泳时位于β_2m区而命名,为HLA的轻链。

2. 检测方法与参考值　检测方法有胶乳增强免疫比浊法、CLIA。正常参考范围(RIA、EIA法):血中含量为(3.1±0.96)mg/L,尿β_2m为(0.31±0.34)mg/L;脑脊液β_2m为(1.27±0.11)mg/L。

3. 临床意义

(1) 血β_2m:①为淋巴细胞增殖性疾病的主要标志物。多发性骨髓瘤、慢性淋巴性白血病患者血β_2m浓度明显增加。β_2m血清水平可用于评价骨髓瘤的疗效及预后。CMV、EBV、HBV或HCV及HIV感染时,血β_2m亦可增高。②评估测肾功能。肾功能是影响血β_2m浓度的最主要因素,血β_2m是反映肾小球滤过功能的灵敏指标,累及肾小球滤过功能的各种原发性或继发性肾小球病变均可致血β_2m升高;血β_2m亦是反映高血压和糖尿病肾功能受损的敏感指标;长期血液透析患者,血β_2m升高与淀粉样变、淀粉骨关节病及腕综合征的发生相关;血β_2m也有助于动态观察和诊断早期肾移植排斥反应。③自身免疫性疾病时,血β_2m增高,尤其是SLE的活动期。50%RA患者血β_2m升高,且与关节受累数目呈正相关。目前认为,测定血β_2m可用于评估自身免疫性疾病的活动程度,并可作为观察药物疗效的指标。

(2) 尿β_2m:①诊断近曲小管损害敏感而特异的方法。近曲小管轻度受损时,尿β_2m即明显增加,且与肾小管重吸收率呈正相关。②尿蛋白/尿β_2m有助于鉴别肾小球或肾小管病变。单纯肾小球病变时,尿蛋白/尿β_2m>300,单纯肾小管病变时比值<10,混合性病变的比值介于两者之间。③鉴别尿路感染。上尿路感染时尿液β_2m浓度明显增加,而下尿路感染时则基本正常;糖尿病、高血压患者早期,尿β_2m与其肾功能损害程度显著相关;恶性肿瘤、自身免疫性疾病肾损害时,尿中β_2m明显增高;尿β_2m检测可用于判断肾移植的排斥反应,肾移植患者血、尿β_2m明显增高常提示机体发生排斥反应。

(三)铁蛋白

1. 来源与性质　铁蛋白(ferritin,Fer)是由脱铁蛋白组成、相对分子质量为450kD的糖蛋白,存在于各种组织和体液中,由24个亚单位聚集而成,每个Fer可贮存4 500个铁原子。

2. 检测方法与参考值　血清正常参考值:男性20~250μg/L,女性10~120μg/L(RIA法、EIA法)。

3. 临床意义　铁蛋白有肝脏型(L型)和心脏型(H型)两个亚基,不同比例的亚基聚合可得到不同的同工铁蛋白图谱。发生肿瘤时,酸性同分异构体的Fer增高,常与白血病、肺癌、乳腺癌相关;若肝癌患者AFP测定值较低,可用Fer测定值作为补充,以提高诊断率。肝炎、色素沉着、炎症时,Fer亦可升高。

(四)本周蛋白

1. 来源与性质　本周蛋白(BJP)又名凝溶蛋白,或称"Ig轻链"标志物,由Ig完整的轻链组成。大多数病例BJP的沉降系数为3.6S,相对分子质量45kD,为游离的轻链双体;当沉降系数为1.8S时,相对分子质量22.5kD,多属单体。

2. 检测方法　①热沉淀法:此法易受pH及多种理化因素的影响,宜用pH 4.9醋酸缓冲液调到恒定环境;②醋酸纤维薄膜电泳(CAME):首次晨尿浓缩 50 倍左右后电泳,经丽春红染色后,在 α_2-γ 区间可显现 BJP;③聚丙烯酰胺溶胶电泳(PAGE):以聚丙烯酰胺凝胶作支持物的不连续凝胶电泳技术,能使样品中的蛋白组分被清楚地分开,BJP 位置与 CAME 相同;④非浓缩尿与银染技术:此法为不需浓缩尿液的银染技术,可提高尿 BJP 检测的敏感性;⑤免疫电泳;⑥固定免疫电泳:灵敏度较高的 BJP 筛选方法,比免疫电泳的灵敏度提高近 10 倍。

3. 临床意义　本周蛋白是 MM 的典型标志物,慢性淋巴瘤、骨肉瘤等均会引起 BJP 阳性,肾病时亦可阳性。

（五）胃泌素释放肽前体

1. 来源与性质　人类的胃泌素释放肽(gastrin-releasing peptide,GRP)主要表达于胃肠道、呼吸道和中枢神经系统。胃泌素释放肽前体(pro-gastrin-releasing peptide,ProGRP)是 GRP 的前体,可由小细胞肺癌(SCLS)肿瘤细胞分泌,是 SCLS 的重要血清诊断标志物,其特异性和敏感性均高于其他肺癌相关指标如 NSE 和 CYFRA21-1,在 SCLS 的诊断、复发转移判断、疗效监测以及预后评价中有重要的指导价值。

2. 检测方法与参考值　可用 CLIA、ELISA 检测。正常人血浆 ProGRP≤65pg/ml(CLIA);血清 ProGRP 较之略低(≤63pg/ml 或更低),该值易受标本采集条件的影响。正常人血清 ProGRP<46pg/ml(ELISA)。

3. 临床意义　ProGRP 被广泛应用于临床 SCLC 的诊断、预后评估及疗效监测,它对于 SCLC 的诊断特异性优于 CEA、NSE、CYFRA21-1。ProGRP 的血清标本在 2～8℃ 可保存 7d(浓度降低 33%～60%),室温保存 24h(降低 38%～50%)。肾功能障碍会显著影响检测结果。①ProGRP 作为 TM 时,须检查肾功能以排除 GFR 降低所致的血清/浆 ProGRP 增高,血清肌酐>353.6mmol/L 时,可出现血清/浆 ProGRP 升高。②SCLC 的诊断和鉴别诊断。SCLC 患者血清 ProGRP 阳性率约 68.6%;与 NSE 和 CYFRA21-1 等其他检测指标联合,有助于分类诊断小细胞肺癌和非小细胞肺癌,尤其对于不能获得病理检查结果的患者。③若 NSCLC 患者血清 ProGRP>100pg/ml 时,在排除肾功能影响后,应进一步检查肿瘤组织是否含有小细胞成分或存在神经内分泌分化。④对于治疗前血清/浆 ProGRP 水平增高的 SCLC 肺癌患者,该指标的动态分析有助于疗效监测、复发转移判断和预后评价,需要结合患者的临床信息和其他诊断手段综合评判。⑤其他神经内分泌源性肿瘤,如类癌、具有神经内分泌特征的肺未分化大细胞癌、甲状腺髓样癌以及具有神经内分泌特征的亚群雄激素非依赖性前列腺癌等,也会出现 proGRP 增高,所以 ProGRP 检测不是判断 SCLC 的绝对指标,必须结合其他的检查手段综合评判;另外,SCLC 在一般人群中的发病率低,ProGRP 也不适用于该病的筛查。

（六）人附睾蛋白-4

人附睾蛋白-4(human epididymis protein 4,HE-4)由 Kirchhoff 等于 1991 年首次在附睾远端上皮细胞中发现。最初认为它是一种与精子成熟相关的蛋白酶抑制剂,后经多种方法证实,HE-4 在正常生殖道腺上皮细胞、上呼吸道和肾远曲小管上皮细胞呈低表达,在卵巢癌、移行细胞癌、肾癌、乳腺癌、膜腺癌和消化系统肿瘤均有不同程度的表达,尤以卵巢癌为明显;它不仅在细胞水平上有高表达,分泌型 HE-4 在卵巢癌患者的血清中高水平表达,并于 2002 年被证实为卵巢癌血清标志物。

六、其他常用的肿瘤标志物

表 28-7 中为其他常用的肿瘤标志物。

表 28-7　其他常用的肿瘤标志物

名称	性质	相关脏器及肿瘤
C-myc	细胞株、原发肿瘤	乳腺癌、急性粒细胞白血病、结肠腺癌、巨细胞肺癌等
K-ras	细胞株、原发肿瘤	骨肉瘤、膀胱癌、胰腺癌、卵巢癌、结肠癌
C-erb-2	原发肿瘤	胃腺癌、肾腺癌、乳腺癌
P53	染色体 17p21-1q	肺癌、结肠癌、胃癌

第五节 肿瘤标志物的检测和联合应用

一、肿瘤标志物的检测技术

肿瘤的免疫学检测的主要目的是对肿瘤进行免疫学诊断,并评估宿主的免疫功能状态。

(一)影响 TM 检测的因素

影响 TM 检测准确性和敏感性的因素主要包括以下三方面:

1. 分析前 标本的正确采集与保存(尤其是采集合格的标本)、某些药物的影响(如顺铂、丝裂霉素可使 PSA 假性升高)、受检者自身的状况以及生理因素等都会影响到 TM 检测的准确性与敏感性。

2. 分析中 检测方法和检验试剂会影响检测的准确性,故应尽量采用同一仪器、同一方法、同一厂家的配套试剂进行检测。同时,也须考虑钩状效应、交叉污染、嗜异性抗体等亦会影响检测结果。

3. 分析后 TM 检测需采用不同的标本进行,会有不同的参考值范围,所以不同地区的各临床实验室应建立自己的参考值范围。此外,TM 检测结果的报告和解释对临床判断疗效和监测预后有重要意义,所以应动态监测患者的 TM 含量变化的曲线。

(二)肿瘤的免疫学诊断

1. 检测肿瘤抗原 为目前最常用的肿瘤免疫学诊断法,如检测 AFP 对原发性肝细胞性肝癌有诊断价值,检测 CFA 有助于诊断结直肠癌、胰腺癌等,但人类 TSA 的检测进展不大。

2. 检测肿瘤抗体 黑色素瘤患者血清中检出抗黑色素瘤抗体,鼻咽癌和 Burkitt 淋巴瘤患者的血清中可检测到 EBV 的抗体,且抗体水平与病情发展和恢复密切相关。

3. 肿瘤的放射免疫显像诊断 将^{131}I 等放射性核素标记抗肿瘤单抗后,经静脉注射或腔内注射,可将放射性核素导向肿瘤的所在部位,用 γ 照相机即可清晰显示肿瘤影像。目前这一技术已应用于肿瘤的临床诊断。

(三)对肿瘤患者免疫功能状态的评估

肿瘤的发生与机体的免疫功能尤其是细胞免疫功能密切相关,检测肿瘤患者的免疫功能可用于评价疗效、了解病情、判断预后等。一般肿瘤患者的免疫功能变化不大,晚期肿瘤患者的免疫功能可被抑制。若治疗后免疫功能改善,患者的生存期可延长,故免疫功能正常的肿瘤患者预后一般较好。

(四)TM 的检测技术

血清 TM 多采用生物化学方法和免疫学技术进行检测,肿瘤细胞表面的 TM 常采用免疫组织化学技术、流式细胞术,尤其是流式细胞术,而分子生物学方法则多用于科研。

1. 免疫学检测 常用 ELISA、RIA、CLIA、ECLIA、TRFIA 等方法检测血液、体液中的 TM。上述方法灵敏度和特异性很高,且既可定性又可定量分析。

2. 生物化学方法 常用生化比色法检测 AFU、γ-GT,电泳法检测酶和同工酶如 AP 及其同工酶、LD 及其同工酶等。

3. 免疫组织化学技术 常用于组织切片、脱落细胞、穿刺细胞等的细胞病理学检查,可用于肿瘤的分化程度、异型性的判断,恶性程度的区分及预后评价。

4. 流式细胞术 主要用于肿瘤细胞表面的 TM 的检测与分析,尤其是检测 CD 分子,在白血病、恶性淋巴瘤等的诊断、免疫学分型、治疗方案的确定等方面有重要意义。

5. 分子生物学技术 肿瘤的发病机制及诊断方面的研究常使用基因扩增技术、杂交技术、DNA 重组技术等分析相关基因的结构和功能改变。

二、肿瘤标志物的联合应用

不同肿瘤或同种肿瘤的不同组织类型可有共同的 TM 或不同的 TM,而且单一的 TM 因其敏感性或特异性较低,不能满足临床需求,所以 TM 的联合检测可提高灵敏度和特异性,提高肿瘤的检出率和诊断的准确性。用于联合检测的 TM 须科学分析并严格筛选,合理选择 3~5 个性质不同、特异性强、敏感性高的 TM 进行联合检测(表 28-8)。

2801
视频:肿瘤标志物的检测技术

笔记

表 28-8　肿瘤标志物的联合检测

恶性肿瘤	主要肿瘤标志物	其他肿瘤标志物
胰腺癌	CA19-9	CA50、Amy
原发性肝癌	AFP	AFP-L3、DCP、GPC-3、GP-73
结直肠癌	CEA	CA242
前列腺癌	PSA	f-PSA、ALP
肺癌	NSE	ProGRP、CYFRA21-1、SCC
卵巢癌	CA125	HE-4、β-hCG
胃癌	CA72-4	PG、CA19-9、CEA
淋巴瘤	$β_2m$	LASA、LD2
乳腺癌	CA15-3	CA549、BRCA1、BRCA2、ER、PR、HER-2
黑色素瘤	黑色素瘤抗原	NSE、LASA、CA、L-多巴

（一）肺癌

目前肺癌常用的血清 TM 为 NSE、ProGRP、CYFRA21-1、鳞状细胞癌抗原（squamous cell carcinoma antigen，SCC）等。NSE 是目前公认用于小细胞肺癌的特异性和灵敏度较高的 TM。CYFRA21-1 是诊断非小细胞肺癌最敏感的 TM，同时也是非小细胞肺癌重要的预后评估指标，但 YFRA21-1 的检测值较大程度上受到肾功能的影响。血清中 SCC 水平升高，强烈提示有非小细胞肺癌的存在，尤其提示有鳞状上皮细胞性肺癌。在大细胞肺癌和肺腺癌中，血清 CEA 水平升高最明显且其敏感性也较高。肺癌 TM 若结合细胞病理学检查，其临床诊断价值更大。

（二）乳腺癌

目前使用的血清 TM 对乳腺癌早期诊断的价值不高，但乳腺癌治疗时合理治疗方案的选择则需可靠的用于预后评估的 TM。乳腺肿瘤的标志物最早使用的是 CEA、hCG、铁蛋白等。CA15-3 联合 CA549、BRCA1、BRCA2、ER、PR、HER-2 等的检查则可提供更可靠的实验室依据。乳腺癌易感基因 BRCA1、BRCA2 的检测对早期诊断和发现乳腺癌有一定意义。

（三）肝细胞癌

迄今为止，AFP 仍是肝癌诊断的最佳 TM，也是目前唯一推荐临床常规使用的 TM。除此之外，还有 AFP 的异质体 AFP-L3、去饱和-γ-羧基-凝血酶原（des-γ-carboxy-prothrombin，DCP）、磷脂酰肌醇蛋白聚糖-3（glypican-3，GPC-3）等标志物与 AFP 联合应用，可明显提高肝癌的诊断阳性率。

（四）卵巢癌

卵巢癌的单个 TM 特异性不高。联合检测 CA125、HE-4 等 TM，则可提高诊断的阳性率。其他 TM，如骨桥蛋白、前列腺素原、组织多肽抗原（TPA）、CEA、HER-2/neu 基因、AKT-2 基因等，也可用于卵巢癌的实验室检查。

（五）胰腺癌

目前 CA19-9 为较好的胰腺癌指标，其阳性值与肿瘤大小有一定相关性。CA19-9 又可与 CA50 或与胰腺癌组织抗原一起作为胰腺癌诊断的联合指标。

患者，男性，55 岁，工人。因上腹明显饱胀不适、纳差乏力 2 个月余，体重较前明显减轻，就诊入院。5 年前于某医院体检示 HBsAg 阳性、HBsAb 阴性、HBeAg 阳性、HBeAb 阴性、HBcAb 阳性、转氨酶异常增高，清球比（A/G）倒置。入院查体：腹水征阳性，肝肋下 6cm 扪及，质硬且表面明显结节状，边缘不规则，脾肋下 4cm，质中，患者双下肢呈显性水肿。实验室检查：WBC 14.6×10^{12}/L，RBC 2.85×10^{12}/L，PLT 32×10^9/L；总蛋白 67.1g/L，清蛋白 21.4g/L，球蛋白 45.7g/L，A/G 0.5，总胆红素 96.3μmol/L，直接胆红素 51.40μmol/L；HBsAg 阳性、HBeAg 阳性、HBcAb 阳性；AFP > 1 000μg/L；腹水未见癌细胞。B 超示肝右叶内 11cm×14cm 强回声光团。

案例分析

笔记

本章小结

　　肿瘤抗原是指在肿瘤的发生发展过程中新出现的或过度表达的抗原物质。依据肿瘤抗原的特异性可分为肿瘤特异性抗原和肿瘤相关性抗原，按产生的机制可分为理化因素诱发、病毒诱发、自发性肿瘤抗原和正常细胞成分过度表达的抗原。机体的抗肿瘤免疫应答分为特异性和非特异性免疫，尤其是细胞免疫发挥了主导作用，但肿瘤可通过逃逸机制而存在。

　　肿瘤标志物指在恶性肿瘤发生和发展过程中由肿瘤细胞合成、分泌，或是由机体对肿瘤细胞反应而产生或升高的、可预示肿瘤存在的一类物质，存在于血液、体液、细胞或组织中。肿瘤抗原可以是 TM，但 TM 不一定是肿瘤抗原。TM 主要用于肿瘤的辅助诊断、高危人群筛查、判断肿瘤的大小和临床分期、肿瘤诊疗监测、肿瘤的疗效判断，也可作为复发预测及定期随访的指标。

　　临床常用的肿瘤标志物有胚胎抗原类、糖链抗原类、酶类、激素类、蛋白质类及其他产物类等。TM 大多缺乏器官特异性，单一的 TM 检测受到诸多因素的影响，不能满足临床需要，故而常对 TM 进行联合检测，以提高临床诊断的敏感性和特异性。TM 的免疫检测和生化检测为主要的检测手段。对肿瘤标志物的深入研究及新的特异性 TM 的发现将更加有利于恶性肿瘤的早发现、早诊断、早治疗。

（旷兴林）

扫一扫，测一测

思考题

1. 简述肿瘤抗原的概念和分类。
2. 何为肿瘤标志物？理想的肿瘤标志物的条件是什么？
3. 肿瘤标志物的临床常见类型有哪些？试举例说明。
4. 为什么临床上需对肿瘤标志物进行联合检测？

学习目标

1. 掌握:准确度、精密度、偏倚、标准差、正态分布、质量保证、质控品、标准品、诊断敏感性、诊断特异性、阳性预测值、阴性预测值、Cutoff 值、ROC 曲线、室内质量控制、室间质量评价、LIMS 系统的基本概念;标准品分类及理想标准品的基本条件;定量、半定量和定性免疫检验的方法类型。

2. 熟悉:室间质量评价的方式、评分及意义。

3. 了解:实验室信息管理系统在免疫质控管理中的作用。

4. 正确叙述实验室确定人群中 Cutoff 值的主要方法。

5. 学会常用的免疫学统计质控图类型、结果判断及失控的处理程序。

　　免疫学检验是临床实验室承担的一大类重要检查项目。临床免疫实验室的测定数据服务于患者疾病的辅助诊断、治疗监测、疗效评估以及临床实验研究,在疾病的诊断、筛查和监测过程等方面发挥着重要的作用。为保证患者临床诊疗或临床实验研究的有效性,需要临床实验室采取一系列有效的措施,证明其检测数据能够达到所确定的质量标准,其内容涉及实验室临床检测的所有相关活动,通过分析影响检验结果的各环节,以保证其检验结果能满足所确定的质量要求。因此,日常临床免疫检测活动中如何贯彻实施质量保证成为了免疫学检验的一个重要内容。

第一节　免疫学检验质量控制的概念

　　免疫学检验结果的准确性、可靠性、及时性和有效性对临床疾病的诊断、监测和疗效评估具有重要作用,各个实验室之间免疫学检验结果的准确性和可比性是免疫学检验质量控制的基本目的。因此,只有明确免疫学检验质量控制的有关概念,才能真正理解免疫学检验质量控制的内涵,有助于准确和高效地完成质量控制工作。

一、基本概念

先简单介绍免疫学检验质量控制中常用统计量的基本概念。

1. 准确度(accuracy)　是指待测物的实际测定值与其真值的一致性程度。准确度不能直接以数值表示,通常情况下以不准确度来间接衡量。对同一分析物重复多次测定,所得均值与其真值或参考靶值之间的差异(偏倚)即为测定的不准确度。

2. 精密度(precision)　是指在一定条件下检测所获得的各独立测定结果之间的一致性程度。与准确度一样,精密度也无法直接衡量,通常以不精密度进行表示。测定中不精密度的主要影响因素是随机误差,用标准差(SD)和变异系数(CV)来表示。SD 或 CV 越大,表示重复测定的离散程度越大,则精密度越差,反之则越好。准确度好的实验,其精密度不一定好;反之,准确度差的实验,其精密度则不一定差。

3. **偏倚(bias)**　是指待测物的测定值与可接受参考值之间的差异。偏倚又分批内偏倚和批间偏倚两种类型,其计算公式如下:

$$批内偏倚 = \frac{\overline{Xw} - Xt}{Xt} \times 100\%$$

$$批间偏倚 = \frac{\overline{Xb} - Xt}{Xt} \times 100\%$$

式中:$\overline{Xw}$ 为在一批测定中室内质量控制质控品的多个测定值的均值;$\overline{Xb}$ 为不同测定批室内质量控制质控品的测定值的均值;Xt 为质控品的靶值。批内偏倚反映的是该批测定的系统误差,如校准不准、非特异显色等。批间偏倚所反映的问题要更大一些,如试剂或校准物变质所致的误差。

4. **均值(mean)**　是指一组测定值中所有值的平均值,也称均数。其计算公式如下:

$$均值(\overline{X}) = \frac{\sum x}{n}$$

式中:$\sum x$ 为一组测定值中所有值的和;n 为测定值的个数。均值为计算值,在实际测定数据中可能会出现该数值,也可能没有。

5. **标准差(standard deviation,SD 或 S)**　又称标准偏差,用来表示一组测定数据的分布情况,即离散度。它是反映一组数据的精密度和离散程度的最主要指标。其计算公式如下:

$$S = \sqrt{\frac{\sum (x - \bar{x})^2}{n-1}}$$

$$或者 S = \sqrt{\frac{1}{n-1}\left[\sum x^2 - \frac{1}{n}(\sum x)^2\right]}$$

6. **变异系数(coefficient of variation,CV)**　是指标准差与平均值之比,用百分比来表示。可以下式计算:

$$CV = \frac{S}{\bar{x}} \times 100\%$$

7. **误差(error)**　是指待测物的测定值与客观存在的真值之间的差异。误差包括系统误差和随机误差。系统误差是实验过程中产生的误差,它的值恒定不变或遵循一定的变化规律,通常是由仪器、方法以及操作人员等因素引起。随机误差则是一类不恒定的、随机变化的误差,主要是由实验人员的操作等随机因素所致,该误差的出现难以完全避免和控制。

8. **重复性条件(repeatability condition)**　是指在短的间隔时间内,在同一实验室对相同的测定项目使用同一方法和同一仪器设备,由相同的操作者获得独立的测定结果的条件。

9. **批(run)**　是指在相同条件下所获得的一组测定。

10. **正态分布(gaussian distribution)**　又称高斯分布,是指当一质控物用同一方法在不同的时间重复多次测定,当测定数据足够多时,如以横轴表示测定值,纵轴表示在大量测定中相应测定值的个数,则可得到一个两头低、中间高、中间为所有测定值的均值、左右对称的"钟形"曲线。

正态分布的基本统计学含义可用均数($\overline{X}$)、标准差(S)和概率来说明。均数位于曲线的正中线所对应的值。S 则表示测定值的离散程度。S 越大,曲线越宽大;S 越小,曲线越窄。曲线下的面积为概率,其与 $\overline{X}$ 和 S 的关系可阐述如下:所有测定值处于均值±$1S$ 范围内的概率为 0.68;处于均值±$2S$ 范围内的概率为 0.955;处于均值±$3S$ 范围内的概率为 0.997(图 29-1)。正常情况下,测量(或实验)误差

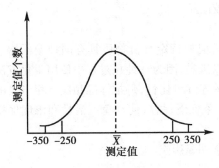

图 29-1　测定值的正态分布

符合正态分布。这是许多统计方法的理论基础,也是质量控制图的理论基础,了解正态分布对学习质量控制方法具有重要意义。

二、质量保证的有关概念

质量保证涵盖了临床实验室常规免疫检验从标本采集到结果报告发出及解释的所有步骤,下面是常用的有关质量保证的概念。

1. **质量保证**(quality assurance,QA)　是指为一产品或服务满足特定的质量要求,提供充分可信性所要求的有计划的和系统的措施。

2. **质控品**(quality testing materials)　又称质控物,是指含量已知并处于与实际标本相同的基质当中的特性明确的物质。这种物质通常与其他杂质混在一起,故质控品必须按患者标本一样对待,进行检测。根据用途可分为室内质控品、室间质评样本和质控血清盘等三类。室内质控品主要用于控制临床实验室标本检测中的误差,以检测和控制实验室常规操作的精密度。室间质评样本则由主持室间质评的机构制备或监制,通常无需准确的定值,其目的是评价实验室常规测定的准确度,使各实验室的测定结果具有可比性。质控血清盘为经过筛检得到的有明确阴性和阳性的原血清样本,阴、阳性血清总数之比通常为1∶1,可用于特定的定性免疫测定试剂盒的质量评价。

3. **最佳条件变异**(optimal conditions variance,OCV)　是指在仪器、试剂和实验操作者等可能影响实验结果的因素均处于最佳时,连续测定同一浓度同一批号质控物20批次以上,即可得到一组质控数据,经计算可得到其均值($\bar{X}$)、标准差(S)和变异系数(CV),此CV即为OCV。需注意的是,所有测定数据不管其是否超出$3S$,均要用于上述统计计算。

4. **常规条件变异**(routine conditions variance,RCV)　是指在仪器、试剂和实验操作者等可能影响实验结果的因素均处于通常的实验条件下时,连续测定同一浓度同一批号质控物20批次以上,即可得到一组质控数据,经计算可得到其均值($\bar{X}$)、标准差(S)和变异系数(CV),此批间CV即为RCV。同样,所有测定数据不管其是否超出$3S$,也均要用于上述统计计算。

当RCV与OCV接近或小于20CV时,则RCV是可以接受的,否则就需要对常规条件下的操作水平采取措施,予以改进。通常在免疫检测中,ELISA测定的OCV应小于15%,使用自动化免疫分析仪的测定OCV则应小于10%。

第二节　免疫检验质量控制的基本保障

免疫检验结果的影响因素很多,临床标本的正确处理和免疫检验方法的选择尤为重要。用于免疫检验的临床标本最为常用的是血清(浆)。治疗药物的使用、标本收集时间、体位等对临床免疫检验结果均有影响;免疫检验方法可选择的种类也较多,其测定方法的灵敏度和特异性要比生化方法要求高得多,有些免疫检验质量控制的目的在于是否检测出病原体,与检出量无关,所以质量控制要保证试验的灵敏度和特异性。免疫检验质量控制包括定量免疫检验、半定量免疫检验、定性免疫检验三种类型的质量控制。

一、标准品

(一)标准品的概念和分类

标准品是指含量明确的、处于一定基质中其特性明确的物质。这种物质通常是纯品,可分为一级、二级、三级3个等级。一级标准品数量有限,可使用10~20年,其为冻干品,内含载体蛋白。一级标准品通常为国际标准品(international standard,IS),确定了国际单位(U)的生物制品被国际公认为最高级别的标准品,但至今很多免疫检验方法还没有国际标准品。国家标准品则为二级标准,由国家的有关权威机构制备,供国家内部使用,可用来维持校准。三级标准品则通过与二级标准的比对而来,通常由实验室自己或试剂生产厂家制备,为通常使用的商品校准品。

（二）标准品的基本条件

标准品的特性应该清楚明确,理想的标准品应该是纯品,但如特定分析物质具有同种型不均一性,则相应的标准品也应具备这种特点。但这种要求通常难以满足,因为在纯化过程中使用生化方法去除杂质,会引起特定物质同种型的少量丢失。为保证检测的连续可比性,每批标准品应有相当大的量,以保证能在较长时间内使用。因此,每批标准品应在适当条件下保存,使其免疫活性和浓度保持稳定。通常理想的标准品应具备以下基本条件:

1. 标准品的基质通常为含蛋白的缓冲溶液,对测定结果无明显影响。
2. 对标准品的浓度一般无特殊要求,在方法的测定范围内即可。
3. 保持稳定性,在一定时间内、在规定的保存条件下应有良好的稳定性。
4. 无已知的传染危险性,对已知的经血液传播的病原体如 HIV、HCV 知 HBV 等必须作灭活处理。
5. 靶值或预期结果已定。

二、定量、半定量和定性免疫检验

免疫学检验包括定量、半定量和定性免疫检验三种类型。与其他临床检验侧重于定量检验相比,而免疫学检验则更侧重于定性检验。

（一）定量免疫检验

定量免疫检验方法主要有放射免疫试验、酶免疫试验和化学发光免疫试验等。由于定量检测对测定结果要求有准确的量值,在测定时须用校准品对仪器进行校准。室内质控则应选择特定试剂盒或方法,测定范围内的高、中和低三种浓度的质控品,以监测对不同浓度标本测定结果的变比。

（二）半定量免疫检验

半定量免疫检验方法主要包括酶免疫试验、荧光免疫试验等,测定结果通常以抗体的滴度、效价等进行表示。半定量免疫检验质量控制要点在于在有阴性质控的前提下,还采用多个相应滴度或效价的抗体作为室内质控品,与临床标本同时测定。

（三）定性免疫检验

定性免疫检验方法是免疫学检验的重点,其测定方法有很多,主要有沉淀试验、凝集试验、荧光免疫试验和酶免疫试验等,常以"有"或"无","阳性"或"阴性"来表达测定结果。此类测定质控要点是控制测定下限,设置临界 cutoff 值的低值弱阳性质控物是定性室内质控的关键。因此,应选择靶抗原或抗体浓度接近试剂盒或方法的测定下限的质控品进行室内质量控制,并与临床标本的测定同时进行,这一点对于使用肉眼判定测定结果的方法尤为重要。如自身抗体检测的荧光免疫试验,每次检测应包含一个已知的弱阳性对照,这样有利于判断临床检测样本的有效性。此外,依据选用方法的特点,还要选用高浓度的质控品;同样对于定性免疫检验方法来说,阴性质控也是必不可少的。

三、检测试剂的批间差异

许多临床免疫检验项目需要通过检测试剂进行完成。检测试剂盒种类繁杂,常因不同生产厂家产品的质量和技术含量差别导致检测试剂的差异性。有时即使同一厂家不同批号的同种试剂,因原料来源、纯度不同以及生产条件变动也会产生检测试剂的批间差异;甚至同一批号的同种试剂盒因地区储存、运输的条件不同,也会导致检测试剂性质的变化。评价试剂盒质量的方法很多,但试剂盒的准确性往往作为首选条件,批间差异却往往被忽视。因此,需要利用可靠的定值血清对购入的检测试剂盒应进行性能测定和批间差异评价,只允许符合实验质量要求的试剂盒用于临床标本的检测工作。

引起试剂盒批间差异的原因是多方面的,包括:试剂盒的原材料(抗原和抗体)本身依靠生物工程技术生产,生产技术要求难度大,工艺提纯方法不好掌握,质量控制要求较高,产品质量不稳定,使每批原材料的纯度和活性都有所差别;用不同的提纯方法及不同批号的抗原或抗体所制备的试剂质量也不一样;同一批号的原料,不同组装工艺,其结果也不尽一样;组装工艺相同,质量标准控制稍有欠缺,其结果也会有所差异。

因此,免疫检验室在订购检测试剂时要选择质量有保障的正规试剂生产商,建立完善的免疫检验室内质量控制体系,尽量减少批间差异。

四、检测试剂的稳定性

实际工作中,只有保证试剂质量的稳定,才有可能得到准确检测结果。稳定性是体外检测诊断试剂随时间推移保持特性一致性的能力,是试剂必须具有的基本属性,是确保体外检测诊断试剂使用过程中安全有效的重要指标。检测试剂的稳定性研究是根据产品的理化性质、设计合理的稳定性研究试验项目,以考察不同条件下产品的主要质量指标随时间变化的情况,为产品的保存条件和有效期确定提供依据。

检测试剂的稳定性研究的类型一般分为保存期稳定性研究、使用期稳定性研究及运输模拟研究。保存期稳定性研究主要用于确定体外诊断试剂在规定的保存条件下最终包装内的有效期,一般至少使用 3 批产品建立保存期要求。使用期稳定性研究是指产品投入使用后产品保持活性的时间段,可以使用单一产品批号建立此类保存期要求。运输模拟研究是将样本暴露于预先设定的改变的环境条件下,用于模拟产品在到达消费者前的过程中所能忍受的最坏的环境条件,此研究结果用于确定检测试剂最适宜的运输和保存条件,要求检测试剂至少有一个产品批号通过这种测试。有时候为确定检测试剂的稳定性,还可采用加速稳定性研究方法,是指采用过度的条件来增加产品的化学或物理降解的速度,从而预测其有效期,可采用的过度性条件包括升高温度、升高湿度、光照和震动等。

目前欧盟有关体外检测诊断试剂的法规规定:对于长期稳定性研究,应采用 3 个批次产品;对于模拟运输条件下的稳定性研究,可采用 1 个批次产品;对于使用过程中的稳定性研究,如重新组成或最初在真空包装的试剂中打开包装后的稳定性研究,可采用 1 个批次产品;对于延长保存期限的稳定性研究,应采用 3 个批次产品;对于可能影响稳定性的变更,可采用 1 个批次的产品。该法规说明,任何情况下,产品投放市场时,所有的稳定性要求都要经过足够的数据证明,必要时还要考虑产品的相关风险和关键原材料的潜在影响。

第三节　免疫学实验常用评价指标

临床实验室免疫检验的方法越来越多,需要通过一些客观评价指标来进行评判其临床应用价值。

一、诊断敏感性、特异性和正确诊断指数

（一）诊断敏感性

诊断敏感性(sensitivity of diagnosis)是指将实际患病者正确地判断为阳性(真阳性)的百分率。该指标值越大,则漏检的可能性越小。计算公式为:

$$诊断敏感性 = \frac{TP}{TP+FN} \times 100\%$$

式中:TP 为真阳性;FN 为假阴性。本指标可用于评价测定方法的临床应用价值,理想测定方法的诊断敏感性应为 100%。

（二）诊断特异性

诊断特异性(specificity of diagnosis)是将实际无病者正确判断为阴性(真阴性)的百分率。该指标值越大,则误诊的可能性越小。计算公式为:

$$诊断特异性 = \frac{TN}{TN+FN} \times 100\%$$

式中:TN 为真阴性;FN 为假阳性。本指标是用于评价测定方法的临床应用价值。理想测定方法的诊断特异性应为 100%。

（三）正确诊断指数

正确诊断指数(Youden index)又称约登指数,是指比较两个实验方法时,单独使用灵敏度或特异性,可能会出现一个实验方法的灵敏度高、特异性低,另一个实验方法的灵敏度低、特异性高,从而无

法判断哪一个实验方法更好,由此提出了灵敏度与特异性之和减去1,大小范围从0到1,正确诊断指数越大,实验的真实性越好。理想实验方法的正确诊断指数为1。

（四）诊断效率

诊断效率(efficiency of diagnosis)是指能准确区分患者和非患者的能力。理想测定方法的诊断效率应为100%。其计算公式为:

$$诊断效率=\frac{TP+TN}{TP+FP+TN+FN}×100\%$$

（五）阳性预测值

阳性预测值(positive predictive value,PPV)是指特定试验方法测定得到的阳性结果中真阳性的比率。理想测定方法的阳性预测值应为100%,亦即没有假阳性。

（六）阴性预示值

阴性预示值(negative predictive value,NPV)是指特定试验方法测定得到的阴性结果中真阴性的比率。理想测定方法的阴性预示值应为100%,亦即没有假阴性。

二、Cutoff 值

Cutoff 值即临界值,是指被检测分析物的量值,用于确定结果高于还是低于临床或分析的决断点。对于大多数免疫分析来说,来自感染和非感染人群的标本之间有一个检测结果的重叠区,这就说明一个实验方法一般不大可能有100%完全的敏感性、特异性或预测值。因此,在选择 Cutoff 值和报告检测结果时应该考虑哪个评价指标更重要。临床上检测试剂盒的生产厂家和实验室确定人群中 Cutoff 值的主要方法如下:

（一）通过阴性血清测定结果均值

使用阴性血清测定结果均值的2~3倍作为阳性判断值:取少量的阴性血清样本,使用已建立的酶免疫测定方法或试剂盒测定,如果上述阴性血清样本的吸光度均值为0.05,则本次测定的阳性判断值为0.10 或0.15。例如,现有的试剂盒结果的判定以 P/N 或 S/N≥2.1 为阳性,其依据即是以阴性参考血清的2倍作为阳性判定值。这种 Cutoff 值设定方法可以较好地避免假阳性结果的出现,但假阴性的可能性较高。总的来说,这是一种非常粗糙的 Cutoff 值设定方法。

（二）使用正常人血清样本的均值和标准差

首先测定大量正常人血清样本,然后将所得到的吸光度均值增加2个或3个 SD 作为阳性判断值:当正常人血清样本数量足够大时,使用特定的酶免疫测定方法测得的吸光度值将呈正态分布,在具有95%(单侧)的可信度的情况下,可以将从正常人血清测得的吸光度均值+2SD 作为阳性判断值;如要求99%(单侧)的可信度,则以吸光度均值+3SD 作为阳性判断值。这种 Cutoff 值设定方法较第一种方法更为科学,建立在统计学的精确计算的基础上,但由于这种方法仅考虑阴性人群,故而难以确定"灰区",有可能会出现较多的假阴性,因其将整个"灰区"几乎都归为阴性。

（三）通过大量正常人血清样本和阳性血清样本

该方法综合考虑了正常人和患者血清样本的特点,在测定大量正常人血清样本的同时测定大量阳性血清样本。如测定值为正态分布,则根据 u 检验的特点,以单侧99.5%可信度分别确定阴性和阳性的 Cutoff 值;如测定值为非正态分布,以百分位数法单侧95%或99%来确定 Cutoff 值。阴性和阳性人群的 Cutoff 值确定后,根据"灰区"的大小,在综合平衡考虑假阳性和假阴性率的情况下确定 Cutoff 值。这种 Cutoff 值确定方法,较单纯从阴性人群考虑要较为全面,并且考虑了测定的"灰区",不会出现将"灰区"全部纳入阴性的情况。

（四）通过测定转化型血清样本

在测定大量正常人和大量阳性血清样本的同时,测定转化型血清(从阴性转变为阳性过程中的系列血清)样本,取假阳性和假阴性发生率最低且能区别抗原转化至抗体出现点的吸光度值作为阳性判断值。该方法在方法(三)基础上,增加了转化型血清样本的测定,使得阳性判断值的确定能最佳地将阳性与阴性样本区别开来。这种 Cutoff 值确定方法应该说是目前最佳的模式,但由于转化型血清样本非常昂贵且难以得到,应用起来有一定难度。

（五）通过 ROC 曲线

ROC 是英文 receiver operating characteristic 的缩写，ROC 曲线又称受试者操作特性曲线，不仅可用于不同检验方法之间的比较，而且可用于对检验项目临床准确性的评价以及决定正常和异常的分界点（即 Cutoff 值）。以真阳性率为纵坐标、以假阳性率为横坐标绘制所得的曲线就是 ROC 曲线。它可以用来表示灵敏度与特异度之间的相互关系，若在患病率接近 50% 时，最接近左上角的那一点可定为 Cutoff 值，若灵敏度为 80%、特异性为 84% 时，其假阳性率和假阴性率之和最小。

第四节　室内质量控制

室内质量控制（internal quality control，IQC）是指由实验室工作人员采取一定的方法和步骤，连续评价本实验室整个测定工作过程的可靠性程度，旨在监测和控制本室常规工作的精密度，提高本室常规工作中批内、批间样本的一致性，并确定当批的测定结果是否可靠，可否发出检验报告的一项工作。

一、室内质量控制系统的要求

（一）确定分析方法

1. **可靠性**　检测方法具有良好的特异性、灵敏性、稳定性。
2. **实用性**　检测快速、微量、技术要求不高，影响因素易控制。

（二）建立标准化操作及流程

在免疫测定中，试剂准备、加样、温育、洗板、显色和测定等每一步骤对测定结果都可能产生影响，需要有一套完整的标准操作规程（standard operation procedure，SOP）文件做保障，包括仪器使用、维护操作规程、分析项目的标准操作手册、质控品或标准品使用操作规程等，目的是使实验室工作流程标准化、规范化。

（三）仪器的校准和校准验证

通过对仪器、试剂盒和检测系统的测试和调整，校准检测程序和靶物质之间的相关关系；通过使用校准品，按照日常检测标本的程序测定，验证仪器、试剂盒及检测系统的检测结果是否在规定范围内保持稳定；同时，还需对日常所用器材（温箱、水浴箱、冰箱、微量加样器、稀释棒、标准滴管等）进行定期检查、校准或更换。

（四）标准品和质控品的使用

标准品和质控品是保证质控工作的重要物质基础。使用标准品和质控品建立质控标准，在常规工作基础上评价检测结果的精密度和准确性，将临界值血清插入常规检测工作中，检测试剂盒灵敏度是否达到规定要求。连续测定 20 次以上，根据均值和标准差作质控图，观察检测结果的灵敏度。

（五）保证试剂质量

不同检测项目的试剂应严格要求使用正式批准生产文号及"批批检"合格产品或同意进口的试剂盒，并对所有的试剂品牌、规格、批号、效期进行记录，以备质量评价。

（六）实验室的环境、设施和设备

作为一个临床检测实验室，首先应有充分的空间、良好的照明和空调设备。实验室仪器设备应保养良好，定期校准，通常必须仔细注意仪器极易出现问题的区域，如探针、洗涤区等。对于洗板机，则要注意加注洗液的探针孔的堵塞问题以及液体吸加的有效性。ELISA 测定的板孔非特异性显色常与洗板不彻底造成液体残留量大有关。

二、常用的免疫学统计质控图

（一）室内质控规则的表达方式及定义

对室内质量控制的结果判断中，必须依靠能够判断测定结果是否在控的质控标准，即质控规则。

1. **质控规则的表达方式**　通常质控规则以符号 A_L 来表示，其中 A 为质控测定中超出质量控制限的测定值的个数，L 为控制限，通常用 $\overline{X}$ 或 $\overline{X} \pm (1 \sim 3)S$ 来表示。当质控测定值超出控制限 L 时，即可将该批测定判定为失控。例如，常用的 1_{3S} 质控规则，其中 1 为原式中的 A，3S 为原式中的 L，其确

切的含义为:在质控测定值中,如果有一个测定值超出 $\bar{X}\pm3S$ 的范围,即可将该批次判定为失控。

2. 质控规则符号及定义 质控规则的功能简单地说就是用于判断测定批的失控还是在控。常用的质控规则符合及定义见表 29-1。

表 29-1 常用质控规则的符号及定义

符号	定义
$1_{2}s$	一个质控测定值超出 $\bar{X}\pm2S$ 控制限时即失控
$1_{3}s$	一个质控测定值超出 $\bar{X}\pm3S$ 控制限时即失控
$2_{2}s$	两个连续的质控测定值同时超出 $\bar{X}\pm2S$ 控制限时即失控
$R_{4}s$	同一批测定中,两个不同浓度质控物的测定值之间的差值超出 $4S$ 控制限时即失控
$3_{1}s$	三个连续的质控测定值同时超出 $\bar{X}\pm1S$ 控制限时即失控
$4_{1}s$	四个连续的质控测定值同时超出 $\bar{X}\pm1S$ 控制限时即失控
7_{X}	七个连续的质控测定值同时处于均值 $\bar{X}$ 的同一侧时即失控
7_{T}	七个连续的质控测定值呈现一个向上或向下的趋势变化时即失控
8_{X}	八个连续的质控测定值同时处于均值 $\bar{X}$ 的同一侧时即失控
9_{X}	九个连续的质控测定值同时处于均值 $\bar{X}$ 的同一侧时即失控
10_{X}	十个连续的质控测定值同时处于均值 $\bar{X}$ 的同一侧时即失控

(二)常用质控图的选择、绘制及结果判断

1. Levey-Jennings 质控图法 也称 Shewhart 质控图,是由美国学者 Shewhart 于 1924 年首先提出来的,并用于工业产品的质量控制。1951 年 Levey-Jennings 将 Shewhart 质控图引进临床实验室,经 Henry 和 Segalove 的改良,即成为目前常用的 Levey-Jennings 质控图(图 29-2)。其基本特点是:

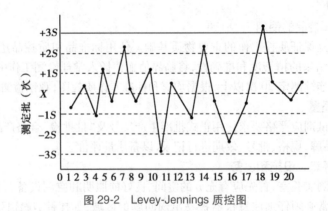

图 29-2 Levey-Jennings 质控图

(1)根据均值($\bar{X}$)和标准差(S)确定质控限,以 $\bar{X}\pm2S$ 为告警限,$\bar{X}\pm3S$ 为失控限,判断质控结果。其基本统计学含义是在稳定条件下,在 20 个 IQC 结果中不应有多于 1 个结果超过 2S(95.5%可信限)的限度;在 1 000 个测定结果中超过 3S(99.7%可信限)的结果不多于 3 个。因此,如以 $\bar{X}\pm3S$ 为失控限,假失控的概率为 0.3%。

(2)对待质控品应如同患者标本一样同等对待,不能进行特殊处理。在每批患者标本测定的同时测定质控品,将所得结果标在质控图上。质控品在控时,才能报告该批患者标本的测定结果;质控品失控时,说明测定过程存在问题,应解决存在的问题,并重新测定在控后才能报告。

(3)当使用一个以上浓度的质控品在同一张质控图描点时,则质控图上的 $\bar{X}$ 和 S 可不标数据,而

仅以 $\overline{X}$ 和 S 表示。

（4）若以 $\overline{X}\pm 2S$ 为失控限,假失控的概率太高,通常不能接受;以 $\overline{X}\pm 3S$ 为失控限,假失控的概率低,但误差检出能力不强。IQC 数据是用来控制实际过程的,在质控图记录结果时应同时记录测定的详细情况,如日期、试剂、质控物批号和含量及测定者等。

2. Levey-Jennings 质控图结合 Westgard 多规则质控方法　Levey-Jennings 质控图法虽然简单易行,但由于仅仅使用单个质控判断规则而显得较为粗糙,后来 Westgard 等在上述方法的基础上建立了一种多规则方法。该方法是将前述的多个质控规则同时应用进行质控判断的方法。常用的有 6 个质控规则,即 $1_{2}S$、$1_{3}S$、$2_{2}S$、$R_{4}S$、$4_{1}S$、10_{x},其中 $1_{2}S$ 规则作为告警规则。通常上述规则中 $1_{3}S$ 和 $R_{4}S$ 规则反映随机误差,而 $2_{2}S$、$4_{1}S$ 和 10_{x} 反映系统误差,系统误差超出一定的程度,也可从 $1_{3}S$ 和 $R_{4}S$ 反映出来。

3. "即刻法"质控法　其实质是一种统计学方法,即 Crubs 异常值取舍法,只要有 3 个以上的数据即可决定是否有异常值的存在。在基层医院的临床基因扩增检验中,通常不是每天都有测定,有的检验几天才做一次,"即刻法"质控只要有连续 3 批质控测定值即可对第 3 次测定结果进行质控。具体步骤如下:

（1）将连续的质控测定值按从小到大排列,即 $X_1, X_2, \cdots, X_n$（X_1 为最小值,X_n 为最大值）。

（2）计算均值（$\overline{X}$）和标准差（S）。

（3）按下述公式计算 $SI_{上限}$ 和 $SI_{下限}$ 值。

$$SI_{上限}=\frac{x_{最大值}-\overline{X}}{S}$$

$$SI_{下限}=\frac{\overline{X}-x_{最小值}}{S}$$

（4）将 $SI_{上限}$ 和 $SI_{下限}$ 值与 SI 值表（表 29-2）中的数值比较。

表 29-2　"即刻法"质控 SI 值表

n	n_{3S}	n_{2S}	n	n_{3S}	n_{2S}
3	1.15	1.15	12	2.55	2.29
4	1.19	1.46	13	2.61	2.33
5	1.75	1.67	14	2.66	2.37
6	1.94	1.82	15	2.71	2.41
7	2.10	1.94	16	2.75	2.44
8	2.22	2.03	17	2.79	2.47
9	2.32	2.11	18	2.82	2.50
10	2.41	2.18	19	2.85	2.53
11	2.48	2.23	20	2.88	2.56

质控结果的判断:$SI_{上限}$ 和 $SI_{下限}$ 值均小于表 29-2 中 n_{2S} 对应的值时,说明测定质控测定值的变化在 $2S$ 之内,是可以接受的。如 $SI_{上限}$ 和 $SI_{下限}$ 值中有一项处于 n_{2S} 和 n_{3S} 对应的值之间时,说明该质控测定值的变化在 $2\sim 3S$ 之间,处于"告警"状态;当 $SI_{上限}$ 和 $SI_{下限}$ 值中有一项 $>n_{3S}$ 对应的值时,说明该质控测定值的变化已超出 $3S$,属"失控"。

三、失控处理程序

当操作者发现质控数据违背质控规则时,应填写失控报告单并上报,由专业组长决定是否发布与测定质控品相关的临床样本检验报告。失控信号出现由多种因素造成,常见的失控原因有:①测定操作中的随机误差,如标本或试剂吸取的重复性差、试剂未混匀、洗涤不充分、温育时间和环境条件的一致性不佳等;②仪器故障或维护不良,如光路不洁、比色波长不对、管道堵塞等;③试剂问题,如标准品和质控品不对、变质或失效,显色底物变质、试剂污染等;④采用的质控规则和控制限范围不当等。

临床标本检测中,一旦发现检测结果失控,应及时查找失控原因。查找检测结果失控原因的步骤为:①回顾整个试验过程,尽可能找到出问题的环节;②如未找到原因,重测同一质控品,以排除人为误差和寻找偶然误差;③如重测结果仍不在允许范围内,打开一瓶新的质控品,重测失控项目,以排除质控品变质或过期;④如检测结果仍不在控,进行仪器维护,如光源更换、比色杯清洗、仪器清洗或更换试剂等,维护后重测失控项目;⑤使用新的校准液重新校准仪器,然后重测失控项目,以排除校准液的原因;⑥如仍未找到原因,联系仪器或试剂生产厂家,进行技术支援。

第五节　室间质量评价

室间质量评价对于保证免疫学检验的质量,使之具有较高的重复性、准确性和各实验室之间结果的可比性,具有十分重要的意义。室间质量评价一般是由室间质量评价组织者定期发放一定数量的统一的质控样本给各参加质评实验室,然后实验室将测定结果在规定的时间内按照统一的格式报告至组织者进行统计学分析,最后由组织者向每一参加实验室寄发室间质评报告。

一、质评的概念

（一）室间质量评价

室间质量评价(external quality assessment,EQA)是指为客观地比较某一实验室的测定结果与靶值的差异,由外单位机构采取一定的方法,连续、客观地评价实验室的结果,发现误差并校正结果,使各实验室之间的结果具有可比性。这是对实验室操作和实验方法的回顾性价,是实验室质量改进的措施,而不是用来决定实时的测定结果的可接受性。

（二）能力验证试验

能力验证试验(proficiency testing,PT)是指利用实验室间检验来检查实验室检验能力的方法。目的是利用实验室间比对检验结果,检查实验室整体检验能力,评审各参与实验室的技术能力。PT 试验是评审实验室时使用的一种评审方法,通过 PT 可提供该实验室是否具有得出可靠检验结果能力的主要证据。

二、EQA 和 PT 试验的区别及作用

实验室室间质量评价的重要方案是实验室质量控制和管理实践的有效组成部分。EQA 是指进行实验室之间的比对试验,而 PT 试验是利用 EQA 的结果评审实验室的技术能力。EQA 的目的是多方面的,主要包括评价实验室整体的检验能力,评价实验室工作人员的个人检验能力,确定检验方法的精密度,确定某一样品的准确度;PT 的目的仅是评价实验室整体的检验能力。

EQA 根据其目的可分为自我教育和执业认可两大类,前者以英国国家室间质量评价计划(National External Quality Assessment Schemes,NEQAS)的 EQA 为代表,后者则以美国病理学家协会(College of American Pathologists,CAP)的 PT 试验为范本,但两者的运作模式基本相同。我国有关部门正逐步开展利用 EQA 的实验室能力评价结果来评审实验室的阶段,将具有法律效力的 PT 与其他措施一道成为质量保证、质量改进和实验室教育的措施,对发现实验中存在的问题、证明现行实验方法的有效性、评价实验室工作人员的能力方面有积极意义。

三、EQA 的方式、评分及意义

（一）EQA 的方式

1. **发放质控品进行调查**　这是国内外室间质评的最常用的形式。国家卫生健康委员会临床检验中心及各省(市、自治区)临床检验中心定期发放质控物至各专业实验室,各专业实验室在规定的日期进行检验并将检验结果报至委、省临床检验中心。委、省临床检验中心经统计分析,将评价结果寄回

各实验室。通过评价,各实验室了解本室工作质量,发现差距,并设法改进,以不断提高检验质量。这种评价方式缺点是各实验室常对质控物会进行特殊对待,在检验时选用特殊试剂盒,选派特别的技术员进行检验,这就使 EQA 的结果不能真实反映该实验室日常工作水平。

2. **现场调查**　这种调查事先不通知,临时派观察员到实验室,指定采用常规方法,检验规定一组标本,进行评价。这种方式容易发现实验室存在的实际问题,可以直接给予指导和帮助,解决问题,提高检验质量,多用于专项调查或 EQA 成绩不合格的实验室实地调查。

(二)评分方法

国家卫生健康委员会临床检验中心临床免疫对免疫学项目的室间评分分为两种类型,一种是报告阴性或阳性型评分,另一种是报告实验室数据的数字型评分。

1. **阴性或阳性型质评评分**　根据 S/co 计算判定阴性或阳性:在部分定性的酶免疫分析中,以试剂盒说明书判定结果的方法来计算(S/co)值。S 为样本,A 值(吸光度值),co 为 cutoff 值(一般为阴性对照均值 A×2.1)。当 S/co≥1 时,判为阳性;S/co<1 时,为阴性。注意:竞争抑制法则 S/co>1 时,判为阴性;S/co≤1 时,判为阳性。所有质评样本的测定结果与预期结果的符合率达到 80% 以上时才可以接受。评分公式如下:

$$SI = \frac{该室该项目得分 - 全国该项目平均分(\overline{X})}{全国该项目得分标准差(s)}$$

样本结果与预期结果相符合者给 2 分,不符合者及不填报的以 0 分计算,凡报可疑结果者得 1 分。若 $SI≥0$ 为合格,说明该项目成绩居于全国平均水平之上。$SI<0$ 为不合格,说明该项目成绩居于全国平均水平之下。

2. **数字型质评评分**　通过各实验室得到的数据,依据下列公式计算全国平均值($\overline{X}$)和标准差(S),求 SI 值:

$$SI = \frac{\left| 该室该项目检测值(X) - 全国该项目平均值(\overline{X}) \right|}{全国该项目标准差(S)}$$

当 SI 趋于 0 时,说明该参评实验室该检测值接近全国预期值(靶值)。

当 $SI≤1$ 时,说明该参评实验室该项目测定值在全国检测分布的 1S 范围内。

当 $1<SI≤2$ 时,说明该参评实验室该项目测定值在全国检测值分布的 1S 之外、2S 之内的范围。

当 $SI>2$,为不合格,说明测定存在较大的问题。

国际上往往根据参评实验室与其他实验室得分之间的关系,对特定参评实验室的进行评分,分为绝对评分和相对评分两种模式。绝对评分是指对参评实验室测定的每份质评样本按照已定的靶值进行计分,然后再计算该次质评的总分,根据所得质评总分的高低评判参评实验室的水平。相对评分是指比较参评实验室质评得分与所有参评实验室的平均分,根据其得分高低进行排序,分析其在全部参评实验室中所处的顺序位置。

美国 CAP 的 PT 的评价方法属于绝对评分,比较简单。定性测定主要是看参评实验室对质评样本的测定结果与预期结果的符合程度,根据符合率来判断参评实验室的 PT 是否合格;定量测定主要是看参评实验室的测定结果与靶值的符合程度来判断,一般以 $\overline{X}±25\%$ 或 $\overline{X}±3S$ 为测定符合范围。

英国 NEQAS 的 EQA 评分则属于相对评分。定性测定时,对每份样本的检测评分按以下标准进行:①结果完全正确得 2 分;②结果部分正确得 1 分;③结果错误但临床意义不是特别重要得 0 分;④结果错误且临床意义特别重要得 -1 分;⑤回报太迟或报告"样本未做检测",则不予评价。定量测定时,通过观察参评实验室测定结果所得值与所有参评实验室均值或靶值的离散程度进行评判,通常用标准差指数(SI)进行判断:①$-1≤SI≤1$,说明特定参评实验室测定值在 $\overline{X}±1S$ 内,测定成绩为优秀;②$-2≤SI≤-1$ 或 $1≤SI≤2$,说明特定参评实验室测定值在 $\overline{X}±1S$ 至 $\overline{X}±2S$ 之间,测定成绩为可以接受;③$-3≤SI≤-2$ 或 $2≤SI≤3$,说明特定参评实验室测定值在 $\overline{X}±2S$ 至 $\overline{X}±3S$ 之间,测定可能存在一定的问题,应设法进行排除;④$SI≤-3$ 或 $SI≥3$,说明特定参评实验室测定值已超出 $\overline{X}±3S$ 之外,测定存在较大的问题,是不能接受的。

（三）EQA 的意义

在临床免疫检验的室间质量评价中,参评实验室评价结果主要是根据所有参评实验室结果或参考实验室的结果作为参照标准进行的。

1. 室间质量评价的意义　室间质量评价可以客观地反映参评实验室的检测能力,通过分析实验中存在的问题,帮助实验室提高检验质量。EQA 主要作用包括:①评价实验室是否具有开展相应检测项目的能力;②作为实验室外部措施,补充实验室内部的质量控制程序;③增加患者和临床医生对实验室能力的信任度;④通过 EQA,质控物发放机构可进行项目方法学的评价。

2. 室间质量评价的局限性　某些情况下,EQA 对参评实验室测定水平的反映存在有局限性,主要表现在:①参评实验室没有同等的对待 EQA 样本和患者样本,这是一种较为常见的情况。实验室担心自己的质评成绩不好,常常采用特选试剂多次重复检测质评样本。这是对自己实验室日常检测没有信心的表现,也就无法反映实验室的真实情况。②当使用单一靶值时,难以评价单个实验室和测定方法。由于临床免疫检验中不同的方法或不同的试剂盒间测定值的差异有时较大,有些方法或试剂盒本身就有较大的批间变异,此时单一的靶值对于特定的实验室测定的评价有时会欠准确。③可能会妨碍得出不同结果的改良方法的发展。④在不同的 EQA 程序中,对实验室的评价可能不同。不同的外部机构所发样本的类型、浓度、数量或评价方法可能会有所差异,所以同一个实验室参加不同外部机构组织的室间质量评价,评价的结果可能会不一致。

第六节　实验室质量控制数据的管理和信息系统

一、质量控制数据的管理

随着计算机的发展及应用普及,临床实验室正逐步进入到计算机管理时代,采用或设计适当的软件,并与相应的仪器设备接口,建立实验室内局域网,并与相关的临床科室相连,将使实验室的质量管理变得层次分明而有效,且能迅速地将有关检测信息反馈至相应的临床科室。大量实验原始数据的保存,结果的推导计算,从标本接收、检测及结果报告各个环节的实验记录等,均可通过计算机对其进行统一管理。将所有数据的输入、贮存、处理和分发全部在一个数据库中进行,避免了数据丢失和多次复制,将这些数据保留在计算机内方便随时查阅,并通过相关的统计手段及趋势图来加强产品质量控制。但使用计算机管理的原始数据和记录应该建立一套有效的规章制度,以保证数据资料的定期备份,防止因为计算机病毒而使数据资料受到破坏或丢失,并自动记录授权修改数据人的姓名和时间等。

二、信息系统在免疫质控管理中的应用

实验室信息管理系统(laboratory information management system,LIMS)是指通过计算机网络技术对实验室各种信息进行管理的计算机软件和硬件系统,即将计算机网络技术与现代的管理思想有机结合,利用数据处理技术、海量数据存储技术、宽带传输网络技术、自动化仪器分析技术对实验室的信息管理和质量控制等进行全方位管理的计算机软件和硬件系统,以满足实验室管理上的各种目标。按照功能一般可分为两大类:①第一类是纯数据管理型,其主要功能一般包括数据采集、传输、存贮、处理、数理统计分析、数据合格与否的自动判定、输出与发布、报表管理、网络管理等模块;②第二类是实验室全面管理型,除具有第一类功能外,还增加了样品管理、资源(材料、设备、备品备件、固定资产管理等)管理、事务(如工作量统计与工资奖金管理、文件资料和档案管理)管理等模块,组成了一套完整的实验室综合管理体系和检验工作质量监控体系。

总而言之,一套完整的实验室信息系统在免疫质控管理中至少应包括以下几个方面的功能。①试验记录功能:包括仪器设备操作、维护和校准,试剂的购买、质检、保存和使用,实验室的清洁,人员的培训,室内质控及质控图,标本的接收、处理、保存和检测,结果计算及报告等记录表格及归类。②实验室信息分级管理功能:对实验室信息进行权限分级管理,即实验室负责人、项目负责人和普通实验室技术人员在实验室的信息管理上处于不同的位置,使实验室管理变得清晰而有条理。③实验

室硬件的管理功能:不但要对实验室的仪器设备的维护、校准和使用建立管理体系,而且对于仪器测定数据应建立数据分析软件,与报告系统有机联系起来。

本章小结

　　免疫学检验结果的准确性、可靠性、及时性和有效性对临床疾病的诊断、监测和疗效评估具有重要作用。为确保高效完成质量控制工作,须正确理解准确度、精密度、偏倚、均值、标准差、变异系数、正态分布、质量保证、室内质量控制、最佳条件变异、常规条件变异、标准品、质控品、诊断敏感性、诊断特异性、正确诊断指数、诊断效率、阳性预测值、阴性预测值、Cutoff 值、ROC 曲线、室间质量评价、能力验证试验、LIMS 系统等相关质量控制的概念。临床上检测试剂盒的生产厂家和实验室确定人群中 Cutoff 值的主要方法。对室内质量控制的结果判断中,熟悉质控规则的表达方式、符号、定义以及常用的免疫学统计质控图类型,如 Levey-Jennings 质控图法、Levey-Jennings 质控图结合 Westgard 多规则质控方法、"即刻法"质控法。当操作者发现质控数据违背质控规则时,应及时查找常见的失控原因。实验室室间质量评价的方式、评分方法以及意义。

（孙中文）

扫一扫,测一测

思考题

1. 通常情况下理想的标准品应该的具备的基本条件是什么?
2. 简述失控处理程序中常见的失控原因。查找结果失控的基本步骤是什么?

参 考 文 献

[1] 曹雪涛. 医学免疫学[M]. 7版. 北京：人民卫生出版社，2018.

[2] 张荣波，邹义洲. 医学免疫学[M]. 北京：中国医药科技出版社，2016.

[3] 新燕. 医学免疫学[M]. 北京：中国医药科技出版社，2016.

[4] 尚红，王毓三，申子瑜. 全国临床检验操作规程[M]. 4版. 北京：人民卫生出版社，2015.

[5] 林逢春，石艳春. 免疫学检验[M]. 4版. 北京：人民卫生出版社，2015.

[6] 林逢春，石艳春. 免疫学检验实验指导[M]. 北京：人民卫生出版社，2015.

[7] 李金明，刘辉. 临床免疫学检验技术[M]. 北京：人民卫生出版社，2015.

[8] 徐顺清，刘衡川. 免疫学检验[M]. 2版. 北京：人民卫生出版社，2015.

[9] 刘永锋，郑树森. 器官移植学[M]. 2版. 北京：人民卫生出版社，2014.

[10] 曹雪涛. 医学免疫学[M]. 6版. 北京：人民卫生出版社，2013.

[11] 王兰兰，许化溪. 临床免疫学检验[M]. 5版. 北京：人民卫生出版社，2012.

[12] 曹雪涛. 免疫学前沿进展[M]. 2版. 北京：人民卫生出版社，2012.

[13] 刘辉. 免疫学检验[M]. 3版. 北京：人民卫生出版社，2010.

[14] 吕世静. 临床免疫学检验[M]. 2版. 北京：中国医药科技出版社，2010.

[15] 何维. 医学免疫学[M]. 2版. 北京：人民卫生出版社，2010.

中英文名词对照索引